人文护理学

主　审　张大庆

主　编　潘绍山　张新庆　孙宏玉

副主编　刘义兰　李惠玲　程　瑜

U0284209

人民卫生出版社

·北京·

图书在版编目（CIP）数据

人文护理学 / 潘绍山，张新庆，孙宏玉主编 . —北京：人民卫生出版社，2023.2（2024.1 重印）

ISBN 978-7-117-33629-1

Ⅰ.①人… Ⅱ.①潘… ②张… ③孙… Ⅲ.①护理学 Ⅳ.①R47

中国版本图书馆 CIP 数据核字（2022）第 181223 号

人卫智网	www.ipmph.com	医学教育、学术、考试、健康，购书智慧智能综合服务平台
人卫官网	www.pmph.com	人卫官方资讯发布平台

人文护理学
Renwen Hulixue

主　　编：潘绍山　张新庆　孙宏玉
出版发行：人民卫生出版社（中继线 010-59780011）
地　　址：北京市朝阳区潘家园南里 19 号
邮　　编：100021
E - mail：pmph @ pmph.com
购书热线：010-59787592　010-59787584　010-65264830
印　　刷：北京九州迅驰传媒文化有限公司
经　　销：新华书店
开　　本：787×1092　1/16　印张：28.5
字　　数：694 千字
版　　次：2023 年 2 月第 1 版
印　　次：2024 年 1 月第 2 次印刷
标准书号：ISBN 978-7-117-33629-1
定　　价：109.00 元
打击盗版举报电话：010-59787491　E-mail：WQ @ pmph.com
质量问题联系电话：010-59787234　E-mail：zhiliang @ pmph.com
数字融合服务电话：4001118166　E-mail：zengzhi @ pmph.com

编 委
（按姓氏笔画排序）

卢根娣（上海中医药大学附属曙光医院）

刘义兰（华中科技大学同济医学院附属协和医院）

刘延锦（郑州大学第一附属医院）

关　健（中国医学科学院北京协和医院）

江智霞（遵义医科大学护理学院）

孙宏玉（北京大学护理学院）

李小妹（西安交通大学护理学院）

李小寒（中国医科大学护理学院）

李志强（江汉大学马克思主义学院）

李映兰（中南大学湘雅护理学院）

李惠玲（苏州大学护理学院）

杨　艳（上海交通大学护理学院）

辛　霞（西安交通大学第一附属医院）

张美芬（中山大学护理学院）

张新庆（北京协和医学院人文和社会科学学院）

范宇莹（哈尔滨医科大学护理学院）

周　英（广州医科大学护理学院）

周　峰（清华大学数据科学研究院）

周春兰（南方医科大学南方医院）

赵生秀（青海省人民医院）

赵光红（武汉城市学院）

胡德英（华中科技大学同济医学院附属协和医院）

袁长蓉（复旦大学护理学院）

贾启艾（江苏护理职业学院）

徐桂华（南京中医药大学）

郭记敏（北京大学护理学院）

龚　霓（暨南大学护理学院）

谌永毅（湖南省肿瘤医院）

程　瑜（中山大学社会学与人类学学院）

谢红珍（中国人民解放军南部战区总医院）

甄　橙（北京大学医学人文学院）

翟惠敏（南方医科大学护理学院）

潘绍山（中国人民解放军南部战区总医院）

魏万宏（郑州大学护理与健康学院）

秘 书

周　芳（徐州医科大学护理学院）

杨晔琴（温州医科大学护理学院）

主审简介

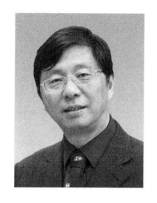

张大庆,北京大学博雅特聘教授,北京大学科学史与科学哲学研究中心主任,北京大学医学图书馆馆长,中国科学技术史学会医学史专业委员会主任,中国自然辩证法研究会副理事长,教育部医学人文素质课程指导委员会副主任,国际科学史研究院通讯院士,国际医学史学会(ISHM)科学委员会顾问。主编的《医学史》获北京市高校精品教材,主讲的医学史课程获北京市精品课程。出版的专著有《中国近代疾病社会史》《医学史十五讲》《医学人文学导论》等。在《柳叶刀》《海斯汀中心通报》《中国科技史杂志》等国内外重要学术期刊发表论文百余篇。

主编简介

潘绍山，中国人民解放军南部战区总医院主任护师，中山大学行政管理学研究生学历，军队专业技术三级。原广州军区广州总医院护理部主任，广东省第八届政协委员，中国生命关怀协会人文护理专业委员会首届主委。组织编写了《中国护士伦理准则》；出版专著《现代护理管理学》和《现代护理管理流程与规范》；发表论文 60 余篇。先后获军队科技进步奖二等奖、三等奖，中华护理学会科技进步奖一等奖、二等奖，广东省科技进步奖三等奖。荣立军队二等功一次、三等功两次。获广东省丁颖科技奖、巾帼科技创新带头人、三八红旗手、广州军区优秀专业技术人才二等奖、全军模范护士和全国优秀科技工作者等荣誉称号。

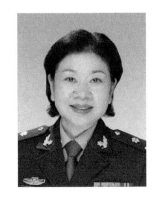

张新庆，北京协和医学院人文和社会科学学院教授，北京大学哲学博士，哈佛大学公共卫生学院访问学者，中国医师协会人文医学专业委员会副总干事，中国伦理学会健康伦理学专业委员会副主委，中国生命关怀协会人文护理专业委员会首席跨学科专家，2021 年度爱思唯尔中国高被引学者。发表医学人文论文 170 多篇，出版《护理伦理学：理论构建与应用》《基因治疗之伦理审视》《中国医务人员从业状况调查报告》《生命文化核心概念解析》等专著8 部，担任《中华医学百科全书 临床医学：护理学（三）》副主编。

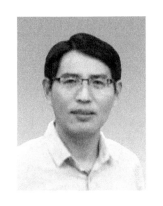

孙宏玉，北京大学护理学院教授，教育经济管理学博士，教育部高等学校护理学类专业教学指导委员会秘书长，教育部护理学专业认证工作委员会副主委兼秘书长，中华护理学会护理教育专业委员会副主委，《中华护理杂志》副主编，人民卫生出版社第五届全国高等学校护理学类专业教材评审委员会副主委兼秘书长，中国生命关怀协会人文护理专业委员会副主委兼秘书长，北京护理学会继续教育工作委员会副主委，《重大传染病疫情防控护理伦理专家共识》的主要起草者之一，发表了多篇人文护理论文。

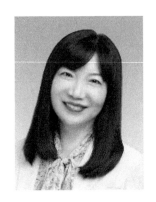

副主编简介

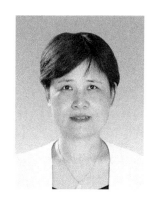

　　刘义兰,华中科技大学同济医学院附属协和医院护理部主任,主任护师,博士生导师,美国密西根大学访问学者。任中华护理学会护理管理专业委员会副主委,中国生命关怀协会人文护理专业委员会主委,湖北省护理学会理事长。任《护理学杂志》主编,*Journal of Nursing Management*、*Current Medical Science*、*International Journal of Nursing Science* 编委。

　　主编《护士人文修养》等论著 16 部,发表论文 200 余篇。获湖北省科技进步奖二等奖、中华护理学会科技奖二等奖,获湖北省三八红旗手、首届全国优秀护理部主任及全国巾帼建功标兵等荣誉称号。

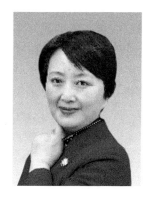

　　李惠玲,苏州大学护理学院院长,教授,主任护师,博士生导师。教育部高等学校护理学类专业教学指导委员会委员,中国老年学和老年医学学会护理与照护分会副主委。中国生命关怀协会人文护理专业委员会副主委;江苏医院协会护理管理专业委员会主委,江苏省高等学校医药教育研究会医学人文素质教育专业委员会副主委,江苏省护理学会护理教育专业委员会副主委,获得省级以上优秀成果奖 3 项。任《中华护理杂志》《中国护理管理》《护理研究》《解放军护理杂志》等编委。

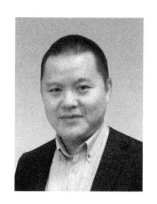

　　程瑜,中山大学社会学与人类学学院教授,博士生导师。中山大学医学院、中山大学附属第七医院双聘教授,中山大学健康与人类发展研究中心主任,流动人口卫生政策研究中心副主任。国家社会科学基金重大攻关项目首席专家,哈佛大学亚洲中心研究员,耶鲁大学博士后研究员,哈佛燕京学社合作研究学者。任中国人类学民族学研究会医学人类学专业委员会副主委,中国生命关怀协会人文护理专业委员会副主委。发表论文 60 余篇,出版专著 9 部,致力于医学社会科学跨学科研究和医学人文教育。

序 一

潘绍山同志约我为《人文护理学》一书写序，我欣然答应，主要是出于对护理职业精神的景仰，以及对人文护理的特殊感情。护士需要对患者高度负责，并给予患者细致入微的关爱。我目睹了 2003 年护士护理那些严重急性呼吸综合征（SARS）患者的危险和艰辛，对护士舍生忘死、无私奉献的精神有了刻骨铭心的认识。2000 年，我在天津医科大学任教务处长，有幸接触了许多护理界老前辈，感受到她们高尚的人品和职业道德，聆听她们对办好护理专业、培养高质量护理人才的意见、建议。这些，对我形成人文护理理念、提出人文护理理论、重视人文护理，至关重要。2010 年，我担任中华医学会医学伦理学分会主任委员时，基于对护理的道德本质和职业道德在临床护理中重要性的认识，促成了护理伦理学专业委员会的成立，并邀请潘绍山主任护师担任主任委员。

我支持护理伦理专业委员会的工作，参加了该专业委员会《中国护士伦理准则》的策划、起草、制订、发布。在护理工作中居于核心地位的护理道德是与坚实、深厚的以人为本、生命至上的理念和文化共存的。特别是在担任教育部高等学校医学人文素质教学指导委员会主任之后，这种认识就更加明确、清晰和强烈。我认为，临床护理具有鲜明的以人为本、生命至上的特性，急需系统阐发其人文特性，创建全新的护理学理论。我将这全新的护理学理论谓之"人文护理"。人文护理的创建是涉及护理学理念、理论、实践、人才培养的大工程，要动员护理专家学者，依托学术组织扎实开展工作。于是，我在中国生命关怀协会的理事长办公会上建议创建人文护理专业委员会，以推动人文护理理论研究、学科创建、实践探索。

人文护理专业委员会成立后，人文护理的发展就顺理成章了。当然，无论在理论上、在实践中，都还有许多工作要做。人文护理仅仅是强调护理中的人文内容吗？人文护理与护理人文是什么关系？人文护理的概念体系和理论体系是怎样的？这些重大理论问题都需要解答。

创建人文护理专业委员会之始，我就认为，人文护理是当代护理的基本样态，是生物-心理-社会医学模式在护理学的落实。人文护理是一个全新的护理学理论体系和护理实践体系。人文护理观念之新在于，它是当代护理的基本理念，是当代护理工作者的价值追求，是关爱患者的临床护理实践，是在护理领域落实健康中国战略的基本保障。人文护理理论的外延包括了当代护理学理论、护理学体系、护理人才培养、护理管理、临床护理等各个领域，其理念是以人为本、生命至上。

人文护理学不同于护理人文学。护理人文学是人文社会科学与护理学之间的交叉学科。人文护理学是对当代护理整体特征和发展趋势的价值判断，是对当代护理学科体系的整体阐释，是由护理学基础、护理临床、护理管理和护理人才培养等构成的护理学体系。这是人文护理学的逻辑起点、实践追求和价值所在。

护士在临床工作中承担的工作量最大、工作任务最繁重。人文关怀不应凌驾于护理之上，不应游离于护理之外，而是寓于护理理念、护理理论、护士形象、与护理对象沟通、临床操作、护理教学、护理科研之中，是贯穿在护理学理论和技能体系、临床护理、护理人才培养、护理研究等方面的主线。就学科性质而言，当代护理的本质是人文护理；就实践特征而言，人文护理是当代护理的基本样态。

毫无疑问，关爱患者及人道、博爱、奉献是护理的历史传统，人文护理是优良护理传统在当代的接续发展。但在接续发展中，当代护理正在实现质的跃升。在以人的健康为中心的阶段，护理服务对象的"人"正在由患者扩展为包括患者在内的社会大众，护理内容正在从疾病诊治扩展为疾病预防、诊治、康复及健康维护和促进，护理工作的场所正在由医院扩展到社区、家庭。贯彻以人的健康为中心的医疗护理实践，对现有的护理理念、理论体系、技能体系、人才培养都提出了全新的要求，需要创建全新的人文护理理论和实践体系。

与护理学的人文特性相对应，护理学的科学性、技术性、艺术性等性质都要服从并服务于护理学的人文性。当代护理学具有当代医学类学科普遍具有的人文特性，也有其特殊性。

我认为，人文护理的理论体系研究与实践体系探索是作为一级学科的护理学建设的难得机遇，为促进当代护理学学科建设搭建了坚实、宽广的平台。在人文护理的视阈里，护理学的基础大大拓宽，护理学与相关的哲学、社会科学、自然科学、技术科学等纵横交织、在"广"和"深"上为护理学发展夯实了基础；在基础护理学、内科护理学、外科护理学、妇产科护理学、儿科护理学、中医护理学、社区护理学、老年护理学、急危重症护理学等临床二级学科层面深化人文护理的理论和实践；在临床护理实践层面，要建设人文护理实操评价体系。

人文护理也是护理教育教学发展的难得机遇。当前的护理教育，应在人文护理的视域下反思现行护理人才培养体系和课程设置体系，规划人文护理的人才培养体系和课程设置体系，设计人文护理基础课程、人文护理专业基础与临床桥梁课程、人文护理临床课程、人文护理实操课程。人文护理教育教学体系的构建和实践应是当前护理学教育教学的重要内容，可以开展专门的研究。研究生教育也应紧密结合人文护理的理论与实践，研究生应围绕人文护理的理论与实践选择毕业论文题目。

从说文解字的角度看，人文护理既是名词，又是动词。人文护理作为名词，前面的"人文"是定语,与护理组合后指的是护理理论、护理科学体系;人文护理作为动词,前面的"人文"则是状语,与护理组合后指的是护理状态,是人文护理理论、方法指导下的技能操作。人文护理理论研究,要厘清对人文护理的基本概念、学术体系、基本原则的认识,并用上述内容自觉地指导实践。

人文护理对当代护理实践具有正确的引领、指导作用,有利于纠正护理活动中存在的一些错误倾向。相当一个时期以来,护理实践中存在着临床医学化、技术化、市场化的倾向。护理的临床医学化倾向表现为用临床医学理论、技能替代护理理论、技能,在护理学研究中存在着简单搬用临床医学研究成果,形为护理学实为临床医学的项目。此外,护理的医学化和技术化倾向依然存在,突出表现为割裂技术与人文的内在联系,把临床护理归结为技术,弱化甚至忽略临床护理的人文关怀性质,将护理研究归结为科学技术研究,弱化护理研究的人文关怀目标以及科学技术研究与人文研究的有机统一。临床护理中的仪器设备本是为提升护理水平服务的,是实现人文关怀的工具,仪器设备人文关怀工具功能的实现离不开护士,仪器设备的使用不能替代护士对护理对象的关心、理解,不能替代护士与护理对象的有效沟通。

造成护理实践中存在的临床医学化、技术化、市场化倾向的一个深刻原因是,现有的护理理论不能深刻反映当代护理实践的本质特征。正确、坚定的护理学理论不仅能够说明当代护理实践,更能够指导当代护理实践。我们要建设的人文护理恰恰是要大力倡导人文性质的护理学,是反映当代护理实践的护理学,是与护士大国相适应的护理学。当然,人文护理建设目标的实现也需要医疗卫生健康服务中以人为本的氛围,要以护士得到普遍尊重的社会氛围为依托。

总之,人文护理是关于当代护理学的一个全新命题,涉及对当代护理实践的基本判断、当代护理学科的理论体系构建、当代护理人才培养等诸多方面。2010 年以来,人文护理的理念和实践已经逐步得到了护理界的广泛认同。中国护理学发展进入了黄金时期。让我们张开双臂,拥抱护理学的春天;让我们抓住难得的历史发展机遇,为中国乃至人类的护理事业作出更大的贡献!这本《人文护理学》就是护理春天里盛开的瑰丽花朵,向这本专著的专家、学者表示崇高的敬意!

张金钟

2022 年 8 月

序 二

护理与生命最重要的时刻相伴。从呱呱坠地的婴儿照护,到临终患者的病痛舒缓,无不体现出护理的人文价值。实际上,自护理成为一门职业之始,护理学的理论与实践都是以患者为中心,照护患者一直是所有努力的重中之重。

人文学科之于护理的价值在于让人们反思人类的经验,提升护理的道德和智识。从本质上讲,一旦理解了这些人文知识和理念后,我们就会变得更加善解人意。人文学科旨在帮助人们更好地理解生命的价值、生活的意义,研究人们如何通过文学、艺术、历史、语言、哲学等学科分支来表达和记录人类经验,以便更好地帮助我们理解世界。护理既是一门医学的专业领域,又是富含人文价值与关爱的职业。护理人员在照顾患者时享有一种独特的权利,可以倾心融入人类的体验;护理人员可以通过照护而更好地理解人性,因为护理工作是在危急的时刻与处于最脆弱境地的人进行互动。

在某种程度上,由于护理工作内在自发的人文特性,反而可能忽略了对人文学科研究的自觉。20 世纪 70 年代之后,随着医学模式的转变,护理学界重新审视人文学科纳入护理教育的重要性,众多专家认为人文护理教育不仅是培养护理人员同理心和发展护士道德行为的一个有效且不可或缺的组成部分,而且也是培养护理人员批判性思维、开展创造性工作的基础。

20 世纪 90 年代,我国护理学界开始呼吁推动人文护理教育。进入 21 世纪后,人文护理教育的建制已初具规模。为了进一步厘清人文护理的学科框架、探究人文护理研究与教学的基本问题,2017 年潘绍山教授组织国内 30 多家高等院校、知名医院的护理专家、人文学者,开始策划、编撰《人文护理学》。

该书在借鉴国内外相关领域的新理论、新成果的基础上,构建了具有中国特色的人文护理学的学科框架,使之成为结构清晰,内容系统,具有创新性、实用性,能引导业界专家进一步深入研究人文护理理论,指导临床护理人员实践应用的人文护理学论著。

本书体量宏大、结构完整、内容丰富、逻辑合理,有利于专业人员对"人文护理学"这一新领域有全面、深入的了解;"理论篇"与"实践篇"切合护理学科的特性,既考虑到为护理人文教学提供一本高水平的参考资料,也有利于指导人文护理的实践。该书作者队伍庞大,并且都是国内本领域知名的专家学者,保持全书的风格基本统一实属不易。

人文护理学体现了护理学、人文学科、叙事医学和跨专业教育的综合,建构了护理学与人文、社会科学的跨学科平台,既是对当代人文护理实践的总结和反思,也是对未来我国护理学创新发展道路的探索。期待《人文护理学》一书的影响超越学校课堂的范围,广泛深入人文护理所涵括的各个领域,为培养新时代富有人文情怀的护士人才发挥重要作用。

张大庆

2022 年 8 月

前　言

　　人文护理是指具有良好的人文知识与态度、人文关怀能力与方法、人文精神和品行、护理专业知识与技能等岗位胜任能力的护士，为护理对象减轻痛苦，促进康复，维系身心健康、人格尊严、生活质量、生命质量、生命价值，提供以人为本的专业护理人文关怀的实践活动。

　　人文护理的提出，是护理本质的人文属性，顺应时代进步和社会变革创新发展的必然趋势；是对医学技术至上、护理人文属性被弱化的修正；是当代护理工作者对专业价值的追求；是在"健康中国"国家战略背景下，护理对象追求多元化、人性化护理服务提出的新要求；坚信人文护理必然会促进新时代护理事业的高质量发展。

　　人文护理学是以人文精神和人文价值为导向，将相关人文社会学科的理论方法与艺术融合于护理理念、行为规范和实践，为服务对象提供以人为本的专业护理人文关怀，维护护理对象最佳身心健康状态的一门新兴学科。

　　20世纪70年代，美国护理学者帕特森和兹拉德合著了《人性化护理》，开启了人文护理元理论，促进了人性化护理实践的开展。我国自2005年以来，已有二十多所高校自主设置"人文医学"交叉学科研究生学位点。部分护理学院设置了"人文护理教研室"，开设了相关课程。2011年国务院学位委员会新修订的学科目录将护理学定为一级学科，并正式提出了"人文护理学"。2015年中国生命关怀协会率先成立了人文护理专业委员会，分设了理论、临床、中医、社区、培训、管理、教育、科研、跨学科等围绕人文护理学研究的多个特色鲜明的学组，形成了国内第一个由护理学、哲学、史学、文学、法学、社会学、人类学、美学等十多个学术领域的专家学者构成的学术共同体，为人文护理学研究搭建了良好的学术平台。

　　然而,人文护理学的学科框架的内涵是什么,人文护理学迫切需要研究什么等一系列问题尚不清晰。2017 年在苏州召开人文护理专业委员会学术年会时,我提出了人文护理学学科的基本框架,引发了与会众多专家的思考。与会专家认为编写本书意义深远,但也深感这必将是一个开创性的艰辛探索过程,因为没有可借鉴的该学科构建的先例。面对这一挑战,专家们认为,作为首个人文护理学术组织,理应敢于担当,坚持中国护理文化自信,矢志践行护理初心和使命。

　　确定编写目标——在借鉴国际国内相关领域的新理论、新成果的基础上,探索具有中国特色的人文护理学学科框架的构建,使之成为结构清晰,内容系统,具有创新性、实用性,能引导业界专家进一步深入研究人文护理理论,指导临床护理人员实践应用的人文护理学论著。

　　成立编写团队——人文护理学是一个跨学科的研究及实践领域。基于本学科的特点,我们成立了由国内 30 多家知名院校的护理专家与 10 多名人文社会学科的专家学者组成的编委会,明确了编写分工,确定了基本的编写框架和目录。

　　进行理论准备——通过文献检索,阅读国内外人文社科著名作者的原著、历史资料;访谈和请教医学人文专家;追寻人、人文、文化、文明;探究医学人文、健康人文、护理人文与人文护理的原始概念、内涵、理论研究方法与实践应用等。

　　学科结构和知识体系——人文护理学的学科架构分为上、下两篇。上篇为理论篇,共13 章,总体阐述人文护理的历史渊源、思想脉络、概念、学科属性、内涵、研究范畴、研究方法、理论基础、学科特点及与相关学科的逻辑关联;讨论支撑人文护理学的相关人文社会学科,介绍各学科的基本概念、主要理论观点和研究方法、最新的研究成果及与人文护理理论和实践结合的路径、主要核心原理和应用,形成人文护理实践的理论根基。下篇为实践篇,共 9 章。应用上篇的理论和方法,即护理人文学科、护理人文精神和护理人文关怀形成的知识谱系,指导临床人文护理、中医人文护理、社区人文护理、安宁疗护与人文护理、患者体验与人文护理、人文护理管理、在职人文护理教育、院校人文护理教育、智慧护理与人文等护理实践,阐述相关实践领域的基本学术概念,理论与实践结合的路径、方法与应用。

　　凝心聚力,形成共识,秉承人文精神编写《人文护理学》。第一,本书是一本开山之作,意义深远,但要在一张白纸上构建如此宏大广博的学理篇章和学科体系难。二是组织协调好这支庞大、跨界、基本上都是知名专家的编写队伍难。三是跨学科合作具有挑战性,实践篇原创内容多,多学科间融合度难。团队历经艰辛,大家精诚合作,以创新发展中国人文护理学为宗旨,打破各自的学科壁垒,锲而不舍,精耕细作,在反复争鸣、辨析、探索中碰撞出新的思想火花,直到初步形成共识。《人文护理学》一书,既是对当代护理与人文的总结和反思,也是对未来我国护理学创新发展的时代求索。希望本书能助力护理同行开展人文护理理论与实践的创新发展,指导院校开展护理人文教学,促进我国护理事业高质量、可持续发展,为实现生命至上、人民至上奉献微薄之力。

　　历经五年多,拙作付梓之时,谨向关心支持本书编写的中国生命关怀协会领导、南部战区总医院领导,向对中国护理事业关心关注、精心指导的张金钟教授、张大庆教授、王明旭教授,向殚精竭虑、无私奉献的编写团队的全体老师及家人们,表示最崇高的敬意!

　　科学发展到今天,过去几百年发展形成的科学范式正发生转变,不同学科之间的交叉融合趋势明显,人文护理学生逢其时。基于本学科理论与实践的不断发展与丰富,编写团队也深感本书有太多的未知需要持续探讨,限于我们的学术素养和能力,书中不妥之处在所难免,恳请读者批评指正。

潘绍山

2022 年 8 月

目　录

下篇　实　践　篇

上篇

理论篇

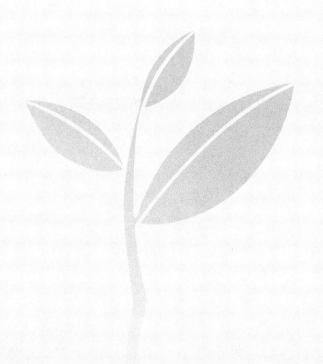

第一章

绪　论

　　21 世纪的科学技术、经济、社会飞速发展,民主、自由、公平、公正等人文价值得到彰显,以人为本的思想深入人心。在社会物质财富丰硕且人文思想高扬的同时,依然存在道德失范、精神迷茫等不良社会现象,也有焦虑、抑郁等集体性精神不适现象。如何将人文精神和人文价值贯彻到医疗、护理和公共卫生实践中并促进人类健康福祉,这是医务人员肩负的专业职责。医乃仁术,医者仁心。在人类数千年的医疗、护理实践中所积淀下来的人文思想,借助系统化的反思而提炼出的医学人文、健康人文和护理人文,将助推人文护理学的学科建设和实践应用。为此,本书开篇将在人文学科的理论构架下,追溯医学人文的本源,引入健康人文的概念,辨析护理人文和人文护理的要义,为人文护理学之学科构架和实践应用提供理论基础。

第一节　人　文　概　述

　　人类历史长河中沉淀下来了宝贵的人文知识、人文思想、人文传统,催生了文学、史学、哲学等一系列人文学科,丰富着社会文化和日常生活的内涵。“人文”一词含义丰富,涉及众多学科领域。本节将厘清人文的概念和渊源,准确理解人文医学、人文护理的逻辑起点和理论前提。

一、人文的历史渊源

(一) 中国人文思想的渊源

　　“人文”(humanity)一词最早出现在《周易》的《贲卦·象传》中。“刚柔交错,天文也;文明以止,人文也。观乎天文以察时变,观乎人文以化成天下"。宋代的程颐《伊川易传》对人文的解释是:"天文,天之理也;人文,人之道也。天文,谓日月星辰之错列,寒暑阴阳之代变,观其运行,以察四时之速改也。人文,人理之伦序,观人文以教化天下,天下成其礼俗,乃圣人用贲之道也。"人文有人伦之意,有精神教化之义。人之所以为人的人性,主要体现为人的精神文化。人文是人类文明时代与野蛮时代的区别标志。

那么,人类是如何摆脱单纯的动物属性而具备了人文品性呢? 在《易经》的贲卦中,人文的"文"与"纹"相通而与"贲"同义,即修饰、美化。人的道德品性养成是靠对人所施予的后天的人性培养和道德教育。这也就是古代的先贤哲人所倡导的礼乐教化的过程。西周初期形成了"敬天、远神、重人"的人文传统,春秋时期的孔子提出了"仁"的思想。战国时期的孟子在《孟子·梁惠王上》提出了"民贵君轻"的民本思想,强调人的价值。从汉唐到宋明时期的人文思想交融发展,儒者用世,道者用生,体现了对生命意义和价值的关怀。

中华传统文化强调"民为邦本""天人合一""和而不同";强调"大道之行也,天下为公";强调"言必信,行必果";强调"仁者爱人""与人为善""己所不欲,勿施于人""出入相友,守望相助""老吾老以及人之老,幼吾幼以及人之幼"等独特的人文价值。人文精神的导向意义明显,即塑造健全人格,提高人的整体素质。新时代要培育和弘扬社会主义核心价值观,让人文精神融入中华民族伟大复兴的历史洪流之中。

(二) 西方的人文思想渊源

英文中的 humanities 一词源于拉丁文 humanitas,即对理想人性的培育、优雅艺术的教育和训练,使人成为文明人。古希腊的普罗泰戈拉提出"人是万物的尺度",苏格拉底倡导"认识你自己"。古希腊的人文观念源自对人存在之根基的思考,探索人与自然、人与人之间的关系。文明人因具有特殊的精神气质和优雅品性而脱离了野蛮状态。古罗马用语中的人文是指人性或人情。人性是指人特有的精神和价值个性。这种文明人的优雅品性摆脱了人的原始天性。

15 至 16 世纪的欧洲文艺复兴回归了世俗的人文传统。那时的人文学者所倡导的人性、教养等方面的思想观念被笼统地称为人文主义(humanism)。人文精神主张个性解放、人人自由平等,反对把人完全置于神的束缚之中。18 世纪欧洲的启蒙运动提出要以人为中心,肯定人的价值和尊严,把人视为现实生活的创造者和主人;追求现实生活中的幸福,反对愚昧迷信。近代欧洲的人文主义者大都关心人的独立和尊严,宣传理性和科学、自由、平等、博爱、民主等进步思想。20 世纪 60 年代以来,以马斯洛和罗杰斯为代表的人本主义心理学强调了人的成长、发展和自我实现。

(三) 中西方人文思想比较

综上所述,古代的中西方虽然文化脉络不尽相同,但"人文"一词的含义都被视为由"人"与"文"二者综合构成。"人"是指自然人,"文"是指人的后天教养,即通过教育成为品德高尚或品位优雅的人。在中国文化传统中,"人文"即人道,其内涵是德性,人文的形成过程是自然人被动接受社会道德的过程;而在西方文化传统中,人文的本质是理性,其形成是一个人自觉学习社会文化的过程。

人文是知识、情感、德行、趣味、审美及相关能力的总和。人文具有多重含义。在德性修养意义上,人文即德性,是良好道德,仁者爱人。古代传统的人文观多取此义。"人本"是以人为本,突出人的主体性,赞扬人的创造性。马克思继承了人本主义思想的合理成分,把人的自由全面发展作为人类解放的根本目标。在马克思主义看来,人的自由全面发展是一个历史过程,是理想与现实的统一,表现为对自身价值、幸福和信仰的不懈追求。

二、"人文"相关概念解析

文艺复兴时期倡导的人文主义是一种内容庞杂多元的哲学理论或世界观。人文主义产生的直接动因是要打破中世纪的神学枷锁,崇尚理性,反对蒙昧,宣扬个性解放,强调人的尊严,追求自由平等和自我价值。这种历史渊源复杂且理论形态多样的人文主义,在很大程度上塑造了人文精神、人文价值、人文关怀的内涵,也为人文学科的诞生奠定了基础。

(一)人文精神

人文精神(humanistic spirit)表现为对理想人性的追求,具体包含教养与文化、智慧与德行,进而成为自由而全面发展的人。文艺复兴时期所宣扬的人文精神表现为以人为本,重视人的价值。如今的人文精神的内涵包含了更多层次的内容:追求人的幸福和人格尊严,追求客观真理,追求生活的品位和意义。这是一种普遍的人类自我关怀,表现为对人的尊严、价值、命运的维护、追求和关切,对人类各种文化现象的系统反思,对理想人格的肯定和塑造,关注人生真谛和人类命运。

(二)人文价值

人文价值(humanistic value)是指以尊重人性为本的价值理念。在认识论上,价值是指客体能够满足主体需要的效益关系。它表示了客体的属性和功能与主体需要间的一种效用、效益或效应关系的哲学范畴。按照不同的方法,价值可以区分为内在价值和社会价值、物质价值和精神价值。价值取向是人们对愿景、利益、要求的立场和态度所表现出来的价值倾向。人文价值体现在维护个体的个人利益,促进个体的自我价值的实现,追求人与人的平等、社会的和谐与进步、人与自然的协调统一。

人文价值与人文精神密不可分。人文精神是人类社会共有的具有普世意义的价值体系,追求人的终极价值。人文价值是具体化的人文精神,是对生命价值、人生意义和人类未来命运的理性关注。它宣扬人的价值和理性,谋求个性的解放和自由,追求人自身的完善和理想的实现。

(三)人文关怀

人文关怀(humanistic care)是指人类社会对社会成员,个体或群体,生存状况、条件和环境的关注、关心和支持。它是对人的尊严、人生意义与人生价值的肯定。它追求人自身的价值,强调个体价值和社会价值的内在统一。它彰显了人的主体性地位,凸显了人自身生存和发展的自觉意识。

人文关怀体现了人类自由而全面发展的无限追求。在马克思看来,每个人都应得到自主发展,满足生存需要、享受需要和发展需要。人全面地发展自己的能力,在实践中发挥全部才能和力量。

联合国开发计划署发表的《人类发展报告》(1990年)提出了"人文发展"概念,强调了社会发展应从以物发展为中心,转向以人的发展为中心。进入21世纪,人们渴求得到人文关怀,追求身心和谐,提升人生境界,追求充满正能量的人生观、价值观和真善美的幸福生活。与"人文关怀"相关的人的尊严、体面劳动、幸福感、人的发展等,已经成为现代发展观的核心理念。人文关怀使人具有伸张正义、维护公平、乐于助人、从善如流的能力取向。人文关怀情感能使人富有同情心,使人具有尊重他人、尊重社会、珍惜生命的情感和胸襟。

（四）人文素质

人文素质（humanistic quality）是一种以人的先天禀赋为基质的且相对稳定的身心条件、状态。后天环境和教育影响的差异导致了不同人的素质状况和水平。人文素质包括人文知识、人文素养和人文形态的三位一体。人文素质教育包括人文知识的传授、人文素养的培植和人文形态的塑造。人们应该具备人文知识,理解人文思想,掌握人文方法,遵循人文精神。

人文知识是人们在认识、改造自然、社会、思维过程中形成的一类认识成果和观念形态的总和。从理论与实践的关系看,人文知识可分为理论知识和应用知识;从主客观的关系看,人文知识又可分为认知知识、价值知识和审美知识。

人文素养是指一个人在人文方面应具备的综合品质或应该达到的发展程度,具体表现在:外在的人文知识和技能的掌握程度,内在的思想品质、道德观念、政治信念、精神品格的形成与发展。《汉书·李寻传》:"马不伏历,不可以趋道;士不素养,不可以重国"。人文素养是由能力要素和精神要素构成。它表现为人文精神境界、人文心理体验、人文情感包容和人文关怀,其核心是一种为人处世的德行、价值观和人生哲学。一个人可以通过自省、感悟、训练和实践而不断增进人文素养。

人文形态是人文素质的形象外显。它是人们在做人、做事、处世中表现出来的行为方式和风格。人文形态表现为积极的精神状态、优良的处世作风、端正的生活态度、得体的话语表达、严谨的行为范式。

三、人文科学

（一）人文科学的门类

人文科学是以观察、记录、分析、理性批判来探讨人类的情感、道德、理智和行为,积累和创新人类思想的知识、技能和方法的相关学科的总称。《不列颠百科全书》把人文科学界定为一种独特的知识体系,是关于人类价值和精神表现的科学。它揭示人的精神世界、探寻人的本质价值取向和理想追求,它以人的生存价值、存在意义等为研究主题,关注的是人的精神世界。人文科学主要包括文学、语言文字、历史、哲学、艺术、宗教等。

文艺复兴以来,人文科学同宗教逐渐分离。20世纪的欧美国家的大学里开始系统研究人文科学学问。进入21世纪,不同学科门类中的人文知识、观念、原理得到系统化提炼,凝聚为具有人文特色的主干学科,如文学、历史、哲学和艺术等,文学作品、史料鉴赏、绘画、诗歌、哲学争辩等均表达了对人的理解和尊重,丰富了人生内容。人们借音乐、绘画、摄影、戏剧、影视等艺术形式通情达意,培养优雅高尚的情志。社会学、政治学、经济学、人口学被归为社会科学。

（二）人文科学的特点

1. 真理性与价值性的统一   自然科学研究的对象是客观存在的各种自然现象,旨在揭示自然现象背后的客观规律,认识其真理。人文科学是以研究人及其活动为对象,人文科学关注人与自然、人与社会、人与人的关系,以构建和发展人类文化价值体系。

2. 研究方法的多元性   人文科学的科学性质差异较大,所采用的方法多元。哲学思辨和艺术直觉方法之间有质的不同。哲学思辨性是对认识对象深层关系的辩证把握。同时，不同科学之间也分享着研究方法。在史学、语言学、伦理学中均会用到定性研究方法和案例分析方法。

3. 价值表达的丰富性 人文科学的价值表达有多种。社会科学表达的是一种社会互动行为的框架，是人类的行动所采取的形式。人文文化的物理性、心理性和历史性之间彼此交织又融会贯通，形成了特定的文化形态。通过研究人类社会结构和功能，人文科学表达更多地涉及个人的日常生活。

（三）人文科学的作用

人文科学通过文本解读、对象理解和生命体验，综合运用历史分析、逻辑思维、社会调查等方法，探究各种人文现象的表现和发生机制，探寻人的生存意义、人的价值，为人的行为确立价值导向。人文科学通过理解人的本质、守护人的精神家园而构建意义世界和价值世界。

1. 培育人文素养和确立人生追求的前提 科学是求真，人文是求善；但求真需求善为其导向，求善需求真为其奠基。人应自觉地对自己、家庭和社会负责，将求真与求善相结合。求真务实、至善尽美，正是人生追求的最高境界。

2. 完善人文知识基础，养成良好的思维方式 人文知识是同精神世界密切相连的知识，它与科学知识相异互补。科学思维偏重严密的逻辑思维，人文思维偏重形象思维和直觉思维。

3. 倡导健康的生活方式，构建和谐的人际关系 健康的生活方式应包括：物质生活保障躯体健康，精神生活促进心理健康。"一种美好的心情，比十服良药更能解除生理上的疲惫和痛苦。"

四、人文科学与社会科学之间的联系

人文科学探寻人的生存及其意义、人的价值及其实现问题，以及相应的价值观念和价值理想，为人的行为确立价值导向。科学研究探寻人体的生理特点或心理活动规律；哲学追问自然、社会和思维领域中的一般性规律，它是关于世界观的学问，对于各门具体的科学均有指导意义。历史学是人类筛选和组合历史材料的一种活动、知识体系或学问。哲学社会科学自身的历史渊源、学科成长和发展本身就是历史学考察的对象。政治学、经济学、法学、社会学等社会科学旨在揭示政治生活、经济运行、社会建设等方面的普遍规律。

传统上，自然科学崇尚实证思维，用观察实验获取的数据来验证或证伪某一个研究假设。人文科学的思维方式突出思辨和感悟，往往是对某种价值观念或价值理想的表达。这些价值命题很难从事实命题中推导出来。文学和艺术是表达性或显示性的，语言学和历史学是理解性的，而哲学则是反思性的。不过，随着学科交叉融合，自然科学中常用的实证研究和定量分析方法也逐渐渗透到了人文社会科学领域之中。

第二节 医 学 人 文

医学不仅要揭示致病机制，发明治愈疾病的药品、器械和疗法，还要求医者富有同情心，提供人道主义的关怀和照顾。医学研究、技术研发、人文关怀与医疗实践融为一体，才能构成完备的医疗护理服务体系。

一、医学人文的要义

医学人文（medical humanities）是研究医疗卫生领域中的人文社会现象和规律的交叉学科群。2012年欧洲大学联盟（LERU）把"医学人文"界定为：由人文社会科学、艺术等相关学科构成的跨学科领域，洞察人类生存条件、痛苦、人格、相互责任，以及社会条件和机构对健康、福利和医疗效果的影响；同样，它从历史的视角审视医疗实践，进行文学艺术提升，增强观察、分析、自省等方面的技能。医学人文从跨学科、跨专业视角来考察疾病或健康与个体、群体和社会的互动关系，解释医学的人文本质，研究医学伦理、社会和法律难题，培育医者的人文素养和人文精神，推进卫生健康事业的可持续发展。

二、医学人文的思想脉络

（一）古代医学人文的思想萌芽

古代人对疾病的预防、诊断及治疗知识有限，患者通常是在家人的照顾、关心及抚慰下静养，得以逐渐康复。显然，那时的医学包含了在人患病或遭受创伤时得到抚慰和帮助，蕴含了人文关怀的特性。佛教在与儒家文化融合的汉化过程中，推动了传统中医学对患者人文关怀的思考和实践。道教崇尚天人合一，从自然的角度阐述了人文关怀。西方医学人文思想源于古希腊的爱琴文明。古希腊城邦的民主政治制度、追求个性完美的文学艺术，为医学人文思想萌发提供了良好的社会基础。希波克拉底誓言中倡导医生要聆听和观察，积极回应患者诉求，理解并缓解患者遭受的痛苦。这些人文价值理念影响了一代又一代的从医者。

（二）当代欧美国家的医学人文研究

作为社会实践的医学人文始于20世纪初的欧美国家。1913年法国人文医学协会成立，旨在加强医学人文教育，名医威廉·奥斯勒于1919年提出了"医学人文学者"（medical humanist）的概念。此后欧美国家的医学人文主要是在反思医学与哲学、医学与社会、医学与宗教的关系。随着人类掌握的疾病预防及治疗的知识、经验和技能的增多，传统的经验医学模式也逐步演进到生物医学模式。第二次世界大战后，先进的诊断、治疗方法带来健康福祉，使得技术至上观念高涨，以疾病为中心的生物医学模式盛行。

1977年，恩格尔（Engel）倡导的生物 - 心理 - 社会医学模式（biopsychosocial medical model）强调应考虑患者的心理状况、所处的自然和社会环境，维持或恢复患者的躯体、心理和社会适应良好的完美状态。1988年，皮克研究所（Picker Institute）提出了"以患者为中心的医疗"，呼吁医护人员乃至医疗体系从关注疾病回归到对患者及其家庭的关注，更好地理解患病体验和满足患者需要的重要性。在1993年出版的《患者的视角》（*Through the Patient's Eyes*）一书，概括出了能够反映"以患者为中心"旨在提高医疗质量和安全的8项维度：尊重患者的选择偏好、提供情感支持、身体舒适、提供信息和健康教育、转诊和医疗连续性、医疗协作、医疗可及性、家庭及亲友支持。以患者为中心的医疗理念理解和尊重患者的偏好，满足了患者合理的医疗需要，体现了医学人文的根本价值。

进入21世纪，生命维持技术、基因编辑技术、器官移植技术等引发的社会、伦理和法律问题凸显，需要在跨学科视野下加以系统分析和解决。相应地，生命伦理学、卫生法学、医学社会学、叙事医学等交叉学科在全球范围内得到快速发展。医学人文的学科基础愈发坚实，形成了一系列基本原理、概念体系和研究方法,适用领域逐渐拓展,为医学人文学科体系建设奠定了良好的基础,医学人文思想也得到快速传播。

在学科建制方面,一批医学人文学术研究机构相继在欧美国家成立。1969 年,美国健康与人类价值学会成立,该学会倡导把人类价值纳入医疗卫生专业人员教育之中。如今,这个学会已经更名为美国生命伦理学与人文学会。英国和加拿大分别成立了医学人文学会(MHA)。该领域主要的英文学术刊物有 *BMJ Medical Humanities*(《医学人文》杂志);*Philosophy, Ethics, Humanities in Medicine*(《医学哲学、伦理和人文》杂志)等。数十所美国高校开设了医学人文研究生课程。2003 年美国斯坦福大学设立了生物医学伦理学与医学人文项目,哈佛大学公共卫生学院和医学院均开设了医学伦理课程,耶鲁大学等均有类似的硕士培养项目。在英国,牛津大学、曼彻斯特大学、伦敦国王学院、伦敦政治经济学院等均有医学人文硕士培养项目。美国教育部国家教育统计中心(NCES)的《学科专业分类目录 2020 版》(CIP-2020)中,把"健康专业教育、伦理和人文学科(编号 51.32)"单列为一级学科。

(三)中国医学人文研究方兴未艾

2002 年中国医师协会成立了人文医学专业委员会,2003 年中国医师协会建立了中国医师人文医学执业技能标准培训体系,对医师实行规范化培训。2014 年,教育部将对医学人文素质教学的指导从"高等学校人文素质教学指导委员会"中单列出来,成立了"高等学校医学人文素质教学指导委员会"。

医学人文学相关研究在我国的起步稍晚。北京大学医学部于 2007 年创刊了《中国医学人文评论》。2015 年中国医师协会医学人文分会在北京成立,创办了《中国医学人文》杂志。其他的医学人文类刊物还有《医学与哲学》《中国医学伦理学》《医学与社会》《叙事医学》《医学与法学》等。医学人文论著有:何伦和王小玲主编的《医学人文学概论》(2002 年)、王一方的《医学人文十五讲》(2006 年)、郭莉萍主译的《叙事医学:尊重疾病的故事》(2015 年)、胡佩诚的《医学人文精要》(2018 年)、刘义兰、胡德英和杨春的《护理人文关怀理论与实践》(2017 年)、刘俊荣的《人文视野中的医学》(2014 年)、边林和姬天舒的《人文医学概论》(2014 年)、郎景和的《医道》(2012 年)、张大庆的《医学人文学导论》(2013 年)、高金声的《让医院走向人文管理》(2013 年)和《医院文化二十年:医院的魅力》(2011 年)、邱鸿钟的《医学与语言:关于医学的历史、主体、文本和临床的语言观》(2011 年)、刘虹和姜柏生的《人文医学新论》(2020)。

进入 21 世纪,我国诸多高校开设了人文医学交叉学科研究生培养专业,医学人文教育的内容也从医学史、医学伦理学、生命伦理学等课程拓展到叙事医学、医学与文学、医学美学等新兴领域。2005 年以来,山东大学、大连医科大学、北京协和医学院等 12 所高等院校已自主设置人文医学交叉学科研究生学位点。如今,医学人文从面向临床转向关注整体的健康社会文化问题,医学学科在依赖科学技术诊疗疾病、增进健康的同时,也探索如何以人文社会科学知识及艺术等理解生命与死亡的意义,探寻各种方法使医护人员和患者更好地理解疾病、残疾、痛苦、康复及护理。

三、医学人文的核心内容

医学人文包含三层含义:一是涉及人类的终极关怀及人性提升的医学人文精神;二是探讨医学本质及价值的医学人文学科;三是包含医护人员道德修养及行为的医学人文实践。

（一）医学人文精神

医学人文精神是指人类在医疗实践活动过程中发展出来的一种与患病、疫病创伤、预防、诊疗、康复、养生等相关的涉及真善美的价值、理念、理想之总和。白求恩精神、伟大抗疫精神、南丁格尔精神等都是医学人文精神的具体表现。敬佑生命、救死扶伤、甘于奉献、大爱无疆是新时代医学职业精神的集中体现。医学人文思想乃人类精神文化的核心，体现为对人的关爱及尊重，而维系人类健康的医学践行了人文价值。

（二）医学人文学科

医学人文学科是一个包含了诸多新兴医学人文分支领域的学科群，具体包括医学史、医学哲学、医学伦理学、医学人类学、医学社会学、医学美学等。它从医学相关的哲学、社会学、心理学、法律等角度探讨健康、疾病、生命、死亡、病痛的含义及社会意义，分析医疗保健的人文价值，并从医学文化的传承与发展角度关注人文医学教育，改进人文医疗实践。

（三）医学人文实践

医学人文实践强调的是人文中实践的方面，探讨"应该做什么"，说明了以主体意识为主的专业修养与行为价值的倾向性。它指在实践中以人为本，体现对人类社会的生存与发展、对他人的关心、关爱与关怀，强调善行，对患者的关爱及良好的医患沟通。实施预防保健、临床治疗、医学研究时及制定卫生政策时要体现公正、尊重、自主等价值观，从人性的角度，为患者提供充满人文关怀的医疗服务。医学人文精神与人文关怀两个层面相互影响，相互制约。医学人文关怀能否从实践层面上实现，关键取决于医护人员的人文关怀能力、意识和行为。

第三节　健　康　人　文

健康（health）是人类共同追求或维系自身最佳的健康状态。健康人文理念倡导预防、治疗与人文相结合，倡导医疗卫生资源的公平配置，营造人文执业环境，促进《"健康中国2030"规划纲要》目标的实现。

一、健康人文的含义与特点

（一）健康的概念

世界卫生组织（WHO）在1946年将健康定义为："健康不但是没有疾病和身体缺陷，还要有完整的生理、心理状态和良好的社会适应能力"。1978年，WHO在《阿拉木图宣言》中重申"健康不仅是疾病与羸弱的消除，而且是身心健康和社会幸福的完美状态"。健康的内容包括躯体健康、心理健康、心灵健康、道德健康、环境健康等。健康是人的基本权利，也是个人成就、家庭幸福、社会安定、国家富强的基础。健康是一个复杂、多维、综合性的概念。不同个体的健康水平受年龄、生理状态、自我照顾能力、社会阶层、社会文化、价值观及科技发展等因素的影响。

（二）"健康人文"概念的引出

健康人文（health humanities）主张对个体或群体开展全方位、全流程、全要素的健康促进，凸显人性的关怀。艺术活动可以从知、情、意三个方面，以及身体、心理、社会及精神四个层级来促进及改善健康:艺术是促进及维护健康的手段与方法,如绘画养生、音乐养生、书法养生等。健康活动从艺术修养、批评与鉴赏中获得滋养。通过艺术发现健康的真谛,通过艺术提升人类的精神高度。艺术作品形象地表达了对生命价值、宿命、痛苦、疾病、死亡的理解,体现了对躯体和生命姿态的深刻领悟。英国诺丁汉大学的克劳福德(P. Crawford)在《健康人文》(*Health Humanities*)一书中主张:借助艺术和人文,捕捉到医疗卫生领域实践和体验的意义,深刻理解医疗技术、工具的效果。他还创建了国际健康人文网络(IHHN),引领国际健康人文学术讨论。

(三) 健康人文的特点

1. 聚焦于健康和发展 健康人文关注的对象是健康和人类发展,而不是疾病诊断和治疗。健康人文从系统的和辩证的观点看待及处理人类的健康与疾病问题,而不是单纯地提高医疗、护理质量。它倡导采用多种方法对健康相关的各种主题进行深入的人文研究。

2. 从广域视角看待健康问题 在个体层面,健康人文从人的身体、社会心理、精神文化、成长发展等方面来观察,关注人的生、老、病、死全周期中的健康与疾病。在社会层面,健康服务已成为庞大的社会服务体系,涵盖了从个体、群体、社区、城市到国家的各个层面,包括生活方式、健康危险因素的预警与控制、常见病和多发病的治疗、危重病及疑难杂症的诊治与康复。

3. 研究涵盖了恢复、维持和促进健康 对象从患者到全民,地点从医院及诊所扩展到社会的各个方面。一位偏离了健康状态的人会表现出诸多症状:日常生活受限、生命质量降低、抑郁,等等。为此,医学提供了一系列维系健康、促进健康的有效干预措施。

4. 倡导面向全人群的健康价值理念 为全人群的全生命周期提供高质量卫生保健服务,并实现服务可及、费用合理,每个人都能获得公平的健康权利。

二、多层面的健康人文

(一) 个体层面的健康人文

个人对自身健康状态的认知和态度会影响到健康行为。个体生命健康是健康价值的客体,是健康价值产生的基础。个体是自身健康的第一责任人,因而有行为能力的个体应该具有一定的健康素养、保健意识、知识及能力,采用健康的生活方式。

(二) 家庭层面的健康人文

家庭是社会生活的基本单元。家庭在预防疾病、维护家庭成员健康方面担负着重要的责任。人文关怀需要以家庭为单位,需要提高家庭的健康意识,动态监测家庭健康,提出针对危险因素及提高家庭健康的干预策略及措施,维护或恢复家庭成员健康水平,增强家庭的健康保障能力。通过健康教育、健康管理、健康促进措施,提高家庭成员预防意识,养成良好的生活方式,掌握康复技能。家庭成员间需要相互关心身心健康,让家人感受到来自家庭的人文温情。良好的家庭健康人文会帮助每个成员形成健康的生活方式。

家庭健康人文的实施途径有:①每个家庭成员对自己的健康负责,形成良好的健康行为习惯;②家庭作为一个整体对个体的健康负责,彼此关心及照顾,营造家庭健康的人文氛围;③家庭医生签约团队,对家庭进行保健指导、疾病预防及康复指导,促进家庭健康。

（三）社区层面的健康人文

社区是社会组织的基本单位。社区不仅为居民提供生活、成长、休息及娱乐的资源及场所，还可以用价值观、行为规范、法律、道德来影响及塑造居民的健康意识和行为。社区卫生服务以人群健康为中心、以重点人群健康需求为导向，向社区居民提供有效、经济、方便、综合、连续的基本医疗卫生服务。社区卫生服务从个人扩大到家庭及整个社区人群，形成网络化服务体系，为辖区居民提供综合性、连续性的健康照料，促进居民自我健康管理。

（四）国家层面的健康人文

国民健康素质是衡量一个国家经济发展水平及竞争力的重要指标。国家健康人文涵盖从国家的角度考虑全体人民健康的所有范畴，从政治、经济、生态环境到医疗、保健、医疗卫生体制，以及改善国民的健康水平。健康中国建设面临诸多人文挑战：优先实施能够发展共同健康的目标；改善城乡社会、经济、政治、生态及文化状况，关注个体和群体的健康权益，促进人与自然的和谐；推动医疗卫生服务的公平化，提高贫困人口的健康卫生服务，确保医疗卫生服务公平可及。

国家健康人文的实现途径有：①建立符合国情的健康发展战略体系，包括建立何种健康观及如何实现健康的行动方案，将健康融入社会政策的各个方面；②建立舒适安全的健康环境，解决好空气、水、食物以及社会环境安全问题，为人民健康提供基本的物质保障；③公共卫生服务均等化，建立优质高效的医疗服务体系；④健全合理的社会保障制度，保障居民教育、住房、就业、安全的需求。通过国家健康人文，提高人民的健康保障感及获得感。

（五）全球视野下的健康人文

全球健康（global health）关注全球或区域性健康问题，促进健康科学的多学科合作，旨在促进全人类健康、保障健康公平。它关注人兽共患传染病的全球流行、全球气候变化与健康等全球性议题，推动人、动物、生产生活、科技与环境之间和谐统一。全球健康治理要求整合医护人员、公共卫生人员以及社会各界的力量，把健康融入万策，共同应对新发传染病疫情的大流行。

全球化为疾病的跨区域传播提供了便利条件，区域性健康问题会演变为全球健康问题。新发重大传染性疾病（如埃博拉病毒病）疫苗研制和公平分配引发了诸多的伦理问题，需要全球健康伦理的指引。全球健康问题的治理需要世界各国承担起责任，构建人类命运共同体，达到全球健康治理。借助国家健康外交手段，积极参与地区及双边安全机制。国家与地区的健康治理，国家健康人文环境及条件的建立，是实现全球健康的基石。

第四节 护 理 人 文

医疗与护理贯穿于生命全周期，提供全方位的照看服务。护理人员要具有良好的人文素养，为患者提供人性化的护理服务。本节将探求护理要素的人文内涵，挖掘护理实践中的人文思想。如何把人文精神、人文关怀有机融入多样性的护理实践中，这乃是一个时代课题。

一、护理学是科学、技术和艺术的统一体

护理（nursing）一词来源于拉丁文"nutricius"，原意为哺育小儿，它包含保护、养育、供给营养、照顾等。原始社会的母亲在照看儿童、老人和患者的过程中，就自发地带有护理性质。

南丁格尔于1859年把护理定义为:护理是让患者处于接受自然作用的最佳环境。护理是一种艺术与科学的结合,它包括照顾患者的身体、精神及智力。护理是对患者加以保护,并指导患者满足自身的需要,使患者处于舒适的状态。南丁格尔曾说过,护理是一门艺术,如果要成为一门艺术,它需要的是一种专一的奉献。护理是最好的艺术。

19世纪后期,伴随着医学的进步,医院数量的增加,以及天花等传染病的流行,社会对护理服务的需求剧增。为此,欧洲开设了护理人员训练班,护理专业化教育培训得到加强,护理质量得到提高。第二次世界大战以后,美国率先开展以患者为中心的护理,在护理教育中增加人文及心理课程,增强了护理人员对人的全面理解及护理。护理专家韩德森(Virginia Henderson)把护理定义为,护理是帮助健康人或患者进行保持健康或恢复健康(或在临死前得到安宁)的活动,直到患者能独立照顾自己。国际护士会(ICN)于1973年把护理学界定为帮助健康的人或患病的人保持或恢复健康,预防疾病,或使患者平静地死亡。1980年美国护理学会将护理学定义为:护理学通过判断和处理人类对已经存在或潜在的健康问题的反应,并为个人、家庭、社区或人群代言的方式,达到保护、促进及最大程度提高人的健康及能力,预防疾病及损伤,减轻痛苦的目的。

现代护理学是一门自然科学与社会科学相结合,研究疾病预防、治疗及康复过程的护理理论、知识、技术以及发展规律,为人类健康服务的综合性学科。我国护理专家林菊英认为:"护理学是一门新兴的独立科学,护理理论逐渐形成体系,有其独立的学说及理论,有明确的为人民健康服务的思想"。护理学的内容及范畴涉及影响健康的生物、心理、社会、文化及精神等各个方面的因素。它应用科学的思维方法对各种护理学现象进行整体的研究,以探讨护理服务过程中各种护理现象的本质及规律,并形成具有客观性与逻辑性的科学。护理是一门涉及各种护理行为及护理技术的应用艺术。护理学不能仅用自然科学的标准去衡量,而应从相关人文社会科学视角去思考。护理学具有很强的科学性、社会性及服务性。

如今,以人为中心的护理理念已经深入人心,整体护理得到普遍采用。护理的服务对象为所有年龄段的健康人及患者,服务场所从医院扩展到了社区、家庭及各种机构。护理发展从单纯地重视疾病、患者到从整体的角度关注人的健康,更重视提供人性化护理,努力实现保护生命、维护健康、预防疾病、恢复健康、减轻病痛的护理目标。

二、护理研究与实践的人文内涵

护理提供专业的健康照护,护理的目标是满足不同人对健康的需求,帮助处于不同健康状态的人维持、恢复健康或促使其达到最佳的健康状态。护理活动结合了科学、艺术与人道主义精神。护理研究的科学性表现在护理服务以基础医学、临床医学、人文社会学等知识与理论为基础,同时也以自身独特的知识体系和理论方法为指导。护理的艺术性体现在护理人员需要根据不同服务对象独特的健康需求提供服务,最终让其达到最佳的健康状态。

人文护理实践的主体和客体都是人。护理服务对象可以是健康、亚健康、患病、或是处于临终状态的人。每个人都是独一无二的个体,不同的人在不同的发展阶段有不同的需求。面对不同年龄、病情、价值观的患者,护理人员要一视同仁,平等对待。每一个护理行为都应该是道德行为和尊重人性的良好体现。同时,护理人员要真心感受到职业荣誉感和执业动力,这就体现了护理人文精神和道德境界。

护患双方均有人的多层次的需要、理想、信念、情感体验等,要提倡理解人、关心人、帮助人,注重情感投入和文化熏陶。人文护理理念要渗透到院校护理教育、护理人员在职培育、临床护理实践、护理管理和公共卫生护理之中。同时,护理人员要系统研究护理实践中提出的涉及人文、社会、文化和道德的诸多问题,为人文护知识体系积累经验素材,总结提升新理论、新方法,不断创新人文护理实践。

三、护理人文与人文护理

对"护理人文"和"人文护理"的概念辨析,能更加清晰地理解什么是护理人文,并为人文护理学概念体系的形成和学科建设创造条件。

(一) 护理人文的含义

护理人文(nursing humanities)是从哲学、社会学、法学、人类学、文学、艺术等学科考察护理现象,其起点是护理,但落脚点是人文。因此,护理人文相关学科如护理伦理学、护理社会学、护理哲学等在狭义上均可视为人文科学的范畴。例如,护理伦理学与临床伦理学、环境伦理学均属于伦理学的应用分支。同样,护理法学与卫生法学一道也属于法学的分支学科。

当前,护理人文研究者借助哲学人文社会科学的特定视角,由外向里,洞察与护理实践相关联的人类生存条件、痛苦、责任、社会条件对健康、福利和护理效果的影响,提升人性化护理的操作技能。护理人文面向临床关注整体人的健康、社会、文化问题,追问生命与死亡的意义,探寻缓解痛苦和增进健康的方法,提倡护理技术对生命关怀的意义及价值。

(二) 人文护理的含义

人文护理(humanistic nursing)是从护理实践或护理学理论自身出发,探求其中的人文价值理念、人文要素、人文精神,其起点是人文,落脚点是护理。例如,南丁格尔在克里米亚战争中开创性的护理实践以及《护理札记》中均呈现出了丰富的人文思想和理论观点,对其进行系统的挖掘整理就是人文护理研究。因此,人文护理实践和研究所对应的学科是"人文护理学"。它与临床护理学、基础护理学、社区护理学一道,属于护理学的范畴。当前,人文护理研究者的专业背景主要是护理学,也有部分护理专家具有人文社会学科教育的背景。

人文护理强调以整体人为主体的护理,梳理并弘扬护理理论和实践中的人文关怀或人文精神,变革传统的功能制的护理模式为更能够体现对患者实施全生命周期的整体护理模式。人文护理是一种在护理专业实践人类人文精神信仰的具体过程,是护理人员在护理过程中以人道主义精神对患者的生命与健康、权利与需求、人格与尊严的真诚关怀和照护,借助专业化护理服务,以满足患者的身心健康需求,体现对人生命的关爱。

(三)"人文护理"与"护理人文"的区别与联系

"人文护理"与"护理人文"是两个均成立的称谓,但适用于不同的场合。前者是从人文视角看护理,后者是从护理视角看人文。护理人文是从护理形成以来就存在于护理中,而人文护理是护理学发展到一定阶段才有的新概念。护理人文是贯穿于护理发展全程中的对人类生命关爱的精神、品格,表现为精神信仰和理念,体现护理人员的人文精神和人文关怀能力;而护理人文精神、护理人文关怀的理论化,完善了护理知识体系。从教育视角看,护理人文主要体现在护理人员的人文素质的培育,而人文护理主要用于护理人员的专业人文实践中。不过,如果把"护理人文"视为一个由护理和人文并列而成的整体概念,而不视为"护理中的人文"的话,它和"人文护理"在内涵和外延上没有实质性区别,甚至可以等同使用。

(张新庆　李小妹　贾启艾　潘绍山)

第二章

人文护理学概述

　　人文护理学(humanistic nursing science)是采用哲学、人文社会学科的理论和方法,研究人文护理实践的具体表现、特点,解析人、健康、疾病、护理、环境与人文之间的复杂关系,探究护理理论的人文本质和价值,挖掘护理人文精神内涵,全方位地实施人文护理和关怀照护的一门新兴的交叉学科。

　　人文护理学顺应了新时代医疗卫生事业和社会发展的需要,旨在实现人文与护理的有机融合,为人文护理的实施提供知识体系和方法指引,帮助护士在应用人文社会学科知识和娴熟的护理技能为患者提供专业照护,彰显人文关怀,提供充满人文情愫的护理服务。本章将重点讨论人文护理研究的国内外现状,人文护理学概念、学科特征、学科内涵、研究范畴、研究目标及实现途径、学科结构与知识体系,人文护理学的发展机遇、挑战及趋势。

第一节　人文护理研究的国内外现状

　　进入 21 世纪,国内护理界对人文护理的研究与实践方兴未艾。人文护理成为护理学中一个重要概念,并内化为护理实践的有机组成部分。它对护理学的临床实践、教育、管理、科研乃至护理学专业的发展有着深远的影响。本节将对中外人文护理研究的社会背景、发展现状、应用等方面进行考察。

一、我国人文护理的当代社会背景

　　伴随着全球化浪潮、改革开放与现代化进程,我国医疗护理事业得到蓬勃发展,护理实践模式、理论学说、思想观念也在悄然发生改变。但与之伴随的技术至上、商业化与市场化,医患纠纷和暴力伤医事件时有发生,医护人员形象和人格尊严受到严峻挑战。这是社会转型时期各种社会矛盾在医疗卫生领域的具体反映,这也折射出医疗护理中人文关怀实践的缺位,医患双方都渴求人文的回归。

2003 年 7 月召开了全国防治"非典"工作会议,会议上指出"在促进发展中,我们不仅要关注经济指标,而且要关注人文指标"。"人文关怀"一词从此写进了政府工作报告并落实在具体的行动举措中。2006 年卫生部在《中国护理事业发展规划纲要(2005—2010)》及全国护理工作会议上明确提出,加强护士队伍建设,将人文关怀融入护理工作中,服务于细微之处;2008 年国务院颁发《护士条例》;2010 年卫生部开始实施优质护理服务工程;国务院学位委员会发布的《学位授予和人才培养学科目录(2011 年)》,把护理学定为与临床医学平行的一级学科。从国家层面采取的这些积极举措,客观上为人文护理学的诞生和发展创造了有利条件。在理论层面上,中华民族的文化自信给予了护理人员信仰和使命;医学人文的兴起与国外人文护理学研究的创新发展又为我国人文护理的发展带来了诸多启示;国内护理学二级学科体系建制要求、专科护理的发展也为人文护理学的理论建设提供了良好的契机。这些来自现实和理论层面的促进因素,在客观上呼唤人文护理的理论提升并提供了具体的实践指导。

二、西方人文护理研究的概况

(一)人文护理理论研究的兴起

"人文护理"这一提法兴起于 20 世纪 50 年代。佩普劳(Hildegearl E. Peplan)在《护理中的人际关系》(1952)一书中指出了人文与护理之间联系密切,为此要变革护理文化。1955 年韩德森(Virginia Henderson)强调了护理实践中护士所付出的关心、照护是一种情感劳动。1961 年奥兰多在《动态的护患关系:功能、程序和基本原则》一书中,系统性地提出了"以病人为中心"的护理程序和实践模式。1971 年奥瑞姆(Dorothea Orem)在《护理:实践的概念》一书中提出了自护理论,并从哲学、心理学、物理学、社会学、逻辑学等多学科系统阐述其观点。1976 年帕特森(Josephine G. Paterson)和兹拉德(Loretta T.Zderad)在多年讲授人性化护理课程基础上合著了《人性化护理理论》(*Humanistic Nursing Theory*)。这些护理专家都是西方人文护理理论的开创者。

(二)人文关怀——人文护理的核心内涵

1970 年,莱宁格(Madeleine M.Leiniger)出版了专著《护理学与人类学:两个世界的融合》(*Nursing and Anthropology:Two World to Blend*),从跨文化护理的视域考察了护理学与人类学之间的关系;1978 年出版的《跨文化护理:概念、主题、研究和实践》(*Transcultural Nursing: Concepts*,*Themes*,*Research and Practice*)引入了跨文化护理的核心概念、理论框架和实践模式。莱宁格对护理中的人文关怀的定义是"尊重、支持、帮助他人或组织,满足其需要,以提高其生存状况或从容面对死亡的有证据支持的行为或活动"。她指出人文关怀是人的一种天性,是人类文明、社会生存与发展的基础。从人性的本质及文化护理的角度研究和建立护理人文关怀的理论和实践模式。

1979 年,华生(Jean Watson)出版了《护理:照护的哲学和科学》(*Nursing:the Philosophy and Science of Caring*),1985 年出版了《护理:人性的科学和人性的关怀》(*Nursing:Human*

Science and Human Care)。在这些著作中,她主张"没有关怀就没有护理""人性关怀是护理学的本质"。华生认为,护理人文关怀是一种道德法则及义务,是护患双方在特定的时间、场合与环境中的一种精神体验;她将关怀的双方是否达到人格的升华作为衡量关怀结果的具体标准。

奥瑞姆(Dorothea Orem)从照护及治疗行为的角度阐述了其自护理论,强调了护理人文关怀是护士帮助患者提高自我护理能力的治疗性措施及手段,护士要帮助患者恢复自护能力时的技能。奥瑞姆认为,人文关怀并非护理专业所特有的,非护理人员也可以表达人性的关怀。Benner 和 Wrubel 从人际互动的角度阐述护理人文关怀:护理人文关怀是护士与患者双方共同参与的人际协调活动,是帮助患者提高应对能力的过程。关怀体现于双方的思想、行为及感情之中,是护士通过护理活动来帮助服务对象提高应对疾病带来的苦痛、生活压力能力的过程。

斯旺森(Kristen M.Swanson)从护患关系的角度提出了关怀理论。她认为,护理人文关怀是护士以关怀、爱护的方式,与服务对象建立护患关系,在此过程中护士感受到个人对护理对象的责任及义务。护理人文关怀实施包括五个环节。①知晓:护士应以患者为中心,通过全面评估患者对疾病或某一事件的经历或感受,从患者角度充分了解整个事件对患者的影响。②共处:有耐心地与患者相处,在精神和情感上支持患者,一起分享感受,减轻患者的心理及精神负担。③代替做:从护理专业的角度替患者做其要做但无法完成的事。护士要及时预测及满足患者的需要,注意保护患者的人格尊严。④赋能:护士帮助患者渡过生活难关及应对危机事件,包括向患者告知和解释有关事项,鼓励患者解决问题,对结果给予反馈,验证患者的感受,培养患者的知识及技能。⑤保持信念:护士要始终让患者坚信自己有能力帮助他应对疾病苦痛或生活事件,让患者自尊、乐观、充满希望、永不放弃。

罗奇(Simone Roach)从情感目标的角度阐述护理人文关怀。关怀是人类的一种生存方式的具体体现,是一个人了解他人的内在价值,并对此作出相应情感反应的过程。护理人文关怀有独特的表达方式及意义,是由同情(compassion)、能力(competence)、信心(confidence)、良心(conscience)及承诺(commitment)等方面组成。罗奇的关怀理论强调了护理关怀时的情感表达、知识积累、能力培养及经验的应用。

三、我国人文护理研究及应用

20 世纪 80 年代以来,我国医学院校逐步恢复护理本科、硕士、博士的学历教育,高层次的护理人才快速成长。我国近十多年来也逐步开展了以护理人文关怀为主题的研究。跨学科学者对人文护理的研究日益关注,涌现出一批有开创性的研究论文和专著,但研究内容各有侧重,尚未形成统一的主题。甄橙于 2008 年出版的《医学与护理发展史》,阐述了护理学的创建历史,以及医学与护理学的相互联系与发展关系。朱丹主编的《护理社会学》,论述了护理社会学的理论和方法,及其在卫生保健中的具体应用。《学位授予和人才培养学科目录(2011 年)》新增的护理学一级学科下设了 4 个二级学科:基础护理学、临床护理学、社区护理学、护理心理和人文学。此后,护理和人文社会科学专家学者积极地进行护理与人文理论研究和实践的探索。

2014 年张新庆出版的《护理伦理学:理论构建与应用》阐述了护理伦理的哲学基础,把护理关爱论作为护理伦理原则的理论基础,提出了基于护理伦理原则的伦理决策分析框架。2016 年徐桂莲和高玉萍主编了《护理伦理与法规》,借助大量的临床案例剖析护理实践中的伦理和法律问题。李惠玲在《护理人文关怀》一书提出了护理人文关怀的一般原则和方法,并提炼了基础护理操作、母婴照护、从婴幼儿到老年人以及临终的全生命周期照护中的人文关怀需求和照护。2016 年"全球护理人文关怀学术论坛"在武汉召开。2017 年刘义兰、胡德英的《护理人文关怀理论与实践》、刘惠军和强万敏的《护理中的人文关怀》等专著的出版,都对护理人文关怀的理论进行了梳理,并探索了将护理人文融入护理实践的途径。上述专著或教材从哲学、伦理学、社会学或法学角度考察了护理的人文特性和发展规律,推进了人文护理研究(humanistic nursing research)的创新和发展。

在护士人文修养方面,史瑞芬、李惠玲等护理专家分别编写了《护士人文修养》教材,蔺敏主编的《人文护理修养与礼仪》、许翠萍主编的《人文护理——礼仪与规范》均在阐述人文护理修养基础上,详细展示了护士在职业语言、仪容、仪表等方面的礼仪要求。姜安丽及其团队对护理人文关怀进行了系列研究,并构建了护理人文关怀教育模式、临床叙事护理模式等。姜安丽及其团队的研究论文指出,"护理人文关怀"是护士对护理对象希望获得生命整体健康与实现自我生命价值的渴望与需求感同身受的忧虑情感、社会责任与人道主义理想的融合,体现在护士具有专业胜任性、整体协调性、悉心照护性与治疗目的性和护理对象获得生命整体健康和谐的专业行为中。

刘成媛、卢根娣和罗梦丹等学者分析了 Medline 数据库中 2012—2016 年护理人文关怀研究的热点,以"human caring"为检索词,共词聚类分析得到研究热点:护理人文关怀实践、护理人文关怀模式、护理人文关怀教育、临终关怀、护理人文关怀与护患关系的联系、肿瘤患者的人文关怀、家庭系统、社会支持与人文关怀。李峥等提出了和谐护理理论,该理论认为护理是与环境互动的,由护士干预的动态系统包括评估和谐需求、建立和谐机制、人际互动三个环节。和谐护理理论弥补了我国在人文护理领域原创理论的缺失。

2015 年中国生命关怀协会成立了人文护理专业委员会。该委员会是国内第一个人文护理学术共同体,由护理学和 10 多个跨学科专业的专家、学者及一线医护人员组成,为人文护理学和人文社会科学的结合构建了良好的学术平台。该委员会自成立以来,组织编写并发布了《中国护士伦理准则》《重大传染病疫情防控护理伦理专家共识》《医院护理人文关怀实践规范专家共识》等文献;设立了人文护理专项科研基金;创建了人文护理示范基地;开展了人文护理理论和技能的研究、实践和培训,积极探索人文护理与社区护理、慢性病管理、老年居家护理、安宁疗护、志愿者服务、智慧护理结合的新途径,促进了人文护理研究、人才成长、理论发展和人文护理实践的创新。程瑜教授在国内率先开展了护理学与人类学的交叉研究,倡导一种以互惠为基础的"医院 - 社区 - 家庭"三合一的社会照护模式,力求探索出符合中国社会实际的照护体系,丰富了护理学知识的理论框架与实践外延的内涵,让护理加快延伸到家庭、社区等不同情境中,适应了政府、社会、社区、家庭与民众对初级医疗护理保健的迫切需求。

四、人文与护理的融合创新和发展

现代护理与人文融合创新。1994 年,《护理伦理学杂志》(*Nursing Ethics*)创刊,2001年,《护理哲学杂志》(*Nursing Philosophy*)创刊。此外,很多期刊还增设了人文专栏,在国际护理类核心期刊上发表的人文类护理论文的数量与专家日渐增多。来自护理学、哲学、社会学、政策法规研究专家参与了人文护理讨论并著书立说,有力地推动了人文护理元理论在实践中的应用和发展创新。1996 年 Yeo 等主编了《护理伦理学的概念和案例》,对护理知识和经验进行了哲学的和伦理学的分析。Jo Campling 和 Di Bailey 于 2012 年出版了《精神卫生:跨学科实践》,提倡从医学、护理、人性化关爱等方面做好精神卫生工作。Avery 于 2016 年撰写的《护理和医疗中的法规和伦理导论》阐述了护理实践中的伦理和法律问题及对策。Fidelindo Lim 和 Matthew John Marsaglia 于 2018 发表了《人文护理:学会共情》(*Nursing Humanities:Teaching for a Sense of Salience*)一文,从护理教育的角度强调人文护理教育的重要性,护士对人文学科终身学习的价值在于加强护理人员的共情能力,照护患者的同时,理解被照护者的苦痛。Graham Mc Caffrey 回顾了"人文主义"与护理的关系,梳理人文主义思潮、理念对护理所产生的影响,重申护理的人文主义传统。2019 年,华生在 *Journal of Advanced Nursing* 上发表了《护理与人类的全球盟约——作为神圣行动主义统一的关怀科学》(*Nursing's Global Covenant with Humanity —— Unitary Caring Science as Sacred Activism*)。华生以毕生精力不断研究、实践、创新她的理论,介绍了关怀、神圣、契约等诸多概念,说明护理是护士对全人类健康的一种契约。护士是一份神圣的职业,护士不仅是健康的守护者,更应该成为人类健康的咨询者、指导者和管理者,让被疾病、生活所折磨、消耗的患者,重新燃起对生活的信心。

数字化时代给人文护理带来了挑战。Archibald 发表了《护理的未来:人工智能与基础护理》,呼吁要平衡好科技异化与人类基本需求之间的张力,这也就自然要求护理行业在科技发展指数增长的同时要注意提供基础的人文关怀。

综上,人文护理在理论、实践中提升,并与时俱进。人文护理的触角从传统的临床护理拓展到护理的各个实践层面,既着眼于当下,解决临床、教学、管理、科研中的问题,亦放眼未来,在科技伦理、全球健康、全人类生命质量等宏观视域下探索人文护理可能的发展路径。

五、人文护理研究的启示与思考

(一) 要重视护理人才跨学科理论的培养

从 20 世纪 50 年代,欧美国家的护理理论得到蓬勃发展,主要借助人文社会学科的理论、方法构建护理学新的理论和实践模式。当时,一些欧美国家的学者意识到护理人才短缺,许多非护理专业的博士项目对护士敞开大门,培养了一批护理专业人才,也产生了一大批具有跨学科教育背景的护理人文人才。人本主义心理学家马斯洛和罗杰斯从人性层面进行需要层次分析,提出人类最基本的动机是需要的满足。此后,罗杰斯把人本主义心理学推广到医学教育和临床应用领域,确立"情意教学论"和"以学生为中心的教学模式",提出了"以患者为中心"的医学关怀模式。相当多的欧美护理学者具有良好的人文社会学科教育背景,具有敏锐的学术眼光和意识,能够借鉴相关学科的概念和理论,创立了诸多人文护理理论学说和实践模式,出现了一批人文护理交叉学科方面的学术成果。

(二) 人文护理在我国任重道远

欧美国家在 20 世纪 70 年代就开始了人文护理元理论的构建。"以患者为中心"的护理程序理论和实践模式、系统化整体护理,80 年代开始在我国广泛推广实施,普及了人性照护、身心整体护理等人文理念和知识,但限于种种原因,难以在我国扎根、开花及结果。近十多年来,国内学者和临床实践专家大多以护理人文关怀作为研究主题。目前,"人文护理"概念及从整体学科上构建"人文护理学"的专著还未能检索到。如何构建适合中华民族文化、富有中国特色、满足"人民至上""生命至上"要求的现代人文护理学,是摆在当代中国护理人面前的一个重大课题。

第二节　人文护理学的概念特征与内涵

关于"人文护理"与"人文护理学"的概念、内涵、学科属性等理论问题,目前尚未有公认的统一界定。因此,必须尊重历史与现状,从护理学和相关人文社会科学研究的理论和实践出发,结合人文护理研究现状,坚持中国文化自信,与西方文化交流,借鉴国外先进可行的人性化护理理念和方法,弘扬中华优秀传统文化,深入考察护理学的人文属性及其价值在当代护理实践中的变化、特点、规律,对人文护理学的相关概念、内涵、学科属性等进行系统探索,以奠定人文护理学的理论基础,为人文护理实践提供指引。

一、人文护理学的概念及概念解析

（一）人文护理学的概念

2011年国务院学位委员会在"护理学一级学科简介"中指出:人文护理学是集哲学与历史、伦理学、人际关系学、文学、美学、礼仪等为一体,以人文精神和人文关怀为核心的专业人文知识体系。人文关怀是人文护理学的完整体现。主要研究护理哲学、护理历史、护理伦理与美育、护理人际沟通理论与技术。

此后,护理人文关怀、人性化护理、人文护理等不同主题在护理临床、管理、科研、在职培训和院校教育的各个实践领域得到研究与探索。下面将紧密结合我国当前护理学存在的主要问题,从概念框架结构的基本内涵、概念分析要素、意义和概念所代表的实际价值的观点出发,对人文护理、人文护理学的概念进行初步的探讨。

人文护理是指具有良好的人文知识与态度、人文关怀能力与方法、人文精神和品行、护理专业知识与技能等岗位胜任能力的护士,为护理对象减轻痛苦,促进康复,维系身心健康、人格尊严、生活质量、生命质量、生命价值,提供以人为本的专业人文关怀的护理实践活动。

人文护理形成和实施的前提是护理人员在具备良好的护理专业理论和技能的基础上,具备良好的人文素养,即对相关人文社会学科的学习研究能力和认知能力,并在护理服务中能以良好的护理人文精神和护理人文关怀作为完整的行为规范体现。

人文护理学是指以人文精神和人文价值为导向,将相关哲学人文社会学科的理论方法与艺术融合于护理理念、行为规范和实践,为护理对象提供以人为本的专业护理人文关怀,维护最佳身心健康的状态而形成的一门新兴应用学科。它的主要目标是全方位、全生命周期地照护护理对象的生理、心理、情感、精神健康,使护理对象保持良好的文化行为与社会适应能力;提高护理对象的生命质量,维护其生命尊严;促进护患关系和谐有序,推动护理事业的全面健康发展。

（二）人文护理学的概念解析

人文护理学概念的探索和形成,必然要着眼于对当代护理实践中由于人文因素产生的

难点和热点问题的持续研究探索,并力图制订解决方案,彰显其价值。因此,人文护理学的概念着重体现了如下护理目标:

1. 强调"全方位、全生命周期地照护护理对象的情感、精神健康,保持良好的文化行为与社会适应能力"。这是基于全球化浪潮带来了诸多的变革与挑战,当代人类出现了集体性精神不适,产生了对人文关怀的期待。据世界卫生组织(WHO)估计,全世界大约 3 亿人患有抑郁症,精神分裂症患者超过 2 000 万人,郁症患者约 6 000 万人。全世界的精神疾病费用显著增加,关注和捍卫全人类精神健康势在必行。另外,如酗酒、吸毒、赌博等不良的文化行为出现上升的趋势,严重影响人类身心健康。护士要以健康人文的大视域,以人文护理的理念、方法、技能,引导护理对象认识和理解生命的真谛和意义,使护理对象树立正确的人生信仰和生命价值观,勇于面对疾病带来的各种挫折,保持积极乐观的心态,具有良好的文化行为和社会适应能力,主动适应社会的发展和变革。

2. 重视"提高生命质量,维系生命尊严"。随着经济的发展和物质生活水平的提高,健康权成为一种基本人权,维系自身的健康状况、提高生命质量、维护生命尊严,成为人类自我关怀和思考的永恒命题,也是人文护理的终极目标。同时,当代数字医学、人工智能与医疗护理的结合,引发了人类对生与死的新理解,改善了生命质量,促进了人类健康福祉。与此同时,高新技术与医疗护理的结合也可能对人的生活质量、生命尊严产生负面影响,给人类带来了不确定性。人文护理的核心本质是体现对人的一种更具实践性的关注、关照和关爱。它直接触及了人性的合理需求、生存发展、人的本质、人的价值、人的尊严、人的完善,彰显了人本理念。倡导有质量、有尊严的生活,意味着让护理对象的生命、人格、情感乃至整体人的健康都得到应有的尊重。引导护理对象在平衡物质享受与精神家园、高新技术与生命质量和尊严的关系时,作出理性的选择,在追求身心健康的基础上让生活更有质量,生命更有尊严、内心宁静,社会适应性好,获得舒适、知足、满足、和谐、幸福感。这是体现人文护理的一种理性的关爱和崇高的情感,是人文护理的境界和内在灵魂。

3. 关注"促进护患关系和谐有序"。护患关系和谐,是指护患之间的关系和睦协调,护患互相理解、平等相助、诚信互尊;而护患关系有序是护患之间按事物本质规律,动态有序地保持理想的良性互动的关系,并促进双方人格升华,这是人文护理现在和未来要追求的结局。

众所周知,当代医护患关系出现了一些不尽如人意的紧张状况。患者的健康意识、经济意识、法律意识日益增强,自媒体、公众传媒发达,护理工作环境复杂,护士现有的应对公众的沟通交流能力、伦理决策能力和应变能力,都难以有效应对和化解护患矛盾或纠纷,需要认真思考和解决。

(1) 护士应熟悉护患关系的特点、内容和模式。护患关系内容主要为护士有护理学专业知识和技能,能为患者提供科学的有利于治疗和康复的服务,这属于技术因素;但是,受到护患双方的原生文化、心理、社会、道德、法律、思想观念等非技术因素的影响,护患之间也会出现一些不可预测的问题。护士应坚持以人为本、患者至上的执业理念,主动营造"护患平等参与"的模式,认识到良好的护患关系是有利于患者疾病治疗和康复的,是保证患者健康、发挥护理最大功能、提高护理质量的前提。当患者体验满意度提升时,护士的内心体验、专业发展、医院形象的重要意义都会彰显。

（2）构建和谐有序的护患关系是护士的专业责任和担当,提升人文护理质量的重要评价标准。护士应全面掌握护患沟通技能,认真倾听护理对象主诉,及时判断病情,深刻理解疾病不仅给患者带来躯体疼痛和不适,还应该敏锐感知疾病给患者带来的多种社会角色、家庭角色、生活秩序的混乱与无奈,如高昂的医疗费用和对疾病预后的担忧等所形成的心理精神上的苦恼与躯体疼痛交织在一起构成的"苦痛"。护士要主动发现和重视每一个患者所需求的护理细节,以怜悯同情之心与患者共情,视患者如亲人,把人文护理服务宗旨贯穿到每一个护理行为之中,去除痛苦、呵护生命,以这种专业情感劳动向患者展示和传播人文知识、智慧,让患者从内心感受到这种专业内涵、敬业精神和大爱无疆,感受到人格被尊重,生命有尊严、有价值,增强患者战胜疾病的信心,使患者对生活、对生命充满希望,实现护患相互信任和情感共鸣的高境界。

日常护理中常常会有很多感人至深的案例。如有位护理老专家在 2013 年的某一天,突然接待了一位 70 多岁的退伍老兵,这位退伍老兵提着一袋苹果从外地赶来,要探望和感谢这位在 50 年前曾经护理过他的护士。事后,这位护理老专家深深感言:"护理一个患者在个人的护理职业生涯中只是一次工作流程,自己根本没有留下任何记忆,但对护理的患者来说可能是唯一一次,也可能成为他一生中最难忘的一次生命体验。"护士、护理专业赋予生命更深刻、更神圣的意义,而被护理的每一个生命,也给予护理专业和护士的职业生涯更深刻、更神圣的意义或永远难以忘怀的感动。这就是人文护理,在护患之间产生的良性互动与双方人文情怀和人格的升华,让护士感受到职业荣誉和执业动力,坚定了护士在护理岗位实现人生价值的理想信念,体现了护理的人文本质、人文价值和人文境界。人文护理追求的结局,不仅是让患者就医满意,同时要实现护士体面而有尊严的工作,使护士获得安全感、满意感、成就感和幸福感,建立起当代符合国家和民众要求的相互理解、信任、合作、和谐、多赢的医护患命运共同体。因此,护患关系和谐有序、体验满意、实现护患双方人格升华是评价人文护理质量的重要标准。

4. 促进"护理事业全面发展"。护理科学、护理技术和护理人文在护理实践中相互影响、相互支撑、相互滋润、形成合力,其实质是科技与人文的关系,科学求真,人文求善、求美,但求真需求善为其导向,求善需求真为其奠基,犹如车之两轮,鸟之两翼。让护理人文为护理科学技术导航,为人类健康谋福祉。

在日常护理工作中形成的一些固有的护理观念和思维定式,制约了护理人员对先进护理学理论和实践的认知和创新发展的思路。为此,各级护理行政管理者、教育者和护理人员要高度关注技术至上与医疗服务过度市场化、商业化及人文弱化所引发的一系列的社会性问题或困惑,从护理人文与护理科学、护理技术的视角研究对策,制订措施,正确认识护理科学、护理技术和护理人文的辩证关系,积极推进护理学和护理事业健康、全面、可持续发展。

二、人文护理学的学科特征

当代护理学包含了护理科学、护理技术和护理人文三大要素。护理科学与护理技术主要包含了临床医学基础理论技术方法、基础护理理论技术方法、专科护理理论技术方法、协助诊断治疗的理论技术方法。而备受关注的移动医疗、人工智能、生物识别技术以及云计算、大数据、互联网等高新科学技术正在广泛渗透和应用到护理实践中,而且护理科学发现、护理技术发明,是为了更好地减轻和去除患者的不适和痛苦,其本身也包含了深厚的人文动因。护理人文则包含了相关社会科学的理论观点与方法、人文核心价值指导下的护理人文关怀行为与艺术等。在一定的时空内,护理科学技术服务是有限的,而护理人文指导下的护理服务理念、方法与艺术则是无限的。只有当三者高度融合、完美统一,才是和谐的人文护理。正是当代人文护理的兴起,将护理科学、护理技术与护理人文三个要素有机整合,构成了高度交叉融合的概念网络,形成了人文护理学的理论体系。从护理学史的学术形态和专业内涵的意义上讲,人文护理是跨越了朴素护理、宗教护理、基础护理、专科护理之后的护理实践发展的新阶段。从宏观概念上理解,当代护理进入了人文护理新阶段,当代护理学就是人文护理学。

人文护理学将敬畏生命,尊重人的价值、人格、尊严,改善人的生命质量、心身健康置于护理的核心地位,这是人文护理学的根基;人文护理学将护理人文相关学科的理论、观点、方法、艺术,护理人文精神,护理人文关怀与护理科学、护理技术紧密结合、高度融合,研究如何在护理专业服务中提供符合人性化的护理理论体系和实践模式。由此,人文社会科学与护理学结合,会促进护理哲学、护理社会学、护理法学、护理学史、护理人类学等新兴学科的萌发。因此,人文护理学是一个开放的学科群。

人文护理学的形成,是社会发达和文明进步的重要标识,是护理学本质的人文属性顺应时代进步和社会变革而创新发展的趋势,同时也是对当代医学技术至上、市场化、商业化所致护理人文属性被弱化的修正。21世纪护理学的快速发展呼唤与之相适应的新的人文理念、精神,为现代护理服务实践提供先进的人文思想的指引。

当前,人文护理在护理学的不同领域正在经历着从理念、理论延伸到实践的过程,并形成了快速发展的态势。在这种理论和实践探索思考中,不断地提升了认知,人文护理不是脱离了基础护理、专科护理的抽象概念。人文护理学给当代护理科学、护理技术注入新时代的护理人文的理念、知识、方法、人文精神和人文关怀,并系统性地整合到现有的护理教育、护理临床、护理管理、护理科研等,护理服务体系之中,成为一种内生的动力源泉,让护士行为规范和护理技术饱含人文韵味与情怀的护理温馨服务,会更加贴近患者、贴近临床、贴近社会,这就是"人文护理"的核心要义。人文护理学关注探索创新、与时俱进的理论和其知识体系的研究,探索逻辑自洽的学科结构。同时,它又要立足现实,分析解决当代护理实践中由于社会、经济、文化、科技发展变革产生诸多的难点、热点问题,提供理论指导或理论辩护的理由。学习护理人文,践行人文护理,让人文为护理导航,让人文护理接地气,为人类身心整体健康带来福祉。因此,人文护理学又是一门关于探求和照护人自身健康的人类科学,人文护理学的形成反映了当代护理学的本质特征和发展趋势,既是对当代护理与人文的总结和反思,也是对未来我国护理学创新发展的时代求索,其概念和内涵必然会随着社会不断发展变化而动态地演进。

三、人文护理学的学科内涵

人文护理学的核心是研究如何在人文护理的理念下,对患者实施人文关怀性护理。从学术意义上分析,它主要包含护理科学、护理技术和护理人文三个层次的含义。

(一) 护理人文学科

护理人文学科是一个探讨护理的本质与价值及其实践应用的人文社会学科群。它采用人文社会科学的理论与方法,认识人文护理的基础,促进护理学从源头、本质与价值、目的与意义,将护理人文精神、护理人文关怀注入护理科学、护理技术、护理规范之中,对人类的生命与健康实施照护与终极关怀。护理人文学科主要研究当代人文护理学的理念、知识体系、护理人文精神、职业精神的培养与形成、护理人文关怀感知、人文关怀能力培养及人文关怀实践。护理的对象是人,人具有生物性及社会性等特征,具有生理、心理、社会、精神及成长发展的需求。要做好人文护理,必须从哲学、史学、社会学、人类学、法学、文学及艺术等多学科了解人、认识人、帮助人。下面将简要介绍这些主要学科与护理学的关系及在人文护理学中的应用。

1. 护理哲学　哲学是启发智慧的学问,是理论化、系统化的世界观。世界观是人对整个世界以及人与世界关系的根本看法和观点。认识论是指研究认识的本质、结构,认识与客观存在的关系,认识的前提、发展规律和真理性标准等。方法论是指发现或验证生活中的真实本质的方法与手段。哲学与护理学的关系是一般与个别、普遍与特殊的关系。护理实践为哲学提供经验材料和问题。哲学为护理科学提供理论指导。在哲学和护理学中,"人"都是一个基本的概念。哲学从人与关爱、照护、环境等方面考察护理的本质。护理与哲学有共性的关注问题,如心身问题、人与环境关系、健康与疾病等。前者是以具体的操作规范来顺应或调整这些关系范畴,而后者则是从理性反思视角考察这些关系范畴的根本含义。

护理哲学是关于护理本体论、认识论、价值论、伦理和美学的研究。护理学特有的本体论、认识论、信念和价值观,表明护理的内涵,并通过推理和逻辑思维表达对护理现象的观点。哲学假设、信念、价值观,揭露隐含的假设思维方式,为护理学科的研究和实践提供背景和综合观点,探索和构建人文护理学的理论基础。

2. 护理学史　护理学史是医学史的一个研究领域。护理学史以护理学的发展过程和规律为研究核心,不仅需要关注护理理论和护理技术的演化过程,而且需要从社会经济、文化传统、哲学思想等不同视角阐明护理发生发展的原因,总结成就和经验,分析失败和教训,为护理事业的长远发展提供历史借鉴。护理学作为医学领域中必要的组成部分,与医学的关系非常紧密,特别是现代护理学依托现代医学的发展而诞生。护理学史作为医学史的一个分支,其发现问题的角度、研究问题的方法均借助医学史,研究护理学史不仅要关注护理本身的问题,而且更多地需要考察医学史的内容。目前医学史教育在中国的医学教育中未能普遍开展,而护理学史的教学和研究更是未能得到足够的重视。

护理学史可以分为护理学通史和护理学专门史;按照时间,可以分为古代护理史、现代护理史;按照国别可以分为中国护理史、世界护理史。在原始和本能的照顾活动中,医疗活动与护理活动融为一体。随着社会的发展,宗教护理活动曾活跃一时。护理活动从家庭走向社会、从宗教走向职业。19 世纪中叶以后护理学经历了人类本能的照护、宗教情怀的照顾、基础护理、专科护理、人文关怀的护理等发展过程。护理学史从历史的维度,揭示了护理发展的规律,阐明护理学在不同历史时期的作用与价值,探讨护理学与医学等学科之间的关系。

3. 护理社会学　起源于 19 世纪的社会学,从事社会互动、社会关系、社会结构、社会行为、社会生活、社会过程、社会现象及人类文化等方面的研究。社会学研究传统社会分层、社会阶级、社会流动、社会宗教、社会法律、越轨行为等,又包含随着社会发展进一步扩大的研究领域,如医疗卫生领域、军事或刑事制度、互联网等。

从社会角度研究及反思护理科学与人文的关系。护理学的科学与人文属性要求人文护理学要关注护理学的科学精神及人文关怀。科技要以人为本是科学技术发展的终极目的。护理学发展中的社会问题主要包括:护士的社会角色冲突问题、利益冲突的社会化根源问题,对于这些问题需要借助于社会学理论知识进行分析。当护患关系紧张甚至产生纠纷时,需要考察护理活动是否做到了以患者为中心,是否把患者视为一个整体的人;当护士出现职业倦怠时,要从社会学的政治、经济、法律等多个视角,把护士同样看成一个整体人,让护士体面劳动,获得幸福感,产生职业荣誉和执业动力,有效解决护理链上的各种问题。

4. 护理人类学　人类学是以人作为研究对象,从生物性与社会性协调发展的角度对人进行综合研究的学科。人类学与哲学、语言学、社会学、政治学、经济学、心理学和历史学等学科密切联系,它同时具有自然科学、人文社会科学的属性。人类学探讨人类行为的普遍性和特殊性,描述社会和文化现象的整体性。体质人类学是研究形态、遗传、生理等人体生物属性的人类学分支;文化人类学以具体社会文化为研究对象,通过研究文化来理解人性。人类学与护理相关学科在研究对象、方法和观念上相互影响,对于推动护理理论研究的发展发挥了重要作用。人文护理学研究范畴和人类学有很多的共同点,采纳人类学的基本理论和方法能更好地完善和发展人文护理学。

5. 护理法学　法是一种特定物质生活条件所决定的人民意志,以权利和义务为内容,以确认、保护和发展人民所期望的社会关系和社会秩序为目的的需要强制执行的行为规范体系。护理立法是指国家立法机关依照法定程序,制定、修改或废止护理活动的专门规范性文件。护理立法要明确目的、界定清晰,协调和平衡各方利益关系,促进职业处于最佳状态,为事业发展留有弹性空间,程序要公正。

护理法以护理相关的权利和义务为内容,它表现为专门的护理法律法规,对护士执业、护士考试及注册、护理教育、护理管理等工作有监督、约束和指导的作用。为维护护士的合法权益,规范护理行为,促进护理事业发展,保障医疗安全和人体健康,《护士条例》规范了护士的执业注册制度及执业护士在执业期、执业终结期所涉及的权利义务关系。依法执业是护理的最低执业标准,也是人文护理的最低标准。法是护理服务的强制规范体系,是人文护理的强有力的保障。

总之,护理哲学、护理社会学、护理人类学、护理学史、护理美学、护理法学等分支学科的知识、方法、原理为人文护理学的形成与发展奠定了基础。它深刻反思护理本质,挖掘护理人文思想渊源,理清人文护理的思想脉络,概括护理实践的人文特点,弘扬护理职业精神内涵,培育护士的人文素养。此外,人文护理学的学科发展为护理学的各个领域提供了总纲和方法论指引,进一步洞察和概括这些分支学科之间的内在联系,指导护理的人文实践。

(二) 护理人文精神

护理人文精神(humanistic spirit of nursing)是人文精神在护理实践中的具体表现。当代人文精神内涵包含了多层次的内容:首先是人性,即人对幸福和尊严的追求;其次是理性,即对真理的追求;第三是超越性,即对生活意义的追求。

1. 人性层面的具体表现　表现为护理人员要具备强烈的人文护理理念和良好的职业

认知。人文护理研究的客体是具有生理和心理、个人与社会双重属性的人。在护理实践中应强调把人文精神及理念转变为实践。一是尊重权利：敬畏护理对象的生命权、健康权、身体权，维护生命尊严；尊重护理对象的知情权、自主选择权，保护隐私，维护个体尊严；理解护理对象的原生文化、生活习俗、个性特征，维护人格尊严。二是关爱生命：怜悯、仁爱、感同身受，任何时间、地点都要将护理对象的生命安全放在第一位，护佑生命、守卫健康。为护理对象提供具有个性化的生理、心理、情志、精神、文化、社会的人文关怀和多元文化的整体护理。三是安全优质：恪尽职守、审慎无误、坚守良知，避免因不当的护理行为造成的不适、疼痛、痛苦、残疾、死亡等身心伤害；在实施有创护理措施时，最大限度做到受益大于伤害。四是公平公正：不论护理对象的性别、年龄、外貌、国籍、种族、宗教信仰、贫富、社会地位等，一律平等对待。为此，护士要不断提升自我，培养理解、尊重、同情、关爱、宽容、公平、正义、人道、奉献等护理专业的人格特质，促进护理人文精神的形成。

2. 理性层面的具体表现　护士要崇尚科学知识、科学方法，培养科学精神，对护理专业精益求精。护理科学和护理技术是人文护理的重要内涵，护士要特别重视科学精神的陶冶和养成。理性与实证性是科学精神的核心，科学精神是护士科学素质的灵魂，它要求护士要求真务实，勇于奉献，树立正确的世界观、人生观、价值观。当代护理理论、方法、技术不断创新发展，护士要坚持终身刻苦学习、勇于创新，拓展和深化专科护理实践，开展护理研究，遵循科研伦理规范，坚守学术诚信，抵制学术不端。

3. 超越性层次的具体表现　护士忠诚专业、敬业爱岗、加强人文社会科学知识学习，全面提升人文素养，提升人文关怀能力；将人文护理的核心内涵内化于心，外化于行，落实在护理实践行为中，追求献身人类健康事业的护理职业理想。牢记国家使命与社会责任，在突发公共卫生事件时，保护生命，维护公众健康，坚持人民至上、生命至上，勇敢担当，不计报酬，不论生死，在平凡的护理岗位活出护士的精彩人生。

总之，护理人文精神集中体现在护士的从业理念、价值取向、专业品格、专业规范、精神风貌；护理人文精神承载着对国家、社会、他人的责任；护理人文精神是护理学的宗旨和个人理想、信念在个体心灵中的凝结，也体现在护士对自身真善美生活的追求，表现为语言、思维、情感、仪态、意志、技能等方面的人文素养。护士所形成的护理人文精神来源于护理实践和历史文化的传承，伴随着护理实践和个体的成长，是一个不断积蓄和完善的动态过程。

(三) 护理人文关怀

护理人文关怀(humanistic caring of nursing)强调护士要在护理实践中对患者的善行，是人文护理中"行"的部分。任何人都希望得到关怀，关怀是人类生活中的要素。护理人文关怀是护士在精神上对护理对象的一种全身心的投入状态，即在精神上有所承担和责任感，对他人抱有牵挂和关爱。这种关怀是源于自然情感，而非后天刻意的道德行为。这种关怀基于人类演化与进步的本能，核心是"仁者之心"。正如孟子在《孟子·公孙丑上》所说："恻隐之心，仁之端也；羞恶之心，义之端也；辞让之心，礼之端也；是非之心，智之端也"。

1. 护理实践中的人文关怀基于自然关怀，但又超越自然关怀。护士常常要面对老弱病残等生活不能自理的患者或失去意识的植物人，周而复始的生活照护和治疗性护理，内容繁杂。这种场景中，护士作为关怀的提供者，需要奉献爱心和照护，需要一种美德来支持这种持续的关爱行为。只有当护士从尊重、关爱、慎独等原则出发,把人文关怀品质内化为自身的道德品质需求,才能承担护理专业对患者、对社会的契约。

2. 护士要有感悟较高的生命文化修养。护士在实施护理人文关怀的每一个生命活动的工作流程中,要关注对生命意识、生命神圣、生命价值、生命质量、生命体验等感悟较高的生命文化修养。理解人性能追求真善美,但在某些极端情况下也会出现假丑恶,导致不良事件发生。护士要具备强烈的敬畏生命意识,才能萌发和提升自我人文关怀品质的内在需求。护士应常怀谦恭之心、敬畏之意,尊重患者的人格尊严,保护隐私,理解每一个人都是独一无二的个体,护理计划要因人而异、因病而异、因治疗而异,为患者提供体贴入微、技术娴熟的人性化护理。当遇到异常心理、行为与精神状态的患者时,护士要从文化行为、社会适应、人性弱点等方面进行观察思考和制订实施个性化的护理对策。

3. 护理人文关怀是当代以“整体人的健康为中心”的护理模式的迫切要求。在当代健康人文和“健康中国”的大背景下,护理对象已从过去传统的住院患者,扩展到所有人。人文关怀照护体系扩大到家庭、社区、跨学科团队、社团组织、社会保险、国家政府部门所形成的大社会照护体系。人们的身心整体健康和生命质量、幸福感来源于人的全面的合理需要得到满足。因此,护理人文关怀应该体现这种丰富的内涵和护理专业能力,体现人文关怀的核心本质是人性关怀,即基于对护理对象生命权和健康权的敬畏,人格与尊严的尊重,以身心、情感与文化的多元需求等为核心表现的一种关怀体验能力。护士应从理念、言行、举止、规范等护理实践中表现出对生命的关爱,帮助不同的护理对象追求内心安宁、身心和谐,生命有质量、人格有尊严,努力实现真善美的健康生活状态。这种敬畏、尊重、理解、关爱、关心、关切、关照、关注都是关怀理念的驱使,是人文护理中关怀能力的表达形式。不论任何时间、场景,尊重人是护理人文关怀的前提,理解人是护理人文关怀的基础,关心和爱护人是护理人文关怀的关键和目的。

4. 护理人文关怀是营造良好护患关系的关键环节。基于当代护患之间不和谐的现象时有发生,影响了护士的工作环境和患者的就医体验,如何既能让患者满意,又能让护士满意并获得职业荣誉感和执业动力,诺丁斯主张:“关怀既是一种美德,也是一种人与人之间彼此相待的平等关系。强调关怀的关系性,意味着人与人的相遇以及随之而来的情感回应。很多人声称‘关心’别人,但是接受他们所谓关心的人,却感受不到关心”。

护理中的人文关怀是在特定的时间、场合与环境中护士与护理对象之间的一种生命体验,在这种人文关怀行为中,首先要求尊重每一个护理对象。尊重是一种人与人之间的平等互动,是个人内在修养的外在表现,是对他人人格尊严与价值的充分肯定。护士既要维护专业形象与尊严,还必须自尊、自强、自信、自爱,让患者产生信任感,获得患者的尊重。在护理人文关怀的更高层次上,护士要建立崇高的人性-利他主义价值体系,才能发自内心地关怀患者,任劳任怨,尽心尽力,同情共情,把人文关怀做到极致。让患者从身心真实地感受到护士的亲切、善良、知识、智慧等人文内涵和职业大爱,感受到被尊重、有尊严,唤起患者对健康的向往和疾病康复的信心,同时激发护士的职业荣誉感和执业动力。这种体验使护患双方都能获得正能量并得到人格升华,构建了愉悦和谐的护患关系。正如马克思所说的:“人们只有为了同时代人的完美、为他们的幸福而工作,才能使自己也达到完美”。

护理人文学科、护理人文精神、护理人文关怀内在统一。其中,护理人文学科是前提和基础、护理人文精神是核心和灵魂、护理人文关怀是目的和归宿。

第三节　人文护理学的研究范畴与知识体系

人文护理学要在护理学概念和理论的框架下，来探寻与人文护理学相适应的学科的结构和知识体系，并有效实施人文护理实践。人文护理实践是以整体人的健康为中心的活动，人存在于环境中并相互影响。健康即人的身体处于身心、内外环境的平衡和多层次的合理需求得到满足的状态。人文护理的目标是运用人文护理学的知识体系，尊重人的生命尊严和价值，创造良好的人文环境，帮助人适应多种环境，达到最佳的整体健康状态。

一、人文护理学的研究范畴

现代护理学研究的主要对象和范畴首先是以人为中心的护理理论，其次是护理学与社会发展的关系理论，即研究护理学在社会中的作用、地位、价值，研究社会对护理学的影响及社会发展对护理学的要求等产生的理论。护理学的理论是对护理现象和活动本质与规律的正确反映，可以系统地解释学科领域内的现象，提供护理干预措施的框架和预测护理活动的结果。现代护理学理论的框架主要由人、环境、健康、护理四个基本概念组成。

人文护理学（humanistic nursing science）的研究范畴，是从护理人文知识、护理人文精神和护理人文关怀的视角，探索审视思考人、健康、环境、护理等核心概念的内涵和相互关系。

（一）人

人是护理的对象，对人的本质的认识和对人的健康保健活动的认识，是人文护理理论和实践发展的核心和基础。人首先是"生物人"：身体是人的生物学基础，是个体唯一不可替代的私有物。同时人也是社会人、文化人、生态人存在的基础，是所有疾病的载体。人其次是"社会人"：人的一切活动都是在社会关系中和一定的规范和法则的支配下进行的，会体现不同的身份、社会角色，但都有"人权"，人权受法律保障，法律保护个人和群体的基本自由和尊严，所有的人都是平等的人。人再次是"文化人"：文化是国家之根和民族之魂，是一个国家和民族共有的精神家园。人是文化的创造物，以"文"化人，所有的人都受文化的熏陶，会有不同的文化行为和生活方式。人最后是"生态人"：人不仅追求与自然的共生，还追求个人与他人、社会和谐相处，是人类自身的完善，是理性和谐的人。人文护理实践的目的是以维护人的身心整体健康与减少个体的痛苦和不适，是对人的一种更具实践性的关注、关照和关心。它直接触及人的生存、价值和发展。护士面对患者，要有敏锐的人文理念，有敬畏生命之心、尊重人格尊严之情。敬畏就是护士常怀谦恭之心、尊重之意、关怀之情，视生命为神圣，是一种信仰、境界和态度。敬畏和维护护理对象的生命尊严、个体尊严和人格尊严，这是体现人文护理的一种理性的爱和人类的崇高情感。

（二）健康

健康不仅指人身体的外部形态、内部结构、生理生化过程的和谐平衡与健全状态，而且指人要具有良好的心理、情感、认知、思维、精神状态、道德、文化行为和社会适应能力。人人享有健康是一项基本人权。在健康政策的制定和实践中，只有健康和人权获得协同时才是人的社会最佳状态。生命健康是每个人享有的一项基本权利,恢复和促进整体人的健康是人文护理的终极目标。

做好"健康人文关怀"是当代护士的使命和职责。护士要转变理念,积极担当。健康除了机体的健壮外,还包括社会和个人的积极的生活理念;健康是生活的动力,而不是目的。当代社会,不良生活习惯增加、慢性疲劳综合征、精神紧张焦虑等社会心理因素对人的健康的影响日益增强,亚健康人群不断增长,老龄化社会到来,"慢性病"和"死因谱"产生了明显改变,让当代医学从疾病模式将向健康模式转变,从治疗模式向关怀模式转变成为必然要求。过去的治疗策略将逐渐地扩大到预防服务和康复服务,从生理治疗服务扩大到身心关怀服务,从医院内服务延伸到家庭和社区服务,从对住院患者的护理扩大到家庭、社区和民众的健康人文关怀。

从传统的治疗模式向关怀模式转变,护理功能将日益拓展。住院患者和护士接触的时间最多,患者的行为更多地受到护士的指导,护士和护理工作在患者住院过程中起着举足轻重的作用。护士除了执行医嘱辅助诊治之外,还要照护或指导患者的生活、行为习惯,为患者解除疾病带来的身心压力和苦痛,积极开展健康教育,调动患者潜能,帮助患者恢复自我护理能力。护士要引导服务对象树立正确的健康观、培养健康的生活方式、营造良好的人文社会环境,延长寿命,全方位维护护理对象全生命周期的整体健康。护士不仅要关心护理对象生理疾患,更要重视护理对象生活质量、生命质量的提高,引导护理对象形成正确的生命观、价值观。护士通过健康教育、行为指导,成为护理对象的健康倡导者、咨询者、促进者和管理者。

(三) 环境

环境泛指影响人体健康、生命与发展的所有内外因素的总和,可分为生理环境、生存环境以及生态环境。人的生理环境包括人的心理、神经体液等内环境;人的生存环境既包括生物环境、物理环境、化学环境等自然环境,也包括经济条件、生活方式、人际关系、宗教文化、社会安全等社会环境;而人的生态环境包括身体内环境、自然环境、人文社会环境等。

良好的患者就医环境:是指应建立医疗护理安全文化和持续医疗护理质量改进机制,防范医源性损害和医疗废物污染环境,为患者营造和提供安全、安静、整洁、有序、舒适、舒心的物理环境与人文护理服务环境。

良好的护士执业环境:涉及关爱护士,公平正义,维护护士合法权益,合理规划护士职业生涯,预防职业危害,防范工作场所暴力,创建和维护健康、公平、诚信、和谐的护士执业环境,让护士有安全感、舒适感、获得感,有利于保障护士为护理对象提供高质量的护理服务。

安全的网络环境:移动互联网的出现,消除了物理空间上的距离,拓展了人类交往的空间,深刻地改变着人与人、人与社会的关系。网络环境又是一把"双刃剑",若网络环境使用、监管不当,人们极易沉迷于网络,危害身心健康。如青少年的网瘾、视力下降、虚拟世界寻找情感慰藉,人们不可避免地陷入多元文化与思想的冲突之中,导致道德观、人生观和价值观的迷失,引发一系列心理社会问题。护士要积极有效地使用互联网,同时要指导护理对象自觉遵守和维护国家、相关部门关于网络信息管理的法律、法规;关注网络环境对人类健康的影响,制订相关护理对策;在医疗护理工作应用互联网时,注意保护患者和医疗团队的隐私,共同维护健康、安全的网络环境。

（四）护理

自从有了人类就有了护理活动，经过了漫长的历史时期，直到十九世纪，南丁格尔首创了科学的护理专业，标志着护理专业化的开始和现代护理学的诞生。现代护理学是融自然科学和人文社会科学为理论基础，研究有关预防保健和治疗疾病及康复过程中的护理理论、知识、技术及其发展规律的综合性的应用性学科。它所研究的范畴涉及自然、社会、文化和心理等因素对人体健康与疾病的影响，以及如何帮助患者减轻痛苦、恢复健康、预防疾病、不断提高整体人的健康水平。

"人文护理"首先涉及的是"人"和与人性有关的文化概念，涉及人的生存、本质、地位、个性、价值、人的生活及其意义，涉及人的理想和人的命运，以及人的利益、需要、创造和发展，彰显了人的价值、道德、品格、人性与尊严等。在人文护理实践中通过"人"与"文"的互动，推进对"人"的肯定与尊重，对"文"的传承与创新，实现护理与人文的有机统一。所以"人文护理"既表现为一种护理人文知识，即关于人自身一种学问；也表现为一种护理人文精神，即人们对文化内在价值和意义的认知；还表现为一种人对人本身的自我关怀，即护理人文关怀。护理人文关怀不仅是一种思想理念，还是一种实践行动，不仅是一种伦理美德，还是一种实践能力，是护士一种全身心投入的行动和情感状态。正如马克思所说：人文关怀是一种"实践的人道主义"。只有将这些相关人文社会学科的思想、理念、知识、技术、方法、艺术融入护理专业实践的理念、行为和规范中，让护士具备从人的生理、心理、情感、精神、文化、社会等提供全方位、全生命周期的整体护理理念，具有良好的人文知识与态度、人文关怀能力与方法、人文精神和品行，满足护理对象减轻疾病苦痛，维系身心健康、生命尊严、生命质量、生活质量的需求，并以提供护理人文关怀为完整的护理行为体现，就能实现融入患者心灵的深层次的人性化护理。

人文护理学就是在考察上述研究对象与范畴中所渗透、展现出来的人文知识、人文思想、人文素养、人文精神，人文关怀并与护理科学、护理技术有机融合，探讨各种人文护理现象的本质及规律、相互关系等，维护和促进人的身心整体健康、生命尊严、生命质量和生命价值处于最佳状态的知识谱系。

二、人文护理学的研究目标及实现途径

《"健康中国2030"规划纲要》提出："要重视全生命周期，实现从胎儿到生命终点的全程健康服务和健康保障，全面维护人民健康"。在"健康中国"的国家战略背景的大前提下，护理人员的使命，人文护理的首要目标，必然是维系护理对象在全生命周期（从孕育、出生、生长、发育至临终）的生命过程中，生理、心理、情感、精神、文化、社会适应等保持身心整体健康的最佳状态，生命有质量，活得有价值，死得有尊严。

为了高质量地完成人文护理任务，护士群体要有较高的岗位胜任能力，特别是在人文素养和人文关怀能力等方面。此外，作为护理领导者还应认识到，人文护理的主体（护理人员）和客体（护理对象）都是人，没有满意的护士，就没有满意的患者。因此，护士在完成向护理对象提供优质高效的人文护理和实现团队、组织或集体目标前提下，护理领导者要创建良好的人文氛围，引导培养护士积极上进、努力奋斗，树立崇高的职业理想，争取个人职业生涯和家庭生活和谐发展，不断提高幸福指数，把幸福感作为幸福内核。幸福感是对自身所具备的生存与发展条件的一种积极的心理体验，来源于物质经济需要、政治参与需要、文化精神需

要、自我个性发展需要等合理需要得到了应有的满足。提升护士的幸福感是一种面向护士的深切的人文关怀,也是人文护理学倡导的目标。

为此,本书理论篇着重考察人文护理学的历史渊源、概念、研究范畴和方法,护理与相关人文社会学科理论的相互关系,形成人文护理学的理论根基。以护理人文精神和护理人文关怀为核心的知识体系,应贯穿于临床实践、中医护理、社区护理、安宁疗护、患者体验、护理管理、在职教育、院校教育、智慧护理与人文等实践领域之中,探讨促进护士人文素养、关怀能力、职业精神、护理质量、管理效能的提升、护患关系和谐有序和护理事业发展的具体实践方法和技能。

当人文护理学的研究目标明确后,首先,必须认识人文护理学理论与护理实践之间存在着良性互动关系。护理实践的实质是照护和关爱,蕴含着极其丰富的人文情怀。护理是科学、技术,更是艺术,包含了丰富的人文思想、人文精神和人文关怀。护士不可只关注操作技术,被动执行医嘱。人文护理实践不仅受到科学技术进步、医院管理机制、医护患信任状况、护理人员是否短缺等执业环境、条件的影响,还受到人文护理专业价值、关爱意识和关怀能力等因素的制约,而后者是评价人文护理实践质量的重要标准。其次,护理作为人的科学和照护的科学,其本身所具有的复杂性,随着社会的发展,决定了运用单一的理论、传统的经验或照搬国外护理理论的发展策略,很难全面探索和解释我国护理领域中一些现象和性质。第三,随着现代科学的高度分化和广泛综合的发展趋势,护理学与多学科的相互渗透,在理论、方法和技术上相互启迪、相互借用;同时护理学自身也在不断丰富、深化,一大批交叉学科和分支学科的诞生,将有力地推动护理学科体系的构建和发展。有鉴于此,人文护理学研究的目标和任务,就是要探索和构建符合国情、逻辑自洽、操作性强、适应性广的人文护理学的理论体系和实践模式,初步完成人文护理学学科框架的构建。

面对这项艰巨的学术攻关,参与编写的护理理论专家、护理管理者、临床护士和一批人文社会科学研究者从组织和共同的价值观层面有效地形成了一个充满人文精神的学术共同体,敢为人先、勇于负责、排除万难、共同切磋,做到学科优势互补,可谓海纳百川,兼容并蓄,共同推进人文护理学的学科构建与建设。

三、人文护理学的理论体系和实践应用

任何一门学科在成为"显学"之前,其知识结构总是感性认识或部分理性知识的杂合,尚未形成一个有着内在逻辑关系的知识体系。一门成熟的学科至少应当满足以下四个条件:有明确的研究对象;解析研究对象生成的知识体系;支撑本学科知识领域专有的名词术语;具备指向服务领域的基本路径和方法。作为人文护理学,其理论体系构建也应包含以上特征。

(一) 人文护理学理论体系的内在逻辑与知识体系

人文护理学的逻辑起点是"人文"概念的解析,从人文到医学人文和健康人文,再到护理人文;随后引入"人文护理学"的概念及知识体系、发展历史、研究方法,再按照哲学、社会学与分支学科的排序。总体阐述人文护理的历史渊源、思想脉络、概念、内涵、研究范畴、方法、理论基础、学科特点与相关学科的逻辑关联;讨论支撑人文护理学的相关人文社会学科,要求介绍各学科的基本概念、主要理论观点和研究方法、最新的研究成果及与人文护理理论

和实践结合的路径、核心原理和应用,形成人文护理学的理论根基。

下面,将按照人文护理学的理论框架内容,简要介绍一下该学科理论体系的主要内容。

绪论部分详细阐述了人文思想溯源及延伸出来的人文主义、人文价值、人文精神、人文关怀、人文素养、人文学科等相关概念;在大健康视野下考察医学人文、健康人文、护理人文的概念、特点。人文护理学概述这一章将系统地研究、探索并初创了人文护理学的概念及概念分析、学科属性、学科内涵、研究范畴、学科结构与知识体系、发展机遇与挑战,初步完成了学科框架结构。"人文护理的历史与发展"主要论述的是人文照护活动的萌芽、文艺复兴时期人文护理活动的兴起,近现代的人文护理的创新发展,呈现了人文护理思想脉络的演进,人文护理思想和实践形成发展史的知识谱系。

第四、五章将从中西方文化视角看人文护理。"中国传统文化与人文护理"主要论述了儒道哲学与人文护理相关的人文思想,凝练出"五常"和"五德",提出仁心仁术在人文护理中的实际应用。"西方人文护理理论基础"系统介绍了马斯洛、华生、帕特森和兹拉德、莱宁格等人本主义心理学、关怀科学、人性化护理、跨文化护理等元理论构建、实践方法与模式,以及这些理论在人文护理院校教育、临床护理、护理管理、科学研究的结合与应用。第六章专门讨论人文护理的研究方法,明确了人文护理中的科学问题框架、研究思路和跨学科研究方法。第七章到第十三章分别考察哲学、伦理学、美学、社会学、人类学、人际沟通学、法学等学科视角下的人文护理。"哲学与人文护理"论述了护理哲学的形成和兴起,基于辩证唯物主义立场分析了人文护理诸多议题,对人文护理实践开展了哲学反思。"伦理学与人文护理"从辨析伦理与道德的关系,考察人文护理学的伦理基础,讲述了道德判断和伦理决策的内容;考察了关怀伦理、技术伦理、制度伦理、责任伦理及其在人文护理实践中的应用。"美学与人文护理"系统阐述了护理美学的兴起、内涵、特征,强调护理美学的核心是人的生命健康美,维护和促进人的健康是护理美的本质,人文护理实践是真善美的统一,为开展人文护理提供了专业美育理论和实践指导。"社会学与人文护理"阐述了护理社会学的由来与发展,结合人文护理实践阐述社会角色、社会关系、社会互动、社会群体、社会冲突等内容,以适应社会变革,个性需求,拓展研究方法,促进整体人的健康和社会生命价值。"人类学与人文护理"介绍了人类学的三个理论视角和四个研究路径,结合案例分享可以帮助护理人员更好地理解护理实践背后的社会结构和文化意义。"人际沟通学与人文护理"论述了人际沟通学的概念、理论、方法和意义,强调了创造人文护理工作环境、构建和谐护患关系,减少护患冲突的技巧和应遵守的护理人际沟通原则。"护理法与人文护理"介绍了国际护理立法概况、历史、体系,护理法是人文护理的底线要求,指出了护理法和道德的区别与联系。

（二）人文护理实践的内在逻辑与知识体系

实践篇包括了第十四章到第二十二章的内容。这些章节将理论篇所阐述的人文护理理念、理论、方法所形成的知识谱系,融入临床、中医、社区人文护理;安宁疗护、患者体验与人文护理;人文护理管理、人文护理在职教育、人文护理院校教育、智慧护理与人文等人文护理的主要实践领域理念中,作为理论指导,构建和创新了各章节富有人文内涵的基本概念、内涵、实践途径、方法与应用及相关效果评价。力图实现护士人文素养、关怀能力持续提升、人文护理质量持续改进,人文护理全面发展创新。

"临床人文护理"考察了临床人文护理的服务对象、范畴、基本原则、实践程序,人文护理与沟通艺术、护理人文关怀实践方法、全生命周期人文护理及医务社工的人文关怀。"中医人文护理"探索了中医人文护理思想的溯源和理论基础,介绍了中医整体护理理论,用"仁、和、精、诚、美"五字概括了价值要素,系统阐述了中医人文护理的思想、理念在实践中的应用与价值。"社区人文护理"构建了社区人文护理的概念内涵意义及基础建设、社区护士的人文素养要求与培养,讨论了社区老年人、慢性病患者、精神病患者、残障人员等弱势群体的社区与居家的人文护理,倡导并在社区实践的长期护理保险。

"安宁疗护与人文护理"诠释了"安宁疗护"的基本概念、内涵、国内外现状,详实地介绍了安宁疗护应遵循的基本医学伦理原则,人文护理实践的方法与内容及对丧亲者的哀伤辅导。"患者体验与人文护理"介绍了患者体验的概念、内涵和意义,创建了患者对护理服务体验与评价的理论、工具与方法、图文并茂为人文护理质量的评价提供了有用工具。"人文护理管理"探讨了人文护理管理的概念、目标内涵与要求,新时代护理领导者必备的人文素养、护理团队文化建设与管理、护理人际冲突处理艺术、探索了人文护理质量管理的理论依据、评价指标、评价方法及评估与改善机制、护理志愿者服务的组织和管理等内容。提出了人文护理管理实践强调"以患者为中心"与"以护士为中心"两方面目标并重。"人文护理在职教育教育"探索了护理人员终身护理学教育模式的形成和发展,在职人文护理教育的概念、内容、组织与管理,介绍了护士职业精神的概念、内涵、意义,通过显性和隐性的多种形式、方法,从知、信、行三个层面建立职业精神和人文护理在职教育模式、评估方法及师资队伍建设;考察了护理人员创新精神的培育和管理、护理人文关怀能力、护士人文执业能力的评价等内容。"院校人文护理教育"从护理人才的培养源头,全面叙述了国内外院校人文护理教育的现状、意义,对人文护理课程设置、教学方法、师资队伍建设、教学质量测量等方面的探索和研究成果。"智慧护理与人文"探讨了智慧护理的起源与定义,描述了智慧护理从移动医疗、人工智能、遗传与基因组学到生物识别技术的发展历程及在人文护理实践中如何处理好科技与人文的辩证关系。

综上所述,理论篇和实践篇的各章节围绕人文护理学的核心目标,论点鲜明、论据充分、论证合理。有国内外人文护理新进展的文献综述;有哲学、人文社会学科的专家学者从不同的学科视角阐述了他们多年研究的新理论、新方法、新成果和人文护理融合的初次尝试;有致力于中国传统文化与现代护理融合研究的护理专家学者,创造性地寻觅中国人文护理的理论根基;有护理专家、学者在人文护理的临床、教育、管理、科学研究的实践中积累的专题经验总结和对人文护理学习探索产生的新思维、新概念和新方法的呈现;有老中青各级护理人员生动深刻的职业生涯感悟与患者生命体验的案例分享。以人为本的护理人文精神、护理人文关怀贯穿护理学的各个实践领域,结构范式基本统一、论述逻辑结构基本合理,初步形成了适合国情、适应健康中国民众需求的当代人文护理学。

第四节　人文护理学的发展机遇与挑战

人文护理学的构建与形成,顺应了新时代对全人、全生命过程健康的要求。随着国家把人民健康放在优先发展的战略地位,实现人民健康和经济社会良性协调发展的国家战略持续有序地推进,人文护理学将会聚焦和面临一系列新的问题和挑战,同时,新的问题和挑战给人文护理学带来了不断完善创新和发展的新机遇。

一、人文护理学研究面临的机遇

(一) 人文护理学顺应了新时代的召唤

《"健康中国 2030" 规划纲要》指出要全面建立中国特色基本医疗卫生制度,切实落实为人民群众提供全方位全生命周期的健康服务,并指出人民健康是社会文明进步的基石,是民族昌盛和国家富强的重要标志,也是广大人民群众的共同追求。护理人员要以人民的健康为中心,提供优质高效的医疗卫生服务。全方位优质护理服务的理念已经渗透到临床医疗、社区医疗、康复医疗、医养结合等诸多领域,以维护和促进人民群众的健康水平。护理工作范围和职责扩大到慢性病患者的筛查、诊断、治疗和康复。护士在慢性病患者的健康管理方面,体现出良好的指导、评价、计划、执行和协作等胜任力。在家庭签约服务过程中,社区护士要具备广泛的知识面和专业技能,积极配合家庭医生完成基本诊疗、公共卫生和健康管理,增进护患互信,提高城乡居民的签约服务意愿和获得感。护士群体要秉承人道主义精神,关怀患者的生命,满足患者的身心健康需求,在患者有效治疗、疾病转归、身心平衡、社会适应等方面产生了积极影响。

(二) 人文护理理念和实践的传播推广

人文护理理念得到广泛传播,人文护理实践正在深入推进。护士在提供注射、给药等医疗照护工作的同时,还要关注患者多层次的需求,真心领悟病痛给患者带来的痛苦和不安。新的人文护理理念要求从生命意识、生命价值、生命尊严、生命意义的高度重新诠释护理服务的内容、工作职责和专业价值。护士参与医疗实践中与患者生死抉择有关的生前预嘱、临终关怀、是否抢救、死亡尊严等棘手的伦理难题的解决,参与安宁疗护的决策,向患者及家属、主管医师表达人文见解。上述事件护士应鼓励患者参与,尊重患者的自主选择权,推进人性化医疗决策。参与姑息治疗实践的护士尽力对临终患者及其亲属提供整体护理,减轻他们的身心痛苦,提供精神抚慰和哀伤教育。

我国已实现了全民小康,为迈向"护理强国"打下了物质基础。在全力助推迈向护理强国的征程中,护理人员将会更加自强自信,以人文为护理助力导航,善于创新,勇于建言献策,推进法治建设和法律法规的监督落实,保障护士合法权益不受侵犯,公平正义、同工同酬,让护士有尊严地劳动,有满意的获得感和幸福感。

(三) 护士的人文关怀能力得到大幅提升

在人文护理理念深入研究和临床实践推广的同时,从学校教育、在职培育、护理管理等方面传播人文知识,弘扬人文精神,实施人文关怀,由此全方位地提升了护士人文关怀能力。护士实践中的个案分析或护理体会,在健康中国国家战略的大背景下,以"人的健康为中心"的护理模式提出,对护士群体的人文社会科学知识、人文关怀能力及人文素养均提出了较高的要求。护士既要提升个人的精神境界,开阔护理工作思路,提高患者临床护理效果,又要提供切合实际的人文关怀。人文关怀要融入护理实践中,开展护理人文关怀知识和技能培训,确立人文关怀标准,提高护士的人文关怀能力,护士应不断强化职业责任感和职业道德情操,加强护患沟通,建立起互尊互信、平等、合作、和谐的人际关系,化解医护患矛盾,促进人文医院建设。

(四) 护士群体参与护理法规、伦理规范和专家共识的制定

护士群体应从人文护理的视域提供依据,协助政府和相关行政机构、护理学术组织制定

护理事业发展规划、法规、政策、管理规范、守则、准则、指南等。我国应从人文关怀的角度应尽快出台或完善相关的护理法律，以保护患者和护士的合法权益。各级行政机构、学术组织从顶层设计、基本策略要重视将人文护理学核心内容和概念、信念系统地贯穿于护理管理、护士资格认证以及护理服务品质评价标准、专科护理指南的制定和实施之中，让其"内化于护士之心，外化于护士之行"，助力健康中国战略的实现。

二、人文护理学实践应用面临的挑战

(一) 现有的护理模式难以适应新时代的新要求

我国护理人力资源与发达国家相比，还有较大的差距，还不能完全满足广大人民群众日益增长人文护理需求的期望值。护士的专业职责是严格遵从医嘱，协助医生诊疗疾病，使患者恢复健康。在生物-心理-社会医学模式下，以患者为中心的医疗理念成为主导，要求护士要主动执行医嘱，照看患者的身心健康，提供连续性护理服务。医疗护理实践的范畴从医疗机构延伸到城乡社区与家庭，出现了社区护士和公共卫生护士，护士群体也相应地要具备新的职业知识、技能和道德操守，肩负更多的社会职责。

健康中国建设的核心价值理念是要为全人群和全生命周期提供公平可及的卫生健康服务。这就需要在整体人的健康为中心的理念指引下，护理服务的范围和内容均得到更大的拓展，由此也带来了一系列新的挑战。例如，护士群体对日益增多的精神疾病患者的态度和人文关怀能力。人文护理理论与实践模式如何既能适合国情又具有可操作性，这就给护士从职业精神、专业理论、专业技能、关怀能力、伦理决策水平、人文素养等多维度提出了严峻的挑战。

(二) 缺乏专业化人文护理学研究人才队伍

人才队伍是人文护理学科建设的关键。当前，我国专业化的人文护理研究队伍刚刚组建，仍处于蓄势待发状态。由于人文护理学是多专业交叉性质的学科，单一的知识结构可能给教学、科研、实践带来困难，需要在实践中挖掘、选拔和培养有较高人文素养的护理专家，逐步弥补和充实人文社会学科知识的不足。以长期护理为例，人口老龄化带来了一系列经济、法律、社会、管理和伦理的挑战。如何开展针对失能或半失能老人的长期护理，实现有生命质量的老有所养，有尊严的生命善终，这需要在护理理论、医疗保险、医疗政策、社会管理等方面共同努力。国家、各级政府、学术团体、医疗机构及护理人员需要共同发力，实现跨学科协同联合，采取多种形式，加速人才培养，尽快建立起一支专业化人文护理学研究队伍。

(三) 护士群体的人文素养和人文关怀实践能力培养有待加强

首先，新时期护士群体在执业过程中面临新的人文挑战。有的护士在信仰、价值、精神上出现了迷茫，出现了职责意识淡化，离职率、流动率有所提升。与此同时，护理对象的人文护理需求日益提高，维权意识日益高涨。人们生病住院，不但要求治好病，还期待有舒适安全的住院环境，舒心而有尊严的人性化护理服务。

其次，护士群体对新兴生物医药技术引发的伦理、社会和法律问题缺乏系统认知。干细胞治疗、胚胎基因编辑等新兴生物医药技术引发了棘手的伦理、社会和法律问题。一些护士缺乏相关的知识储备，相应的伦理意识薄弱，由此带来了诸多伦理困扰和应对不力的状况。此外，对高新技术、设备、仪器的应用缺乏应有的人文反思。高新技术、仪器、设备的使用，提高了诊断治疗的精准性,提高了工作效率,但不少患者常抱怨高新技术的介入,带来了人文关怀的逐渐缺失。护士应该转变理念,高新仪器、设备的使用提高了工作效率,因此护士应把节省的时间用于回归病房,回归患者床前,主动做更多有效的护理人文关怀,而不是只满足于执行医嘱,完成硬性规定的任务。

三、人文护理学发展的趋势

护理学是一门人文关怀的科学,护士要了解人文护理并具备与关怀相关的广博的基础知识,才能提供高质量的护理服务。通过对人文护理学多角度、多侧面深入研究,才能推动人文护理学知识体系的发展及完善。

（一）大力加强人文护理学科建设

1. 完善人文护理学的概念体系　概念分析是要分析概念的意义、概念代表实体的价值。概念模式为现象和现象间关系的组织化和形象化提供框架。Johnson 的行为系统模式指出人是一个执行特定任务从而维持自身完整性的行为系统,强调了人类行为的效率和效用;King 的概念框架关注目标的实现;Levine 的守恒模式则要求充分考虑个体能量和结构,个人及社会完整性的守恒;Neuman 的系统模式强调个体系统的稳定性;Orem 的自护模式关注人的自护能力;Rogers 的整体人科学以个体和生命的完整性为核心;Roy 的适应模式认为人不断应对环境刺激适应系统,关注个体对不断变化的环境的适应能力。这些人文护理概念模式为人文护理和健康照护团队提供了理论导向。

20 世纪 90 年代以来,我国护理学的学科建设得到了较大的发展。进入 21 世纪,我国人文护理研究如同雨后春笋,茁壮成长。人文护理学成熟的重要标志之一就是要有一套与其研究对象和研究内容相适应的核心概念体系,并由此确立人文护理学的学科性质、研究范围和重点,从护理实践中挖掘出人文护理思想,创建具有中国特色的人文护理学元理论以及相应的理论分析框架。

2. 探索人文护理学方法论　人文护理学方法论是理解和考察人文护理实践和相关研究中采用的各种方法的总称。由人文护理学的学科性质特点所决定,探索人文护理学方法论必须建立在多学科、跨学科研究方法的交叉渗透、量性研究和质性研究的综合运用基础上。如借鉴哲学、史学、逻辑学、社会学的相关方法,对护理本质、护理道德行为规范和相关人文护理实践进行哲学思辨,对护理思想的起源和演变进行史学考证,对人文护理学概念间关系、分析判断、推理和论证结构进行逻辑分析。无论在具体的案例分析中,还是在新兴的人文护理学分析学科的构建之中,各学科都要认识到通过多学科交叉与融合,丰富和产生很多研究人文护理的新方法。由于学科历史及体制的原因,学科框架与研究思路以及多学科融合既需要各学科专家的开放的态度、跨学科合作的意愿和勇气,也需要跨学科研究的知识与方法。

3. 促进我国人文护理学分支学科的成长　坚持两点论和重点论相统一的原则,提炼现有护理伦理学、护理史学等学科中蕴含的人文思想、方法和理念,带动我国护理人类学、护理哲学、护理法学、护理社会学等学科研究的整体发展。开展全国人文护理现状大样本调研,了解并掌握人文护理在理论和实践方面存在的难点和问题;探索人文护理学研究与实践结合的途径;探讨建立高度融合理论研究、院校教育、临床护理、护理管理等内容的当代人文护理体系;探讨人文护理素养与人文关怀能力的培训模式;创新人文护理与社区护理、居家护理、志愿者服务相结合的运用模式。深入挖掘人文护理学分支学科之间的内在关联性,处理好人文护理学与各个分支学科之间的辩证关系,做到协同共进,形成具有中国特色的人文护理学科群。

(二)倡导人文护理实践,助推"护士大国"迈向"护理强国"

1. 优化护理人力资源,调整结构,合理使用不同学历人才　随着健康中国战略深入有序地推进,我国政策抓紧调剂,护士人数快速增长;护士学历结构和技术职称结构得到进一步的优化,队伍年轻且充满活力,职业认同感稳步提升。随着国家政策对卫生健康事业支持力度的加大,护理人力资源总量增加,改善护理人才队伍的结构,增加护理员、助理护士等护理人员层次势在必行,目前护理学大专、本科、研究生学历的护士在临床工作中使用和管理还没相应的规定,一定程度上也是护理人力资源的浪费,影响了不同学历层次的护理人才队伍的积极性和使用效能。要从全方位、多角度采取措施,让护士学有所用,人尽其才,有更多精力和时间用自己的专业内涵更多地与患者直接沟通,理解患者的苦痛、安慰患者、舒缓患者的焦虑,激发患者的潜能,有的放矢地制订因人而异的护理计划,让人文护理真正落实到实处。

2. 拓展临床人文护理人才培养途径,着力推进人文护理精英人才培养　通过规范化培训和继续护理学教育的形式,持续做好护士的职称晋升,增加高级职称编制额度,建立和发展对公共卫生护士的学历教育和现有社区护士的培训制度,完善现有专科护士培养管理规范,鼓励专科护士适应健康中国需求,走进家庭,走进社区。目前社区的老年、慢性病、肿瘤等人群对护理的需求较大。按照护理学的一级学科目录结构,从有实践经验的护理教育、临床、管理、科研的硕士、博士中挑选人才,让其进入人哲学、社会学、管理学、人类学、中医学、卫生经济学、卫生法学、流行病学、文学艺术等,进行跨学科领域的学习深造,升华护理人员的学术视野,打造引领未来人文护理教育、临床、管理、科研的护理精英人才,造就一批人文护理理论专家,发展中国特色的人文护理学科体系。体量极大而且更替周期快的广大护士长队伍是护理的中坚力量,是精准、优质护理质量的基础保障,要探讨开展护理管理学的学历教育和职业化的形式,尽可能稳定护士长队伍,让护士看到职业生涯前景和价值,立志终身为中华民族健康和幸福谋福祉、作贡献。

3. 科教强护,以德兴护　建立有中国特色的护理理论体系和实践模式,实现从"护士大国"到屹立于世界护理之林的"护理强国"之梦。随着护理工作在健康中国国家战略中的重要地位和作用的凸显,增加中国护士协会或学术组织,有效地发展护理各学术领域的学科带头人、激活护理精英人才的积极性,让中国护理人团结发力,共同参与推动我国护理事业的全面发展;增设国家级、省市级护理学科学研究实验室,主要研究护理工作实践中出现的理论、方法、技术和管理难点、热点问题,也可以直接承办对接国家和相关行政机构交办的紧急任务和工作研究,为护理学发展出谋划策;创造条件增设国家层面的护理学专项科研基金,如国家自然科学基金、相关人文社会学科的面上项目或重点项目基金的立项与成果申报;在条件成熟时建立中国护理科学院;促进护理学的学习、研究和实践创新发展;护理学和跨学科专家学者合作会得到更广泛的共识,护理与人文融合的科研成果会不断涌现;要培养护士崇高的职业道德情操和专业品质、人文素养、职业精神,让护士忠诚、热爱、终身奉献人类健康的护理事业,探索建立有中国特色的中国优秀护士的荣誉称号。

(潘绍山　李小妹　张新庆　贾启艾)

第三章

人文护理的历史与发展

在原始和本能的照护活动中,医疗与护理活动之间并没有严格的区别。古代留下了很多医疗记载,但护理记载较少。因为人们多重视医疗救助行为,注重记录那些与众不同的事件,却忽略了那些平常的关怀与照护行为。但事实却是这些本能的照护与关怀行为不仅存在于日常生活中,而且逐渐演变为具有专业知识和技能的护理活动。本章将着重阐述照护活动的萌芽、人文护理的发展、南丁格尔的人文护理、人文护理的新发展以及中国近现代的人文护理。

第一节　照护活动的萌芽

在与大自然作斗争的过程中,人类不断适应环境,克服困难,谋求生存与发展。人类历经采集、石器、渔猎、农牧等时期,积累了丰富的生活和生产经验,促进了原始照护活动的萌芽。

一、从日常生活到照护身体

群居生活使人类繁衍的数量激增,按照共同祖先的血缘关系逐渐发展为最早的氏族公社,进而形成以家庭为单位的社会组成形式。在氏族社会时期,形成一定的劳动分工并初具社会秩序的雏形:男性狩猎耕种,女性育儿采集。随着生产力的发展,狩猎、捕鱼、耕种成为固定和持久的集体劳动。婚姻、配偶没有形成规范,儿童只知其母不知其父。女性除养育子女、采集、管理事务外,还是氏族社会的组织者,在经济生活中起着支配作用,受到普遍尊重。

生活照护是早期医疗护理的重要内容,由日常生活、生产经验积累而成。在中国的周代,人们已经有沐浴的习俗,"头有创则沐,身有疡则浴"。沐浴不仅被认为是清洁皮肤的方法,而且被看作预防疾病、保护身体的好方法。

由于劳动促进了人类大脑的发育,产生了意识和思维,人们开始自觉地积累医疗护理经验。人类在"用火"的过程中,发现身体的某一部分被火烤后疼痛减轻,便产生了用兽皮、树叶、沙土烧烤后敷贴疼痛部位的热敷手段。

家庭是人类的生活中心,是孕育生命的摇篮。出于母爱的本能,女性常常承担扶老携幼、操持家务、维护家人健康、照顾病残等方面的工作。此外,诸如按摩、包扎伤口、分娩、拔火罐、温泥湿敷、骨折固定、热石止血、尸体包裹等看护照顾活动也多是由家庭中的女性凭经验完成的。

在饮食护理方面,古人养成了许多良好的卫生习惯。熟食"以化腥臊",扩大了食物的营养来源,提高了人体的消化吸收功能。此外,清洁饮食器具,借助匕、柶、勺、斗、瓒、刀、削、叉、箸等餐具进食,降低了因手抓食物而导致病从口入的概率。河南安阳殷墟出土的人类头骨鉴定结果表明,殷商时期的人们已有剔除齿间积垢来保护牙齿的习惯。

自古至今,文明古国为人类文明的发展积累了璀璨的文化,也为人文护理积累了早期的知识和经验。

二、东方文明古国的人文照护

古埃及的庙宇承载了医院的功能,牧师成为医生的化身,寺庙里高职位的女祭司扮演了照护者的角色。照护者的职责包括给患者喂食,包扎伤口,为患者洗澡,为濒死者提供情感支持。

公元前2000年时,来自叙利亚草原的一支闪族阿摩利人建立了巴比伦王国,创造了巴比伦文明。巴比伦人注重清洁卫生习惯,在一些古城下发掘出供水管和黏土制的排水管。这种卫生设施可以改善环境,减少疾病的发生。长期处于从属与依赖地位的巴比伦妇女常常在家中从事照顾病患和伤者的工作。

在漫长的历史中,印度各族人民创造并传承了传统的医药文化。印度医学特别强调沐浴,在《阇罗迦集》中,沐浴被看作一种规则:"能清洁身体,增长力气,解除疲劳,延长寿命,增长力量和生活力"。沐浴也是印度人自我照护的有效措施之一。饭后皆需洗涤,与他人赴约后需要沐浴。所有排泄物和沐浴过的水,均需立刻倾倒室外。妇女在经期和产后均有严格的卫生规定。在印度,对生命现象已经有了较深刻的认识,患病被认为身体的不协调所致。在男性主宰的印度传统文化里,对患者的照护由男侍者承担,而非女性。在《妙闻集》和《阇罗迦集》中均记载了治疗程序中的四要素:医生、患者、药物及侍者。侍者应身体健康,头脑冷静,举止文明,不背后议论他人,注意患者的需要,必须严格地遵守医生的指导而行。这些行为举止均是侍者必须坚持的道德准则。

中国古代的人文护理不仅积累了照护活动的经验,更是人文关怀思想的体现。中国古代在宣扬人文关怀的礼教文化的同时,在家庭教育与医疗活动中形成了充满人文关怀的护理理念。中国古代的医疗与护理活动之间没有严格的区分。秦汉时期是中国医学理论体系初步形成的时期,也是中医护理思想逐步形成的重要时期。《黄帝内经》是中医护理的思想基础,《神农本草经》记载了药物护理知识,最早的临证经典《伤寒杂病论》明确了临证护理原则。晋唐时期中国医学迅速发展,积累了丰富的临证经验和方药学知识,中医护理经验不断发展,《肘后备急方》《千金方》《外台秘要》等著作在生活护理、饮食护理、药物护理等方面记载了丰富的内容。两宋时期是中国古代医学全面发展的高峰期,随着医学争鸣的出现,不同流派均对人文护理理念及护理知识进行了总结,尤其重视对幼儿、老人及妇女的照护。明清时期的医学进一步得到发展,对疾病的认识和治疗也逐渐深入,尤其表现在传染病防治与中医护理方面取得重大进步,中医护理逐步完善,出现了中国历史上最早的中医护理专著《侍疾要语》。中国传统医学重视扶正祛邪,以患者为中心,强调通过调养的方法养护身体,通过养生的方法预防疾病,照护成为维系健康的重要手段。

三、古希腊的人文照护

《荷马史诗》是记载了古希腊医学思想和医学发展的重要文献,同时也直接或间接地记述了照护知识。《伊利亚特》中记载了涅斯特(Nestor)把受伤的马乔恩(Machaon)抬到帐篷内治疗,攸利披勒斯(Eurypylus)的大腿受了箭伤后,立即找巴特罗格拉斯(Patroclus)拔箭头,并用温水清洗伤口,然后敷上镇痛油膏。巴特罗格拉斯叙述了精通医术的医生治疗希腊英雄的情形。荷马的诗歌记述了的处理创伤和止血的方法,很多都包含了照护的内容。

希波克拉底(Hippocrates)享有古代西方医学之父的美誉。他提出的四体液病理学说长期在古代医学实践中处于统治地位。希波克拉底提倡对疾病进行仔细观察,并注意分析患者的姿势、表情、呼吸及症状的意义。他在著作中对热疗、膏药等的用途提供了全面的指导;提出发热的患者应该予以流食,并建议用冷的物品降温。他强调使用干净、光滑、柔软的亚麻类物品的必要性;建议对心脏病患者要清洗口腔,并提供清淡和规律的饮食;为肾病患者提供流食;用音乐疗法来缓解情绪。在缺少有效治疗的情况下,这些护理措施发挥了重要的治疗作用。

医生进入患者的房间时,应当注意举止言行;医生的衣着应当整齐,态度要沉静,对患者要非常关心,沉稳地应对患者的异议,不可发怒,在患者面前要保持镇静;最主要的是反复地检查患者的身体,以免发生错误;床的位置要注意随着季节和疾病的不同而变换;要避免嘈杂和臭气。《希波克拉底文集》中所提出的对医生的非技术性要求,很多适用于对患者的照护。当医学知识和医学技术为患者提供的帮助十分有限时,关心、体贴、照顾患者成为医生应该承担的工作。

第二节 人文护理的发展

一、女性的人文护理活动

14世纪末到15世纪初,大规模的航海活动推动了人类文明的进程,促进了资本主义市场的形成。资本主义作为一种先进的生产力与生产关系逐渐确立,反对宗教对科学文化束缚的"人文主义"思潮随之兴起。新兴的资产阶级从古希腊文化遗产中酝酿出人文主义的思想,成为文艺复兴时期的主导思想。

（一）妇女解放运动

17、18世纪的西欧国家,有地位的女性一般都居于家庭中。教育、文秘、文学创作等工作都是男性的专权,那些不适合男性的工作,比如护理,即使女性想从事这份工作,也无权掌控。妇女想要维持生计只能从事一些家庭保姆的服务工作,而护理则被视为家庭服务。那时,处理伤口的工作由包扎员或者外科医生承担,发放药物是医生和药剂师的职责,护理者所要做的只是注意患者的身体需要,观察患者是否得到合理的清洁,而这些工作又被早期的医院认为是不必要的工作。因此,女性是否需要走出家庭?女性是否需要独立参与社会工作?哪些工作适合女性承担?这些带有争论的问题,在 18 世纪被首次提出。妇女解放运动成为女性争取人权的斗争,并对护理活动的发展产生了重大的影响。

（二）女性从事护理工作

1060 年,意大利的萨勒诺医学校开始招收妇女学习产科,包括医院管理、护理和助产,考试合格后发给证书。13 至 14 世纪,在教会医院里担任护理工作的妇女被称为姊妹,流传至今。17 世纪法国由于连年战乱,人民挣扎在贫病之中。1617 年,慈善姊妹会成立,其大部分成员是女性,工作均以行善为目的。加入“慈善姊妹会”的妇女经过培训后,可以从事家庭访视工作,来照护和安慰患者。1629 年在巴黎创办了以格拉斯为领导、文森特为总指导的慈善姊妹会,制定规章制度,提高看护者的入行标准,加强家庭护理访视工作。慈善姊妹会会员开始在医院附近为患者准备饮食,然后分送到医院的病房中。慈善姊妹会受到患者的普遍欢迎。

1634 年,格拉斯和一些慈善姊妹会的会员举行宣誓仪式,立志为护理工作奉献终生。慈善姊妹会的护理活动不断发展,1638 年增加护理孤儿的工作,1639 年数名修女被请到法国昂热医院工作。修女的食宿由医院供给,但必须接受医院的领导,服从医院在护理方面的指派。1654 年修女参加战地救护,1655 年修女参与护理精神疾病患者。1660 年,护理先驱者文森特和格拉斯先后辞世,但护理事业并未停止,慈善姊妹会在 19 世纪早期达到鼎盛时期。

二、医院中的人文护理

公元 6 世纪以后,西欧开始出现医院。公元 542 年在法国里昂开始建有医院。医院最初兼作旅馆,是患病的教徒、旅客和香客的求医所和避难所。由于医院需要专人提供照护和帮助,人文护理在医院中应运而生。

（一）医院人文护理的出现

按照教会的规定,医院一般位于大教堂附近。医疗机构因目的不同,名称各异。例如,照料患者的地方称为医院,接收患者的地方称为收容院,收容穷人的地方称为济贫院,收容妇女及儿童的地方称为妇婴院。无论名称怎样变化,在这些机构中都有看护者。

11 世纪后,欧洲麻风病流行猖獗,欧洲大约设有 19 000 个麻风病院,仅法国就有 2 000 个。当时医生对麻风病患者的治疗办法不多,主要是为患者洗涤伤口。12 世纪时,收容麻风病患者的机构与收容贫民和老人的机构分离,出现了以医疗为主的医院。第一个正规医院是 1204 年建成的罗马圣灵医院。14 世纪后,欧洲麻风病患者减少,许多麻风病院逐渐改为普通医院。

这时期,医院内的看护者已有一些护理专业知识。关心他人、提供帮助成为看护者的主要职责。

（二）医院人文护理的倒退

1517 年,马丁·路德(Martin Luther)点燃了德国宗教改革的烈火。1533 年,约翰·加尔文(Jean Calvin)在法国掀起了更深刻的宗教改革运动。这场宗教改革运动使教会的慈善事业中断,进而使教会推动的护理活动陷入低谷。在英国,一段时间内甚至没有给穷人提供医疗服务和照顾的机构。开办医院或成为医院中的一员不会得到尊敬,在医院从事护理工作的人更不会得到尊重。护士长管理护理人员,负责一个病房或病区的护理人员被称为 "Sister"。虽然医院内仍有专人从事护理工作,但往日护理工作的高贵和尊严却没能保留下来。从教会丢失了尊严的那一刻起,护理也失去了其社会地位,渐渐沉落为社会底层。1547 年伦敦市民请求爱德华六世恢复圣巴瑟罗姆医院、圣托马斯医院和伯利恒医院等一些大型医院的运转。迫于市民的压力,伦敦出现了市立医院。新教会为了减少开支,竭力削减患者的护理费用,致使医院内的护理漏洞越来越多,有才干的护理人员纷纷离开医院。医院内的护理活动倒退回到由仆人护理患者的局面。

市立医院的规模虽然较大,并设有护士长的职位,但当时看护者的工作主要是排列病床,保持病床、地板、通道、楼梯的清洁,保持酒杯、盆碟干净。可以看出,看护者的工作主要是打扫卫生和为患者送饭,不涉及专业护理。看护者不再拥有专门组织,没有社会地位,没人愿意从事护理患者的工作,选择了护理行业意味着堕落的开始,昔日受人尊重的护理活动反而遭人唾弃,此时期甚至任用刑满释放的犯人从事医院的护理工作。医院不设夜间护理,患者死亡率很高。

（三）医院改革与人文护理

18 世纪是欧美大型医院飞速发展的时期。1713 年美国费城教友会教徒建立了一家仅对教友会教徒开放的救济院。1731 年费城建立了一所综合救济院,并设有病房。由于收治的患者越来越多,救济院不得不扩大规模。1734 年在城外的布洛克里镇建成一幢新楼,用小镇的名字命名了这所救济院,布洛克里救济院逐渐演变为医院,成为费城总医院的前身。1791 年纽约医院开始提供正规的医疗服务。医院的瓦伦丁·西曼(Valentine Seaman)医生对看护者提出了系统的要求,这是美国医院护理职业发展的一个里程碑。

18 世纪中叶的英国,医院中的看护者从早晨 6 点工作到晚上 6 点,照顾患者、打扫卫生,异常繁忙。18 世纪 80 年代末,法国科学院建议医院应该按照不同的病区划分来实施分区管理,法国和其他一些欧洲国家逐渐接受了这项建议。丹麦哥本哈根的一家医院率先实行分区管理。按照区域不同,分配工作人员。由于各区之间存在距离,医生和看护者匆匆行走的身影成为医院中一道特殊的风景。

18 世纪也是公共卫生学兴起的年代。多数医院开始引进卫生法规,从看护服务到抽水马桶、供暖供水设施等基本都有涉及,但 18 世纪看护者的专业技能依然有限,人文关怀在护理活动中明显缺失。护理活动从一门照顾患者的活动发展为一门照顾患者的技艺,最终要与治疗患者的医学结合起来,才能获得发展的内在动力。从文艺复兴到 18 世纪,医生并不需要看护者提供太多的帮助,因为医生也不知道合格的看护者应该做什么。看护者需要为医院中的患者提供帮助和服务,而自认为拥有医学专业知识的医生不甘于做服务工作。

三、对精神疾病患者的人文关怀

精神疾病的历史久远,在希波克拉底的著作和《荷马史诗》里都有关于精神疾病的记载。14世纪伦敦已有精神病院。1784年维也纳建有癫狂病院。18世纪资产阶级力量更加壮大，人道主义成为反对封建主义的思想武器。1792年英国茶叶商威廉·图克（William Tuke）建议对精神疾病患者实施人道主义关怀。次年，法国医生平内尔（P.Pinel）在塞普利泰医院开展了精神病院改革，在他的监督之下精神患者身上的枷锁得以解脱，他写下了著作《精神病治疗哲学》。1838年埃斯基罗尔（J.Esquirol）开始对精神病进行深入考察，写出了《根据卫生学、医学和法律的观点考察精神病》一书。柏林大学的格里辛格（W. Griesinger）教授也提倡采取宽容的态度对待精神疾病患者，1845年出版了《精神异常之病理及其治疗法》，详细记述了精神疾病患者的症状及精神疾病与病理解剖学的关系。此后，在人道主义精神的影响下，一些法国学者继续从事精神病学研究。

精神疾病患者的护理是非常重要的医学问题和社会问题。英格兰的塞缪尔·图克（Samuel Tuke）以及克奇顿家族的布朗医生，德国医生杰考比（Jacobi）都曾经尝试培训专门照顾精神疾病患者的护士，但并没有成功。由于精神疾病患者的护理缺乏广泛的公众需求，所以一直发展缓慢。直到1879年爱德华·利斯（Edward Cowles）制订了一项精神疾病护理培训计划，不仅包括精神疾病患者的护理，也包括日常护理工作。1882年美国麻省的麦克兰医院成立了第一所精神病院护士培训学校。由于精神疾病患者缺乏自主行为能力，在精神病学尚未发达之前，对精神疾病患者施以护理人文关怀，尤为彰显出医学的人道主义精神。

四、医院护士学校的诞生

加拿大魁北克省乌尔苏拉会的修女被认为是当地最早开展护士培训的人。大约在1640年开始教导土著妇女照顾患者。1798年来自纽约的西曼在美国建立了第一所护士学校，招收了24名学生，课程设置包括解剖学、生理学、儿童护理以及产科课程。西曼一直致力于通过讲座的形式对护士进行常规培训。1821年马萨诸塞州总医院创办，但当时医院内护理状况非常糟糕。

1833年德国人弗利德纳（T.Fliedner）与妻子创办了一所收容机构，专门收留那些从监狱释放出来的女囚犯，也收留一些贫穷患者。1836年，夫妻二人创办了一所小医院，并挑选品行好的妇女在医生的指导下学习护理知识。1839年约瑟夫·沃林顿（Joseph Warrington）通过费城护理协会开办产科护士培训。护校学生和医学生一起在费城诊所学习课程，包括医学、外科学以及妇产科学课程，并被授予官方证书。护士培训的内容主要是妇产科和外科的相关知识和技能。

1859年位于麻省波士顿的新英格兰妇幼医院，虽然在妇科主任玛丽·扎卡扎斯卡（Marie Zakrzewska）医生的领导下开展了护士培训工作，但这些护士没有得到毕业证书。因此，护士的合法执业身份未得到承认。1872年，美国女医生苏珊·迪莫克（Susan Dimock）从德国学成返美，成立了迪墨克医院附属护理学校。学校为护士开设12门课程，护理教育为期一年，在学完全部课程之后，由学校颁发毕业证书。

1873年是美国护理教育迅速发展的一年，先后成立了贝尔维尤护士学校、康涅狄格护士学校、波士顿护士学校等多所护士学校。维利（Wylie）医生考察了国外的护理培训情况，拜访南丁格尔，得到了有价值的建议，使贝尔维尤护士学校出现了转机。其间，在舒勒（Schuyler）的领导下，建立了用于护士培训课程的实习室。海伦（Helen）制定了护士学校管理制度,录取受过教育的妇女进行护士培训。1874 年琳达(R. Linda)成为夜班主管护士,负责训练护士,记录护理日志。

　　医院办护校的模式是以优先服务医院为基础的证书教育,这是护理职业教育的早期形式。学生毕业后可在各种医疗保健机构从事护理工作,具备独立护理患者的能力。医院拥有较强的自主权,培养的护士均以满足自身的需求为目标,造成护理教育缺乏统一的规范体系,培训时间、训练方式、毕业待遇都存在较大的差异。共同的特点是护士拥有执行权,没有主动权。医院护士学校侧重于实用性,强调护理技能训练,忽视人文教育。

第三节　南丁格尔的人文护理

　　南丁格尔是现代护理学的奠基人,她的护理教育理念包含了西方文化的精髓。通过护理学理论与实践,南丁格尔将护理学的发展推进到了新高度,并使人文护理思想自觉地融入现代护理事业的发展中。

一、护理女杰南丁格尔

(一) 投身护理

　　1820 年 5 月 12 日,南丁格尔出生在意大利中部的佛罗伦萨。父母都是英国人,她是家中第二个女儿。南丁格尔的家庭是英国望族,父亲毕业于剑桥大学,谙熟数学,能熟练运用多种语言,不但精通古典文学,还通晓自然科学、历史和哲学。南丁格尔自幼勤奋好学,仁爱善良,充满爱心,悉心呵护家里饲养的各种小动物。

　　在家庭的熏陶下,12 岁时南丁格尔开始跟随父亲学习希腊文、拉丁文、法文、德文、意大利文以及历史、数学和哲学知识,遍览各种经典论著。南丁格尔熟练掌握了法、意、德等诸国语言,并且学习了音乐、歌舞、绘画。良好的家庭环境使南丁格尔有机会广泛接触社会名流、政界人士、文学家、艺术家等,了解到丰富多样的社会政治、经济和文化生活。年轻的南丁格尔对父母寄希望的文学和音乐兴致淡薄。她在日记中写道,“摆在我面前的有三条道路:一是成为文学家;二是结婚当家庭主妇;三是做一名职业护士。”

　　1837 年,南丁格尔的父母携全家游历法国、意大利、瑞士各地,沿途的湖光山色、文化古迹和风土人情给年轻的南丁格尔留下了深刻的印象。在这次旅行中,南丁格尔利用一切机会,参观当地的医院和慈善机构。虽然父母不希望南丁格尔成为一名护理人员,但他们允许她深入实地,了解医院和慈善机构的情况。南丁格尔对医院管理、卫生、建筑乃至病房设计和医生们的工作都做了详细的记录,这些为以后南丁格尔兴办护士学校和管理医院积累了重要资料。

　　在旅途中,南丁格尔对民众的疾苦深表同情。南丁格尔回到英国后,发现英国医院的情况十分恶劣。病房拥挤不堪,地板上污渍和血迹随处可见。医院中充满了刺鼻的臭味。大部分的护士没有受过正规的培训,缺乏基本的护理常识。这种状况坚定了她从事护理工作的决心。

　　南丁格尔的父母无法容忍女儿去做这样的工作,多次进行劝阻,但南丁格尔决心已定。为了积累护理经验,1850 年南丁格尔来到德国凯撒斯韦斯参加护士训练班,并深入英、法、德等国家调查护理工作中存在的问题。1853 年南丁格尔转道巴黎,学习护理。同年 8 月 12

日,在慈善委员会的资助下,南丁格尔在伦敦成立看护所,大胆进行改革,展现出优秀的护理才能和管理才能。

(二) 战争中的出色表现

1854 年克里米亚战争爆发,战争初期,英军的医疗条件恶劣,前线战地医院内伤病员因无人照顾,死亡率很高。当时,在欧洲的其他国家中早有被称为护理姊妹的女看护出现,但由于英国的社会偏见,一直反对女性在医院中工作。在这样的背景下,南丁格尔毅然率领38 名护理志愿者来到战地医院,为伤病员服务。当时英国战地医院内拥挤不堪,伤病员缺医少药,饮食非常糟糕。为了改变这种状况,南丁格尔建立了护士巡视制度,每天夜晚提着油灯巡查病房,一夜巡视的路程在 7 公里以上,她的辛劳工作使伤员很受感动,南丁格尔也因此被誉为“提灯女神”。许多士兵把南丁格尔在战地医院的事迹编成小册子和诗歌,流传各地。

在战争期间,南丁格尔致力于改善医院的生活环境、饮食和供水条件,不仅对伤病员进行精心的护理,还拿出 3 万英镑为医院添置药物和医疗设备,改善伤员的生活环境和营养条件,整顿手术室、食堂和化验室,很快改变了战地医院的面貌,使原本只能收治 1 700 名伤员的战地医院竟然可收治 3 000~4 000 名伤员。短短 6 个月后,战地医院的伤病员的死亡率由原来的 42% 降低至 2.2%。

南丁格尔在战争中显示出卓越的才能。从克里米亚战场回国后,南丁格尔受到英国各界的敬仰。马克思对南丁格尔的勇敢和献身精神十分敬佩和感动,写下了充满热情的通讯,分别刊载在德国的《新奥得报》和美国的《纽约论坛报》。

(三) 著书立作

克里米亚战争结束后,南丁格尔完成了题为“影响英军健康、效率和医院管理的问题摘要”的战地报告。她率先倡导了预防医学的观点,被视为现代护理研究的开端。南丁格尔一生撰写了大量报告和论著,包括《护理札记》《医院札记》《健康护理与疾病护理》《工人护理》《农村护理保健》《地段访视及家庭护理》等多部专著。在这些著作中,南丁格尔提出的观点对现代护理理论、护理研究、护理管理有着深远的影响。

南丁格尔在《医院札记》(Notes on Hospitals)一书中强调医院的建筑不在于建筑主体的豪华,而首先应考虑患者的舒适、福利和卫生,强调医院配备良好的设施、合理的管理,使患者获得更好的护理。她根据调查资料对医院的环境卫生、病房建设与陈设、床位的数量、清洁设备和护理工作布局等,均提出了较详尽的论证,并且提出病房管理意见。《医院札记》这本书被视为医院改革的权威著作。

南丁格尔于 1859 年出版的《护理札记》(Notes on Nursing)一书中精辟地指出护理工作中的生物性、社会性和心理精神因素对躯体的影响。她以事实、数据和观察为依据,总结了护理工作的原则、经验、规则和人才培养方法等。她提出了对护理本质的最早的看法,确立了护理职业化的开始。虽然在她的论著中没有 “概念” 或 “理论” 等词汇,但是她对人、环境、健康和护理等护理学重要概念及其相互关系进行了深入细致的阐述,她的护理思想为护理理论发展奠定了基石。

(四) 国际护士节的诞生

南丁格尔为开创护理事业做出了杰出的贡献。为纪念南丁格尔在护理事业上的突出贡献,1912 年国际护士会(ICN)倡议各国的医院和护士学校在每年的 5 月 12 日(南丁格尔诞辰日)举行纪念活动,并将这一天定为"国际护士节"。南丁格尔逝世后第二年,国际红十字会正式确定颁发南丁格尔奖,用以缅怀和纪念这位伟大的女性。我国已有数十位优秀护士获此殊荣。

二、南丁格尔与人文护理

南丁格尔是现代护理学的奠基人,她的护理理论和思想也为人文护理的发展指明了方向。

(一) 奠定人文理念与精英护理思想

克里米亚战争后,南丁格尔用获得的捐款成立了南丁格尔基金会,并用这笔基金于1860年成立了以自己名字命名的南丁格尔护士学校,学制4年。第一次招生,仅招收16名护校学生,最后只有14人毕业。经过几年的办学经验积累以及对护理教育的思考,1866年南丁格尔提出:护士不应只是护理疾病而应该是护理患者;听课和读书不是护理学习的全部,需要在病房和患者的床边培养护士。此后40年,南丁格尔护士学校一直坚持小规模招生,以培养护理精英为教育目标;南丁格尔认为需要将医学知识融入在护理工作中,如果没有护理精英,护理将永远是低水平的劳动。

南丁格尔护士学校共开设了化学、生理学、解剖学、药物学、植物学、外科学、全科医学、妇产科学、法医学、行政管理学等课程,要求1年内修完。学校聘请知名医生、教授为护校学生授课,师资力量非常雄厚。护理技术课有13项必考技术,包括给化脓或皮肤烫伤的患者穿衣裤、清洁伤口、灌肠术、辨认身体各种不适的症状、身体擦拭术、护理行动不便者、区分患者不同伤愈阶段并给予适当护理等。学校邀请有多年护理经验的护士长教导护校学生如何把上述技术落实在照顾患者的工作中,还要评审护校学生掌握护理技术的熟练程度。在加强专业技术训练的同时,注重护生的人文素质培养。学校经常举办讲座和读书会,鼓励护生欣赏文学、艺术,学习哲学和心理学。

南丁格尔护士学校的教学管理非常严格,发现考试作弊、上课无故不到或醉酒行为者一律开除处理。学生假期都要到医院实习,遇有不定期的学术前沿演讲,护校学生需从医院回护校听课。南丁格尔对每一位护校学生都深入了解,把握每一位护校学生的性格、特点,因此能够做到将最适合的护校学生派到最需要的岗位去工作。

在南丁格尔护理教育理念的支撑下,南丁格尔护士学校用新的教育理念、体制和方法来培养护士,为医院和公共医疗机构培养了优秀的护理人才。南丁格尔护士学校从学校管理、招生原则、课程设置、实习和评估成绩等方面都做出了明确的规定,使这所学校成为现代护理教育事业的新起点。

(二) 培养现代护理人才

南丁格尔护士学校的学生受益于重视人文的精英教育理念,她们走出校门后,在英国以及世界各地的护理、医疗、卫生领域做出了卓越的贡献。

1864年南丁格尔把她的得意门生琼斯送到希尔收容所做护士长。琼斯以南丁格尔式的温柔改变了那里的暴戾之气,提出了隔离概念,将老人、孩子、妇女分隔管理,将精神疾病患者、传染病患者与健康人分隔管理。这种隔离措施对于预防传染病发生和控制传染病流行发挥了重要作用。

普林格尔在英国爱丁堡医院实施护理改革。她首先从病床改革做起,用实际行动赢得敌视她的同行们的尊敬。她把护士按照科别分为妇产科护士、小儿科护士、外科护士、传染科护士、眼科护士、消毒科护士6类，并给以更细致和专门的训练。她成立了"爱丁堡社区科学学院"，培养护理高级师资。普林格尔还建立"护士日班夜班制度"，保证护士不仅拥有爱心，而且有充沛的精力从事护理工作。

利斯在柏林成立"家政与护理学校"，开展护理人员训练。1877年，利斯回到英国，开展系统性的护理临床资料收集与分析研究，使护理不只是实践性工作，而且有理论研究，提高了护理研究的科学水平。1886年威廉斯成立了卫生护士机构，负责改善社区与居家的环境卫生，并成立了第一个"家庭看护"机构，专门提供照顾老年人与慢性病患者的护理服务。威廉斯的工作拓展了护理人员的工作范围。文森特成立了"圣玛丽里波尼护士学校"，倡导人的整体护理教育，并把护理教师从护士长中区分出来，支持护士学校从医院中脱离，将护理教育转变成学校教育。

南丁格尔护士学校的毕业生遍及世界各地。奥斯本从英国毕业后到悉尼医院担任护理主任，被称为澳大利亚护理学科的创始人。面对人们的赞扬，南丁格尔谦逊地说："没有一个人可称是改革者，因为人的思想是有限的，往往只能看出眼前的危机，看不到较远的困难，未来的护理事业面临艰难的冲击，挺身而出去解决困难；每一个时代都需要改革者。"

（三）提出环境护理理论

南丁格尔完全了解新鲜空气、肥皂、水及阳光的价值，这些措施在抗菌和无菌手术室出现之前已经被南丁格尔提倡。南丁格尔环境理论的核心概念是环境，她将环境分为物理环境、心理环境和社会环境三类，强调物理环境应包括住房的整洁、通风、空气新鲜、温度适宜、无噪声和异味；饮水和食物的卫生以及下水道通畅；床铺的高度和宽度适当等。护理人员应为患者提供舒适、安全，易于被他人照顾或自我照顾的环境。

南丁格尔还强调护士应注重环境对患者健康状况的影响，提示在医院的环境中，除了常规的治疗工作外，护理人员还应该做许多事情，如减少应激、改善适应条件、病床晒到阳光、保持病房安宁、避免突然叫醒患者等。

南丁格尔认为，为了保持或恢复健康，治疗或预防疾病，护理人员要学会区分护理患者与护理疾病之间的差别，要把患者当作一个整体对待。护理人员除救治患者、创造良好的环境外，还要重视患者护理过程中的心理因素，甚至要求社会工作者、牧师和管理人员共同配合护理患者。南丁格尔的人文护理思想不言而喻地体现在护理工作中。

（四）促进医院护理改革

南丁格尔实施医院改革，在医院中建立了隔离病房，有利于诸如精神疾病患者和传染病患者的特殊护理治疗，由此促成一些小型收容所逐渐演变为地方病院。

1866年英国的一项调查表明：地方政府委员会建议医院监护者雇用足够数量的、称职的、经过培训的护理人员。但是医院中的实际护理状况并不乐观。1873年，伦敦中心区收容所被授权接收25~35岁的单身女性做实习护理人员，她们需要在医院中学习一年，被雇佣后接受卫生官员和护士长的领导。至18世纪80年代，贫穷者做护理人员的情况没有明显好转，薪酬水平普遍较低。此外，未接受过训练的护理人员对护士长和医院管理者必须言听计从，没有工作的自主权。

为此，南丁格尔向当地政府提出申请，要求政府承担护理人员培训费用，于是成立了医院护理培训促进会。1885年医院护理培训促进会开始负担护理人员的培训费用。南丁格尔对护士长的职位给予了很高的期望,她坚信有才能的护士长会使医院的护理体系健康发展。护士长成为护理从业者的一种追求目标。

（五）提倡家庭护理模式

南丁格尔倡导家庭护理概念。南丁格尔认为:护理不应该只局限在医院里进行,要通过社区介入家庭护理。她指出:家庭护理比起设备齐全的医院或疗养院更需要对护理人员实施专业教育,怎样依照患者的条件改善居住状况,进行家庭保健和预防疾病的教育,以及示范如何在家中护理患者。她强调应当设立专门学校对从事家庭护理者进行培训。这是现代公共卫生护理的初级发展目标。

20世纪以来护理知识结构、护理内容、护理对象、护理人员角色等方面发生了巨大变化,但是南丁格尔对护理工作的认识和改革精神仍有深远的影响与指导作用。

第四节　人文护理的新发展

19世纪末期在南丁格尔的影响下,世界各国的护理事业得到了蓬勃发展。同时,人文护理也在医学各分支学科的飞速发展中获取了多学科的理论支持。

一、护理教育深入发展

1894年,美国德克萨斯州立大学率先在医学院下成立护理部;1899年,哥伦比亚教育学院家政系开设了医院经济学课程,培养护理专门人才,该学院毕业生玛丽．纳汀(Mary Adelaide Nutting)成为美国第一位护理专业教师。1901年,约翰斯·霍普金斯大学开设护理课程。1909年,明尼苏达大学开设了美国历史上第一个大学护理系课程班,培养专业护士,学制3年,成为现代高等护理教育的开端。1924年,耶鲁大学成立护理学院,开设了以大学为基础的4年制护理本科教育。自此以后,美国的护理教育从职业培训转向高等教育。第二次世界大战爆发导致护理人员极度短缺,出现了准学士教育项目,面向临床培养向各个年龄段的个人、家庭、社会人群提供护理服务的护理专门人才。

20世纪20年代以后,北美护理教育有了正规的护理课程体系,女性获得了正式教育的机会。例如,美国护理联盟(NLN)确定了护理课程,包括医学知识、社会科学和护理操作。护理操作的教学和练习在模拟病房里完成,这种模拟病房被称为护理艺术实验室,后更名为护理技能实验室(nursing skill laboratory)。

20世纪60年代后,护理本科教育逐渐成为欧美国家的主流。专科护理师培训班的培训目标是注册护师、儿科护师、助产护师、家庭护师。70年代,欧美国家逐渐开启了研究生护理教育阶段,培养了大批具有科研能力和博士学位的护理师资人才。20世纪80年代以来,欧美国家开始了护理博士生培养项目,一类是侧重于护理科研和理论研究的哲学博士学位,另一类是强调实际的护理应用及临床研究的护理学博士学位。

二、护理理论快速成长

自20世纪50至60年代以来,现代护理学开始在借鉴其他学科的基础上成长。马斯洛的"人类基本需要层次论"、贝塔朗菲的"一般系统理论""成长与发展理论""应激与适应理论"等社会科学和生命科学的内容进入到护理高级人才的培养体系中。实践证明,护理专业必须拥有独特的、固有的知识基础,建立护理理论体系来指导护理实践。1967 年勒万(Levine)的护理实践守恒模式、1970 年罗杰斯(Rogers)的同源动态学原理和罗伊(Roy)的适应模式、1971 年奥瑞穆(Orem)的自理模式和金(King)的互动结构和达标理论、1972 年纽曼(Neuman)的健康照顾系统模式和 1980 年约翰森(Johnson)的行为系统模式成为重要的护理理论基础。

20 世纪 90 年代以后是护理理论发展的应用期,护理学转向在实践中检验护理理论,如探讨自理模式在糖尿病患者自我管理中的应用,探讨护理理论在临床应用的现状以及影响因素,深入研究护理理论在临床的实用性等。护理理论进入到广泛应用和实践验证时期。

三、护理交叉学科涌现

在现代护理学发展的过程中,护理学不断地吸纳人文社会科学的理论和内容,催生了诸如护理伦理学、护理心理学、护理美学、护理社会学、护理哲学等一批新兴交叉学科。

1955 年,海尔(L.Hall)率先提出了"护理程序"的概念,要求护理人员奉行以患者为中心的理念,全面应用护理程序,收集患者的生理、心理、社会等资料,制订并给予患者身心整体护理计划。1978 年世界卫生组织提出了"2000 年人人享有卫生保健"的全球战略目标。护理学的发展由"以患者为中心"明确进入到"以整体人的健康为中心"的高级阶段。护理工作的对象从患者拓展到了有可能生病的人和未患病但有"健康问题"的人。护理人员除了执行医嘱和各项护理技术操作之外,还要关注心理、精神、社会和文化因素对患者病情转归和健康的影响,让患者达到生理 - 心理 - 社会的平衡和适应。护理人员是患者的照顾者、教育者、咨询者和健康管理者。护理的人文特色愈加鲜明。

第五节　中国近现代的人文护理

19 世纪 80 年代以来,西医护理理念和实践逐渐传入中国,并在中国近现代社会的特定历史环境下,形成了具有中国特色的人文护理。

一、西医护理学传入中国

(一) 西医护理在中国萌芽

1884 年 3 月,毕业于费城女子医院护士培训学校的伊丽莎白·麦克奇尼(Elizabeth Mckechnie),应邀请来到上海妇孺医院从事护理工作,成为第一位西方来华的受过专门训练的护士。当时上海妇孺医院正在筹建之中,她克服了重重困难,悉心备置各种医疗护理用具,用火炉自制蒸馏水,供腹部手术之用,还配制各种外用药膏。1887 年,麦克奇尼在中国率先开办护士训练班。据美国洛克菲勒基金会的统计,当时大约有 140 名外籍护士在中国的 100 多家医院工作。

20 世纪后,随着西方医学在中国的传播加速,欧美各国来华的专业护理人员虽然日渐增多,但仍然不能满足需求,急需培养中国本土的护士。中华博医会首任主席嘉·约翰(John G. Kerr)、上海同仁医院首任院长文恒理(Henry W. Boone)都认为,训练中国本土的医生和护士比传教士直接在医院、诊所或是患者的床边照顾患者更有意义。

(二)早期西医护理教育

中国早期的西医护理教育,以传教士开办的护士学校为主,一些有识有志的中国女性也开始参与其中。1900年上海的同仁医院、1901年由美国费城的莱缪尔·科芬(Lemuel Coffin)资助的上圣·卢克医院都开展了护士培训。1904年,美国宾夕法尼亚大学的基督教会在岭南大学附设医学系,选派4名医生和1名护理人员来华授课。1905年美以美会在武昌开办护士学校,1906年,英国伦敦会、美国长老会和美以美会三个外国教会在北京联合成立协和护士训练学校,只招收男生,开设了内科学、外科学、五官科学、眼科学、护理学和临床操作等以医院需求为主的课程。同年,中国妇女高氏和美国医生联合创立杭州妇产医院和助产士培训所。1909年,美国雅礼会派盖仪贞(Niaa D. Gage)到湖南长沙,筹建雅礼医学校的护士学校。全国各地开办的护士培训班或护士学校,为中国早期的西医护理学培养了专业护理人才,直到1920年北京协和医学院护士学校建立,终于迎来了中国早期护理教育的第一座高峰。

协和护士学校的办学方针是高标准、高追求、高质量,来自美国约翰斯·霍普金斯医院的护士沃安娜(Anna Dryden Wolf)担任首任护校校长。协和护士学校要求护校学生必须具备两年的大学预科背景,学生需经1至2年在燕京大学、金陵女子文理学院或辅仁大学等护理预科学习,然后再到协和护校学习3年,成绩合格者方可获学士学位。学校课程设置全面,人文社会科学类的课程包括汉语、英语、心理学、社会学、护理伦理学、护病史等;为中国护理事业培养了高级护理人才,推动了护理事业发展。

二、战争时期中国共产党领导的护理工作

1927—1949年,中国共产党领导下的革命根据地(包括解放区)及人民军队的护理工作经历了从无到有,从小到大,从不规范到逐步正规的发展过程。战争时期的护理工作,充满了对战士的人文关怀。

(一)土地革命时期的护理

1930年中央红军在第一次反"围剿"中,医护有了初步分工,设有看护长。以后逐步从看护班发展到看护排、看护连和看护营。由于红军部队经常处于行军作战中,加之医药物资匮乏,卫生护理工作的主要任务是看护伤病员,由此制订了医护分工制度、领药服药制度、换药制度、查房制度、医院管理等各级护理相关制度。这时期,医护人员的主要任务是战伤救护。看护的任务如下:一是负责接送、照顾伤员,解决食宿,并进行生活护理,给伤病员喂水、喂饭、擦洗、处理大小便等。二是配合医生进行检伤分类和急救治疗。对伤病员及时检查,按伤情轻、中、重的不同程度进行登记,实施包扎、止血、换药、小手术及抢救工作。三是参加伤员后送工作,即按伤员的按轻重缓急逐级后送,轻伤员留治,中等伤员或重伤员则送到后方医院治疗。

(二)抗日战争时期的护理

1937年7月7日抗日战争全面爆发。抗日根据地医院建立后,逐步建立护理工作组织系统。条件较好的医院设立护理部。从1943年开始,敌后抗日根据地转入恢复期和发展期。随着医院专科化的出现,医疗护理工作逐步专科化。当时基础护理的主要工作包括为轻伤员换药,注射、发药、灌肠、温水浴、热水浴等一般护理工作,为伤员送水送饭,协助伤病员完成大小便等生活护理和饮食护理,均在护理人员职责之中。各部队创办的卫生学校,如延安

的中国医科大学、白求恩护士学校、新四军军医学校等均设有护理专业,开展护理人员培训。各级卫生机构也开办了多种形式的短期训练班、看护训练班、卫生员训练班等,培训了大批护理人员和卫生员。

（三）解放战争时期的护理

解放战争时期的护理工作可分为五个阶段:第一阶段为争取和平民主、应战准备阶段。军队卫生部门开始整顿和扩大医院,接收日伪医院,加强卫生干部培训。第二阶段为内线作战阶段,护理工作的主要任务是保障战争的医疗救护工作,开展战时护理。第三阶段为外线作战阶段,护理工作除继续加强护理、保健、训练外,各野战军制订了一系列护理工作制度,推广战伤救护的新技术。第四阶段为战略决战阶段,护理工作转入大兵团作战的医疗救护和卫生防疫等工作中。第五阶段为向全国进军,卫生护理工作既要保障大兵团作战之需,又要协助接管国民党军队的卫生机构,开展新区护理工作。

随着护理工作制度逐步健全,各级护理人员职责日趋明确。各医院相继建立了病房护理工作细则和各项护理常规及制度。专科护理也有发展,制订了瘫痪、尿瘘、粪瘘、脑外伤、骨折等伤员的护理常规,尤其是积累了战伤救护和疾病防护的工作经验。

三、中华人民共和国人文护理事业

中华人民共和国成立后,党和政府对护理工作越来越重视,尤其是慢性病时代和老年社会的到来,需要各类专业护理人才应对社会现实之需,也使中国的人文护理面临挑战。

（一）中华人民共和国成立后大力培育护理专业人才,促进中医护理发展

中华人民共和国成立初,政府大力开展中等护理教育事业。中等护理教育执行全国统一的教学计划和教学大纲,使用统编教材,招收初中毕业生并执行严格的入学考试制度。

1950年8月第一届全国卫生会议上提出:医学教育实行高、中、初三级制,以发展中级医学教育为主。1952年国家把中等医学教育纳入国家计划,护理教育从此走上全国统一规范的轨道。1954年卫生部颁发了医士、护士、助产士、保育护士等8个专业的试行教学计划。中等医药学校招收初中毕业生,专业分为护士及保育护理员,学制三年。参照苏联模式进行护理教学改革,引进翻译了数十种苏联中等护理教材,主要在东北、华北地区使用,这种教育改革满足了中国的一时之需,但限制了我国高等卫生护理人才的培养。

为解决医院对护理人员的急需,护校学制一度缩减为两年,削弱了护理理论学习,护理操作能力也有所下降。与此同时,举办了护理员训练班。针对新的教学计划在执行过程中出现的问题,1955年卫生部修订了护士、医士等6种专业的教学计划,增加了专业课程的时间,增设了中医及军事医学课程,强调理论联系实际。中国各地大办中等医学教育。中等护校大多由医院兴办,实行半工半读、半农半读的教育制度。无经费、无校舍、无设备,更无专业师资,导致护理教学质量普遍下降。1961—1965年,党中央提出"调整、巩固、充实、提高"的方针,对中级卫生教育进行调整合并,停办了许多不符合办学条件的护士学校。

中华人民共和国成立以后,党和政府制定的一系列保护和发展中医的政策,使中医事业在全国大力发展,中医护理也随之发展起来。中医护理工作取得的成就主要表现在:第一,初步培养了一支中医护理专业队伍。从20世纪70年代末到90年代中期,我国有8万余人从事中医护理工作。第二,初步形成中医护理理论体系。各地开展中医古医籍中的护理内容的收集、整理和研究工作,陆续编写出版了中医、中西医结合方面的护理专著。如1958年

江苏率先出版的《中医护病学》,填补了我国中医护理的空白。第三,中医护理形成一门专业学科。随着省、市级中医院中医护理研究室的建立,中医护理科研工作逐渐开展;中医临床护理逐渐趋于规范化和标准化,学术水平不断提高。

（二）改革开放以来,大力发展高等护理教育,建设专科护士队伍

1980 年 7 月,第一次全国护理教育学术大会召开。与会代表一致建议应开展护理进修教育及高等护理教育。1983 年天津医学院开始招收护理专业本科生,率先恢复护理本科教育。1984 年教育部批准北京医科大学、中国协和医科大学等 10 所医学院校招收护理本科生,学制 4~5 年,授医学学士学位。1990 年经国务院学位委员会批准北京医科大学为护理专业硕士学位授予单位,1992 年正式招生。1995 年,中国协和医科大学护理学院正式成立。该校护理学院开始大规模课程改革,重新设计教学内容,减少公共基础课的学习,增加人文科学和社会科学内容,增设心理学、哲学、美学、逻辑思维与推理、人际沟通交流等课程。1994—2000 年,在中华医学基金会的资助下,中国 8 所卫生部直属重点医科大学护理系 / 护理学院与泰国清迈大学护理系合办"高等护理教育发展项目",联合培养护理学硕士。中南大学湘雅医学院 2004 年获得国内首批护理博士学位授予权,同年开始招收中国第一批社区护理研究方向的博士生。

随着医疗分科越来越细化,20 世纪 70 年代专科护理应运而生。中华护理学会根据专科护理发展的情况和趋势,适时扩大并增设了专科护理学术委员会,以加强对相应学科的指导与管理。中国的专科护理取得了很大发展。例如,伴随器官移植手术的开展,手术室护理范围有了很大扩展,使护理科研跃上更高层次。1980 年北京协和医院建立了我国第一个重症监护病房（ICU）,一些术前术后濒危的患者均可在 ICU 得到专业重病护理。在 ICU 建立和不断完善的过程中,也培养和造就了大批具有扎实护理理论及丰富护理经验的重症监护人才,拓展了现代护理领域,提高了现代护理水平。

（三）21 世纪我国人文护理事业步入快车道

进入 21 世纪,我国护理学科的发展方向将进一步以多元化教育和多学科合作为先导,以人的身心健康为中心,以高质量管理为根本,以实证研究为基础,以人民至上、生命至上为宗旨,全方位适应社会变革,在专业目标、专业标准、执业认证与资格、临床与社区护理专家、护理伦理与法律及跨国护理援助或合作等,正在创和发展中国特色的人文护理学。

至 2022 年 5 月,中国注册护士已超过 500 万人,男性护士比例为 3%。近十年来我国护士每年以平均 8% 的增幅逐年增加,每千人口注册护士人数达到 3.56 人,全国医护比从2012 年的 1∶0.9 发展到 2021 年的 1∶1.7,扭转了医护比倒置的问题。大专以上学历占80% 左右,获得南丁格尔奖章者达 80 多人,在国际维和、抗击"非典"、抗震救灾、新冠病毒感染的持久抗疫中,她们高扬护理人文精神、不论生死、不计报酬、白衣执甲为苍生,赤胆怀德抗疫来。出现很多可歌可泣的英雄人物。有这样一支优秀强大的中国护理队伍,中国人文护理事业屹立世界护理之林指日可待。

（四）新时期的护理实践呼唤人文

护理是最古老的技艺之一。患者和受伤者需要照顾,婴儿和老人需要照料。用最普遍的母爱般的关怀,施予需要者,这种行为就是最朴素的护理。狭义护理学是指护理人员以照料患者为主的医疗、护理技术工作。广义护理学是在尊重人的需要和权利的基础上,改善、恢复人的身心健康及社会适应能力,以达到预防疾病、提高健康水平的目的。护理职业是充

满爱、传播美的职业,一名优秀的护理人员需要具备丰富的护理知识和精湛的护理技艺,更需要充满博爱的人文素养。

20世纪90年代以来,随着现代医学模式和新的健康观念的发展,对护理学科产生了深刻的影响,护理学更重视患病的人的体验,更加关注人的健康。护理人员的服务意识和理念、业务素质与多元化健康服务需求存在差距,护理的专业化发展滞后于临床医学;多层次的护理教育有待发展;专科护理技术水平尚不能满足现代医学技术的需要,整体护理理念尚未很好地落实在实践中;护理质量评价体系和护理管理的科学化水平均需要提高。

进入21世纪,随着医学模式的转变和健康观念的更新,公众对护理的需求也在不断地提高。护理工作已从治病护理扩展到防病保健,护理人员逐步深入到临终关怀、老年护理、康复保健、家庭护理及社区护理等领域。传统的单一的以疾病为中心的功能制护理逐渐转变到以患者为中心的责任制护理与系统化整体护理,体现了人文护理的内涵,促进了中国护理质量的提高。医学模式的转变丰富了护理工作的内涵,高新技术的应用促进了护理技术的发展,全球化趋势使国际交流与合作日益扩大,对护理服务理念、护理工作内涵、护理未来服务模式以及护理专业人员素质、能力和技术水平等方面提出了新挑战。

学习历史是提高人文素养的途径之一,一代又一代的护理人,为中国护理事业做出了卓越的贡献,学习护理前辈的高尚品德,明确护理人员肩负的责任,有利于护理专业的年轻人早日成才。选择了医学就等于选择了奉献。与医生相比,护理人员要奉献更多。现代护理学创始人南丁格尔的经典名言,"人生要像蜡烛一样,燃烧自己照亮别人",更是激励了无数护理前辈将生命的力量奉献给崇高的护理事业。护理工作本身凝聚了人文关怀,构建以人的健康为中心的人文护理成为现代护理学发展的重要方向。

(甄　橙　　潘绍山　　张新庆)

第四章

中国传统文化与人文护理

本章将阐释中国传统文化的含义、特征以及核心价值观视域，着重论述儒道领域与人文护理相关的孔子、孟子、老子以及新儒学的相关人文思想，凝练出五常"仁、义、礼、智、信"及包含仁学之中的五德"恭、宽、信、敏、惠"，以此为例，阐释其在人文护理中的应用和意义。

第一节 概　　述

一、中国传统文化的含义与特征

(一) 中国传统文化的含义

传统文化是指在自身特有的自然和历史条件下产生和发展起来的，具有独特的文化特征的核心价值观。中国传统文化（Chinese traditional culture）是指中华民族在数千年历史发展过程中所创造的物质财富和精神财富的总和，即语言、文学、艺术、宗教、伦理、哲学等，以及个人和社会的生活方式、行为方式和思想方式，这是广义的中国传统文化。狭义的中国传统文化仅指精神财富，即知识、信仰、宗教、艺术、道德、思想、习俗等。中国传统文化的精神实质是中华民族精神，自强不息、刚健有为，贵而尚中、和而不同，重义轻利、伦理纲常，民为邦本、爱国兴邦。

(二) 中国传统文化的特征

1. 统一性　中国文化是逐渐形成和发展起来的、以中华文化为中心、囊括各民族绚烂多彩文化的统一体。中国文化具有非常强大的同化影响力和高度的统一性。

2. **连续性**　中国文化在历史发展过程中一脉相承,具有较强的延续性。作为未曾中断过的文明脉络,中国文化传承发展的脉络清晰。

3. **包容性**　中国文化本身是一个开放性体系,包容和整合了多元文化。中国文化是不同民族不同学派文化的取长补短、相互交汇而成的结果。中国文化兼收并蓄,以博大胸怀对待外来文化,儒、释、道三教合流等都体现了中国文化的包容性。

4. **多样性**　中国文化具有多样性的特征。鉴于中国幅员广阔、民族众多、地质各异,中国的区域文化和民族文化极其绚丽多彩。中国历史上曾经有众多丰富的区域文化及不同的少数民族文化,风格迥异、异彩纷呈、各具特色。

5. **群体性**　中国文化将人和环境的关系看成是一个有机整体,是一种崇尚群体本位的伦理价值观。中国文化强调个体要追求符合群体利益的价值目标,如仁、义、礼、智、信。个人首先要为家庭或家族为代表的群体利益尽义务。先国后家,先人后己,甚至为了整体牺牲个体,即所谓的杀身成仁和舍生取义。

6. **和谐性**　中国文化主张"以和为贵",追求"中庸之道"。由于对"中庸之道"的普遍认同使中国人形成了注重保持和谐的社会意识,以及做事不走极端、求大同存小异的处世原则。

二、中国传统文化的核心价值观

中国文化的核心价值观是指渗透于中国文化现象和活动中的宗旨或思想,也是中国文化发展的内在驱动力和思想意识基础。中国优秀传统文化的核心价值观非常丰富,例如"天下兴亡、匹夫有责"的爱国主义情怀,"防患于未然"的忧患意识,"兼收并蓄"的博大胸怀,"革故探新"的求新思想等,都体现着中国文化继往开来的精神。中国传统文化的这种核心价值观主要体现在人对自然和社会关系的认识和处理上,即在人与自然的关系中要做到天人和谐、天人协调、天人合一,在人与社会的关系中要做到关系融洽、相容相生、和而不同。在中和思想的基础上,形成了一套以仁守中、以义时中、以礼制中、以智执中的"致中和"方法。

第二节　儒道视域的人文思想与护理

中国传统文化影响护理的哲学思想主要有儒释道的"仁"与"道"的思想,以下将从儒道视域进行论述。

一、孔子的人文思想与护理

孔子,春秋时期儒学创始人。孔子的人文思想核心在于"仁爱",要有一颗爱人之心。孔子的仁爱(benevolence)思想包含了"仁者爱人"和"恭、宽、信、敏、惠"。他所提倡的爱人思想,正是护理的人道主义精神,仁爱思想推动了人类文明的发展。

（一）常怀"仁爱"之心

《论语》中提到"苟志于仁矣,无恶焉"。如果人人以"仁爱"为本,那么世间将不存在恶人。"仁爱之心",不仅是指一种爱心、同情心,更是一种责任心。仁者爱人,有礼者敬人,爱人者,人恒爱之。敬人者,人恒敬之。温暖是相互的,只有对他人善良,才能被世界温柔以待。

媒体常报道见义勇为、救人性命的最美护士,如辽宁锦州火车站一位护理专业女大学生遇到八旬老人突发疾病倒地休克,立即为老人进行了心肺复苏,挽救了老人生命的感人事迹。这是一位医者的仁爱之心。医乃仁术,仁爱是每一位医护人员的职业道德,只有心怀仁爱,才能认识到自己所要肩负的责任。

应当对广大护士和护生进行相关培训,培养护士与护生的仁爱品质,使护理人员不仅懂得爱护、尊重、理解、同情患者,更以解除患者病情为己任。组织理想信念教育,医道人文主义教育,鼓励护理人员阅读相关书籍充实自身,培养职业神圣感;树立"以患者为本"的服务理念。护理人员应做到心中有患者,对患者进行人文关怀,重视人的价值与主体地位,不断改善护理质量,提高患者满意度,让人文护理深入每位护理人员的心灵,让患者体验护理人员的专业素养与仁爱之心。

(二) 严守忠信之道

孔子还提倡"言忠信、行笃敬",即指人在任何情境下,都要做到言语忠诚信实,行为敦厚端正。忠诚信实是传统文化一直推崇的为人之道。"忠信"是构建良好的护患关系的基础,在行事时,应当信奉"信""敬"的原则,说话言而有信,做事踏实认真,将仁爱之心落实于"安人""安百姓"的实际行动上,施于民而能济众。护理人员要将关心落到实处,以此思想告诫自己——忠于职守,爱岗敬业,克己奉公。坚持信用至上,说到做到,而不是拖沓懈怠、言行不一。

二、孟子的人文思想与护理

孟子吸收了孔子"仁爱"与"恭宽信敏惠"的思想,提倡仁政。孟子提出"民贵君轻"的民本思想,相信"得道多助,失道寡助",同时更侧重于寡欲思诚,反求诸己,他的思想对当时社会及后人影响深远。

(一) 寡欲思诚,反求诸己

《孟子语录》中提到,"人有不为也,而后可以有为"。人要有所不为,才能有所作为。护理工作要学会寡欲思诚,做到仰不愧于天,俯不怍于地,养浩然正气,坚持本心和职业操守。护理人员还要学会反思自己的良心本心,顺应自己的良心本心。一旦做到了自得,听从良心本心的命令,就成就了道德。慎独是儒家的一个重要概念,看重个人的品行操守,在独处无人注意时,言行也要谨慎不苟。慎独精神既是护理的道德修养,又是护理道德境界。当护理人员独立配药时,是否能做到把药液彻底抽吸干净? 污染针头能否及时更换? 在为患者进行药物治疗时,能否做到自觉履行"三查七对"原则? 这都需要慎独精神来保障。慎独是做好护理工作的行为准则,是落实各项规章制度的基础,也是为患者提供优质护理服务的道德准则。

(二) 换位思考,学会共情

"老吾老,以及人之老;幼吾幼,以及人之幼。"孟子的这句话与孔子的"故人不独亲其亲,不独子其子,使老有所终,壮有所用,幼有所长,鳏寡孤独废疾者皆有所养"在大同之世上的思想是一脉相承的。若想实现这些,首要是学会换位思考,这是一种共情能力,也是护理人员在临床护理实践中,能站在患者的立场,正确地感知自己和患者的情绪,并能准确地识别和评价患者的情感状况,以期更好地理解患者的情绪感知能力,这有助于实施有效的护理干预,减轻患者的身体和心理痛苦。护理人员要有共情能力,维系和谐融洽的护患关系,提高患者的满意度。当护理人员面对痛不欲生的患者时,感同身受的移情可以使其站在痛者的角度,痛之所痛。这种感同身受、体察涵泳的关怀,可以使护患双方达到共情的境界。

三、老子的人文思想与护理

老子道论哲学扬弃了"德""礼"相互连接的价值体系,以深刻的忧患意识,创建了道家哲学理论体系,追求自然本性。

（一）顺其自然,少私寡欲

老子认为"道"是天地万物的源泉,也是支配一切事物运动变化的基本规律。"人法地,地法天,天法道,道法自然",老子认为事物都应该顺其自然,追寻他们本身的规律。老子倡导尊重个体生存的形态与价值取向,顺应世间万物的自然成长。护理人员应尊重每一个患者,以平等的态度对待他人,关爱他人。但尊重不是一味地听从,护理人员要有自己的判断,让患者在符合医院的规章制度与安全保障的前提下,做自己喜欢的事,实现真正的快乐;指导患者有顺其自然的态度和胸襟去面对病情。

"知足不辱,知止不殆,可以长久"。外界的诱惑易使人失去正确的判断,少私寡欲,则可以不为浮名所累,不为利益而迷失。护理人员应淡泊名利,踏实工作,尽心为患者提供服务。此外,护理人员也应学会调整好自身的心态,克服消极情绪,让患者感受到真诚与善意,提高患者的配合度。

（二）防微杜渐,防患于未然

"合抱之木,生于毫末;九层之台,起于垒土;千里之行,始于足下"。护理人员自身思想和护理技能的提高,源于多观察、多磨炼,精益求精。巡视患者时,不能走马观花,而是要多与患者沟通,发现任何异常要提前处理,要做到勤询问,勤观察,勤帮助。"勤询问"是指要多与患者沟通,了解病史,了解患者治疗期间有没有不适,医院环境是否适应等。"勤观察"是要做到经常巡视病房,多观察患者面色与意识状态、液体输入速度的快慢、体位更换频率等。"勤帮助"是指能协助患者进行康复锻炼,对行动不便的患者进行搀扶和协助等。做到这"三勤",可以及时地发现患者的不适,防止意外的发生,也可以提高患者对护理人员的信任度,从而建立良好的护患关系。

四、董仲舒的人文思想与护理

董仲舒的思想,继承孔孟为代表的先秦儒家的思想,提出了"罢黜百家,独尊儒术"的主张。董仲舒提出了仁义礼智信的主张,包含了护士职业精神的价值理念。

（一）"天人合一",阴阳平衡

董仲舒认为构成人类社会的要素是天地人,他的《春秋繁露》中"天人感应""中和"的哲学思想及天、地、人、阴阳、五行"十端"的论述都为中医基础理论的构建奠定了坚实的哲学基础。其中"天地之气,合二为一,分为阴阳,判为四时,列为五行。行者,其行不同,故为五行。比相生而间相胜也。"构成了中医中五行相生相克的规律。五行学说在中医护理中既可应用于理论阐述,也可用于指导临床护理实践活动。护理人员可以通过表象来辅助预测患者病情的变化情况,例如高热患者出现热极动风或邪热内陷心包的抽风或昏迷等,如若护理人员能及早发现,并采取适当措施,就可以挽回逆势,使患者转危为安。

（二）严于律己，恭敬审慎

《春秋繁露·盟会要第十》中提到"善无小而不举，恶无小而不去"。即善事没有因为小而不作的，恶事没有因为小而不去除的。这告诉我们要以仁为本，勿以善小而不为，勿以恶小而为之。那么又该如何定义仁的法则呢？《春秋繁露·仁义法第二十九》中提到"仁之法在爱人，不在爱我；义之法在正我，不在正人。"它是指仁的法则在于爱别人，不在于爱自己；义的法则在于端正自己，不在于端正别人。护理管理者要做到"躬自厚而薄责于外"，反躬自问要严厉一点，而责备别人要宽松一点，这样才能以身作则，做出榜样。护理人员应以更宽容的态度去对待自己的同事和患者，这样有利于融洽的工作环境的形成。

五、宋明理学的人文思想与护理

宋明理学是贯穿两宋及明代的最主要的哲学思想，是儒、道长期争论和融合的果实，对中国政治、文化、教育等都有深远影响。

（一）程朱理学的"格物致知"

从宋代理学家程颐开始，"格物致知"便是认识论的重要讨论内容。他认为"格犹穷也，物犹理也，犹曰穷其理而已也"。格物即深刻探究事物的本原，格物的途径主要是读书讨论，应事接物之类。《二程遗书》中写道，"须是今日格一件，明日又格一件，积习既多，然后脱然自有贯通处"。朱熹在程颐思想基础上，提出了系统的认识论及其方法。他认为格物的途径有多种，世间万物皆有理，都应去格，"物的理穷得愈多，我之知也愈广"。朱熹认为，"要贯通，必须花工夫，格一物、理会一事都要穷尽，由近及远，由浅而深，由粗到精。博学之，审问之，慎思之，明辨之，成四节次第，重重而入，层层而进""穷理须穷究得尽，得其皮肤是表也，见得深奥是里也。由表及里，格物致知"。四川省人民医院外科资深的科护士长张静，先后申请国家实用新型专利 80 余项，申请国家级发明专利 4 项。她通过不断的观察总结，在传统注射器的基础上对注射器进行改进，发明了"一次性防污染防漏液注射器"，这种注射器能够有效防止药液外漏和病菌污染，避免交叉感染的危险。临床护理中，类似的技术革新写就了"格物致知"的护理人文精神。

（二）陆王心学的"知行合一"

陆王心学主要阐释了陆九渊和王阳明所主张的"知行合一"。"相由心生，行由心生，知行合一"。相由心生是指一个人看到的事物，或者对事物的理解、解释或观感，由他的内心决定。一个人的行为也是由内心决定的。良知人人都具有，人与其他动物的一个重要的区别就是人可以意识到并判断自己的行为，能够辨别善恶，并做出合理的选择，而不是单纯为自己的本能和外物所驱使。只是良知有时被私欲所隔断。所以，王阳明认为一个人能从内心反省，克服私欲，保持本心善良，就是"致良知"。"知"与"行"是缺一不可。一个有道德的人做出有道德的事，就是知行合一。护理人员不仅要怀有一颗仁爱救人之心，更要将内心所想付诸行动，真正做到知行合一。

积极吸收外来先进思想，珍惜我国传统优秀文化，这才是中华民族不断繁荣昌盛的根本。"仁"是人的爱心及一切道德价值的终极源泉，"穷则独善其身，达则兼济天下"是爱人的胸怀，"中通外直，不蔓不枝，香远益清，亭亭净植，可远观而不可亵玩焉"是为人的信念。我们应当永存仁道爱人之心，做护理事业前行的"提灯人"。

第三节　仁义礼智信：人文护理的价值之源

中国的护理哲学更多的是建构在西方哲学基础上的精神和文化，因此，亟待建立植根于中国传统文化精神和民族之魂基础上的护理哲学和关怀文化。以下将以植根于中国传统哲学土壤的仁义礼智信及仁学涵盖的恭宽信敏惠与护理的耦合点举例说明。

一、仁义礼智信的"五性"疏证

仁义礼智信谓之"五常"，也谓之"五性"，是五行之德。仁在五行为木之神，在人性为仁；义在五行为金之神，在人性为义；礼在五行为火之神，在人性为礼；智在五行为水之神，在人性为智。五性本仅仁义礼智四位，无信位，有了仁义礼智的综合便有了信位。

二、"五性"与护理的耦合

护患之间应充满仁爱、道义、睿智、尊重、诚信五性。仁爱无疆界，铁肩担道义，礼仪有规范，博习养睿智，慎独铸诚信。仁义礼智信与护理的职业精神存在诸多耦合之处。

（一）仁者爱人、利他之德

仁者，爱人，二人也。护理人员通过充满人道主义精神的仁爱之心及丰富的专业知识、敏锐的观察力、尊重他人、彬彬有礼的礼仪修养以及诚信慎独的价值观等内在素养的历练，通过感同身受、和蔼可亲以及润物无声的关怀，充满人道主义的见义勇为的帮助，构建利他之德。

（二）君子喻义、铁肩仗义

孟子将仁义并举，强调恻隐之心仁之端。护理人员要心系病患、关怀备至、秉持公道、一视同仁。鉴于此，现代意义的"护理"一词即为有心的照护和规范的管理，对于患者而言，护理工作是建立在有心的基础之上的理性判断和仁爱基础之上的关怀道义。

（三）敬人之礼、相宜和美

礼者，心之敬。心中有个敬，油然自生便是礼。故濂溪太极图说"仁义中正"，以中字代礼字，尤见亲切。护理人员心中敬畏生命，与病患之间礼节中正、不骄不躁、不卑不亢，尤见亲切。护理人员的一举手、一投足，彬彬有礼，相宜和美，形成良好的护理礼仪和文化。

1. **谨言慎行之礼**　护理人员应修持自己的行为，有礼有节地对待每一位病家，就叫善行。行为有修持，说话有道理，这就是礼节的本质。对不确定或者对患者较为敏感刺激的话题尽量做到小心翼翼，谨言慎行，不信口开河，体现敬畏生命和护理过程的严谨和审慎。

2. **端庄优雅之礼**　作为护理人员，为了塑造个人和组织的良好形象，注重仪表、仪态、仪容等方面的规范和礼仪。要具备优雅的风度气质，良好的礼仪修养，就必须具有一定的文化底蕴。礼不仅表现在外在的仪表规范，客气礼貌的用语，更表现在护理人员要有良好的自我修行与较高的人文修养，真正做到言行一致。

3. **相宜适度之礼**　护理人员面对被疾病折磨和困扰的患者，需要始终记着礼教，更应该在护理的过程中追求"和为贵"的境界，从而建立和谐的护患关系。护理人员做人做事都应养成技术与艺术兼容并举的行为方式。

（四）睿智敏捷、体察涵泳

护理是一门科学性与艺术性相结合的学科，要遵循疾病的发展规律，制订科学的护理程序。护理人员需要具备评判性思维，具体包括尊重事实、尊重逻辑、弃旧图新、批判性继承等。

1. 智慧与知识　护理专业化过程正是从知识变为智慧、将技能转化为技术的终而成始过程。知止而后有定，定而后能静，静而后能安，安而后能虑，虑而后能得。物有本末，事有终始，知所先后，则近道矣。大学的宗旨在于弘扬光明正大的品德，在于使人弃旧图新，在于使人达到最完善的境界。护理人员只有志向坚定才能够镇静不躁；镇静不躁才能够心安理得；心安理得才能够思虑周详；思虑周详才能够有所收获，最终获得治病救人的大智慧。

2. 体察涵泳　即不存成见，虚怀若谷。所谓涵者，好比春雨润花，清渠溉稻。雨之润花，过小则难透，过大则离披，适中则涵濡而滋液。清渠之溉稻，过小则枯槁，过多则伤涝，适中则涵养而勃兴。泳者，则好比鱼之游水，人之濯足。护理人员的体察涵泳所体现的正是急患者之急，感同身受。

（五）慎独诚信、笃实守恒

忠信是就人用工夫上立字。大抵性中只有仁义礼智四位，万善皆从此而生，实为万善之总括，如忠信、孝悌等类，皆在万善之中。

1. 慎独　"慎独"（cautiousness）乃儒家的入德之方，护理人员诚信素养的核心之魂。"慎独"一词出于《礼记·中庸》："天命之谓性，率性之谓道，修道之谓教。道也者，不可须臾离也，可离非道也。是故君子戒慎乎其所不睹，恐惧乎其所不闻。莫见乎隐，莫显乎微。故君子慎其独也。""慎"就是小心谨慎，随时戒备；"独"就是独处，独自行事。"慎独"作为修养方法，就是强调在没有外在监督的情况下始终不渝地、更加小心地坚定道德信念，自觉按道德要求行事，不会由于无人监督而肆意妄行。

2. 守信与重义　守信是传统美德，我们必须重视信用，但并不是毫无原则地守信。在孟子眼里"义"有其重要性。违背了义，单纯地追求守信，就失去了信的价值。遵循是非曲直的原则和标准来行事，如果诺言背离义，虽然是自己与人约定的诺言，也不必履行。大行不顾细谨，大礼不辞小让。这点在日常护理工作中尤为重要。不可因和患者之间的承诺或者为了所谓的信用而违背护理制度、规范和流程。

三、仁义礼智信的"知信行"培植路径

人的认知会影响态度，而态度又会影响行为。认知的转变比较容易达到，但人的态度转变受感情等因素影响而比知识转变困难些。个人行为和群体行为的转变则比前两者更困难。

1. 以道德良知促道德感知　阳明先生云："问君何时日憧憧？烦恼场中错用功。莫道圣门无口诀，良知两字是参同。"良心即仁义礼智之心，也即良知之心，经宋明理学家的倡导，便成深入人心的道德理念。以良知教育时刻警醒护理人保持道德良知，清白地坚守自我纯净，最终在护理工作中时时促成道德感知。

2. 用诚明之道铸就诚信护德　人之心性，乃"受天地之中，根一心之灵，而不能泯灭。"孟子曰："诚者，天之道也。思诚者，人之道也。"以仁义礼智信为至诚不息的人生之路，用诚明之道铸就诚信护德，这恰是护理人员诚信美德之诉求，与护理职业道德相耦合。良好的护理美德源自仁义礼智信的诚明之道，积善成德、厚德载物，这是护理人员需要追求的至高无上的道德境界。

3. 培养护理人员思天之诚 思诚虽有学、问、思、辨、笃行诸多择善固执之功,格、致、诚、正、修、齐、治、平八段大事。护理工作的诚信、慎独以及对生命的敬畏感正是这个"诚"之极顶也,护理人员学会了思天之诚,便成就了天使的美德和境界。作为护理管理者、教育者和实践者,必须注重培养护理人员的思天之诚,以保持护理职业精神的忠诚致信。

4. 觉悟便是信 思诚并非仅为精神世界的天道,而是集天下之大义而为至诚不息的伟大人生,是获得天理的理性自觉。程子说:"觉悟便是信。"信便是诚,便是觉悟,便是觉悟后的诚信。故程子又说:"诚之之道,在乎信道笃。信道笃则行之果,行之果则守之固;仁义忠信不离乎心……"护理人员为患者护理的过程、健康教育的过程均需要诚信支持,言谈举止始终以患者的良好结局作为目标,心中有患者、目中有察觉、言中有依据,无论遇到何种情境都忠诚笃信,格物致知、止于至善。

5. 专业至尊、博习致远 十年育树、百年育人,护理人员需要树立终身学习的理念。要培养具有仁义礼智信素养并且付诸实践的卓越护理人才,必先引导其树立感知生命、敬畏生命、守护生命的仁心仁爱和仁术,熟知人文、觉悟诚明;忠实守信、良知笃行;专业至尊、博习致远。

(李惠玲 王方星 朵冉 廖颖)

第四节 五德的人文护理践行之道

儒家(Confucianism)思想既是中国传统文化的主流,也是东方哲学思想的重要组成部分。其"仁爱"的核心思想影响着中国千年的社会道德价值取向,指导着人们正确处理人与人之间的情感体验与行为准则,是礼乐文明的重要根据,是价值判断的是非标准。中国的医学正是在这样的历史文化传统中形成的"医乃仁术"理念。而儒学的"修己"和"治人"之道,从修仁出发,经由习礼达到成己、成人之乐的"君子之学"则开辟了"成仁"的路径和"学而"的方法。《论语·阳货》中"子张问仁于孔子。孔子曰:'能行五者于天下,为仁矣。'请问之。曰:'恭、宽、信、敏、惠'"。孔子认为:"恭则不悔、宽则得众、信则人任焉、敏则有功、惠则足以使人"是修仁且成仁的五德。五德不仅是个人内修仁性、仁心、仁情、仁爱的"私德",更是为公治理的"公德",其成就了"君子之学"的目标和践行方向,影响着传统医学的发展与传承,为现代护理的人文关怀提供了实践路径。本节将以诠释儒家仁爱思想之"恭、宽、信、敏、惠"内涵为基点,分析五德与现代护理的关系,剖析传统仁爱德行与护理的内在联系,为适应本土文化的现代护理开辟践行路径,从而培养和提高护理人文素养。

一、成仁之道,行于五者

(一) 儒学五德之本质

1. "恭"的诠释 儒学之"恭"蕴含了三层含义,其一是"恭己",是恭恭敬敬地端正自己,是对自身的严格要求;其二是"恭而有礼",是恭恭敬敬地待人接物,对他人的恭谨谦逊;其三是"居处恭",是即使自己独处时也能够恭恭敬敬地保持敬畏之心,是对礼法的自觉遵循。因此,"恭"是自我品行的端正,立、行、坐、卧等举止的行为规范,礼仪有度,办事认真,为人厚道,以稳重庄严的品格获得他人的尊重与认同。同时,"恭"于己内修而言,是不自满,正确认识自己,估价自己,正确看待自己的成就;于人处事而言,是由内自觉尊重他人。另外,

"恭"还要以礼为标准,要求对礼法自觉遵循,敬畏礼法,即便一个人独处的时候也能保持敬畏之心,培养慎独的精神,树立遵纪守法的信念。

2. "宽"的诠释　儒学所说"宽"既有个人修养方面的"宽德",又有治国理政方面的"宽政"两层含义。在个人内修中,对待他人宽容、同情、理解、体谅,在遵循法制和道德规范基础上包容他人过失,不苛责于人,心宽而后乃容。凡事心胸宽阔,宽仁大度,可让人化解内心苦楚,接纳他人,做到宽以待人,厚德载物。而在为公治理方面,儒学之宽则是实施"德主刑辅"的宽政,主张"明德慎罚"理念,注重"为政以德,道德教化"的基本原则,同时采用"宽猛相济,善心良法"的治国理政策略。通过道德教化,以"官德"带动"民德","德治"和"法制"并举,做到相得益彰、张弛有度。

3. "信"的诠释　儒学中的"信"同样包含了个人道德修养和治国理政中的"诚实守信"和"受人信任"两层含义。"信"是人与人之间的修养,是一个人必备的德行、做人的基本要求,是一种高度自觉的道德行为规范,是中国传统文化的核心价值。从周幽王"烽火戏诸侯"亡国到商鞅"立木取信"而终使秦国成为春秋霸主,都警示人们诚信对于个人和国家的意义。"诚"即是内诚于己、诚实无欺、实事求是、诚实做人做事;"信"是外信于人、讲信誉、有信用、不虚假。"诚信"是人之根本、社会根基。唯有"诚信",才能得到他人的信任和尊重;唯有"诚信",才能取信于民而民从政令。同时,"信"又取决于"言"与"行"的关系,"言行一致""言必行,行必果"方能真正获得信任。

4. "敏"的诠释　儒家思想认为"敏"有"敏捷"和"勤勉"两义。在个人修德方面,敏是一种品质,强调"审慎",即说话做事周密、谨慎,行动敏捷且说到做到,立马行事,反对说话办事随心所欲,只说不做,停留在口头上。孔子认为:"君子欲讷于言而敏于行"(《论语·里仁》),并告诫人们少说话多做事,且说话谨慎,话说出口要快速行动,多干实事,不空谈。除此,孔子还强调仁者还应机敏智慧、积极创造,对外界事物反应灵敏,处事效率高、果断,把握机会。通过勤奋而积累更多知识,提升自己,帮助他人。另外,从为公治理来说应做到"敏而有功"。为公者只有勤勤恳恳、任劳任怨、率先垂范,才对得起民众的信任。遵循量才任用、考核功过,强调德才兼备、任贤使能、赏勤罚懒的原则。

5. "惠"的诠释　儒学思想中的"惠",既为个人道德领域的"惠爱",又为公共道德领域的"惠民"。个人道德的惠爱,是一种怀有慈悲之心主动关爱、帮助他人,自愿奉献爱心与援助的行为;是关爱儿童老人、救济穷困、抚恤贫苦、优待残疾的人与人之间的互助行为。个人的"惠爱"品质最具人性,也是做人之基本,在人际交往中它是构建和谐社会重要的组成。在公共道德领域的"惠民",则强调"施惠于民",想民所想、利民所利、安民所安。其政治功效是"养民""使民",促进社会协调均衡发展。当下,我国坚持在发展中保障和改善民生,以增进民生福祉为发展根本目的。幼有所育、学有所教、劳有所得、病有所医、老有所养、住有所居、弱有所扶;谋民生之利、解民生之忧,促进社会公平正义,共建共享,增进获得感,促进人的全面发展、全体人民共同富裕,正是儒学"惠民"思想的现实写照。

(二)五德与人文护理的耦合

一方面,孔子曰"仁者爱人",是以"爱"诠释"仁",对"仁"的认识、理解和实践紧紧围绕着"爱人"而展开。"仁"由"人"和"二"构成,深刻寓意了人与人相处之道,以二人"爱"之互动构建了彼此的关系。而人文护理正是护理人员在工作实践环境中内化"仁爱"思想,将"仁"和"礼"贯穿于护理实践始终,以仁爱之心照顾患者健康,并与患者建立互信关系。人文护理是儒学仁爱思想在护理实践中最好的体现,有着天然的一脉相承。人文护理更诠释了儒学的"以人为本""人命至重"的精神,人文护理已然成为"仁术",护理人员则成为"仁义之士"的典范。

　　另一方面,"恭、宽、信、敏、惠"五德蕴含了"爱人"的旨意,孔子认为成就五德是达到"仁爱"的最好方法。修炼五德的过程正是践行儒家"仁爱"思想的实际行动。中国传统的人文护理也正是受到传统儒学思想的影响,在两千多年的传统医学实践中铸成独有的"爱人"事业。护理人员在内修专业道德思想和技术能力过程中,将无私关怀、精湛照护丝丝渗透入专业中,用恭敬、庄重、宽容、厚道、诚实、守信、勤敏、礼让、审慎、仁慈的德行构建"护行于仁,理知于爱"的人文护理,体现了护理人员"自省"与"利他"的德行修养。因此,要践行好人文护理。

二、践行之道,成于五德

(一) 人文护理之"恭"

　　1. 恭己　护理人员在内修自身职业德行时,首先以"恭己"出发,正确看待护理职业的价值,以"仁爱"为核心内修道德素养,树立正确的职业价值观,修炼自我品行,自觉尊重生命,尊重所从事的护理事业。同时,修炼自身言行举止,以庄重的职业仪容、仪表、仪态和规范的护理操作来树立良好的职业形象。护理人员的言行是建立在内心恭谦的基础上,在学习和应用哲学、美学、社会学等人文知识技能之上,提高自身修养。这种素养需要后天的精心教化和自我修炼,通过学习、效仿、实践、评价和认可的过程,逐渐把礼内化为一种行为习惯。

　　2. 恭而有礼　恭谦是礼貌的内在本质,礼貌是恭谦的外在表现。护理人员恭谦的德行不仅体现在自我修养,更表现在执业过程中以恭敬之心礼貌待人。无论面对患者、家属、同事还是领导,不论其身份、地位的高低,都以恭敬之心待之。不论与自己有关还是无关之事,都应保持一份恭敬心,即使处尊居显也应低调做人,不趾高气昂,时刻保持恭敬之心礼貌待人,才能真正受人尊重,建立良好的人际关系,以和谐的状态处于医疗环境之中。因此,护理人员待人之"恭"要以礼为标准,结合护理职业的特殊要求与特点规范自身言行。首先,践行礼仪接待就应当对患者待之以情,接之以礼,持有正确的接待心态,尊重患者、一视同仁、注重细节、关注差异,采用恰当的肢体语言安抚各种不同类型的患者。其次,护理人员的语言修养、语言表达也要恭而有礼。患者情绪和心理状态的变化与护理人员的语言运用能力紧密联系。良好的语言涵养既可以传递信息、传递关爱,又能给患者带来愉悦及治疗疾病的积极作用;反之,则可能造成患者心灵创伤,加重病情,延误诊治,甚至引发医疗纠纷。根据患者病情特点、文化程度及心理状态,选择恰当的语言沟通方式。对新入院患者,应采用亲切、热情的用语;在治疗和护理时,应用关心体贴的用语;对情绪低落的患者,应使用疏导解释性的用语。而护理操作前,亲切礼貌地向患者问好,询问患者病情及心情,并用通俗易懂的语言解释操作的目的和需要的准备等;操作中应态度和蔼,耐心解答,避免姿态高傲;操作后安慰、询问患者,了解其感受,向患者解释注意事项,对患者的合作表达谢意等。

　　3. 居处恭　护理人员在执业的环境中,应始终保持"居处恭"的状态,以一颗敬畏之心处理与患者及家属、医生和同事之间的关系。通过对礼法的自觉遵循来规范自身从业行为,时刻牢记生命的价值,在具体工作情境中尊重生命,保持庄敬律己的慎独,敬畏礼法,诚实职守;尽最大努力维护患者生命和健康,尊重患者自主权,保护患者疾病信息,包括病情、治疗方案、措施等,不在公共场合讨论病情,不随意泄露患者个人信息等;尊重患者的风俗习惯和宗教信仰;尊重患者的人格尊严。尊重医生,理解医生的专业的特点,力所能及地包容和支持,尊重医疗方案的技术权威,并积极配合完成医疗护理工作。护理人员之间更应彼此尊重,因为大家是守护生命的战友,是共同应对困难的同行者。护理人员应恭敬长者,学会谦卑,赞赏他人,取人之长,不耻下问。护理管理者更要严于律己,以身作则,一视同仁,平易近人,待下级纳谏如流,不以权使人,多鼓励、少训斥。护理人员还应自觉遵守国家的政策法规、专业规范、标准及制度。

小希是三级甲等综合医院一名年轻的重症医学科护士,学习勤奋,工作努力,对自身素养和行为都有着较高的要求,特别是在面对危重患者时总是要用比其他人更多的耐心去关怀和照顾他们。一天夜班,小希在巡视一位皮肌炎晚期的患者时,发现患者睡着了。于是小希就看了看患者监护仪上的生命体征监测情况,轻手轻脚地准备离开。当她转身的一刹那,患者突然醒了,说道:"小护士你为什么不给我检查一下?" 小希说:"大爷您刚才睡着了,我想您难得入睡一会儿,就不想打扰您。监护的信息显示您的病情还比较平稳。" 小希的话还没说完,大爷立马沉着脸斥责小希。无奈之下小希笑着对大爷说:"大爷您别生气了,刚刚是我不好,考虑得不周到,我这就给您仔细检查。" 小希面带微笑认真地给大爷做了一次全面的观察和监测。

（二）人文护理之"宽"

1. 宽以待己　护理是一项特殊的职业,护理人员不仅每天要面对遭受病痛折磨的患者,更会面对人的生死和人情冷暖,常常处于情感的剧烈冲突中。这就需要护理人员不断修炼宽容的德行,理解宽容、学会宽容,拥有宽广的胸怀,包容自身和他人客观存在的局限和不足。对待自身时,了解自身存在的不足,理解人无完人的客观性;在工作中能够正视缺点和不足,并通过不断学习和修炼,克服缺点,改善不足,使自身德行符合规范,适应工作的变化和发展;同时,也不必对自己太过苛刻,要善于进行心理调适,寻求家人和亲友的帮助和支持。护理人员唯有保持宽容、豁达的胸怀,才能以积极、乐观、开朗的心态投入工作,更好地应对患者的健康服务需求。

2. 宽以待人　护理服务的对象大部分是遭受病痛折磨的患者,因此护理人员需要具备宽容大度的胸襟,以同情之心去体谅和包容患者。临床工作中,患者因疾病致身心痛苦而变得脆弱、言行失控,甚至发生焦虑、恐惧、猜疑、激动、愤怒、孤独、依赖等心理反应,护理人员应该理解、体谅和包容患者,通过语言沟通、倾听、疏导等方式化解患者的不良情绪。同时,护理人员还要调整好自身的情绪,以平和之心安抚患者不良情绪。宜静不宜躁,宜化解不宜对峙。当患者情绪激动,甚至做出过激行为时,护理人员首先应稳定自己的情绪,避免正面冲突,适时、适度地安抚患者,待患者平静后倾听患者的心声,多采用开放性提问,并适当用眼神或简短话语予以回应。在倾听过程中,寻找原因,并针对性解释和帮助患者解决问题。护理人员的宽以待人还体现在工作中任劳任怨,不计个人得失,无私奉献;更体现在医护、护护协作与配合、支持与理解、尊重与爱护。正因为护理人员所具备的博大胸怀和包容的品质,使人文护理更加生动有情。

例如,护士小李正经历痛失爱子的苦痛。每当工作之余她就沉浸在丧子的痛苦中,科室护士长和年长的护理人员轮流陪伴她,做心理疏导,带着她一起出去散心。小李曾一度有过轻生的想法,但在科室同事真诚地开导与鼓励下,她逐渐从痛苦中走出来。这天,小李上白班,负责接收新患者,办理入院的患者很多,可是床位不足,于是小李就按照常规给择期手术患者进行预约安排住院。有一位患者不满意自己被安排到下周住院,于是就跟小李争执起来,患者情绪激动,还用手指着小李的脸。小李特别气愤,原本内心的丧子之痛还未完全平复,又遇患者不理解,悲伤与委屈涌上心头,心酸的泪水忍不住落了下来。为了避免与患者产生正面冲突,她走到更衣室,让自己冷静下来,站在患者的角度想了想,很快平复了情绪,擦干眼泪走出更衣室,微笑着再次耐心地向这位患者解释缘由。经过解释,患者了解到所患疾病是可以择期入院,且预约住院是为了更好管理床位,保障医疗措施优质。患者理解了小李的安排。离开病房时,患者真诚地向小李道歉:"对不起,李护士!刚才我太激动了,请你原谅!"小李笑着说道:"没关系,我理解您,等科室一有空床,我会尽快通知您来住院,谢谢您理解、支持我们的工作!"从小李的言行中人们可以感悟到,有良好德行的护理人员要不断调试自己的心态,不计较个人得失,有容乃大,及时抚慰患者情绪。

（三）人文护理之"信"

1. 诚实守信　诚实守信是护理人员应遵从的最基本的道德规范,是个人内在修炼的基本德行。"诚"是"信"的基础,"信"由"人"与"言"所构成,两者密切相关。为仁者"忠诚老实""言而有信",对待人与物实事求是,说到就做到,说得到而做不到的就不要说,多做少说。护理人员作为仁人,应忠诚对待职业,诚信对待患者、家属及其他医务工作者。在护理实践活动中坚持"慎独"的精神,真正做到科学严谨、认真负责,按制度要求和操作标准做事,才能取得患者和家属的信任。诚信需要渗透到护理人员的执业行为中,在护理操作过程中严格执行三查七对,按医嘱用药,抽吸药液完全,认真做好基础护理;当操作失误时,主动上报并向患者致歉;严格执行消毒隔离制度,严格手卫生,避免暴发医院感染;夜间工作中按时、准确用药,及时观察患者,真实记录病情等。当这种"慎独"的职业诚信由外在要求转化为自身内在品质需求时,护理人员将自觉规范自身执业行为,获得患者信任。

2. 受人信任　诚信是处理好护患关系、护护关系、医护关系的重要准则,只有真正做到诚实守信方可赢得他人的信任,受到他人的尊重。护理人员以良好的职业形象,热情和蔼的服务态度,规范有效的护理操作,真诚适当的沟通交流,设身处地维护患者的利益,护理人员谦虚有礼将会取得患者及其家属的相信,患者及其家属愿意向护理人员寻求帮助、愿意配合护理人员进行康复治疗。护理人员彼此真诚相待,互相支持和帮助,共同面对和解决困难,相互鼓励与进取等,将会建立相互信任的关系。护理人员不断提升专业能力,较好地配合医生的治疗,医护之间相互尊重,密切协作,认同彼此的专业价值等将会促进医护的相互信任。前不久,小陈和小任值班时给患者输血,二人发现患者需要输注洗涤红细胞,可是输血科发给了去白细胞浓缩红细胞。小陈与管床医生和输血科沟通,确认两种血液功能区别不大,可以替换。于是小陈在管床医生的同意下将取回来的去白细胞浓缩红细胞给患者准备好,拿到病房准备给患者输上。工作时间较长的小任立刻来到病房制止了小陈。小任说:"患者病情已经明确,需要输注洗涤红细胞,我们不能随意给患者换血液的种类,这样对患者病情不好。"制止了小陈输血后,小任又再次与管床医生、上级医生和输血科协商,最终给患者更换了血液,患者输上了洗涤红细胞。事后,小任来到患者床边向她道歉,并取得了患者的谅解。同时,小任还对小陈进行了教育,告诉小陈:"护理操作中,一定要遵医嘱执行,并且执行时还应审慎,查对医嘱的正确性,当发现医嘱不符合患者情况时,一定要及时停止并与医生协调处理。一切都要从患者的病情和利益出发,这样才能真正保证患者的安全,促进其恢复健康,取得患者的信任。"从小任的言行中人们可以感悟到,诚信是处理好医疗关系的重要准则,是保证患者安全的重要基石。

（四）人文护理之"敏"

1. 敏捷干练　获诺贝尔和平奖的著名慈善家特蕾莎修女曾说过:"爱必须付诸行动,才能使爱发挥功能。"可见没有行动的爱是空谈,护理人员要用爱守护生命、守护健康,需要用行动践行誓言。护士在观察患者病情变化时,敏锐洞察患者病情的现有和潜在变化,通过收集患者信息,结合自身知识和经验综合分析、评价与预测疾病的发展趋势,及时与医生沟通,提前采取有效治疗措施,保障患者生命安全;在执行各项护理操作中,行动要敏捷迅速,及时有效执行医嘱,有效保证患者各种治疗措施的落实;当患者突发病情变化需要抢救时,护理人员要有足够迅速的应急处理能力,分秒必争,当机立断,在短时间内迅速做出正确判断和决策并付诸行动,全力以赴地及时救护;在护理危重症患者时,护理人员应具备敏锐的临床预见性能力,通过及时、正确评估病情,提前预知存在的护理风险和安全隐患,根据预见方向及时制订护理计划,采取安全风险防范措施;在了解患者的护理需求时,护理人员应有高度的关怀敏感性,及时掌握患者的社会文化背景、生活习惯、情绪变化等,善于察言观色,根据患者明确与潜在的需要及时给予不同的护理及健康教育。

2. 勤勉睿智　护理工作繁重而艰辛,且关系到人的生命和健康。作为一名优秀的护理人员就要勤于思考、敏于行动、言辞谨慎、不耻下问、虚心好学;学习专业知识和相关学科知识,并将知识积极应用到实践中,提高护理业务水平;勤于动手,为患者创造整洁舒适的休息环境,多实践操作,练就扎实的护理技能,对技术精益求精,提高操作技巧,减少患者痛苦;勤于思考,训练敏锐的临床评判性思维,对问题进行质疑辨析、严格推断,做出正确的临床护理决策。同时,护理人员还应敢于创新,及时发现、把握身边瞬间即逝的灵感和机遇,敏捷行动,并迅速转化,撰写科研论文,激发创新热情,促进护理事业科学发展。

临床工作中这样的情况常常发生。张婆婆因为带状疱疹引发严重疼痛而住进了疼痛科,每天需要静脉输液的时间较长。疼痛让张婆婆辗转难安,手上的静脉留置针总是穿破血管,频繁穿刺更换留置针给张婆婆增加了痛苦。为了保护好穿刺的留置针,张婆婆不敢随意活动,心里感觉被困在了病床上。管床护士小菊针对张婆婆的情况想了很多办法,用约束带固定,更换不同类型的固定敷贴,用胶布缠绕固定,但效果还是不理想。科室里像张婆婆这样的现象很普遍,小菊开始思考新的方法,她查阅资料,从医院其他科室发明的球拍式约束手套得到灵感,自行设计出更具人性化的静脉留置针保护套,并用柔软、漂亮的棉布制作。张婆婆用上保护套后,方便了很多,留置针留置的时间也明显延长了,张婆婆觉得很舒适,特别满意,直夸小菊聪明。小菊设计的人性化静脉留置针保护套受到了疼痛科患者的欢迎,老年患者、年幼患者输液时都用上了这种保护套。从小菊的事例中我们可以感悟到,护理人员应敏感于患者的痛苦,敏锐地洞察和思考,敏捷地付诸行动。

（五）人文护理之"惠"

1. 惠爱助人　中国古代著名医家孙思邈提出"凡大医治病,必当安神定志,无欲无求,先发大慈恻隐之心,誓愿普救含灵之苦,若有疾厄来求救者,不得问其贵贱贫富,长幼妍媸,怨亲善友,华夷愚智,普同一等",这句话体现了医者"爱人""惠人"的思想和理念。医者应对患者存有恻隐之心、同情之心、怜悯之心、慈悲之心,主动关爱、帮助患者,自愿奉献爱心。

护理人员根据患者疾病、心理和社会特点给予专业照护,对生活不能自理患者予以细致周到的生活护理,对精神抑郁者给予心理疏导,对自卑的患者给予精神鼓励和必要的物质帮助,对陷入无助和孤独的家属给予心理支持、语言鼓励、治疗帮助等,都是用最直接的行为关爱和帮助患者。

2. 施惠利民　护理人员不仅承担着医院内患者的护理,还承担着国家的公共卫生工作和地区医疗护理发展的建设工作。《进一步改善医疗服务行动计划(2018—2020年)》中指出,一切从实际出发,想患者所想,急患者所急,优化护理服务流程,提供便民、利民护理服务、远程护理会诊服务等。同时,还要推行公益护理,发挥基层援助作用。护理人员在社会灾害救治中义无反顾奔向救灾的第一线,积极救护;让志愿者服务活动走进社区,为患者免费体检,开展常见病、多发病相关知识讲座;参加各种义诊,展开健康咨询,为民众普及健康知识,提高民众健康意识;在区域医联体内帮助实现优质护理服务下沉,通过培训、指导、帮带、远程等方式,将老年护理、康复护理、安宁疗护等延伸至基层医疗卫生机构,帮助基层医院切实提高护理业务水平,促进区域护理团队发展,提供优质可及的全生命周期健康促进服务。

(江智霞　何　琼　穆青清)

第五章

西方人文护理理论基础

自南丁格尔开创护理学科以来,西方护理研究成果层出不穷,极大地推动了护理学理论的快速发展。本章撷取与人文护理密切相关且应用较为广泛的人本主义(humanism)思想、人文关怀科学理论、人性化护理理论、跨文化护理理论,分析这些理论的起源、发展、主要内容以及在人文护理实践中的应用并进行评述。

第一节 马斯洛人本主义思想

一、马斯洛人本主义思想溯源

自 19 世纪冯特开创现代心理学以来,原本由哲学家与神学家掌握的对人类心理现象与人类行为的研究工作逐渐交接到心理学家手上。1954 年马斯洛出版了《动机与人格》一书,标志着人本主义心理学(humanistic psychology)的诞生。他致力于研究人的本性、需求、潜能、经验、价值、创造力及自我实现。马斯洛的人本主义理论体系大致可以分成三个部分:需要层次论、人性论、价值论。马斯洛的出发点在于人的本性是善良的或是中性的;人性的恶是由后天环境影响造成的。他在此基础上再来剖析人类行为的动机,发展出需要层次理论。

首先,人本主义心理学是以西方人道主义精神为根基的。自文艺复兴时期起,欧洲先哲便提出以人为中心的思想,强调尊重"人性""自由意志""尊严"的世界观;此后,人道主义精神具体化为"自由""平等""博爱"原则。归根结底,西方人道主义精神的精髓在于崇尚人的伟大与不朽,肯定人的尊严与作用。

其次,以马斯洛为代表的人本主义心理学批判性继承了弗洛伊德的精神分析与华森的行为主义。弗洛伊德的精神分析学认为人是追求感官快乐的动物,受其动物本能驱动,且与社会功能之间无法协调。因此,弗洛伊德主要研究精神失常的人,发展出自我、本我、超我的概念来诠释人类行为。但马斯洛认为精神病患者群体只是人类的小部分,无法把精神分析推及到全人类,因而他转向研究健康人群,引入"无意识动机"来探索人类行为的内在机制。华森的行为分析称人类的行为是绝对的刺激 - 反应模式。

在存在主义的影响下,马斯洛关注人和宇宙、自然之间的关系,期望探索人类生存的本真状态,进而探究人类存在的本真意义。马斯洛在研究方法上自然而然地采取了现象学的方法,重视经验与直觉,力图发现人类本真性的存在及其行为本质。此外,马斯洛还吸收了现代整体心理学、格式塔心理学、人格心理学等学派的精华,兼采东方道教和禅宗,融会贯通而形成了世人所知的人本主义心理学。

二、需求层次理论

马斯洛的需求层次理论主要围绕需求与动机展开。在马斯洛看来,驱动人类行为的主要动因分为内部、外部两大类。前者指的是由个体内在需求所驱动,而后者则是个体在与外部世界互动过程中,受到外部压力或要求所产生。在关于动机的研究中马斯洛强调:要在立足于个体需求、阶层发展的基础之上展开研究。马斯洛又将需求具体区分为基本需求与特殊需求两大种类。

(一) 个体的五个基本需求

从逻辑层次上,基本需求可分为五个不同层次:生理需求(physiological needs)、安全需求(safety needs)、爱与归属的需求(love and belongingness needs)、尊重的需求(esteem needs)、自我实现的需求(needs of self-actualization)。马斯洛认为,人的基本需求若未被满足或者实现,人就不能称为完全的健康人。

1. 生理需求 生理需求包括衣食住行、睡眠、性等,它是人的第一需求。一个口干舌燥的年轻人,假如在他面前放一杯矿泉水和一场美妙的电影,让他二者之中只能选择其一,毫无疑问他会选择一杯水。因为一个口渴的人,此时最根本的需求是解渴,其他的东西都可以暂时搁置。该层次所派生出的需求主要由个体体质或遗传所决定,属于人类所共有的最基本需求。

2. 安全需求 安全需求高于生理需求,是在个体满足基本生理需求之后所派生出的基本需求之一。一个人的衣食住行、睡眠等问题解决之后,还得确保处于安全环境中,实现个体机体内部的安全健康以及外在环境的稳定与安全。患者渴望自身是健康无病的,残障人士希望自身"完整无缺、功能健全"。

3. 爱与归属的需求 当一个人在吃得饱穿得暖、安全无虞的情况下,他会主动地关注周边世界,同样也会渐渐地渴望别人接纳他、认可他,尝试与他人建立可持续、和谐的人际关系,甚至进一步拥有爱情与家庭。缺乏爱的个人不仅常会感到孤独与封闭,更有可能压抑个体的成熟与发展。马斯洛曾说:"爱的饥饿是一种缺乏症,就像缺乏盐或者缺乏维生素一样。"

4. 尊重的需求 当一个人的生理需求、安全需求、爱与归属的需求获得满足之后,他会期望满足自己尊重的需求。人需求自尊与来自他人的尊重。主体对自己的接纳与认可,亦即自尊。自尊包括对获得信心、能力、本领、成就、独立和自由等的愿望。另一主体对自己的认同,亦即尊重。他人的尊重包括威望、承认、接受、关心、地位、名誉和赏识。如果一个人的尊重的需求得到满足,他会有自信,有能力去应对人生中的艰难险阻,最终实现自己的理想目标。反之,他就会产生自卑怯懦的心理。

5. 自我实现的需求　自我实现的需求是动机发展的最高层次。人拥有自我发挥与完成的欲望,也就是使其潜力得以完全实现的倾向。这种倾向可实现人的全部潜能。一般来说,"任何一个需求的满足,随着它的逐渐平息,其他潜在的需求就要占据显要的位置,并力求得到满足,需求永不停息,一个需求的满足产生另一个需求"。这些需求是"在一个强度有差异的层级阶序里能动地互相联系在一起的"。诚然,不少个体无法自我实现。

(二) 两个新的需求

上述五个层次的需求,对于个体来说是都可能直接面对的基本需求。马斯洛还讨论了认知、理解的需求与审美的需求。这两种需求与前五种并非阶次递进关系,而是相互重叠又有所区别。

1. 认知、理解的需求　它具体包括理解、系统化、组织、分析、寻找联系与意义、创立价值系统的欲望。这种需求最明显的体现是好奇心。探究与表达自由也可看作是满足基本需求的前提。一个人如果是在主观上不断获得好奇心的满足,他会在世间找到一种存在感与幸福感。

2. 审美的需求　马斯洛发现,人无论是在生物学意义上还是在社会意义上都有审美的需求。它在最初的每种文明、每个时代里都察觉到了人类审美的冲动。李泽厚在《美的历程》开篇也曾写道:"美是关乎心灵的事情,不可复制,几近于偶尔雪上留痕,一线佛里梵音。所以记录美的历程,实在是吃力不讨好,承载它的除了美自身,更在于后来者审视的心灵敏锐度"。

马斯洛认为后两种需求属于人类所特有的认知需求层次,是相对前面五种基本需求的更加高级的需求。需求层次的顺序是交叠变化的。马斯洛的需求层次理论直接关联到人类的动机与行为。人类的价值实现是建立在需求基础之上的一个动态过程。

三、人本主义思想对当代护理理论的贡献

20 世纪以来的护理理论主要包括人际关系理论、健康意识扩展论、跨文化护理理论、转变理论、舒适理论等。这些理论论及了护理的本质、任务、目标以及护理人员的角色,产生了侧重点不同的护理模式,比如约翰逊的行为系统模式、奥瑞姆的自护模式、罗杰斯的整体人科学模式以及罗伊的适应模式。

罗伊的适应模式,将人看作一个适应系统,面对内外环境中各种刺激有其应对机制、适应方式与适应过程。虽然以此可以对个体在适应过程中产生的问题进行判断和干预,但它将人看作是一个机械的系统,遵循生物的刺激 - 反应(stimulus-response,S-R)模式,在操作层面上也是从"疾病 / 刺激"的角度去审视人的护理过程的,而忽视了人是具有生物、心理、社会属性的整体的人。南丁格尔曾说,护理目的是帮助个体预防疾病或从疾病、伤害中恢复过来。护理的科学性与艺术性在于应该更关注护理对象的性别、种族、民族、信仰上的多元,所处的环境又是多维的、动态变化的。人本主义强调以人为主、独特的个体的价值,深入理解人的独特性与个性化。

在人本主义心理学框架下,机体通常表现为一个整体,但也会受到一些特殊的、孤立的条件的影响,产生局部的、非整合的反应。对患者的局部的、特殊性的理解将有助于真正的

护理实践操作。人本主义从个性化护理的视角出发,有针对性地了解护理对象的各种需求。当身患感冒,一个人可能渴望的是尽快痊愈、无须住院。这时候让他恢复健康,满足他的安全需求就是最紧要的。而一些老年阿尔茨海默病患者除了基本的生理需求与安全需求之外,可能还会强调爱与自尊的需求,对关注、陪伴、爱的渴望则更为紧迫。

四、人本主义思想在护理实践中的应用

(一) 满足不同需求的临床护理实践

1. 基于需求层次论的人本护理观　人本护理就是以人为本,对患者实施个性化、人性化的服务与人文关怀。人性化服务更多的是以患者为中心,从患者身体、心理、社会、文化四个方面出发对患者进行护理,以满足患者对健康服务的需求,是整体护理的体现。人文关怀强调人的价值、人的尊严和人格的完整,特别关心人的精神方面的问题。强调人、健康、疾病三者关系时,人是具有人性、人格等方面的需求的主体。这要求护理人员要以人为本,提供人性化服务,及时准确把握患者需求,营造以人为本的医疗环境,实施整体护理服务。以人为本、关爱生命的人性化护理服务,需求及时准确地把握患者的各种需求,建立融洽的护患关系,减少护理缺陷,提高护理质量。

2. 基于生理需求的生命护理　生理需求指的是维持生命体、种族延续的最基本需求,包括水、食物、氧气、休息、活动、性等。生理需求虽优先产生但却有一定限度。当生理需求被满足时,它就不再成为个体行为的动力,人类会自然生成出更高层次的需求。反之,一个人的生理需求得不到满足时,其他需求会被推到次要地位。然而,疾病常常导致患者各种生理需求无法得到满足。

(1) 氧气:是需首要满足的生理需求,尤其对于危重患者,必须立即给予,否则会危及生命。常见问题有呼吸困难、呼吸道阻塞等所致的缺氧,护理人员应对住院患者氧气的满足情况做出迅速准确的评估,对患者存在的任何引起呼吸困难或窒息的情况,尽快给予解决。

(2) 水:常见问题有脱水、水肿、电解质紊乱、酸碱平衡失调等。护理人员对有可能出现机体水分不足的患者进行全面评估,仔细观察患者是否存在缺水而造成的征象,针对患者的具体情况,及时采取各种措施补足水分。

(3) 营养:常见问题有营养失调,不同疾病(如糖尿病、肾脏疾病)的特殊饮食需求。如疾病导致食欲减退、吸收不良、呕吐、腹泻等可使患者对营养的需求得不到满足;亦可能由于不良的饮食习惯、心理因素(厌食症)造成营养不良。不同疾病对营养也有不同的需求,护理人员要及时为患者补充各种营养成分。

(4) 排泄:常见问题有便秘、腹泻、大小便失禁、尿潴留、多尿、少尿 / 无尿等。护理人员应注意观察患者的大小便情况以及皮肤情况,做好评估,满足患者排泄的需求。

(5) 温度:包括人体温度和环境温度。护理人员既要注意观察患者的体温情况,又要注意为患者提供一个温度适宜的住院环境,让患者感到舒适。如冬天要注意保暖,夏天要注意病房通风透气等。

(6) 休息与睡眠:常见问题有疲劳、各种睡眠型态紊乱等。环境改变、疾病影响或频繁的治疗、护理操作均可干扰患者的睡眠,影响患者睡眠的质量。因此,护理人员应注意全面评估影响患者睡眠的各种因素,尽力排除各种干扰,采取有效措施,满足患者睡眠的需求。

以人为本是提供服务的最高价值要求,也是满足人的需求的最佳方式。人本护理就是

在以人为本原则的指导下,以符合患者实际情况和满足患者需求为目标所开展的一系列护理活动。这要求护理人员要尽量满足患者的多层次需求,促进护患和谐,体现以人为本的护理理念。

3. 基于安全需求的基础护理 安全需求是指个体希望受到保护、免遭威胁,从而获得安全感。安全的需求包括生命安全、财产安全、职业安全等。提高患者安全感的措施应从身、心两方面着手。人在患病期间,由于环境的变化、舒适感改变,安全感会明显降低,会感到自己的生命受到威胁。他们既渴望医护人员的保护、帮助,又担心会发生医疗失误。较重的医疗经济负担也会影响患者对安全的需求。护理人员应加强患者的入院介绍和健康教育,增强患者的自信心和安全感,提高诊疗、护理水平以获取患者的信任。

4. 基于精神需求的全人护理 通常较低层次的需求得到基本满足后,更高一层的需求才会出现,并逐渐强烈。当生理和安全的需求得到满足后,精神的需求随之出现并逐渐强烈。精神的需求包括爱与归属的需求、尊重的需求、自我实现的需求。其需求的程度和满足方式有很大的个体差异。

(1) 爱与归属的需求:指被他人或群体接纳、爱护、关心的需求。患者住院后,由于与家人分开及生活方式的改变,会产生强烈的无助感。爱与归属的需求显得更加强烈,患者更加需求亲人、朋友、同事及医生、护理人员的关怀、理解、支持。护理人员应耐心倾听患者的诉说,多解释病情及治疗的情况,让患者感到被重视、被关怀。

(2) 尊重的需求:包括自尊和尊重两个方面,是指自尊、自重,或者因为自己的能力和才能而受到他人认同、尊敬、赞赏的需求。患者患病时,能力有限、需求依赖他人照顾、隐私得不到保护、某些疾病导致的形象改变等,会使患者失去自我价值感。护理人员应注意使用礼貌和尊重的称呼,重视和听取患者的意见,尊重患者的个人习惯和宗教信仰,协助患者尽可能达到自理。护理操作时注意遮盖身体的隐私部位,帮助患者感受到自我存在的价值。

(3) 自我实现的需求:指个体希望最大限度地发挥潜能,实现自我价值。疾病会影响患者各种能力的发挥,尤其是偏瘫、截肢、失语、失明等重要功能丧失的患者。但疾病也会对自我成长和自我实现有所帮助。护理人员应鼓励患者表达感受,发展其潜能,重建积极的人生目标,为自我实现创造条件。

人的基本需求是为了维持人类的生存和发展,维持个体身心平衡的所有最基本的需求,包括生理、社会、情绪、智能、精神等方面。护理人员要识别各类人群未满足的需求,有效施护,帮助其满足基本需求,以维持和促进健康。

(二) 人本主义思想在人文护理教育中的应用

1. 课程设置 随着整体化和人性化护理观念的日益深入人心以及社会大众健康需求的不断变化,对护理专业人才的综合素质提出了更高的标准。护理专业学生要强化自身的人文修养和人文精神,顺应当代护理学教育与人文教育相融合、相促进的趋势。国内各医学高校课程中人文社科课程体系不断完善。人文社科课程大致可划分为4大类:

(1) 哲学类课程:开设护理辩证思维学。护理辩证思维学属于哲学与护理学的交叉学科,是哲学辩证思维逻辑方法在护理学中的应用。还有高校将护理伦理学设置为必修课程,培养学生哲学辩证思维和生命道德观。

(2) 史学类课程:当前关于护理学史的内容教学主要在护理学导论中讲解,目前我国大陆的护理院系还没有开设专门的课程,我国台湾地区的课程标准中规定有护理学史课程。

(3) 社科类课程:这类课程包括文学、艺术等一般人文教育课程和与专业密切结合的课程,如大学语文、名著赏析、艺术概论、护理人文修养、护理管理学、护理礼仪、护理心理学、护理教育学等。这类课程大多以选修课的形式进行学习,采用将人文社科知识与专业相结合的形式培养学生的人文综合素养。

(4) 方法类课程:护理是注重交流沟通的一门专业学科,护患沟通技巧非常重要,部分高校推荐学生阅读《人际沟通与交往艺术》《护患情境精选》等书籍,提高学生的人际沟通能力,使学生在情景模拟中思考和学习。

2. 按照需求层次理论进行分层　人文护理教育运用马斯洛的需求层次理论,分析护生学习过程中的需求,进而培养学生的学习动机,调动学生的学习积极性,加强学校的人文环境建设。

(1) 加强校园物态人文环境建设,满足护生多元需求:优雅的校园风光,丰富的人文景观,有助于护生舒张性情、陶冶情操、培养人文情怀。教室、实验室保持洁净,舒适清新;窗台角落摆放充满生命活力的绿色植物;墙上张贴美观悦目的图片和催人上进的励志性标语。良好的物态人文环境有利于培养和塑造护生的完美人格,使护生保持活力和学习兴趣。注意教室设施设备的安全放置,做好学生学习、假期时间的安全防范。

(2) 加强校园文化人文环境建设,满足护生精神需求:校园有特色鲜明的校训、办学宗旨、校史馆、英雄模范人物雕像与事迹介绍、座右铭等,护理学院有院训、专业哲理等,营造好学、思辨和积极进取的人文氛围。注重学生个性差异,培养职业信心,鼓励学生参加社团活动,增强学生的组织协调能力。鼓励学生积极开展创新创业项目的实践,增强学生的创新意识。让带教老师情境模拟教学,言传身教,通过模拟现实情境,使学生掌握专业技能操作,培养与患者沟通交流的能力和感同身受的同理心。

3. 强化自我实现的多元化人文护理教育

(1) 问题式学习(problem based learning,PBL):是一种以患者的疾病问题为基础,以学生为中心,以教师为引导的一种教学和学习方法,是一种以小组形式使学生获得知识和解决问题技能的教学方法,它鼓励学生发展自主学习和评判性思维能力。PBL 教学不仅调动了学生自主学习的能动性,加强了师生间的交流,实现了基础医学各学科间以及基础学科与临床各学科之间知识的交叉和融合,实现了"教师为主导,学生为主体"的有机结合。

(2) 团队导向学习(team-based learning,TBL):20 世纪 70 年代 Michaelsen L.K. 提出了以团队为基础的教学理念。这是一种以有效提高学习者的团队意识、创造性、灵活性与实践性为特点的新型教学模式。典型 TBL 教学包括三个阶段:准备、准备度测试和应用性练习。班里学生分组学习,提高学习效果。通过课前预习,课堂上学生单独完成个人测试,以检测预习效果和知识储备。题目以知识要点为主,教师提供实际案例和相关问题,学生以小组为单位,讨论并确定答案并阐述依据,最终由教师给予指导,师生共同评价学习效果。TBL 教学从课前准备到课堂教学,均强调学生主动参与和团队配合,提升对知识的实际运用能力,促进学生人际沟通、自我表达、团队合作及评判地解决问题等综合能力的提高。

(3) 挑战式学习模式(challenge based learning,CBL):着重让学生发挥创意,主动提出试图探究的课题,从而制订各项针对此课题的挑战,学生经过思考和摸索后,提出实际和有意义的行动去解决挑战,并向其他人展示其学习成果。在 CBL 的教学模式中,教师职责将从教授学习内容转变为教导学生找寻知识,学生根据所提出的主题提出研究问题,利用各种相关资料探索研究的问题,并找出多种解决方法,再选择出最佳方案。不同教学模式的运用应该结合专业、学科、内容的特点、学生和师资以及各院校自己的实际条件而有所选择或者综合运用,促进护理教育多样化发展。

(三) 在护理管理中的应用

1. **以人为本的护理管理**(nursing supervision)　以马斯洛、罗杰斯为代表的"人本主义"于 20 世纪 50 至 60 年代在美国兴起。人本主义认为,一切管理均应以调动人的积极性,做好人的工作为根本,强调把人的因素放在第一位。因此,在护理管理中,应该着重于对人的管理,创建以人为本的护理管理制度:①满足生理需求和安全需求,创造安全的工作环境;②加强护士与护士、护士与患者、护士与医生之间的沟通,营造平等友爱、相互尊重、团结合作、积极向上的心理环境;③了解并满足护士的正当合理需求,提供自我实现的机会。

2. **分层次的岗位管理与在职教育**　护理人员岗位管理是对所需岗位的类别和结构进行设置,并且按照岗位和聘用合同进行人员管理的过程。分层次的岗位管理与在职教育有助于护理人员实现自我价值,为患者提供优质的护理服务:①制订不同层次护理岗位管理和在职教育目标;②传播先进的护理理念,修炼情怀;③激发护理人员的学习兴趣,树立终身学习的观念;④按照护理人员的不同层次进行岗位管理并与薪酬激励相结合,完善专科护士的资质准入和薪酬制度,实现分层管理机制的良性运行和可持续发展。

3. **按照需求层次进行的人力资源管理**　护理人力资源管理是管理者以护理服务目标为宗旨,合理调整各需求之间的关系,充分开发护理人员优势的管理方法。马斯洛需求层次理论指导下的护理管理做法如下:①根据护理人员性格特征和兴趣爱好进行分工,将充分发挥每个人的才能;②多方位的护理人员素质的培养,提高护理服务的水平。③关心护理人员生活,满足其自我实现的需求,积极为护理人员营造轻松的、可自由交流的、可及时解决工作上的苦恼及问题的环境。

4. **关注护理人员自我实现的职业生涯规划**　自我实现的需求是马斯洛基本需求层次理论中最高层次的需求,它是指个人理想、抱负,发挥个人的能力达到最大程度,实现自我价值。护理管理者应协助护理人员做好职业生涯规划,确立一个有成就感的职业目标及实现途径。具体做法如下:①协助护理人员进行正确的职业定位,指导护理人员制订自我实现的职业生涯目标;②开展相关心理健康教育,帮助护理人员塑造健全的人格,以应对工作困难;③根据性格特征和个人特长进行分工,为护理人员的自我实现提供更多机会。

(李惠玲　廖　颖　吴燕铭)

第二节　华生人文关怀科学理论

吉恩·华生(Jean Watson)博士首次将人文关怀与护理结合,创立了人文关怀科学理论。华生强调关怀是护理的本质,护理人员提供照护的过程中,对患者内心世界给予关心,与患者在一定时空中交流及共享生活经历,建立稳固的护患信任关系,帮助患者达到生理、精神、社会文化上健康的目的。华生的人文关怀科学理论在世界上受到了高度关注和认同,并被广泛应用。

一、人文关怀科学理论发展的背景

华生人文关怀科学理论的诞生是建立在其他学者理论的基础上,包括南丁格尔的环境学说、莱宁格的跨文化照护理论和罗杰斯的人本主义心理学,以及许多人文科学和基础科学理论。人文关怀科学理论的形成还与华生接触了不同国家、民族的文化有很大关系。华生提出了"人文关怀是护理学的本质"的观点,并将护理学拓展到以"关怀整体人的生命健康"为本的人文关怀发展阶段。华生在其著作《护理:关怀的哲学和科学》(*Nursing:the philosophy and science of caring*)中首次应用了"关怀"这一词语。她将哲学中"以人自身的生命价值为本"的人文关怀理念引入到护理学"关怀弱势群体的生命健康"的内涵之中,揭示了护理学人文关怀的精神内核,以"关怀整体人的生命价值为本"的人文关怀理念包含着对自身生命价值的关怀,通过关怀和治愈过程寻求和拥有他人的精神世界,建立真正的信任关系。华生于1985年再次修订了《护理:人文科学和人文关怀》(*Nursing:human science and human care*)。此后,华生继续致力于人文关怀科学理论的不断发展和完善。1999年,华生出版《后现代护理及超越》(*Postmodern Nursing and Beyond*);2008年又出版《关怀的哲学及科学(新修订版)》(*Philosophy and Science of Caring,New revised edition*),把原来书名中的"care"换成了"caring"。她解释说,care的状态下,护理人员可以去对患者提供照护,而不一定伴有人文关怀;而caring一词能最准确体现人与人之间深层次的互动与联结。由此,本理论的核心要义也由"人性照护"(human care)修改为"人文关怀"(human caring)。2012年华生出版了《人文关怀科学——一个护理理论》(*Human Caring Science,a theory of Nursing*)。华生坦言,生活中遭遇的一系列事件促使她深入思考、发展理论,让她从更深层面对关怀科学有了认识。这些不幸事件包括她在意外事故中一侧眼睛失明及丈夫的去世等。处处都有爱,人人都是爱的来源。华生说,她自己不仅拥有关怀理论、知识和职业学术基础,还拥有智慧、个人亲身经历、神秘的体验、热情、实践经验以及勇气来开展关怀-治愈历程。华生提出,人们可以去学习、讲授和研究关怀,但要得到关怀的真谛,必须亲自去经历和体验它。

二、人文关怀科学理论的主要内容

(一) 人文关怀的本质及护理关怀价值观

人文关怀与爱是最普遍的、最强大的力量。如果想让人性和人道主义得以维持,如果我们想进入更加有爱和更加文明的社会,我们需要变得更加有爱,更愿意实施关怀。护理是一个关怀的专业。关怀道德伦理的维持影响人类文明的发展和护理专业对社会的贡献。我们首先要学会对自我提供关怀,给予宽容、人道;然后对他人给予真诚的关心、温柔、爱及尊严。

护理一直是从人性照护和关怀的立场,尊重人,关注其健康—疾病—愈合过程。基于知识的、告知的和伦理的人文关怀是专业护理价值观、承诺及合理行为的核心。在人际互动中体现人文价值,践行人文关怀实践。人性化照护需要得到医疗、技术、经济、管理体制等方面的支持和配合。

(二) 对护理学元范式核心概念的诠释

华生对护理的核心概念具体定义和解释如下:

1. 生命　华生将人的生命定义为持续存在于时空中的精神的、心智的、情感的和生理上的统一体,是指可以被关怀、尊敬、了解及被帮助的有价值的个体。人的整体是大于各部分的总和。人有能力与过去、现在和将来共存。

2. **不适** 不适并不一定是疾病。不适是一种主观感受,是个体内在自我或与他人的不和谐状态。人的特殊体验或经历如发展性冲突、内在痛苦、罪过感、自责、绝望、失落、悲伤、各种压力等可导致不适,并可引发疾病。疾病可导致更大程度的不和谐。

3. **健康** 健康是一种主观感受,是身、心的统一及和谐。健康与个体对自己主观感知和实际体验二者之间一致性的程度密切相关,也就是说,二者间差距越小,个体健康程度越高。当感知的自我和体验的自我相吻合时,人处于和谐状态,就是健康;当感知的自我和体验的自我短时期存在不一致时,个体就会感受到不适,如果二者长时期不一致,就会发展为疾病。此处的健康观强调的是人的生理、社会、美学及道德等方面完整的个体,而非仅仅是人的行为和某些生理症状或体征。

4. **护理** 护理是一种象征,关怀 - 愈合整体性、与内在过程和能量的连接,利用人的宝贵经历和巨大外力来实现愈合,而不仅仅是对人的躯体进行治疗;对身体的照顾绝不能与对心灵的照顾分离。在华生看来,护理总体来讲由知识、思想、价值观、理念、承诺及行动及一定程度的激情组成。这些知识、价值观、行动及激情一般来说与人文关怀时刻相关联,与经历着人生体验的个人内在主观的、个人的、人与人之间的接触相关联。因此,关怀是一种旨在去保护、增强、维护人性、人的尊严和完整性的超个人的人际努力和尝试;它帮助人们发现不适、痛苦、疼痛、存在等的意义所在,并帮助他人获得自我知识、自我控制、自我关怀和自我愈合,从而恢复自我内在的和谐。

5. **护理目标** 护理目标是帮助人获得更高程度的和谐,以促使人们应用多样化的方法达到更好的自我认知、自我护理、自我控制及自我愈合。护理目标的达成依赖于触动人内心世界的人与人之间关怀的过程和人与人之间精神的关怀性联结及关怀性关系的建立。

(三) 其他重要概念

1. **关怀科学** 关怀科学(caring science)是指以人文关怀过程、现象和实践为导向的人道主义学和人文科学。关怀科学包含了艺术、人类学和科学。科学的研究探索是反思性的、主观性的、解释性的以及客观现象主义的。关怀科学应用多种流行病学方法对临床和现象进行调查,同时又采用一些新的调查方法如美学的、诗歌的、叙事的、个人的、直觉的、运动的、进展到意识的、有意的、现象学 - 精神学的研究以及道德和伦理探索。

2. **护理中的关怀性和非关怀性** 华生将人分为关怀性(caring)的人和非关怀性(noncaring)的人两种。关怀性的人具有下列特征:将每个人视为独特的个体,关注和关心他人的情感;积极沟通;愿意付出额外的努力。关怀性的人及其行为可达到下列状态:生物活性状态,表现为良好的护患关系,仁爱、关注、善良和反应积极;或者达到更高的生物优化状态,即最佳的护患关系,护理人员与患者之间生命中的相互馈赠。反之,非关怀性的人忽视他人的个体差异性,对他人的情感无动于衷。非关怀的结果至少有两种不同的状态:生物杀灭性的状态,导致患者气愤、绝望甚至影响患者的健康;生物静止状态,表现为健康受影响,患者感受到护理人员的冷漠。

3. **超个人关怀性关系** 超个人关怀性关系(transpersonal caring relationship)是一种特殊的人性关怀的关系,是一种与他人的连接或统一,对他人的整体及存在的一种高度认可。由此,关怀被视为护理的道德理想,终极关注是对人的尊重和人性的维护。护患之间产生了一种主观交流。双方之前存在的不和谐的情感、思想、能量被释放出来,取而代之的是一种积极的情感、思想和能量,使自我更和谐,对他人更加善良友好,更关注彼此乃至整个人类的健康。

护理关怀的过程是超个人和谐的关怀关系发生的基础和起点。护理人员主动出现在中心地带,停下来仔细审视在疾病、诊断和行为背后的个人。这种完全发自内心的关怀性存在和关怀意识创建了一个开放的空间。

在超个人关怀性关系的建立中,护理人员运用自我很重要。传统护理中,护理人员被提醒要避免与患者进行个人接触和交往,避免自我暴露,个人的情感投入被认为是不专业的。但在超个人关怀性关系中,护理人员的适度投入是关怀性关系不可或缺的一部分。护理人员将其天赋、技能、知识、直觉、品位、感知、人格等运用到与患者的交往中。护理人员投入情感,作为特定时刻的一种关系中与患者同在、同感受的一种方式。患者也可能成为对护理人员有意义、助其愈合的使者。

4. 关怀时刻　当护理人员和其服务对象两个人带着各自的独特的经历现象场走到一起,发生连接,就构成了关怀时刻(caring moment)这一事件。实际关怀情形(actual caring occasion)包含了护理人员和服务对象双方的选择及行动。在该情境中两个人有机会决定之间的关系以及此时此刻的行动。护患双方进行有意义的、真诚的、主动的交流和互动,互相尊重,分享个人经历;患者表达出关怀需求,护理人员理解感知到患者的这种需求,做出了恰当的反应,对患者实施了关怀,患者感受到了护理关怀;护理人员因给患者提供了关怀,自己精神上产生愉快感,并得到提升。

关怀时刻的实现需要护理人员具备相关的意识和能力,拥有爱和关怀意识,时刻愿意帮助对方并进行自我关怀实践等。

(四) 临床关怀程序

华生把"十大关怀要素"作为护理人文关怀实践的指南,此后又进一步提出了十大临床关怀程序。这十大临床关怀程序及护理人员为实施每项程序应具备的意识和应实施的行为具体包括如下内容:

1. 坚持人道主义 - 利他主义价值观,对自我及他人怀有仁爱怜悯之心,给予关爱。要实践这一项关怀程序,护理人员对患者(他人)应做到:保持开放的心态,与自我、他人环境和宇宙建立连接;做自我关怀和关怀他人的模范;认识自我和他人的独特性;肯定善意的行为;尊重自己和他人的天赋和才能,正视人性弱点,真诚倾听,给予尊重,与人为善,维护生命尊严。

2. 真诚陪伴照顾对象,交往中注入信心与希望。护理人员应做到:创造沉默 / 反思 / 暂停的机会;主动与他人建立人际关系;运用关怀艺术与科学来促进康复与整体性;根据他人的价值观、信仰以及重视的事情来制订护理计划;合理利用目光交流和触摸;以他人喜爱的方式称呼他;帮助他人树立自信,帮助他人树立希望;鼓励他人继续生活。

3. 进行个人精神实践,培育超个人自我感。达到超越本我状态,从以心为中心的全意识出发,全方位开放。护理人员应做到:实践反思(日志、冥想、艺术表达);表达想要通过探索他人的感受、信仰和价值观来提高自我的意愿;通过评估周围情况做出客观判断;通过有意义的仪式来表达感谢、宽恕、依从和同情;接受在精神层面具有独特性并值得尊重和关怀的自我和他人;对他人表现真挚的关注;重视自己和他人的内在美;用心实践。

4. 建构并维持帮助 - 信任、真诚的关怀性人际关系。护理人员应做到:亲身实践,探索当下及所处关系中的可能性;无条件爱与关怀他人;尝试从他人的角度出发考虑问题;创造最佳的治疗空间来满足他人的需求;不以批判的态度待人;参照他人生活经历给予回应;真实的存在:创造最真诚的人际关系;以开放的心态及足够的敏感度对待他人;运用"我 - 你"关系而非"我 - 他"关系;表达自己和他人的沟通方式的意识;根据需求给予解释沟通;促进建设性的沟通:进行健康相关性沟通;不讲闲话;进行有效的、友爱的沟通;不传播谣言;积极解决问题;不过度抱怨;鼓励独立和自由的活动;不鼓励依赖;参与促进健康的活动;参与促进安全、道德、成熟、健康的活动;允许他人在合适的时机说出其顾虑。

5. 贴近患者,支持对方正性和负面情绪的表达,使自我与被照顾者建立深层次精神上的联系。护理人员应承认治疗过程是一个内心旅程;允许不确定性和未知事件;鼓励将叙事 / 讲故事作为表达理解的方式;允许故事发生、改变和发展;鼓励反思感受和体验;适当表达祝福、祈祷和精神支持;帮助他人看到事情好的一面;积极倾听并给予他人力量;接受并帮助处理他人的负面情绪。

6. 创造性地运用自身及其他可能的方法来进行关怀;艺术性地进行关怀 - 愈合实践。护理人员应做到:结合多种认知方式及创造性、想象力和批判性思维来充分表达关怀艺术与科学;意识到自己的出现是对他人有效护理的一部分并积极运用之;运用自我,通过以下方式创造治疗环境:主动触摸,声音,真实的存在,运动,艺术性的表达,日志,玩笑声,自然举动,音乐,准备工作,呼吸,放松 / 想象 / 形象化,意向性,适当的眼神接触,微笑 / 积极的姿态,主动聆听,自然 / 光 / 声 / 噪声控制等;鼓励提问;帮助他人探索不同的方式来解决健康问题。

7. 从服务对象的角度出发,善于运用适宜的方法对他人进行真诚的健康教育。护理人员应做到:主动倾听他人的生活经历;语调轻柔、平静,对不同的个体分别给予充足的关注;在了解他人及其世界观的基础上,再分享、指导和提供建议、措施及选择来满足他们的需求;共同商议解决问题;接受他人及他人的理解能力、知识水平及学习能力;帮助他人正确看待疾病 / 健康;询问他人对自己的疾病 / 健康状态的了解情况;帮助他人向医疗专家提出问题及表达忧虑。

8. 创造人格被尊重、疾苦被关怀、伤病被救助的场所与氛围,增强个体的完整性、美丽、舒适、尊严及宁静。护理人员应为人际关系的自然发生创造条件;建立关怀 - 愈合观念;主动关怀;关注下列要素,构建愈合性环境:护理人员要重视人和环境,把他人作为独一无二的个体,要关注光线、装饰物、水、噪声、卫生、隐私、营养、美观、安全、手卫生、促进舒适度的措施、他人的作息时间等;随时能为他人提供帮助;交流时关注对方,预知他人的需求。

9. 以恭敬的态度和主动关怀的意愿协助满足服务对象的基本需求,落实关键性的人文关怀措施,强化人的躯体、心理的统一及个体的完整性。护理人员应将他人视为完整个体;尊重他人独特的个人需求;尽量保持他人的舒适;帮助他人减少忧虑;对患者的家属、重要的人及配偶的需求给予回应;尊重他人的隐私需求;尊重他人的世界观及独特的需求;关心家属;满足他人特殊需求,如放松、恢复和睡眠;与家属沟通。

10. 以开放的心态面对生命的无常、神秘与神圣,接纳存在主义、现象学理论。护理人员应做到:允许未知事件的发生;探索生命的奥秘;妥协并期待奇迹;鼓励 / 灌注希望;在适当的时候分享并参与人文关怀时刻;了解自己和他人的内心感受;知道自己和他人重视的事情;尊重他人重视的事物;相信生命中的爱与善良;接受生命中一些难以解释的事情。华生指出,这些关怀程序是人们运用关怀理论系统进行人文关怀的指南。人文关怀现象的护理语言对护理的发展和未来对人类的关怀变得尤其关键。

三、人文关怀科学理论的应用

（一）在临床护理中的应用

华生人文关怀科学理论的十大关怀要素(临床关怀程序)已被广泛地运用在对服务对象的关怀中。学者结合华生理论的十大关怀要素设计了护理人文关怀疗愈模式,应用于特殊患者或群体,如独居、空巢等老年人群体,通过关怀性访谈、关怀性感知、关怀性触摸来评价人文需求,提高自我疗愈的能力,达到身体、心理和谐的最高境界。又例如,在建立关怀帮助性关系方面,责任护士每天对所分管的患者介绍自己的姓名,说明当天对患者的护理负责,并且告诉患者有事可随时找自己。责任护士言行一致,使患者得到全时段负责任的护理,因而受到患者的欢迎和好评。此外,关怀要素指出,要注意倾听患者积极与消极情绪的表达。据此,华中科技大学同济医学院附属协和医院开展了责任护士每天与所分管的患者进行 5 分钟沟通,了解患者有何需求、困难与不适,并给予针对性支持和干预;苏州大学第一附属医院在多个病房开展护患"预约聆听"心理沟通项目,通过聆听取得患者的充分信任和支持,及时有效地发现患者潜在的生理、心理、社会、文化等方面的问题,效果良好。

（二）在护理教育中的应用

1. 人文关怀理论课程设置　最早被用在学校课程设置的是华生任教的美国科罗拉多大学护理系,该校研究生人文关怀课程以关怀科学理论为框架进行设置。随后,美国及泰国的一些大学的护理学院以关怀科学理论为框架进行护理本科生的大学关怀课程设置和实施。内容围绕对自己、他人、同事、护理领导、社区、周围环境、世界以及在网络交互过程中表达关怀。在课程最后安排人文关怀实践,要求学生自创并完成一个专业的关怀活动,然后进行讨论,分享关怀经验与体会。美国犹他州韦伯州立大学、四川大学华西护理学院开设了基于华生人文关怀科学理论的"关怀与照顾"课程,该课程的对象是本科阶段学生,课程内容包括护理关怀的概述、关怀的伦理学基础、护理人际关怀理论、关爱者的素质与关爱技巧、对特殊人群的关爱、关爱"关爱者"。

2. 在护理在职培训中的应用　有医院基于人文关怀科学理论,针对不同类别人员设置了培训课程,全方位进行培训。如华中科技大学同济医学院附属协和医院设置了工作一年以上护士人文关怀培训课程,包括人文关怀理论的讲授、参与关怀查房、撰写反思性关怀短文及关怀故事分享等,或采用研讨会形式,设置相关的研讨议题,对护士关怀能力进行培训。研究结果表明,接受过培训的人其关怀能力得到提升,患者对护理服务的满意度也相应提高。

（三）在护理管理中的应用

华生人文关怀科学理论在世界很多国家医疗机构的管理中得到认可和应用。例如,20 世纪 70 年代末,受华生提出的要从照护者和被照护者双重角度来看待护理观点的启示,美国加利福尼亚大学洛杉矶分校(UCLA)医疗系统制订了关系导向照护模式,要求医务人员主动与服务对象建立关怀性、帮助性的关系,并提供负责任的护理关怀。美国学者

Duffy 以关怀理论等为基础,设计了人文关怀结构、过程及结果的优质关怀模式,作为关怀实施及评价的框架。华中科技大学同济医学院附属协和医院护理部以华生人文关怀科学理论十大关怀要素为指导设计出符合医院文化的人文关怀护理模式,通过人文关怀组织管理、病房试点、关怀培训、关怀科研等促进对患者、同行及自我的关怀,达到患者满意或更加满意、幸福快乐的目标。该模式的实施,有效提高了患者的满意度,展示了护理队伍的仁爱与专业的形象。运用关怀科学理论的十大关怀程序,设计人文关怀体系并实施,效果良好。

(四) 在护理研究中的应用

国内外学者基于人文关怀科学理论,广泛开展了相关研究,涉及关怀现象与本质、关怀教育教学、关怀患者实践、关怀管理等方面。目前被广泛使用的关怀测量问卷大部分是基于华生人文关怀理论设计的。

四、对人文关怀科学理论的评述

华生的人文关怀科学理论推动了世界范围内人文关怀护理的发展,也增强了护理学者对人文关怀理论的高度关注。人们在学习、研究与应用华生人文关怀理论时,不断地对该理论进行总结、分析与评价。

(一) 华生的人文关怀科学理论的主要优点

1. 理论视角独特 华生的理论借鉴了其他人文社会学家、哲学家、心理学家的观点,应用应激理论、生长发展理论、沟通理论、教与学的理论、心理学理论、存在主义现象学理论等构建了独特的人文关怀理论。

2. 理论意义重大 人文关怀科学理论强化了护理学科的知识基础,揭示了护理的核心是人文关怀,为护理的发展注入了活力。华生人文关怀科学理论阐明了护理专业关怀服务对象、关怀同仁和关怀自我的使命和核心,使得护理作为人类健康变革的力量,坚定而温柔地显示了其维护人类尊严、促进人的身心健康、促进和谐社会构建的意义。

3. 理论适用范围广 该理论注重与实证结果相结合,广泛、有效地应用于护理实践。华生的人文关怀科学理论被作为护理教育、护理评估和治疗性护理干预的理论框架。十大临床关怀过程提供了一个框架来指导护理人员从哪些方面对患者实施关怀。关怀时刻的提出为关怀的可测量性提供了依据。华生人文关怀科学理论固有的价值观帮助护理人员反思护理实践,促进护理人员为患者提供身体、心理、精神全方位的整体护理。该理论鼓励护理人员重视深厚的专业根基和价值观,并将关怀理论的概念应用到护理实践中,从而促进护理人员个人品质和专业技能的提升。

(二) 华生的人文关怀科学理论的不足之处

由于华生的人文关怀科学理论的哲学和本体论的性质,使得该理论涉及的许多概念很难准确定义和测量。另外,该理论是从多个知识领域(如哲学、心理社会学等知识领域)中汲取精华或相关内容而形成的,如果读者相关知识缺乏,可能在理解该理论时存在一定难度。华生人文关怀科学理论虽对核心概念进行了阐述,但概念之间的关系并不如其他理论那样紧密,理论概念之间的逻辑性有待加强。

(刘义兰 张纹 彭笑)

第三节 帕特森和兹拉德的人性化护理理论

一、人性化护理理论的发展

(一)人性化护理理论的萌芽

20 世纪 60 年代,约瑟芬·帕特森(Josephine Paterson)和洛雷塔·兹拉德(Loretta Zderad)两人开始反思生活护理经验,发现无法通过实证科学方法传达个人的护理经验与观点,同时她们对现象学和存在主义哲学产生了共同兴趣,此后两人共同创立了人性化护理理论。通过亲身护理经验,帕特森和兹拉德发现护理人员最根本的存在方式和内在使命就是分享,真实性对话是护理的核心。

(二)人性化护理理论的成熟

1971 年,帕特森和兹拉德成为纽约北港退伍军人管理医院的专职研究人员后,开始着手进行"临床实践、教育和科学提高患者服务质量"的研究。1972 年,帕特森和兹拉德在该院合作开设了一门人性化护理课程,采用了综合临床实践、教育和研究三管齐下的方法,为临床实践提供了一种检验经验的方法。1976 年正式出版的著作《人性化护理》(*Humanistic Nursing*)阐述了人性化护理的基本概念、发展历程、哲学基础及从日常实践中提炼和综合的经验。

帕特森和兹拉德回归到日常护理活动中寻找护理工作的意义,她们认为这种真实存在的护理关系和共享过程可以帮助患者找到存在感和幸福感。帕特森将护患关系视为一种人际关系,如同护理人员与朋友或亲人等之间的交流。

(三)人性化护理理论的发展延伸

1988 年再版的《人性化护理》突出了人性化护理在护理实践、管理和教育中的必要性,以及如何对人性化护理实践的内在价值进行检验。该书强调了真实性对话在人性化护理中的重要性,对话的过程包括讨论、质疑、表述、澄清、辩论、反馈。2008 年修订版的《人性化护理》进一步阐述了人性化护理理论在临床实践中的应用。苏珊·克莱曼(Susan Kleiman)对人性化护理理论进行了继承和发展,创建了人性化护理理论网站,展示了护理人员之间、护患之间的对话技能,促进了该理论的传播。

二、人性化护理理论的主要内容

(一)哲学基础

人性化护理理论以护患双方的主体间交互为基础,以存在主义为理论架构,以现象学为研究方法,阐述了护理现象的本质和动态发展过程。持该理论的专家认为护理是一种帮助患者挖掘自我、实现最大潜能的过程。该理论提出了一种现象学调查方法,可作为描述日常护理活动本质的工具,帮助护理人员审视和理解其日常护理实践。

人性化护理理论的哲学基础来自人文主义、存在主义、现象学。将护理与人文主义结合的护理理论有很多,如 1846 年南丁格尔主张"护理人员的本质在于为患者提供人性化的护理",1952 年赫得嘉·佩普劳(Hildegard Peplau)的人际关系理论主张"护患关系是护理的核心"。可见,以人为本的护理在护理学科发展初期就被认为是护理的本质。但是,帕特森和兹拉德第一次将人文主义概念与存在主义哲学、现象学方法结合起来,回归到日常护理实践过程中寻找护理的本质和意义。

1. 人文主义　是一种以人为本的哲学,肯定了人性和人的价值。人性化护理理论认为人文是护理学科的根本特征之一,并体现了护理学科的艺术性。尽管现在"人文护理"被视为一种特定的护理方法,但人文和护理两者的来源和目标是一致的,生于人归于人。实现护理对象的生存和发展需求是护理的终极目标,而实现个人的生存和发展需求也是人文主义所追求的目标。

2. 存在主义　法国哲学家马塞尔主张:人的存在本身没有意义,但人可以在原有存在的基础上进行自我塑造、自我成就,个体通过不同的生活选择来获得自身的存在意义,是一种理解生活的哲学方法和观点,属于整体性哲学。存在主义强调自我决定、自由选择和自我负责,适用于帮助性职业,其整体框架尤其适用于护理。人性化护理理论认为,患者当前的表现决定了其未来面临选择时的多种可能性,护理人员应该根据双方互动时的实际情况,向患者说明这些选择对其生活的影响和意义,帮助患者达到良好的存在状态。

基于存在主义的人性化护理理论帮助护理人员认识自身的责任所在,通过对患者真实体验的观察和描述,将护理过程作为现实世界客观存在的事物展开分析和讨论。护理人员需要对护理对象的真实存在持开放态度,主动了解并将其概念化与现象化,帮助患者有意识地了解自身的存在状态。

3. 现象学　根据人性化护理理论可以将现象学研究分为五个阶段:①了解自身存在;②通过直观感受了解患者存在;③通过科学的方法了解患者存在;④综合已知的现实情况;⑤反思、分析并扩展现有的关系。人性化护理理论通过现象学方法突出了患者日常感受和主观体验在护理工作中的重要性,以护患的治疗关系和互动过程为切入点进行现象学描述,形成了以对话、会面、关联、存在、呼叫和响应为框架的护理过程,实施以患者需求为中心的人性化护理。

在护理专科化发展的背景下,多样化的角色使得护理人员难以将注意力集中于护理本身。人性化护理理论从护理日常实践本身展开论述,即护理行为最简单最基本的活动——对话。人性化护理理论希望通过现象学方法描述护患双方在当前护理情境中的特异性选择,即患者表达需求与护理人员回应方式的动态变化。人性化护理理论对护理过程进行非评判性的、真实的描述,进而将日常护理过程概念化,指导人性化护理实践。

(二)人性化护理的过程、特点及适用范围

人性化护理是护患真实性对话的过程,护理工作的核心在于护患的主体间交互。人性化护理过程是对患者需求做出积极反应,使被帮助的人达到良好甚至更佳的健康状态。该理论要求护理人员有意识地将护理作为一种存在体验,通过现象学描述当前的护理情境与过程,并不断反思与改进。帕特森和兹拉德通过长期现象学描述的汇编和补充、综合以构建并明确人性化护理理论科学研究的方式方法。

1. 人性化护理的过程　护理本身是人类对话的一种形式,这种对话不仅指以口头或非口头语言发送和接收消息的过程,更包含了护患双方通过呼叫和响应进行并外显于感官的交流过程,这种过程基于患者的健康需求和护理人员有目的、有意识的回应。通过对话可以了解患者对护理过程的体验,探讨护理行为对患者的实际影响,基于时间和空间属性阐述护理情境中的现象。和对话有关的概念包括会面、关联、存在、呼叫和响应。

（1）会面：护理人员和患者因为计划或意外在特定护理情境相遇的过程。在此过程中护理人员持有特定目标，患者抱有一定期望。影响该过程的因素包括护患双方基于护理预期结果各自产生的感情、护理人员和护理对象的独特性、相互坦诚和保密的水平等。

（2）关联：护理人员与患者存在于共同的护理情境并相互影响的过程称为发生关联。关联的意义在于在不同护理情境中，护患之间建立不同类型和程度的内在联系，促进双方健康潜能的发展。关联程度取决于护患双方的开放性，该过程受到护患各自人际关系的影响。

（3）存在：护患双方开放性的、可接纳的、有准备的、可获得的性质即是存在。护理人员的实践操作和自身的存在状态均会影响到患者的健康水平。

（4）呼叫和响应：该过程是相互的、连续的、同步的。护理人员和患者以语言和非语言的形式完成呼叫和响应。通过描述双方讨论、质疑、传达、澄清、争论和反思的过程，总结护患之间的对话并反思护理人员自身响应能力。

2. 人性化护理理论的特点

（1）抽象性：护患之间的对话不仅限于护理人员对患者进行的各项操作，也包含护患之间进行的语言和非语言交流，能够真正影响双方在护理情境中的选择和行为的交流。对护患之间的非语言对话可用于构建呼叫和响应框架，作为护患沟通时的指导和辅助工具。

（2）开放性：护理人员需要主动了解患者病情发生发展的整个过程，包括患者的生活习惯、文化背景等。护理人员需要更多地通过倾听，掌握患者对疾病以及护理的认识和感受，引导患者主动参与健康促进，达到更佳健康状态。

（3）真实性：保证护患对话的真实性，充分展现双方的真实存在，在差异的基础上寻求共性——实现患者更佳的健康状态，以实现护患双方的共同成长。护患之间建立相互信任的治疗关系，护理人员了解并理解患者的真实想法，以便于与患者展开真诚的对话。

（4）普遍性：不同于其他专科性较强的实践性操作，护患对话发生在所有日常护理过程中，对不同科室或不同类型护士均有指导意义。

（5）时空性：护患对话发生在特定的护理场景中，以时间和空间作为描述护理过程的背景和基础。同时，不同的时空环境对护患双方对话的可及性和效率也会产生一定程度的影响。

（6）独特性：患者和护理人员都是独一无二的个体，其各自生命轨迹决定了个人选择的可能性和多样性。护理人员有责任了解患者的特异性，在理解尊重患者选择的前提下积极引导患者参与健康计划，使患者主动做出能达到更佳健康状态的选择和行为。

（7）复杂性：护患对话的真实性受到双方个人、家庭、社区等多层次因素的共同影响。例如护患各自的价值观、家庭关系、人际网络、文化背景等对双方对话质量有重要影响。

（8）实践性：人性化护理认为护理人员的存在和行为应该对患者健康相关选择和行为产生积极影响，在护理过程中有意识地指导患者做出负责任的选择，使患者达到更佳健康状态。

3. 人性化护理理论的适用范围　广义上，人性化护理理论适用于所有日常护理实践过程。但是该理论较为抽象，难以指导实践。护理人员需要具备一定的哲学基础和实践经验，以便理解该理论的内涵并将其应用于临床。狭义上，人性化护理理论主要适用于护患接触和交流的机会相对较多的情形，如社区居民的健康管理、慢性病患者的健康促进、终末期患者的健康维护。护理人员有时间、条件与患者建立相互信任的治疗关系，双方展开真实性对话的可及性更高,患者的积极参与和责任性选择可以有效帮助其达到自身更佳的健康状态。

（三）人性化护理理论对护理学核心概念的诠释

帕特森和兹拉德将护理视为一种主体间的对话和交互,涉及与世界上的个体、事物在一定时间和空间中的相遇、关联和存在。与所有其他人类互动一样,患护之间确定并经历不同的互动关系,二者为了同一个目标而保持良好状态。当护理人员响应患者的健康需求时,护患之间发生有目的的沟通,双方相互依存和了解。互动过程的差异源于很多因素,包括价值观、信仰、情感、经历和期望落差等。因此,人性化护理理论对护理四大核心概念有其独特的界定。

1. **人**　人是独一无二的存在,在一定的时间、空间中与世界上其他的人和物建立普遍联系,具有一定的潜能和局限性。人与人之间的独特性和差异性体现了个人在特定生活情境中的选择,影响了人的价值观念和性格特征。

2. **健康**　健康不仅是没有疾病,而且是在达到躯体、心理、社会健康良好状态的基础上实现更佳的健康状态。良好健康状态是护理的基本目标,而更佳的健康状态则是人性化护理的目标。通过促进患者参与,提高其做出负责任选择的可能性,帮助患者发展内在潜能,更多地感受到存在感和幸福感。

3. **护理**　护理的本质是一种主体间的交互,是患者表达需求与护理人员回应需求、双方进行真实性对话的过程。护理过程是人类之间选择体验中的一种,为护患双方提供了一个体验负责任选择的机会。护理人员在护理环境中发展自身负责任选择的潜力,并从中获得力量感和满足感,这种体验过程可以形成正向反馈,强化护理人员做出负责任选择的习惯和能力。

4. **环境**　人性化护理理论中的环境概念指的是护患双方共同存在并进行真实性对话的时间和空间节点。护理情境是护患双方生活情境的一部分,因此会受到护患各自生活环境和文化背景的影响。护理情境是将患者从日常生活中剥离,改变了患者的生活环境,患者会产生恐惧、害怕等情绪。护理人员需要理解患者的处境、富有同理心,以适时引导患者做出负责任的选择。

三、人性化护理理论的应用

（一）在临床护理中的应用

目前不同国家对于人性化护理理论实践研究的关注重点有所不同,北美国家集中于对晚期癌症患者的应用研究;日本老年患者的人性化护理模式较为成熟;西班牙、葡萄牙等欧洲国家对于护理人员与产妇之间的对话模式研究较多。这种现象可能与每个国家的国情和人群健康需求不同有关。

人性化护理理论的临床实践范式主要包括三个方面。①顶层设计:以人为本的整体护理理念,指导护理实践结构,监督护理实践过程,解释护理实践结果。基于人性化护理理论的整体护理理念应用于各个专科护理实践有利于该理论的发展与拓宽,可利用人性化护理理论解释现有护理实践经验对患者满意度和生活质量的积极改变。②应用拓展:人性化护理实践还包括为患者营造人性化的住院环境,对患者家属进行健康教育和心理疏导。③多学科参与:护理学和临床医学共同参与对患者的人性化管理。

人性化护理理论的人群应用特点包括:①主要集中于焦虑、恐惧等情绪问题较为突出的患者群体,例如急诊、手术室、产科等患者群体情绪问题对患者健康管理影响较大,人性化护理可提高患者满意度,改善患者焦虑等不良情绪反应;②慢性病患者如糖尿病、高血压等患者,在护理过程中参与程度较高,护理人员应该充分尊重患者的个体差异性,重视患者的护理体验,以提高患者生活质量为目标,减轻患者对于疾病的未知感和恐惧感;③对于疾病终末期患者,将临终关怀、姑息治疗与人性化护理融合,改善终末期患者的生命质量。

（二）在护理教育中的应用

人性化护理理论用于护理教育集中在:①培养人性化护理服务理念,营造公正的人性化护理文化氛围,培养以人为本的价值观;②自我管理,如护理人员礼仪培训、护患沟通技巧应用;③病房管理,人性化人文环境和物理环境的构建,开展不同类型的文化活动,如读报、故事分享会等,为不同文化背景和兴趣的患者创造交流机会,促进患者的开放性和多样性。经验丰富的临床护士通过言传身教,与护生就临床常见护理问题进行开放、真实的沟通与探讨,培养人性化临床护理的意识。

帕特森和兹拉德强调了需依靠自身的工作经验和人性化护理的研究进展对人性化护理实践加以完善。护理研究者对人性化护理实践的研究有待于发展具体的护理实践标准和质量管理制度,提高该理论的可及性。因此,通过现象学研究护理现象的标准化描述语言,构建和完善人性化护理理论知识系统。

（三）在护理管理中的应用

人性化护理理论应用于护理管理领域具体表现在:①护理管理者创建公正的人性化护理文化,通过人性化管理培养人文护理价值观念,传播人性化护理理念。②培训护理人员的人性化护理意识和能力,率先在特定的护患人际环境中开展人性化护理实践,通过现象学方法描述护患对话。总结实践经验,提高该理论对具体护理实践的指导性。③开发有针对性的人性化护理质量管理和评价标准,提高护理人员的获得感和工作积极性。明确人性化护理责任制度,减轻护理人员的心理负担。

（四）在护理研究中的应用

人性化护理理论研究主要包括:①护理实践,主要集中于对患者满意度和生活质量的评价。②护理教育,相关研究仍然以临床培训为主。③护理管理,如以"护理人员为中心"的人性化护理管理模式。我国学者提出的护理柔性管理即是一种人性化护理管理模式,为人性化护理管理提供了一种客观化的评价标准。以人为本的护理管理研究需要考察护理人员生理、心理、社会需求,构建人文护理文化,实施以患者为中心的人性化护理。

四、对人性化护理理论的评述

人性化护理理论属于元理论——以最抽象、难以量化测量的术语描述护理过程,阐述护理的本质过程,可以衍生出其他更具体的理论。帕特森和兹拉德通过人性化护理理论回答了下列问题:①患者如何描述自身在各种临床环境中接受护理的经历;②护理人员如何描述护理专业中最佳与最不可取的经历;③在产生积极的护患体验方面,患者认为哪些护理品质最为重要。

（一）理论的优点

1. 兼容与标准化　护理语言体系与规范的护理程序相兼容,北美护理诊断协会护理诊断(NANDA)分类体系中的每个诊断都可以用于解释护理对象所描述的对不同问题观点的关系。

2. 创新性　为护理人员提供了解释护理过程和现象的全新方法,有助于护理人员养成有意识地体验、回忆和反思自身护理实践的习惯。

3. 现实性　将人性化护理理念融入护理职业价值观,让护理人员从人性化护理过程中感受到存在感和获得感。

4. 指导性　为护理人员提供与患者展开真实性对话的框架与范式。

5. 广泛性　可以用于解释不同护理情境的护理现象,不受专科护理发展的限制。

（二）理论的不足之处

人性化护理理论缺乏针对护理实践具体的、有针对性的指导方针,推广性有限;难以有效地推广到语言文化背景差异较大的患者群体中;护理人员与患者对话的有效性容易受外在因素(如工作负荷大)的影响;了解人性化护理理论的概念内涵和对话技术需要护理人员有一定的知识水平和实践经验;该理论尚未发展出客观可量化的人性化护理质量评价标准,有待进一步的实践和逻辑检验。

（胡德英）

第四节　莱宁格跨文化护理理论

照护是人类生存、发展和面对疾病所必需的。20 世纪 60 年代,马德琳 M. 莱宁格（Madeleine M. Leininger）首次将文化引入护理学,提出了跨文化护理（transcultural nursing）理论,各国护理人员和研究者将这一理论不断实践与发展,以期了解和熟悉护理对象的文化照护价值观、表达方式和实践形式,理解照护者和被照护者的期望和需求的差异,为护理对象提供恰当的治疗性护理照护。

一、基本概念和学科发展

（一）基本概念

跨文化护理又称多元文化护理。莱宁格认为,跨文化护理是一个实质性的研究和实践领域,侧重于比较具有相似或不同文化的个人或群体的文化关怀价值观、信念和实践,其目标是提供针对文化差异性和共同性的护理,以促进健康或维持健康,帮助人们以有文化意义的方式面对不利的生存条件、生活或死亡。这一概念强调在护理实践中重视文化对健康的影响,为不同文化背景下的人提供与其文化一致的、安全的和有益的护理保健服务,其核心是为服务对象提供符合个性需要的关怀照护。

（二）学科发展

莱宁格是跨文化护理运动在教育研究与实践中的奠基人,多学科教育经历为莱宁格奠定了护理学、心理学、人类学等学科坚实的理论基础,多领域的工作经历是莱宁格跨文化护理理论发展的桥梁。

20 世纪 50 年代中期,莱宁格在美国中西部的一个"儿童指导之家"工作期间,发现不同文化背景下的儿童对护理人员的干预有不同的反应。在攻读博士期间,她以尼加拉瓜东部高原地区的村民为对象,进行了人种护理学的研究。莱宁格注意到西方文化和非西方文化在健康照护实践方面的差异。正是这些跨文化的实践经验、人类学相关理论的影响及研究实践,为莱宁格构建跨文化护理理论奠定了基础。

1966 年,莱宁格在科罗拉多大学开设了第一个跨文化护理课程。1974 年,在莱宁格的倡导和组织下成立了跨文化护理学会(Transcultural Nursing Society),为护理人员提供了学习和实践跨文化护理的机会。1970 年莱宁格出版了《护理学与人类学:两个世界的融合》,为跨文化护理、莱宁格的跨文化护理理论以及基于文化的健康照护的发展奠定了基础。在莱宁格 50 多年的护理生涯中,共出版了 28 本专著,丰富和完善了跨文化护理理论。

二、主要内容、特点、适用范围和评价

(一) 主要内容

莱宁格用"日升护理模式"对跨文化护理理论进行了系统解释,阐述了在一种文化体系中通过该理论的支持如何实现对个体、家庭和群体的健康状况的影响及为他们提供相应的护理照顾。这一模式包括以下四个层次:

1. 世界观、文化与社会结构层　服务对象的社会结构、文化背景、世界观、环境内容等是人类照顾与护理所必须考虑的因素,护理人员应评估和收集宗教、哲学、政治、法律、经济、教育、社会关系与价值观等有关服务对象所处社会环境和文化背景的各方面信息。

2. 服务对象层　以健康系统内的服务对象为基础,建立包括个人、家庭、群体和社会文化结构的信息系统,以及与文化有关的照顾和健康的特定意义及表达方式。

3. 健康系统层　这一系统融合了专业健康系统、民间健康系统和护理系统等领域的特征和特有的照顾专长,有利于鉴别文化护理照顾的共性和差异。

4. 护理照顾决策与行动层　这一层次以最大限度满足服务对象需要为目标,在文化照顾保存 / 维护、文化照顾调整 / 协商及文化照顾重建 / 再定型三种形式为主的护理措施下,完成与文化一致的护理照顾。护理人员的护理反映了服务对象的不同文化需求,而服务对象的社会结构、世界观、各种相关健康系统均可影响护理人员所采用的护理措施,二者之间相互联系、相互影响。

"让阳光升起并普照大地"是对日升护理模式形象地描绘,提示护理人员在护理实践中要采用发散思维方式,综合考虑到护理对象文化的差异,了解护理对象文化和行为对健康的影响,预测不同因素可能改变关怀的含义、类型和模式,指导护理人员对不同文化背景下的护理对象进行准确的观察、判断,提供适宜的护理文化照护,像阳光普照大地一般温暖每一个被照护者。

(二) 特点

1. 系统性　跨文化护理理论从系统论的观点出发认识人、疾病、健康、照护,认为个体对疾病、健康的认识和照护需求既具有某一社会群体的共性,也具有独立个体的特异性,护理人员应该以健康系统内的服务对象为基础,建立包括个人、家庭、群体和社会文化在内的信息系统,系统评估、理解服务对象的需求,提供恰当的照护。

2. 多样性　莱宁格从人类学的视角建立的健康信息系统,使护理评估的内容更加广泛,使照护系统更加丰富,使照护决策与行动多样化。

3. 动态性　同一类型疾病的服务对象虽然在病理特征上具有相似性,但由于文化不同,对疾病的自我认识和反应具有一定差异性,护理人员应根据服务对象的文化背景,动态地了解服务对象的健康问题,密切注意服务对象对健康的表达方式。

（三）适用范围

多元文化护理符合社会发展的需求和人们对健康的需求,在临床和社区护理实践、护理教育和护理研究中都有广泛的应用。

（四）理论评价

1. 逻辑性　跨文化护理理论以"日升护理模式"为解释性框架,逻辑地构建了一个抽象程度由高到低的四个层次的跨文化理论认知和实践框架。

2. 简明性　莱宁格对其理论和模式进行了清晰的解释,说明了各概念与护理核心概念的关联性,从而使该理论易于理解,也使日升护理模式能够较好地推广。

3. 实用性　莱宁格构建的理论以文化和照护为核心,制订了护理人员应用"日升护理模式"进行文化评估的基本原则及评估的步骤,从评估内容到护理措施,更好地理解不同文化是如何影响人们的健康状态以及如何为服务对象提供需要的健康照护。

三、当代跨文化护理理论的研究现状评述

（一）深入探讨了文化与护理的潜在关系

文化是社会特有的现象,是一定历史、地域、经济、社会和政治的真实反应。广义的文化是指人类社会实践中创造的物质和精神财富的总和;狭义的文化则是指人类在实践过程中创造精神财富,即在一定的物质生产方式基础上发生、发展的精神文化,包括人们的传统习惯、伦理道德、规章制度、行为准则、思维方式、价值观念等。受文化差异性的影响,各民族对健康、疾病、护理和保健等的认知和需求亦各不相同,而护理保健服务是没有国界的,其基本任务是维护和促进全人类的健康安适状态。对文化与护理的潜在关系进行探讨能够从另一个角度认识和解释照护现象,从而指导护理实践向更广阔、更全面的方向发展。

（二）丰富发展了跨文化护理理论的内涵

莱宁格的跨文化护理理论主要是从国家的层面出发,研究对象是不同国籍、种族的患者,而我国患者群体的文化差异表现在生活地域、社会角色、经济状况、文化程度等方面。因此,有专家指出,多元文化护理既包括适应不同国家和种族的跨文化护理,也包括适应个体文化差异的本土跨文化护理。此外,郑儒君等提出可借鉴国外已得到了实证支持的跨文化评估模式,引导护理人员从相互交流、有效的空间距离、社会组织、时间的适应、环境控制、生物学的多变性等方面进行跨文化评估,从而提高跨文化护理的有效性,拓宽了多元文化护理的应用领域。

四、跨文化护理理论在我国的应用

（一）在护理实践中的应用

1. 基于人口流动的跨文化护理　运用跨文化护理理论对外籍肿瘤患者进行个案护理,全面客观地评估患者的世界观、价值观、社会结构、环境背景因素,并作出相应的护理诊断,提供符合服务对象的文化背景的护理照顾,提高患者的依从性,患者的文化照顾期望得到很好的满足,从而提高了患者的生存质量。每个民族都有自己丰富的民族文化,各民族由于特殊社会环境造成了受教育平均程度、生活方式、价值取向、道德观念、宗教信仰的不同。有研究表明,以跨文化护理理论为指导对外科藏族患者提供与其文化相一致的文化照护,最大限度地满足患者的文化需求,能有效稳定患者术前的情绪,促进有效治疗与康复;尝试对维吾

尔族机械通气患者进行音乐疗法,选择具有民族特色的音乐能有效地帮助患者达到生理、心理、情绪的统一和谐。

2. 基于特需患者的跨文化护理　慢性疾病和一些康复时间长的患者,常由于病程长、病情重以及其他社会经济因素、个人素质等方面的影响,会出现不同程度的心理障碍和不适,宗教信仰不同的人对疾病和死亡以及对治疗、护理的认识有较大的差异性。针对不同患者的文化背景和心理需求进行全方位的跨文化护理,能有效缓解患者的心理压力,提高患者的生存质量。

3. 基于照护决策的跨文化护理　跨文化护理理论在临床实践中的应用已涉及重症监护室(ICU)、产科、特需病房、老年科、神经内科、急诊以及临终关怀科等多个科室。研究结果证实,跨文化护理在临床实践中的应用能够增强护患沟通,改善护患关系,提高护理质量和患者满意度。此外,它在各领域中亦具有独特的意义,如在 ICU 中实施跨文化护理能够减少 ICU 综合征的发生,提高患者的治疗依从性;在产科中尊重孕产妇婚姻家庭生活与职业特点的差异,制订个性化的护理计划,提高孕产妇围产期护理质量;在临终关怀领域中应用跨文化护理,能够提高患者临终前的生活质量等。

（二）在护理教育中的应用

1. 跨文化课程设置,奠定认知基础　跨文化护理理论既丰富了护理学的基本理论,又完善了"以人为本"的整体护理观。通过开设跨文化护理课程或对在职护士进行跨文化护理培训,培养出适应不同文化背景患者需要的优秀护理人员。还可以在跨文化护理教育的同时,将该理论应用到护理科研中或用于指导临床护理研究。而如何完成文化能力教育与现有课程整合,以及辅助教学策略探讨等问题成为跨文化护理教育研究的热点。护理人员跨文化知识的获得,来源于临床实践、自学和在校教育。我国的大多数高等护理院校尚未开设跨文化护理相关课程,课程目标中未提及关于护生多元文化护理的培养要求。

2. 多元化教学方法,培养照护技能　培养具备跨文化护理能力的护理人员,不仅要强化其各种技能、知识、观点、态度和实践能力,而且要强化跨文化护理能力,与不同类型的人进行有效沟通,建立积极的治疗性护患关系。张凤等在跨文化护理理论基础上设计的教学模式,有助于培养具有跨文化护理意识、适应社会需求的复合型护理人才。跨文化护理要求护理人员具备多学科、多层次知识,从多元文化角度出发,为患者提供与其文化背景相符合的照顾。跨文化护理理论教育能够丰富护理理论和实践,增强护理人员的跨文化沟通技能,优化护理质量。

3. 开放型教学模式,实现文化交融　护理教育中跨文化护理内容的融入包括对临床护士跨文化护理培训模式的研究和跨文化护理课程的开发。杨丽黎等提出,可尝试应用 ASKED 模式构建护理人员文化能力培训项目,该培训模式在已经得到了实证支持。ASKED 是以文化意识(awareness)、文化技能(skill)、文化知识(knowledge)、文化交流(encounter)和文化渴望(desire)为框架构建文化能力的培训项目。

（三）在护理研究中的应用

1. 服务差距模型的研究　彭幼清等应用服务差距模型对外籍患者进行需求调查,针对患者期望和管理部门感知的差距,定期了解患者期望;针对管理部门感知和服务质量期望的差距,选择正确的服务设计和标准;针对服务质量规范和服务交付的差距,实施差距护理措施管理,进行培训和考核,按标准提供服务;针对服务交付和患者的外部沟通的差距,建立并实施服务传递与对外承诺匹配制度。服务差距模型有助于提供更符合患者背景的护理,有效提高了特需护理服务质量。

2. 评估测量工具的研究 周红波等研究者应用"日升护理模式"的理论框架介入住院患者护理评估指标设计,根据"日升护理模式"的前 3 个层次(世界观和文化与社会结构层、服务对象层、保健系统层),设计出三个层次的护理评估指标,并设定出每个指标的预计结果选项,进行整理归类,形成系统的表格式护理评估表单,并应用于临床,从而发现基于跨文化护理理论设计的护理评估指标和所构建的评估表单,可以科学、全面地评估患者的文化背景和健康需要,有利于多元文化护理的推广和个体化整体护理的实施。李小寒等基于跨文化护理理论和国外的测评工具研制出符合我国临床护理特点的"护理人员文化照护能力的测评工具",从文化照护的意识、知识和技能三个维度拓展多种渠道以使护理人员接触各种文化,增强护理人员的文化敏感性,加大多元文化护理的教育培训力度。

3. 文化照护(cultural care)能力的研究 护理作为一门跨文化照顾专业,需要为不同文化的人或人群提供健康照顾,在文化照护的过程中,既要帮助服务对象重塑或重建新的健康的生活方式,也要尊重服务对象的文化价值观和信仰。卢志兰等将 10 例外籍肿瘤患者随机分为实验组和对照组,实验组在常规护理的基础上以"日出护理模式"为核心进行护理,运用外语与患者进行日常沟通、理解患者在西方文化背景下的心理状态等,结果表明实验组患者抑郁、焦虑的发生率和满意度皆优于对照组。

跨文化护理是"以人为本"服务理念的践行,平等、理解、尊重是跨文化护理的本质,跨文化护理让护理照护更加温暖。

(翟惠敏)

第六章

人文护理的研究方法

人文护理的发展可以弥补传统护理在人文关怀上的不足,加强护患信任,改善护患关系,提高护理整体质量。科研助力实践,好的人文关怀需要严谨的研究加以支撑,为此,开展并加强人文护理研究势在必行。本章将界定人文护理的科学问题框架,梳理人文护理研究思路,介绍人文护理适用的研究方法,为广大护理人员提供更多更有价值的科研选题方向的启迪和切实的方法学指导。

第一节　人文护理的学科框架

人文护理作为一门新兴的探索性学科,既关注患者作为整体人的身心健康问题,也关注患者作为社会人的道德文化问题和精神健康问题;既关注疾病诊疗过程中患者的个性化身心体验,也探索生命和死亡的社会意义。科学问题是对学科框架内的现象赋予的思辨,科学问题和学科框架是相辅相成的。人文护理的科学研究需关注与思考人文护理的学科框架,在学科框架下挖掘科学问题,建构适宜的研究方法论,借助科学的力量共同推动人文护理学科体系的形成和完善。

一、核心概念和元范式

一门学科的起步和拓展通常始于概念研究,从初始概念到形成公认的范式。而独属于该门学科的理论则是其独立与成熟的重要标志。因此,人文护理在成长为真正的独立学科之前,有必要先明确其核心概念、理论及其发展体系。目前,最广为人知的护理核心概念是南丁格尔提出的"人、环境、健康和护理"四个核心概念。护理学就是在对这四大核心概念的逻辑分析和实践反思基础上成长发展起来的。这些反映一门学科有别于其他学科的核心概念也被称为初始概念、基本概念或元概念。Jacqueline Fawcett 在此基础上提出了元范式（meta-paradigm）的概念。因此，一门学科的创立之初首先要确立一系列核心概念，并进一步明确这些核心概念之间的内在关联性，形成一个或多个有竞争力的元范式，从而推动学科建设。

按此道理，作为护理学的一个新兴的重要的分支领域，人、环境、健康和护理等核心概念仍是人文护理学科创建的理论基石，但需要赋予它们更多的人文内涵。此外，人文护理学还应该关注哪些核心概念？这些核心概念的内涵及外延以及概念之间的关系是什么？这些问题得到明确后，人文护理学的学科框架才能确立。

二、"概念模式—理论—实证"的研究路径

科学研究是一个严谨、系统的思维创造过程。一般来说，我们应该遵循从概念框架至理论，再到实证研究（empirical research）的连续过程。从上至下、从抽象到具体的思维过程指导着研究设计、实施、成果转化等所有环节，从而确保科研过程的准确性和正义性。因此，"概念模式—理论—实证" 研究路径是适用于指导人文护理建立学科框架所需要的科学研究的逻辑思维路径，可帮助阐明理论与科研之间的关系，理清科研思维，为不同类型实证理论下合理恰当的人文护理科研设计提供指导，为此，这里引进和介绍 "概念模式—理论—实证" 路径，期望按该路径聚焦人文护理领域，开展相关科学研究（图 6-1）。

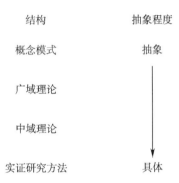

图 6-1 "概念模式—理论—实证" 路径

1. 概念模式及其作用 概念模式（conceptual model）是由一系列彼此相关的抽象概念、描述所连接的命题，它为现象间的关系描述提供了阐释框架。更具体地说，每一个概念模式仅反映该学科领域内某一哲学立场、认知取向、研究和实践方法学。因此，不同的学科会有多个概念模式。同样，护理学科也有其自身的概念模式。当前，被学界广泛应用的主要为以下七大框架：Johnson 的行为系统模式（behavioral system model），King 的概念框架（conceptual system），Levine 的守恒模式（conservation model），Neuman 的系统模式（systems model），Orem 的自护模式（self-care model），Rogers 的整体人科学（science of unitary human-beings）和 Roy 的适应模式（adaptation model）。基于七大概念模式，无数解释护理领域特定现象的相关理论相继产生，可以说，七大概念模式作为母理论，为子理论的诞生奠定了基础。

然而，概念模式的缺陷也在于其仅关注学科内的一个或若干个相互关联的现象，而忽略了更广阔的领域空间。如 Johnson 的行为系统模式指出人是一个为执行特定任务而维持自身完整性的行为系统，Roy 的适应模式则认为人是不断应对环境刺激而改变的适应系统。可以发现，Johnson 并没有对刺激做任何描述，Roy 也没有提到特定任务。因此，当某一现象没有被提及，即它在这个概念模式的兴趣范畴之外。其中，人文护理领域中认知和应用最为广泛的是守恒模式及整体人科学。所以，我们可以认为人文护理学视野下的概念模式为护理及其他相关照护队伍提供了哲学指导，实现护理理念认知的一致性。概念模式为更具象、更富实际操作意义的理论构建和发展提供了框架和基本原理。

2. 理论及其作用　理论(theory)是概念模式的上层结构,它是由一组或一系列互相关联的特定概念组成的体系。理论根据本身的适用范围又可具体分为广域理论(grand theory)、中域理论(middle-range theory)。广域理论更多地来源于对已有的想法进行富有洞察力和深刻的评价总结,或对现有的知识理论进行创造性升华,而非实证性研究。如 Newman 的健康是意识的拓展理论即为广域理论,它源于 Rogers 的整体人科学,由时间、空间、移动、意识和模式五个相对抽象的概念以及描述其中关系的命题组成。中域理论的范畴更狭窄,多通过实证研究产生并得到检验,它针对某一现象形成明了、系统的图示,为解释令人困惑的行为、情境和事件等提供指导思想,也使得常识得以统一,从而转变为知识。通过阐明概念的定义、发生的原因或发生的过程,中域理论得以较具体地说明某一现象,也因此,中域理论的作用在于描述、解释或预测现象,相应的理论即被称为描述性理论、解释性理论和预测性理论。

3. 研究及其作用　研究指的是针对某一具体研究问题所提出的正式、系统、严谨的探索过程,通常被视作是回答和解决问题的系统过程,是一系列线性的步骤,最终寻求问题的解决方案。然而,研究的作用不仅是解决问题,还要产生和检验中域理论中的概念和命题。研究可以看作驱动中域理论发展和概念模式完善的车,更具体地说,研究是车轮中提供数据的部分,另一部分则是概念模式和理论,赋予这些数据意义。当被赋予特殊含义的数据被用于得出有关理论准确性和有效性及概念模式的可行性的结论时,这个车轮才是完整的。

三、"概念模式—理论—实证"进路下的人文护理问题

1. 人文护理研究中的理论构建　概念模式,不管是内隐的还是外显的,都是广域理论或中域理论的前导。理论的派生源于对于概念模式及其所关注的研究现象的解释。通过正式的研究,生成研究设计、获取研究数据、形成研究结果,通过反复验证而形成新的理论。部分理论也可直接源于概念模式。如 Rogers 从整体人科学中具象出三个广域理论,包括加速进化理论、变化的节奏相关理论和超自然现象理论,每个理论强调概念模式的不同方面。源于概念模式的广域理论也可以作为中域理论产生的起点。如 Alligood 从加速进化理论中发展出了创造、实现和同理心理论。同时,中域理论也可以直接从概念模式中产生。如 Orem 从自护模式中发展出了自护理论、自护缺陷理论和护理系统理论三个中域理论。现有的中域理论也可以直接和概念模式相关联。尽管 Ajzen 的计划行为理论并非在 Neuman 的系统模式直接指导下发展而来,但二者是相互关联、互为补充的。针对已有的中域理论,概念模式还可以为其在拓展的方向和方法上提供建议和指导。

新理论的构建和发展是一个复杂的过程。发展理论的策略多种多样,但都很难离开理论、实践、研究三大阶段。如:理论—实践—理论策略,实践—理论策略,研究—理论策略等。以经典的理论—实践—理论策略为例,Paterson 和 Zderad 的人性化护理理论(humanistic nursing theory)源于存在主义,并通过旨在改进服务质量的内外科护理实践,逐步形成了人性化护理理论。

近年来,我国护理学者也尝试从中国传统文化出发,重新阐释人、健康、护理、环境四大护理元范式的内涵,致力于构建中国原创理论。中国文化下的健康是指个体在躯体、心理、社会功能和道德品质方面处于完满、稳定的状态,强调健康是适度和中庸、平和与自然,是心

灵平和、宁静的状态;人则是躯体、心理、人际和精神 4 个层面的统一和谐整体,具有主体性、开放性、融合性和人文性。基于此,李峥等人认为护理是与环境互动的,由护理人员干预的动态系统,包括评估和谐需求、建立和谐机制、人际互动 3 个环节。和谐护理理论对促进临床护理实践人文关怀有重要作用。不过,上述理论均为概念模式或广域理论,并非来源于实证研究。事实上,除人性照护理论等成熟理论外,人文护理领域鲜有可直接指导研究的中域实证理论,我国护理学者应以此为基础,发展更多中域理论,指导临床护理实践和护理研究。

2. **人文护理研究中的理论检验**　需要指出的是,概念模式和理论均不是真实的或有形的实体,它们只是代表了学者尽最大努力解释某一现象的暂时形式。这意味着概念模式和理论中的知识存在一定程度上的不确定性,这也是该研究之所以存在的原因。此外,真实世界研究中理论的产生与检验往往是融合的,而非一对一的,多个关注同类现象的概念模式可作为理论产生或检验的共同来源,从而丰富理论中的概念和命题。

护理学者基于人文护理领域的理论形成了很多量表,如关怀能力量表(caring ability inventory,CAI)、护理实习生人文关怀量表等。而事实上,量表构建及其信效度检验的过程就是对理论的检验。如黄弋冰等以 Watson 的人性关怀理论及其中的十大关怀因素作为理论指导,明确护理人文关怀能力的概念,建立理论模型,形成了人文关怀能力的实际模型。

较有代表性的理论检验即通过相关性研究检验解释性理论的正确性以及采用干预性研究验证预测性理论的正确性。如有研究者以跨文化护理理论为指导,通过对 186 名研究对象进行访谈,采用内容分析法探索文化如何影响非裔美国人和白种人的母乳喂养决策,研究显示,家庭、母乳喂养益处的知晓、朋友和个人选择是主因,但大多数人认为文化并不影响其是否进行母乳喂养的选择。该研究部分验证了 Leininger 的理论,文化的影响会超越人种,具体体现在其家庭、朋友、习得的知识等会影响美籍非裔人群对母乳喂养的选择。另有研究基于 Watson 的人性照护理论形成干预措施和评价量表,针对住院患者人文护理需求实施全程人文关怀护理服务模式,结果显示开展全程人文关怀护理模式后,提高了住院患者对关怀护理服务总体满意度和满意率。

概念模式、理论与研究的关系密不可分,它们相辅相成,相互促进,共同发展。概念模式和理论有着不同的抽象等级、适用范围和运用方式,因此有必要对它们进行区分,才能在研究中选择合适的指导框架。中国护理学者也正致力于发展原创理论,但产生的新理论多为广域理论,其应用和推广不足,且源于或能指导实证研究的中域理论较少。理论是学科科学性和独立性的根本,创造和发展理论可使我国护理学科走向成熟。

四、人文护理研究案例解析——以舒适理论为例

舒适理论(theory of comfort)是由美国护理专家 Katherine Kolcaba 提出的中域理论。Kolcaba 于 1991 年首次提出了“舒适”概念,并将它作为一个可操作的临床照护结局指标,于 1994 年在中域理论中对这一概念进行了情境化处理。舒适理论由健康保健需求、舒适措施、干预变量、舒适、健康寻求行为等几大核心概念组成,该理论关注患者生理、心理、社会和精神的和谐统一,认为舒适护理应该作为整体护理艺术的过程和追求的目标,强调护理实践和研究应充分注重患者的主观感受和满意度。这也正是以患者为中心的人文护理核心所在。本文通过图示展现舒适理论发展和检验的过程,体现概念模式、其他理论以及实证研究在新

理论产生和检验中的作用。舒适理论的核心概念"舒适"源于多个概念模式和广域理论,如"没有痛苦"源于 Orlando 的护患关系学说,"轻松自在"源于 Henderson 的护理功能模式。随后通过实证研究,从患者角度探讨舒适的定义,进一步完善理论中的概念,从患者舒适的动态变化角度初步形成概念间的关系,即理论的必要组成之一——命题。最后,作者通过多个实证研究,尤其是不同的干预对舒适的影响,证实了健康护理需求、干预和舒适之间的关系,从而在一定程度上直接证明了舒适理论几个特定命题的正确性。目前,越来越多的学者正以舒适理论为指导进行研究,尤其是干预研究设计,他们的研究结果均会不断证实并优化舒适理论(图 6-2)。

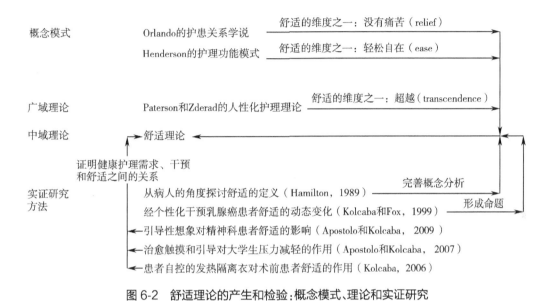

图 6-2　舒适理论的产生和检验:概念模式、理论和实证研究

第二节　人文护理研究方法论

量性研究方法和质性研究方法是当代社会科学研究的两类基本方法,在人文护理学领域内的应用有其各自的特点和优势。

一、量性研究

近年来,人文护理在临床的应用弥补了传统护理在人文关怀上的不足,提高了护理整体质量。在护理人员对人文护理不断摸索探究之时,也涌现出了越来越多的人文护理科研问题,而量性研究一直都是探索与解决一系列护理科研问题的重要方法论。在确立了研究问题之后应该怎样将抽象的问题及研究目的具体化? 如何设计科学、严谨、可行的研究计划? 如何对研究中涉及的抽象概念进行量化测量? 如何探究人文护理相关概念之间以及与临床实践之间的关系? 如何针对人文护理相关问题进行干预? 如何评价干预的适用性和有效性? 这一系列问题的解决都依赖于对量性研究方法论的熟练掌握。

(一) 研究设计

研究设计是科研工作的重要环节,在人文护理科学研究中亦非常重要。科学的研究设计应在研究开始之前即根据研究目的选择并设计合适的方案,从而在研究过程中明确研究方向,指导研究者有计划地收集、归纳和分析资料,以保证研究能够有计划地进行,从而实现最终的研究目的,得到科学可信的研究结果。研究设计的过程可归纳为确定研究对象、确定设计类型、设定观察指标和确立变量几个步骤,其中根据研究目的确立合适的研究设计类型是量性研究方法的关键及难点,按照研究设计的内容不同,人文护理学量性研究方法分为三种类型:实验性研究(experimental study)、类实验性研究(quasi-experimental study)和非实验性研究(non-experimental study)。

1. 实验性研究 实验性研究的核心在于对研究对象有人为施加的干预措施,属于干预性研究(intervention study),干预在前而效应在后,又称临床试验。为了保证研究获得真实可信的结果且尽量避免各种混杂因素对研究造成的偏倚,要求实验性研究必须具备 3 个要素。①干预:研究者有目的地对研究对象施加某些措施;②对照:为排除、控制混杂因素的影响设立对照组;③随机:包括随机抽样和随机分组,使试验组和对照组能在均衡条件下进行比较,使样本更具代表性。

在人文护理学研究中,某些干预措施或处理方法在临床、教育、管理等方面的应用效果常采用实验性研究设计进行验证。例如,通过更为人性化的襁褓包裹法减轻新生儿重症监护室(NICU)内早产儿的操作性疼痛,即采用了随机对照试验的设计方案,选取 54 名符合纳入条件的早产儿使用电脑随机数表将早产儿随机均分为实验组和对照组,比较使用襁褓包裹法和标准护理的早产儿疼痛水平的差异,以验证该方法的可行性和有效性。但是由于人文护理研究涉及很多混杂因素,多数实验性研究又难以做到随机抽样,因此设计严谨的实验性研究较少。

2. 类实验性研究 类实验性研究与实验性研究相同,类实验性研究同样存在人为施加的干预和处理,但不同之处在于,类实验性研究未能同时满足随机化和设立对照组两个条件,或两个条件都不具备。与实验性研究相比,类实验性研究不能很好地控制混杂变量,对因果关系的论述可信度有所欠缺,但在人文护理学这一类以人为研究对象的研究中,往往很难实现严格的实验性研究设计,类实验性研究设计更具有可行性,使用更为广泛。

南亚星等选择同一年级相同人数的两个班级分别在基础护理实训中实行人文关怀课堂以及常规教学,从而对人文课堂应用效果进行评价。另外,在人文护理学临床研究中较为常见的是纳入某一时间段入院的符合条件的患者作为对照组,满足样本量后再纳入接下来入院的符合条件的患者为干预组,采用此研究设计检验以人文关怀为导向的生活护理在优质护理服务中的应用效果。此类研究设计均未能满足随机化,采用的就是类实验性研究设计。类实验性研究的方法虽不如实验性研究严谨,结果的可信度相对于实验性研究不够高,但仍有较好的参考价值。

3. 非实验性研究 非实验性研究是指研究者对研究对象不施加任何干预措施和处理的研究类型。此类研究虽不能解释变量之间的因果关系,但往往可以为下一步实验性或类实验性研究提供研究背景及线索。非实验性研究在自然的状态下进行,较为简便可行,因此适用于对所研究的问题了解不多或该研究问题情况较复杂时使用。一般非实验性研究包括描述性研究(descriptive study)、相关性研究(correlational study)和分析性研究(comparative study)。

(1) 描述性研究:这是目前人文护理学研究中应用较多的研究类型,比如现况调查、相关因素和影响因素的调查、需求的调查等都属于描述性研究的范畴。描述性研究中一般不设对照组，仅客观描述及反映研究对象的情况，一般不涉及因果关系的推断，亦可在一般的描述中分析不同变量之间的关系，从而帮助研究者从收集到的比较原始或初级的资料中发现线索。描述性研究通常不预设研究目标，也可不确定自变量和因变量，但需要确定观察内容和变量以便有系统、有目的、客观地描述。一般描述性研究可分为横断面研究和纵向研究两大类。横断面研究一般是在某个时间点或时间段之内进行的现况调查或患病率研究，一般用于了解某人群或事件的一般情况，初步了解可能的影响因素、作用、干预效果、需求等。此类研究为目前人文护理学描述性研究的主要构成，比如对护理专业大学生人文关怀能力的现况调查、高校人文护理课程设置现状调查、临床患者对人文护理需求的调查等，均为在一个时间点或时间段内集中收集资料以描述现况；纵向研究则又称随访研究，即等同于在几个不同时间点对研究对象进行的数次横断面研究，用以了解人群某些特征或者某些因素随时间发展的动态变化及可能的规律。比如加拿大研究者 Benson 等人对本科护生进行了纵向随访，以考察她们在校期间人文关怀品质的特点和变化。目前的描述性研究中横断面研究较多，纵向研究较少，纵向研究设计常作为相关性研究的研究基础，或融入实验性、类实验性研究设计中进行。

（2）相关性研究：是用以探索各变量之间的关系或探索变量间是否存在关系的研究。相关性研究与描述性研究的区别主要在于：相关性研究需要在研究开始前就明确自变量和因变量，以便在研究中更为清晰地探索变量间的关系。在人文护理学研究中，相关性研究适用于初步探究某个或某些因素与某疾病或现象的关系。人文相关因素可能作为自变量，用以探讨人文相关因素对疾病结局或某种现象的可能影响，从而为改善某疾病或现象的干预提供依据，比如探索护理教师人文关怀品质与职业获益感的相关关系。人文相关因素也有可能作为因变量，比如探讨教育环境与护生人文关怀能力的相关性。

（3）分析性研究：是针对已经存在差异的至少两种不同的事、人或现象进行分析比较的研究。区别于实验性研究，分析性研究导致产生差异的暴露因素非人为或非随机分配，而是客观存在的；区别于描述性研究，分析性研究必须设立对照组。分析性研究根据性质和研究目的不同，可分为队列研究和病例对照研究。队列研究属于前瞻性的、纵向的研究，即将研究对象按照是否暴露于某因素分成暴露组和对照组，任其自由发展一定时间后观察两组在某一事件上结局的差异，从而探索暴露因素与目标事件的关系，是一个由"因"及"果"的过程；病例对照研究则是回顾性的、横断面研究，一般根据已知的某种疾病或者现象的结果，研究其过去的暴露因素，探索与结果有关的因素，是由"果"寻"因"的过程。一般人文护理学研究中极少探索此类自然暴露因素和结果的关系，因此鲜有此类研究。

（二）概念的测量

1. 测量工具概述　　量表及问卷是研究者对相关概念进行量化和测量的主要研究工具，而这种使用量表或问卷进行相关概念测量的方法称为问卷调查法。研究者通过使用量表或问卷从研究对象处获得研究所需信息，包括知识水平、观点、态度、信仰、感觉以及知觉等。量表或问卷均由这样的问题构成，但亦存在显著的差别。

（1）量表：其产生一般需要以合适的理论框架作为基础和依据，是按照严谨科学的步骤编制而成的、经过标准化的测量工具。量表由一组封闭式问题组成，测量内容为单一变量，以评分方式衡量人们的某种态度或行为等。其需要经过较为严格的检验被证实具有良好的信度和效度,并且一般可以在不同的研究地点、场景下推广使用。如果量表是由国外量表汉化而来,还要考虑其在国外的使用情况、在我国的文化适应性、汉化后的信度和效度指标等。近年来随着人文护理学的发展,在人文护理学领域中已有一些公认的、使用较多的量表,如国外学者 Nkongho 编制的关怀能力评价量表(caring ability inventory,CAI),中国学者许娟等人对该量表进行了翻译,形成了信效度良好的中文版 CAI 量表。如果没有合适的量表对研究涉及的重要概念进行量化测量,则需要针对这一概念进行量表的编制及检验。不少研究者根据研究需要自行开发了量表进行概念测量,比如刘于皛等构建的护士人文关怀品质量表,使用 29 个条目以测量包括护士人文关怀理念、知识、能力和感知 4 个维度的人文关怀品质。

(2) 问卷:问卷是问题的集合。问卷包含的问题类型不限,可以是开放式的问题、单项选择题或多项选择题、填空题、排序题等,且一份问卷可以测量多个变量,比如患者的一般资料、疾病情况、知识水平等。与量表相比,自设问卷编写较为自由,一般不需要检验多数信效度指标,往往仅需要进行简单的语义调试及内容效度的检验。但问卷的标准化程度低,推广性较差。

(3)"患者报告结局"相关测量:针对经由患者本人直接完成的量表或问卷,研究者提出了患者报告结局(patient-reported outcomes)这一概念。患者报告结局指没有经过医生或他人的解释,直接来自患者的有关患者健康状态的信息。它作为直接来自患者的声音,强调重视患者主观感受,是"以患者为中心"的人文照护理念的临床落地。事实上,患者报告结局可经由患者口述历史、质性访谈、讨论和问卷调查等途径获得,其中患者报告结局测量作为主要途径之一,是临床症状评估和疗效评价的重要依据之一,能提高患者治疗依从性,改善疾病体验,提升照护质量,成为近年来国际研究的热点和趋势。患者报告结局测量的内容包括健康状态、健康相关生活质量、症状报告、护理满意度、疗效满意度、经济效应及患者体验等。

2. **量表或问卷的编制与检验** 量表和问卷是问卷法所使用的研究工具。量表用于获取研究对象态度、行为和特征方面的信息,成熟的量表经过严格的信效度检验和大样本应用,往往形成了常模,应用广泛。问卷多为研究者根据研究目的和需要自行设计,通过编制者的经验或推论即可快速形成,对信度和效度没有严格的要求,一般在结构、条目、答案格式、信效度方面往往需要更大样本和更多研究验证。

(1) 量表或问卷的编制:在选择研究工具时,要遵循以下原则:①首先选择已在研究人群中使用,具有较好信度、效度的研究工具;②若没有此类工具则需查询在不同文化人群中研究相同概念的研究工具,进行翻译及文化调试,以适合于特定的研究人群;③若前两者均无,则需要根据量表和问卷编制的原则,通过文献检索、专家咨询、研究对象访谈等方式自行编制量表或问卷。以下主要介绍在两者均无的情况下自行编制量表或问卷的方法。

一般来说,较为完整的编制步骤可归纳为七步。①明确问卷编制框架:要求在编制前明确研究目的和主要研究概念,在相关理论的指导下形成编制的框架。此步骤是量表编制中不可或缺的一步。②编制条目:可以通过在已运用成熟的量表或问卷中查找测量相关概念的条目,在作者同意的前提下进行修订。条目亦可通过查阅相关文献、回顾以往经验、参考专家意见、访谈相关研究人群等方式完成。③设计答案形式:详见问题类型部分。④条目排序:根据研究概念将条目分成几组,比如将条目按照"知识""态度""行为"等不同的测量概念分组；或者根据问题答案种类，将类似问题放在一起，以利于研究对象填写答案。比如将所有以"是"和"否"作为答案的题目放在一起，将所有以 Likert5 级分类作为回答的题目放在一起；或者根据其他的逻辑顺序分类，如时间、从全局到个人等顺序。⑤编制指导语：每份完整的问卷前应有简短的指导语，目的是说明研究者身份、调查的目的和内容、填写方法、填写大致需要的时间等。⑥润饰文字：文字应简洁、易读、易懂，尽量避免使用术语。⑦信效度检验：一般需先请该领域资深专家对量表或问卷初稿进行内容效度评价，找出不相关和不清楚的条目，进行修订和调整。在正式调查之前，需要在小范围研究对象中预试验进行项目分析和信效度测量。

（2）量表的检验：量表的信度（reliability）和效度（validity）是基于经典测量理论（classic test theory，CTT）的测量学指标。

信度（reliability）是指使用某研究工具重复测量某一组研究对象所获得结果的一致性程度，即测量工具能否稳定地测量所测的事物或变量，能否准确反映研究对象的真实情况。通常研究者会对研究工具的以下指标进行测量以验证其信度。①重测信度（test-retest reliability）：反映的是研究工具跨越时间的稳定性和一致性，即应用同一测量工具，对同一组研究对象先后两次进行测评，然后计算两次测评所得分数的相关系数。②折半信度（split-half reliability）：是测量问卷或量表各条目之间内在一致性的一种方法。具体做法是将组成研究工具的各条目分成尽可能相等的两部分，分别加以计分，计算二者的相关系数，再采用Spearman-Brown 公式计算量表信度。常用的折半方法有前后折半法、奇偶折半法，但其问题亦在于采用不同的折半方法计算所得的信度可能不同。③Cronbach'α 相关系数：测量问卷或量表条目之间的同质性和内在一致性。

效度（validity）指某一研究工具能真正反映它所期望研究的概念的程度。常用的效度测量指标如下。①内容效度（content validity）：是指工具是否包括足够和恰当的条目，以及是否有恰当的内容分配比例。多采用专家咨询法，专家人数不少于 3 人。内容效度的测量包括专家对量表或问卷内单个条目的评价，以及对量表或问卷整体的评价。②效标关联效度（criterion-related validity）：反映的是研究工具与其他成熟的、得到广泛认可及应用的相似测量标准之间的相关关系，即请研究对象分别填写亟待检验的量表和成熟量表，计算其结果的相关性，相关系数越高，则所检测的量表的效度越好。③结构效度（construct validity）：表示工具内容与其所依据的理论或概念框架间的相结合程度。主要回答"该工具到底在测量什么？""使用该工具能否测量出想研究的抽象概念？"常用探索性因子分析和验证性因子分析方法进行测定，即通过预实验后的数据分析，探索量表或问卷各条目的理论维度归属是否与设计时相符。比如某条目在量表设计时测量的是护士的人文关怀能力，但在数据分析后发现该条目进入了人文关怀感知维度中，此时则需要研究者考虑对此条目的内容或维度归属重新进行思考和修改。

目前，健康结局相关研究的大量出现虽然可以产生较多的信效度较高的测量工具，然而现有的工具存在测量静态性、样本依赖性以及测量结果不可比等局限。项目反应理论（item response theory，IRT）或项目特征曲线理论（item characteristic curse theory，ICCT），是为了克服经典测验理论的局限而提出的现代测量理论。在项目反应理论中，把表现在一个人身上所特有的相对稳定的行为方式称为心理特质，由于这种心理特质是隐含于其行为之中的，所以也称作潜在特质。与 CTT 一样，IRT 认为被试的潜在特质是不能直接被观察和测量的，但却可以通过其外显行为表现出来。IRT 认为被试的能力与其对某一特定项目的反应(以正确或错误反应概率表示)有某种函数关系存在,确定这种关系就是项目反应理论的基本思想和出发点。IRT 采用难度系数、区分度系数、项目特征曲线等评价量表条目。

由美国国立卫生研究院(NIH)牵头进行的患者报告结局测量系统(patient-reported outcomes measurement information system,PROMIS)即是基于 IRT 研制的。该系统的条目库由一系列的条目组成,这些条目主要用于测量同一个概念,以及对基于项目反应模型的条目测量属性的描述。个体的潜在特征可以通过外显的条目进行评估。使用项目反应理论构建的条目库不是静止固定的,条目可以持续补充,从而不断更新发展条目库。项目反应理论的目标是对每一名被试只施测与其能力水平相当的测验项目,既不浪费答题的时间,又提高了测量的精确程度。适应性测验的最终目标就是为每名被试挑选适合其能力水平的一组测验项目,从而最有效地测量出被试的特质水平。美国西北大学医学院学者对 PROMIS 中的抑郁领域全条目库和计算机自适应测试的各种结果进行比较,结果发现通过计算机自适应测试得分更加接近患者真实情况。人文护理强调针对每个独立个体的个性化照护,而项目反应理论评估力求以最少的条目最大程度上反应患者的特征,充分考虑了个体特异性,同时也在最大程度上减轻了患者的负担,是人文理念的评估及测量领域的极大体现。因此,研究者推荐在临床和研究情境下,大力发展基于计算机自适应测试的评估方法。

二、质性研究

人文护理学的研究为什么需要质性研究方法的应用? 比如,当一位患者因低位直肠癌住院,他有可能既不会对护理人员的角色、分工有兴趣,也不会主动去了解护理人员的具体分工、排班是如何执行的,更不太可能关心医院的护理部采取了何种管理策略对护理人员进行分科、培训。在临床实践的过程之中,给患者提供合适的帮助是困难的。有时,护理人员心存良善所给予的帮助,却被患者埋怨,这时护理人员更应该思考:在临床为患者所提供的帮助是否真的是患者所期望的? 我真正了解患者的需求、期待吗? 如何深入且细致地了解患者的行为及反应? 要回答这些涉及个人情感、经验与社会文化价值观的问题,质性研究可以为人文护理学研究提供一种不同于量性研究的研究视角和方法论指导。

(一) 质性研究的定义

越来越多护理界学者开始应用质性研究,并取得了一定的效果。就目前而言,不同学者从不同立场对质性研究给予了不同的解读,学界对这种研究方法尚无一个明确、公认的定义。但无论是从何种学说、角度出发,质性研究一定会涉及行为背后所关联的信仰、价值理念等要素。邓津(Denzin)与林肯(Lincoln)认为,质性研究的重点在于"过程"与"意义"两个部分。研究者在进行质性研究的过程中,对现象的敏锐度是非常重要的。所以,他们提出质性研究所重视的是研究者在自然的情境下,透过个案研究、个人生活史、历史回溯、访谈、观察、互动或视觉资料等,来进行完整且丰富的资料收集过程,进而深入了解研究对象如何诠释其社会行为之意义。

斯特劳斯指出:质性研究的目的不在于验证或推论,而是在于探索深奥、抽象的经验世界之意义,所以研究过程非常重视研究对象的参与及其观点之融入;同时,质性研究的研究结果不重视数学与统计的分析程序,而是强调借由各种资料收集方式,完整且全面地收集相关资料,并对研究结果作出深入的诠释。

近年来,中国学者提出了自己的关于质性研究的定义。陈向明在梳理了大量文献及在个人理解的基础之上提出了如下定义:质性研究是以研究者本人作为研究工具,在自然情境下采用多种资料收集方法对社会现象进行整体性研究,使用归纳分析资料和形成理论,通过与研究对象互动对其行为和意义建构获得解释性理解的一种活动。质性研究具有如下特点:

1. 研究中收集的资料,是属于人、地和会谈等所谓软性资料的丰富描述。

2. 研究问题并不是根据操作定义的变项来界定的,相反是在复杂情境中逐渐形成的。

3. 整个研究的焦点可以放在资料收集过程中逐渐形成和清晰,而不是在研究开始就设点等待研究者回答的问题或等待研究结果验证的假说。

4. 任何对研究现象或行为的理解,必须深入了解研究对象的内在观点,外在可见的因素往往只是次要的,换句话说,质性研究所研究的重点在于了解某一特定行为背后特殊的社会、文化、心理等意义。

5. 资料收集过程比较注重在研究对象的日常生活情境中与研究对象做持久的接触与互动,从这些互动经验中全面地收集资料。

总之,质性研究是一种将研究者自身作为研究工具,通过和调查对象长期的接触,并通过观察、访谈等方法对研究对象行为、态度、认知作出阐释性解释的研究方法。

(二) 质性研究的基本过程与主要方法

质性研究的基本过程可以大致分为以下四个步骤:选题、调查设计、调查前的准备工作、调查实施。

1. **选题**　具体的调查起始于研究者所选定一个问题或主题,选题决定了整个研究的努力方向。在选题过程中,有以下几个原则需要注意:

(1) 研究者对于研究题目的兴趣应该是放在首位的,对研究课题与研究对象的兴趣、好奇,才能支撑在接下来的研究工作中不觉得枯燥乏味。

(2) 选题要有意义:这里的意义既可以是理论意义,也可以是现实意义,或两者皆有。而选题放在人文护理学的研究框架之下,则还应该具有一定的临床意义,能够解决一定的临床问题。如中山大学张美芬教授团队开展的针对髋膝关节置换术后患者功能锻炼依从性不佳的研究,将患者的无论是消解锻炼还是过度锻炼等不依从行为不仅仅看作住院期间的短期行为,更认为其深刻地受到过往的生病历程、家庭关系的影响。

(3) 选题要有研究的可行性:所谓可行性,指的是研究的可操作性、可完成性。无法完成的选题,哪怕选题再有意义,都枉然。为此,在选题的过程之中,研究者要清楚地知道对于所选题目的完成是否具备个人条件和社会条件。所谓个人条件,指的是时间、财力和人力条件是否允许,是不是一个自己可以驾驭的题目等。所谓社会条件指的是讲座的研究问题,是否违背道德和伦理,是否具有潜在的威胁性和伤害性,或者是否具有可行性等。如有可能伤害患者利益或泄露患者隐私的课题在选题过程之中应该慎重,尤其是关于艾滋病患者、吸毒等敏感人群的研究。

2. **调查设计**　调查设计指的是提供一套基本的方案,来引导在调查中该做些什么以及如何去做。调查设计通常包含以下内容:①调查主题及其意义;②具体调查的内容;③调查的地点和对象的选择;④如何进行调查;⑤预计调查的周期和起始时间;⑥预算;⑦调查结束之后所发现成果的呈现形式;⑧调查研究人员针对该调查所具备的基础条件。

一个详细的调查设计促使研究者深思熟虑地思考研究主题、研究内容和研究程序外,还有助于其他合作者对于该选题的理解。尤其是随着跨学科合作的风潮在护理学界的盛行,调查工作的参与者也不再局限于单一学科之下,所以参与调查者对于即将开展工作的理解也日益重要。一个好的调查设计在争取基金资助方面则相对容易一些。

调查方案一旦获得基金资助,还要根据调查主题制订调查提纲。如果需要调查的是异质性比较强的群体,则需要对这一群体进行分类,针对不同的类型拟订不同的调查提纲。对于有经验并熟悉调查主题的调查者来说,调查提纲可以只是一页纸,其中主要列举调查中准备提哪些方面的问题,不必将每个方面的问题具体化。如果调查者对调查内容不是很熟悉,就需要拟订一份详细的包含每个具体小问题的提纲。

3. 调查前的准备工作　调查前的准备工作是调查的必修功课。充分的前期准备工作在很大程度上决定了资料收集的质量。除去基本的文献资料以及调查设备、人员搭配等因素之外,以下两点需要在调查前期重点考量:

(1) 了解目标研究问题的历史材料:医学史的研究往往为这方面的准备工作提供了丰富的素材。

(2) 掌握前人的调查研究成果:一切科学研究都是在前人的研究基础上进行的。若所选课题已经具备了比较深厚的研究基础,那就必须查阅有关的调查报告、论文、著作,以便了解前人做过什么样的研究、得出了何种结论、解决了什么问题,避免患者在调查过程中出现不必要的激动、兴奋,重复已经成熟的研究,且有助于发现研究的创新点和突破口。

4. 调查实施　当下国内许多的护理研究往往都在研究者所属医院进行,这种方式的好处是临床护士可以利用平时工作时间的间隙便捷地收集资料,并容易与目标调查人群建立信任关系。但这种质性研究会带来不利影响。临床护士在参与式观察或访谈过程中,接受调查的住院患者心存顾虑,不太敢说实话,从而影响了这些主观资料收集的质量。研究者需要前往模式医院、社区进行调查,也需要以恰当的方式开展调查。研究者进入调查地点包括以下两个主要环节:

(1) 获取目标调查地点政府或管理部门的同意:如果是进入社区,尽可能获得当地医疗卫生机构的支持;如果是进入医院,则尽可能获取护理部的同意。这么做的好处在于获得官方认可的身份,方便在调查地点进行具体的研究活动。

(2) 寻找一个或几个合适的"守门人":"守门人"又称中间人。由一个熟悉目标调查地点情况的中间人介绍推荐是进入一个团体的最佳敲门砖。这个中间人可能是医院科室的主管、护士长、某一位医生、患者病友群的志愿者、积极分子等。不过,即便如此,研究者仍然需要尽可能独立地在调查地点确定访谈对象,建立调查地点的关系网络。

(三) 质性研究的具体方法

常用的质性研究方法包括访谈法、参与观察法、个案研究等,可以根据人文护理不同的研究目的、研究对象、研究问题而灵活选择具体的研究方法。

1. 参与观察法　参与观察法虽然是质性研究方法中的重要手段,但在日益加快的学术研究流程中却常常被省略。在实际调查过程中,调查者不仅是对调查对象的行为、态度进行客观描述,还要探究行为者的主观动机以及行为本身的意义,然后加以解释。因此,观察和访谈两种方法实际是常常交织在一起,互为补充。观察着重了解目标的非语言表达部分,如表情、动作、姿势等,通常也是辅助访谈的重要手段。同时,观察法往往要求研究者在调查地点长期驻扎,这也构成了经营调查地点的重要组成部分——在这个过程之中不仅需要熟悉目标社区/医院/人群的基本概况、行为特征,还尽可能地需要和目标人群熟悉,以便建立信任关系。观察法包括两个重要环节——熟悉与建立信任,从而为调查者的访谈工作提供了便利。调查者将主动深入医院、社区和家庭中的田野调查点,对具有典型性、代表性的目标对象进行类型化研究,以田野调查的方式了解、熟悉并记录目标群体个体和群体在照护需求和照护现状中遇到的问题与困境等。

2. **访谈法**　访谈法的应用旨在获得目标群体主体及利益相关者在医疗场所与日常生活中的照护需求。深入访谈通过针对不同的利益相关群体设计访谈方案与提纲,目标人群包括照护对象及亲属、临床医生和护士、社区家庭综合服务中心、社区卫生服务中心、社工组织、地方政府相关管理部门等,充分了解掌握不同人群的照护需求。在访谈法上,主要采取结构性访谈和非结构性访谈两种形式,更为集中和系统性地获取材料,达到人类学意义上的深度访谈。为确保资料的真实性与完整性,调查者与被调查者建立良好的互动关系,在此基础上请求受访者在系统回顾与思考个人经历的基础上获取相关资料。

按访谈形式,访谈可分为非正式的访谈和正式的访谈。

(1)非正式的访谈:非正式的访谈作为质性调查中最为常见的方法,通常出现在与研究对象的闲聊之中,调查者并未预先设置具体问题,而是根据现场情境灵活提出与情境直接相关的访谈问题。非正式访谈往往建立在研究者对于情境、研究现象的长期观察,以及研究对象的信任基础之上,其优势在于灵活、多变,可以根据访谈对象的背景、具体情境而调整。非正式访谈的缺点是由于不固定的情境,使其可重复性、可验证性相对欠缺,从而影响了访谈的信度与效度。同时,由于访谈场景的相对随意,也给后期的资料整理、资料分析带来了难度。但值得肯定的是,非正式的访谈在调查的初期和中期对于和研究对象建立并维持信任关系有非常正面的作用。

(2)正式的访谈:正式的访谈按结构可分为结构性访谈、非结构性访谈和半结构性访谈。

结构性访谈指的是访谈员预先准备了完备的问题表述与提问顺序,访谈对象需要严格按照问题的顺序回答指定的问题。该类型访谈的优点在于便于研究者对不同访谈对象的答案进行横向比较,其缺点在于缺乏灵活性,往往在调查的某些特定专题之中加以应用。

非结构性访谈与结构性访谈相对,访谈者在访谈前仅设置好某几个主题或话题作为访谈切入点,无须设置具体访谈问题或提纲。访谈内容大多基于场景,较宽泛,有助于研究者理解访谈对象,并站在对方的立场思考。其缺陷在于,非结构性访谈对访谈者的访谈技巧、研究经验均有较高要求。如何将非结构性访谈的材料整合进资料库也需要研究者花费一定的心思与精力。

半结构性访谈处于结构性访谈与非结构性访谈之间,该访谈类型往往会预先设置一份访谈提纲,提纲多为开放式问题,在访谈过程中可以根据访谈对象的回答灵活调整问题的内容与顺序。该方法的优点在于保证访谈资料的完整性、系统性的同时,兼顾访谈的灵活性与访谈的深度。其缺点是对于访谈员的研究经验与访谈技巧提出了较高的要求。

除上述几种访谈类型外,根据访谈对象的人数还可以将访谈划分为个体访谈、小组访谈、焦点小组等。个体访谈是以访谈目标群体中的一个样本来获取代表性的信息;小组访谈则是访谈一群人来了解社区的基本情况;焦点小组访谈的目的在于详细讨论一个特定的题目。

以上的访谈形式在实际应用中会重叠和混合,然而不管是在何种形式的访谈中,调查者都要注意遵守以下原则:

第一,尊重目标研究群体的文化、习俗,尤其是在访谈及其他互动活动中,研究者需要保持敏锐,在穿着、语言、行为上表现出对研究群体文化规范的基本尊重。

第二,调查者需要向研究对象进行清晰、明了的知情同意和研究计划介绍,让访谈对象能够充分理解调查者的研究事项,而不是产生偏见,要尽可能消除访谈对象的不适感,营造轻松、愉快的氛围。

第三,提的问题要清楚、明确,这样访谈对象才能够准确知道调查者问的是什么问题。

第四,价值中立,不要随意评论、批判研究对象的观点、话语,反而需要鼓励访谈对象表述他们的观点。

第五,专注倾听。访谈全程需要注意力集中,给访谈对象你在认真倾听的感觉,有助于访谈的顺利进行与深入,也有利于在访谈对象不确定如何表述的时候,给予鼓励。

第六,及时记录,每次访谈结束之后,都应该尽快将访谈资料进行转录,补充录音设备无法保存的访谈细节(如有特殊意义的面部表情等)。访谈资料的整理切忌拖延,访谈笔记需要明确注明访谈的时间、地点、人物等关键信息。

第七,严格保密,多方验证。保护受访者隐私是研究者所需要履行的基本伦理,但保密的同时,也需要对访谈对象提供的材料有所警惕,避免陷入"一家之谈"的陷阱,关于同一话题最好能够从不同访谈对象、不同角度加以验证。

3. 个案研究　个案研究法又叫案例研究法,它通过对具有典型性、代表性的研究对象进行"解剖麻雀"式的细致观察与分析,能全面整体性把握研究群体的总体特征。麦瑞尔姆认为只要是对一个有界限的系统如一个方案、一个机构、一个人或一个社会单元,做翔实完整的描述和分析,就是所谓的个案研究。在人文护理研究中,研究者往往以医院、社区、家庭为田野调查点,对照护群体进行类型化研究、个案挖掘和案例比较。个案研究主要包括理论探索性研究、讲述描述性研究及评级性研究。

个案研究的技术与流程包括:①确定个案,并对其进行评定;②收集资料,并对其进行分析、补救、矫正与发展指导,再进行追踪研究;③撰写研究报告或论文。个案研究资料分析包括检查、分类、列表、检验或将定性与定量资料结合起来证明最初提出的理论假设。它包括三个层次:叙事;分类与比较;理论建构。个案研究常见的分析方法有结构性分析、诠释性分析和反思性分析。

第三节　跨学科研究方法

人文护理学具有显著的跨学科特性,其研究方法具有跨学科的特点,整合了伦理学、历史学、社会学等人文科学的研究方法。其中,史料分析法、伦理学方法、哲学方法在人文护理学领域较为常用。

一、史料分析法

史料分析法是一种重要的历史研究方法。史料主要包括文献史料、实物史料、口述史料三类。史料分析法是指通过对上述三类史料的收集、归纳、分析,得出具有说服力的结论的一种研究方法。文献史料分析法主要通过回顾过往研究并结合当下前沿研究成果,为某一研究问题提供必要的理论基础。该方法重点与难点均在于如何在广阔的文献资料中选取最适用于该研究问题的文献资料,开展归纳分析,用以支持自身的研究。

20世纪70年代以后,西方史学界兴起了对疾病以及医疗问题的研究,到了90年代,中国学者也开始从史学的角度讨论医学,开辟了"医学社会史""医疗社会文化史""生命医疗史"等新的研究领域。史学研究有助于了解疾病的成因、疗效,以及了解医学知识和实际操作在不同的社会、经济和政治背景中的偶然性。

人文护理学的研究也需要借鉴、采用文献史料分析法。文献史料分析法能够整合护理研究文献等资料,快速地掌握研究对象的研究现状与发展现状,通过较低的研究成本,从历史的维度获取对研究对象的准确、全面的认知,能够弥补传统护理学研究仅局限在对现状的定量研究的不足之处。例如,南丁格尔的日记、信件、论著等历史经典文献涉及一系列的护理主题。深入细致的文献史料分析,可以考察当时的历史条件下南丁格尔的观点、价值和信念。

史料分析法有助于对护理学以及相关学科跨学科的研究文献进行分析。通过文献分析法,研究者可快速了解护理学以及相关学科在对人文护理学方面的研究概况,整合跨学科研究成果,推动多学科研究力量进一步开展人文护理学的深层次研究。对国内外早期积累的临床护理实践记录(包括工作日记、交接班记录等)进行分析挖掘,对护理史上知名的理论家、南丁格尔奖获得者的个性化资料进行分析,或进行口述历史,客观反映研究对象的真实经历与内心想法。

二、哲学方法

人文护理学主要借鉴哲学的概念分析方法,分析与综合,归纳推理、演绎推理和二难推理,系统分析方法四种研究法。

1. **概念分析方法**　概念分析方法是逻辑经验主义的逻辑分析方法在科学史中的应用,概念分析就是既要分析知识主体,又要解释知识主体,而两者通过语境产生关联。词的意义和概念之间存在着密切的关系,阐述一个词的意义在于阐明与那个词对应的概念。概念分析方法主要考察词的意义是什么和我们应该认为它们的意义是什么的研究方法,这种研究方法能够扩展到包括研究不同类型的解释语义性质,研究不同学科怎样运用同一术语。

2. **分析与综合**　分析与综合是人们认识事物的重要方法,将所要认识的对象一一分解成简单的组成部分进行讨论,包括不同的阶段、原因、方面、特征等,我们称之为分析,而将前述分析的各个部分以事物原有的方式重新整合起来,形成对认知对象的整体认知与理解,我们称之为综合。分析法将所要认知的整体切割成若干部分进行研究与分析,综合法便是将分析法所切割的部分整合为整体的一种方法。

3. **归纳推理、演绎推理和二难推理**　归纳推理可分为传统归纳与现代归纳。传统归纳是在传统逻辑的框架下人们发现的一些在科学探究中使用的归纳推理模式,现代归纳是引入概率并且在现代逻辑的框架下在科学探索中使用的归纳推理模式,包括完全归纳推理、不完全归纳推理、类比推理、穆勒五法、概论归纳推理等。归纳推理可视为一种从数据到假设的科学探究模式。演绎推理是从假设到结论的检验过程所使用的推理模式,包括单调演绎推理和非单调演绎推理两种推理方式。简单说,演绎推理就是结论的断定范围不超出前提断定范围的推理。二难推理是一种特殊的二肢假言选言推理,它特殊就在于"二难"上,即不是一难,也不是三难或者多难。具体来说,二难推理是由两个假言判断和一个有两个选言支持的选言判断构成前提的推理模式,这种推理往往使人置于左右为难的困境,故称为"两难困境"。

4. **系统分析方法**　从系统观的观点来看,整个物质世界是由多层次的子系统所构成的庞大系统,任何给定事物都是由其要素组成的有机整体,系统与时间、空间一样,都是物质存在的形式。系统分析是现代科学的综合研究方法,立足于系统,重点讨论系统与环境、系统与系统、系统与要素、要素与要素之间的相互关系。系统分析方法往往具有两个特性,即综合性与最佳选择,综合性指的是系统分析方法会从研究对象的整体考量,综合评估,达到全面的认知。而最佳选择则指在全面与整体认知后,作出最为合适的选择。

三、伦理学方法

伦理学也称道德哲学,是关于道德的学说,以道德为研究对象,是对道德的理论化、系统化和规范化。伦理学方法是理解和考察道德生活的各种方法的总称,它有规范性和非规范性之分,后者包括描述伦理学、概念分析方法等。规范伦理学研究方法主要是借鉴了哲学、史学、逻辑学的相关方法,具体表现在:对医德本质、道德规范进行哲学思辨,对医德思想的起源和演变进行史学考证,对伦理学基本概念、伦理判断、道德推理和伦理论证结构进行逻辑分析。道义论、效用论和美德论等主要的伦理学流派均崇尚逻辑严密的分析论证方法。概念分析是要分析概念的意义、概念代表实体的价值。

此外,在人文护理学的研究中引入伦理学方法是为了剖析护理事业发展过程中出现的新的道德现象、伦理问题和理论困惑。描述伦理学方法主要是指社会科学方法,尤其是实地考察、访谈和问卷调查方法。半结构性访谈是获得第一手伦理知识的重要方法,如了解临床医生对医学道德困境的体验和态度。在形成临床伦理指导原则、伦理审查办法、科研学术不端行为处理办法等政策法规过程中,向专家和社会公众征求伦理意见就会采用描述伦理学方法。此外,问卷调查方法是判定医患关系紧张状况、诱因的有效手段。

护理学和护理实践是卫生保健工作的重要组成部分,与医学和医疗实践一样,要遵循生命伦理学的基本原则。伦理学探讨生命伦理与医学、护理学实践所面临的伦理问题具有共同之处。因此,护理伦理学应运而生。20世纪80年代以来,在欧美国家,护理人员、各类护理学会及人文社科学者是推动护理伦理问题研究的三股力量。护理伦理学是以护理道德现象、护理道德关系和发展规律为研究对象,研究护理人员在为服务对象提供服务的过程中应当遵循的道德原则和相应规范的科学。

四、判例法

人文护理学也采用判例法进行研究。判例法是基于案例的一种推理方法。它从一个典型的人文护理范例开始,考究待分析的案例与范例存在问题的表现、根源、后果和影响因素等方面的异同。如果待分析的人文护理案例与范例相同,应该做相同处理,否则,则做不同处理。判例法在一定程度上避免了简单地把人文护理原理或规则套用到对护理实践中所出现的问题的解答中。判例法仍然有一定的规则可循。从已有的研究以及判例法的实践来看,判例法一般会遵循五个基本步骤,即研读伦理案例以及相关资料,讨论界定问题的性质特点、本质根源和影响后果,选择理论工具和评估标准,制订备选方案,开展初步的评估和检验。

　　判例法推理往往是基于一个截然分明的范式案例,通过对比研究人文护理领域中的个案与这个范式案例的相似度,从而采用相对应的处理原则。例如,在护理实践中,护理人员对抑郁症患者进行了不同类型的护理分类,当新的患者入院时,护理人员便可根据已有的分类原则,对其进行判断,如符合范式案例的情况,则采用相同的处理原则,否则,则需采用不同的处理原则。判例法实则基于现实案例的分析,寻找个案与范式案例之间的异同,进而采取合适的处理原则。伦理学判例法难以要求所有护理人员在人文护理理论上达成一致观点,它只需将所面临的个案与范式案例进行对比判断即可。

　　总之,人文护理学的研究可以通过形式多样的研究方法对特定的研究问题展开研究。但总体而言,应该是研究问题决定了研究方法,而非研究方法决定研究问题。故针对不同的研究问题,选择合适的方法。如研究者准备选取较大的样本量,或样本的地域相对较广,或已有较为成熟的测量工具的选题,可以考虑优先使用量性的方法。而研究者或是学界对于某一研究问题的讨论尚不深入,同时又缺乏较为可靠的测量工具,便适合使用质性的方法对其探索与深挖。而临床之中所遇到的具体伦理、道德困境则适合使用伦理学或是哲学的方法对其进行研究。

(袁长蓉　吴傅蕾　王婧婷　张　雯　龚　霓)

第七章

哲学与人文护理

护理与哲学密切相关,护理理论、实践、科研无不受哲学思想、哲学思维方法的影响,而这种影响尤其体现在人文护理实践之中。护理的对象是人,尤其是患有疾病的人,因而护理工作要始终面临生与死、健康与疾病、幸福与痛苦等生命现象。如何正确认识、对待这些生命现象,往往要从哲学中寻找答案。本章将基于与护理关系密切的相关哲学知识和理论,阐述护理哲学的内涵、作用以及护理与哲学的相互影响,进而挖掘护理理念、护理实践的哲学基础,丰富人文护理内涵,夯实人文护理根基。

第一节 哲学概述

哲学(philosophy)是人类文明史上最古老的学问,也是时代精神的精华和智慧的结晶。尽管不同民族的哲学学说各有差异,但却都是人们在与自然和社会的交往过程中总结、概括出来的思想与理论。

一、什么是哲学

古希腊哲学家亚里士多德说,求知是所有人的本性。人都是由于惊奇而开始哲学思维的。爱因斯坦认为,如果把哲学理解为在最普遍和最广泛的形式中对知识的追求,那么,哲学显然就可以被认为是全部科学之母。胡适在《中国哲学史大纲》中指出:"凡研究人生切要的问题,从根本上着想,要寻一个根本的解决,这种学问,叫作哲学。"

经过几千年的发展、完善和融合,尽管哲学派别依然林立,但也形成了多数人公认的思想和理论。下面将基于辩证唯物主义立场,介绍哲学的基本知识与理论,以期为人文护理理论提供一定的理论指导。

（一）哲学的内涵

哲学是理论化、系统化的世界观。世界观是人们对其生活于其中的整个世界以及人和外部世界间关系的根本观点、根本看法。从古至今，人类不断积累着对自然界的认识。同时，人们所面对的不仅是自然界，还要与他人及各种社会关系发生联系，从而也不断积累着对社会的认识。文明社会的社会生活大致可分为经济、政治和思想文化三大领域。人类对每个领域的认识逐渐丰富和贯通后，就形成了诸如对人与自然、个人与社会、精神与物质及世界上各种事物之间的联系，以及人在这个世界上的地位和作用等问题的看法，最后归结为对整个世界的本质的认识，这就是世界观。

世界观人人都有，每一个健全的人都会对周围世界有一个总的看法。人人都有自发形成的世界观。只有当人们对某种世界观以理论的形式加以高度抽象概括，通过一系列特有的概念、范畴和系统的逻辑论证而构成理论体系时，才成为哲学学说。所以，哲学是系统化、理论化的世界观。

世界观的不同必然导致不同的哲学派别，如唯物主义、唯心主义。人们的世界观总是通过观察和处理问题时的态度及方法表现出来的，从这个角度来说，世界观又是方法论。也就是说，人们认识世界要有认识方法或思想方法，改造世界要有行动方法或工作方法。而哲学则为人们认识世界、改造世界提供了一个总的普遍的方法，即方法论。因此，有什么样的世界观，就有什么样的方法论。

（二）哲学的基本问题

恩格斯指出："全部哲学，特别是近代哲学的重大基本的问题，是思维与存在的关系问题。"这里的"思维"是指人类所特有的分析、综合、判断、推理等认识活动，即意识、精神；"存在"是指不依赖于人的意志为转移的客观世界，即物质。因此，思维与存在的关系问题也就是物质与意识、主观与客观的关系问题。

思维与存在的关系又包括两个方面：第一，思维与存在哪个是本原的，哪个是派生的，谁决定谁，即世界本体论问题。依据对这一问题的不同回答，把哲学区别为唯物主义和唯心主义。唯物主义认为物质是本原，意识是派生的。唯心主义则认为意识是本原，物质是由意识派生的。第二，思维与存在有无统一性。即人们的思维能否认识存在，能否正确地反映现实世界，或者世界是否可知。依据对这一问题的不同回答，把哲学区别为可知论和不可知论。凡是认为世界是可以被认识的，思维能够反映存在，即为可知论。而有些唯心主义哲学家则认为，世界是不可能被认识的，或者只能认识事物的现象，不能认识事物的本质，即为不可知论。

思维与存在是对世界上两大类现象的最高哲学概括。世界上的事物形形色色，但归纳起来无非是精神现象和物质现象两大类。如何回答思维与存在的关系问题是划分唯物主义和唯心主义两大阵营的唯一标准。物质观、时空观、发展观、实践观、真理观、社会观、人生观、价值观等这些问题的解决，都取决于思维和存在关系问题的解决。人们观察事物、处理问题，不管自觉与否，都涉及如何看待和处理思维与存在、主观与客观的关系问题。

（三）哲学与科学的关系

人类早期的学问只有哲学，那时的哲学是"包罗万象"的学问。中世纪以后，人类的知识才分"科"阐述，分科阐述的学问就叫作"科学"。哲学与各门具体科学之间的区别在于：每一门具体科学都是研究世界上某一特殊领域的规律的，如物理学研究物体的声、光、热、电、磁以及原子内部等方面的物理运动的规律,经济学研究价值的创造、转化、实现的规律,心理学研究人的心理活动的规律,等等;哲学则力求从整体上把握世界的最一般规律。

哲学与具体科学是一般和个别的关系。具体而言,哲学要在总结和概括具体科学研究成果的基础上使自己得到发展;具体科学的研究和发展有赖于哲学为其提供科学的世界观和方法论作指导。有了科学的世界观和方法论指导,具体科学发展就有了正确的方向;否则就难免偏离正确方向,甚至误入歧途。

二、现代哲学派别简介

继黑格尔以后,西方哲学的思维方式明显不同于传统的形而上学,更加关注实践性和现实问题。理性主义在近代西方哲学达到顶峰,康德宣称一切都要接受理性法庭的审判。现代西方哲学意识到理性主义的局限性,兴起了非理性主义。非理性主义哲学思潮强调人的情感意志及本能欲望,批判传统理性主义对人性的扼杀和压抑,强调以非理性的情感、意志、欲望、无意识等过程代替从柏拉图到黑格尔的理性主义传统的实体。非理性主义的典型代表人物有叔本华、尼采、克尔凯郭、福柯、德勒兹等思想家。

西方现代哲学流派有许多,其中最具代表性的有以下几个:

(一) 生命哲学

19 世纪末到 20 世纪初兴起的生命哲学(philosophy of life)受到了近代生物科学、德国浪漫主义的直接影响,既具有非理性的直觉主义色彩,又具有现代科学因素,它试图用生命代替传统形而上学的物质概念,强调生命的变异性和创造性,强调人文社会科学和自然科学的差异性。该派别的代表人物有狄尔泰、齐美尔、柏格森等。

(二) 实用主义

实用主义兴起于 19 世纪后期,以皮尔士、詹姆斯和杜威等为代表的经典实用主义主要考察理论与实践的关系问题。德国古典哲学代表人物康德首次在其哲学体系中使用这个概念,表达实践所导致的效果、效用、实效。作为实用主义的开拓者,皮尔士就是从实效的角度来使用这个哲学概念的,其最初的意义是"做事"或者"实践"。"有用即真理"是实用主义思想精髓的直观表现。实用主义继承近代经验主义传统,具有明显的调和色彩,强调信念的确立、行动、过程和效果。

(三) 现象学

胡塞尔是现象学的开创者。20 世纪早期的现象学运动是由胡塞尔现象学思想引发的一场轰轰烈烈的哲学运动,在西方哲学史上影响很大。现象学的传播是一场现象学阵营不断革新、不断创造的过程,其最基本的原则是面向事物本身,不以任何假设为前提而达到必然的真理。舍勒、海德格尔等是现象学运动最初支持者,但后期哲学生涯之中逐渐放弃胡塞尔先验现象学的立场,创立了自己的哲学体系。

(四) 存在主义

存在主义形成于 20 世纪早期。海德格尔、萨特等思想家把现象学的方法运用到人的生存状态的研究,以揭示人的本真存在为最初的出发点来揭示存在的意义,超越了二元对立的思维方式,不再关注传统形而上学的实体论,而关注存在者的存在方式,从而将存在者对烦恼、恐惧、麻烦、死亡、焦虑、绝望等非理性的心理体验作为存在者最真实的存在方式。存在主义强调人的创造性及超越性,认为人的存在实质上是超越性和创造性的活动,是人最真实的实践。

(五)结构主义

起源于 20 世纪初期的结构主义是科学主义思潮的重要组成部分。该理论认为,现代文化分工太细,只求局部,不讲整体,有"原子论"倾向,提倡恢复文艺复兴以来中断了的注重综合研究的人文科学传统,提出了"体系论"和"结构论"的思想,强调从大的系统方面来研究它们的结构和规律性。索绪尔把语言学中的关系概念提升为结构概念,结构成为学术研究的普遍方法。结构主义以客观的结构取代个体的主体性,用结构来解释社会、历史、文化现象,强调整体性和共时性。代表人物有索绪尔、维特根斯坦、斯特劳斯等。

三、唯物辩证法

唯物辩证法(materialist dialectics)是唯物主义者关于事物普遍联系和发展的学说,是马克思主义哲学的重要组成部分,是最为丰富、深刻的发展学说,是人类认识世界与改造世界的最普遍、有效的思想武器。只有坚持运用辩证唯物主义和历史唯物主义,方能正确回答时代和实践提出的重大问题,确保马克思主义哲学在哲学、社会科学领域的绝对指导地位。

(一)辩证法与形而上学

辩证法和形而上学是两种不同的观察世界的方式。辩证法是关于世界普遍联系和永恒发展的科学,它用联系的、发展的、全面的观点来看待世界,是"关于普遍联系的科学"。形而上学则是用孤立的、静止的、片面的观点来看待世界。两者分歧的焦点在于,是否承认事物的内部矛盾是事物发展的根本原因和直接动力。辩证法和形而上学的对立具体表现在:第一,普遍联系和孤立观点的对立。第二,发展观点和静止观点的对立。第三,全面的观点和片面的观点的对立。第四,矛盾的观点和否认矛盾的观点的对立。

(二)唯物辩证法的三大规律

1. 对立统一规律　对立统一规律(也称矛盾规律)认为,世界上任何事物的内部和事物之间都包含矛盾的两个方面,矛盾的双方既对立又统一。世界上任何事物的内部和事物之间都包含矛盾,矛盾的双方既对立又统一。事物的运动发展在于自身的矛盾运动,矛盾的斗争性和同一性、普遍性和特殊性统一于客观事实。这一规律揭示了事物发展变化的源泉和动力,是唯物辩证法科学体系的实质和核心。一分为二、刚柔相济、呼吸相通、利害相关等,都从不同侧面反映对立统一规律的重要性。

2. 量变质变规律　量变质变规律(也称质量互变规律)认为,任何事物的变化都是由量变到质变的过程,量变到一定程度必然引起质变,产生新质,然后,在新质的基础上又开始新的量变。量变是质变的基础和必要的准备,质变是量变的必然结果。量变和质变相互渗透,量变中有部分质变,质变中有量的扩张。量变质变规律揭示事物发展变化的形式和形态。滴水穿石,千里之堤毁于蚁穴,不积跬步无以至千里,不积小流无以成江海,等等,都反映了遵循量变质变规律的结果及其重要性。

3. 否定之否定规律　否定之否定规律(也称肯定否定规律)认为,任何事物的发展变化都是新事物对旧事物的否定,是事物内部的肯定和否定两方面矛盾斗争的结果,是事物自我发展的过程。但是,否定并不是全盘抛弃,而是"扬弃","扬弃是否定并且同时又是保存"。新事物否定旧事物,再被更新的事物否定,一切事物都是如此螺旋式发展。事物的发展表现为前进性和曲折性的统一,新生事物是不可战胜的。波浪式前进、螺旋式上升,物极必反、否极泰来、吐故纳新、弃旧图新等,都是否定之否定规律的具体表现。

（三）唯物辩证法的基本范畴

1. **本质和现象** 本质和现象是揭示客观事物的内部联系和外部表现的相互关系的一对范畴。本质是事物的内部联系，是由事物内在的根本矛盾决定的。现象是事物的外部联系，是本质在各方面的外部表现。

本质和现象既相互区别又相互联系：①现象是表面的，外露的，它直接呈现在人们的感官面前，能为人们的感官所感知；本质则隐藏在现象背后，是看不见摸不着的，只有依靠抽象思维才能认识它。②现象是丰富、生动和纷纭复杂的，是事物本质的具体表现；而本质则是同类现象背后的一般的东西。③现象是多变的、易逝的，而本质则具有相对的稳定性。马克思说："如果事物的表现形式和事物的本质会直接合而为一，一切科学就都成为多余的了。"

2. **内容和形式** 内容和形式是揭示构成客观事物的内在要素和结构方式的相互关系的一对范畴。内容是指构成事物一切要素的总和，以及由此决定的事物的特性、运动的过程等，是事物存在的基础。形式是指内容诸要素的结构和表现形态，是事物存在的方式。

任何事物都是内容和形式的统一。形式是事物存在的表现方式，内容是事物存在的基础，二者存在着确定的差别。内容和形式又是相互依赖、互为前提、不可分割的。在一定条件下，内容和形式还可以相互转化。

3. **原因和结果** 原因和结果是揭示事物先后相继、引起和被引起的内在相互关系的一对范畴。原因是指引起一定现象的因素。结果是指由于原因的作用而产生的一定现象。所以，因果关系的特点之一是原因在前、结果在后。但前后相承的现象不一定都是因果关系，如一年中的四季更替，种下的树苗伴随孩子的长高而长高，等等。

一切事物都是有因果关系的，无原因的结果和无结果的原因都是不存在的。原因与结果的辩证关系具体表现为：二者既是对立的，又是相互联系，相互作用的。首先，原因和结果的区别是相对的，两者可以相互过渡，相互转化。某一因素在一种关系中是原因，在另一种关系中又是结果。反之亦然。其次，事物在发展过程中是互为因果的。原因和结果的联系还是多样的、复杂的，有"一因多果"，有"一果多因"，也有"多因多果"。

4. **必然性和偶然性** 必然性和偶然性揭示了客观事物的发生、发展和灭亡的不同趋势，是事物普遍联系的又一侧面，也是对因果联系认识的进一步深化。必然性是指客观事物发展过程中不可避免的、一定如此的趋势。偶然性是指事物发展过程中可能出现也可能不出现、可以这样出现也可以那样出现的趋势。

必然性和偶然性是对立统一的。首先，二者是对立的，二者的地位和作用都不同，界限也是确定的；其次，二者是相互联系、相互依存的，没有离开偶然性的必然性，也没有离开必然性的偶然性。

5. **可能性和现实性** 可能性和现实性是揭示客观事物转化过程的过去、现在、将来相互关系的一对范畴。可能性是指事物内部潜在的、预示事物发展前途的种种趋势。现实性是指现实存在的，具有必然性的客观事物，它是已经实现了的可能性。

可能性与现实性是对立统一的。首先，二者是对立的，可能性指的是事物的发展趋势，现实性指的是事物的过去和当下；其次，二者是互相统一、不可分割的，可能是潜在的还没有展开的现实，现实是充分展开并已实现了的可能。

四、哲学思维及其特点

(一) 哲学思维的内涵

按照思维模式不同,人类的思维可以分为感性思维和理性思维。

1. 感性思维　感性思维是指人们通过对自己的感官感触到的现象进行初步的、直接的判断、推理的思维形式,由此得到的对事物的认识叫作感性认识,包括感觉、知觉和表象三种形式。由感性思维得到的结论有可能是"视而不见""听而不闻",或者出现"盲人摸象"的结果。

2. 理性思维　理性思维是人们依据已经掌握的感性材料,遵循一定的思维规律和方法,对事物或问题进行观察、比较、分析、综合、抽象、概括的过程,是利用概念、判断和推理的形式进行逻辑推演的思维,是以揭示事物的本质和规律为目的的理性认识的方法。理性思维要对感觉材料加以去粗取精、去伪存真,由此及彼、由表及里,这样才能反映事物的内部规律性。理性认识是感性认识的飞跃,理性思维是感性思维的延伸。通过理性思维得到的理性认识包括概念、判断和推理三种基本形式。

(二) 哲学思维的特点和功能

哲学思维属于理性思维,具有抽象性、批判性和反思性等特点。这些特点表现于哲学上观察任何对象的视角和层次之中,也表现于哲学思考所使用的概念形式、哲学推理所追求的逻辑走向之中。哲学思维最主要的功能是使杂乱的感性材料有序化,同时对思维的具体操作运行起规范作用,对认识过程的信息起选择、组织和解释的作用。哲学思维还能直接影响到人们的认识成果,决定着主体能否正确认识和把握客体及其正确性的程度。

(三) 哲学思维方法

1. 归纳与演绎　归纳是从个别事实走向一般概念、结论的思维方法,归纳过程是从个别到一般的思维运动;演绎是从一般概念、原理走向个别结论的思维方法,演绎过程是从一般到个别的思维运动。二者相互依赖、相互促进、相互补充、不可分割。演绎以归纳为基础,归纳以演绎为指导,进而形成辩证的思维过程。

2. 分析与综合　分析是在思维中把认识的对象分解为不同的部分、方面、特性等,对它们分别加以研究的方法,即深入事物的内部,研究它们的各个方面、各个特性。综合是把分解开来的不同部分、方面、特性等联系组合成统一体而加以研究的方法,即认识事物的整体,掌握统一整体各个方面的有机联系。二者既相互区别和对立,又相互促进和转化。综合必须以分析为基础,没有分析就无从综合。分析又要以综合为指导,没有综合也就无从分析。分析是综合的基础,综合是分析的完成。

3. 抽象与具体　抽象是指在思维中把对象的某种属性、因素抽取出来而暂时舍弃其他属性、因素的一种思维方法。具体是在抽象的基础上形成的各种规定性的综合和更深刻的再现。从抽象到具体,就是从抽象的规定达到思维中的具体。从抽象上升到具体的思维方法是综合,即把反映了事物各方面本质的规定综合起来,形成关于事物的整体认识,使具体在思维中再现出来。

(四) 逻辑思维的规律

逻辑思维是严谨、缜密的哲学思维,是遵循规律与公式进行的思维。逻辑思维的规律包括同一律、矛盾律和排中律。

1. **同一律**　同一律是指同一个思维过程中,每一思想与其自身是同一的,即要求同一个思维过程中,概念都要确定,并保持自身的同一,不得随意变更。违反同一律就会犯混淆概念、偷换概念、转移论题、偷换论题等错误。

2. **矛盾律**　矛盾律要求在同一思维过程中,两个互相否定的思想不能同真,必有一假,或不能对不能同真的命题(矛盾关系、反对关系)同时加以肯定。违反矛盾律所犯的逻辑错误是自相矛盾或者是产生悖论。

3. **排中律**　排中律要求在同一个思维过程中,两个相互矛盾的思想不能同假,必有一真,或者是不能对不能同假的命题(矛盾关系、下反对关系)同时加以否定。违反排中律要求所犯的逻辑错误是两不可,或称模棱两可。

(五) 思辨方法和实证方法

哲学研究常常使用思辨方法,而科学研究则更多使用实证方法。

1. **思辨方法**　思辨方法是在个体理性认识能力及直观经验基础上,通过对概念、命题进行逻辑演绎推理以便认识事物本质特征的思维方法。它以个体的理性认识能力为基础,以人的直观经验为思维的出发点,以认识事物本质属性为目的,对概念、命题进行逻辑演绎推理。

2. **实证方法**　实证方法是指通过对研究对象的观察、实验和调查,获取客观材料,使用归纳方法从个别到一般,归纳出事物的本质属性和发展规律的研究方法。常用的实证方法包括观察法、社会调查法、案例分析法、实验法等。

3. **思辨方法和实证方法的关系**　人们通过思辨认识真理是辩证法发展的早期阶段,即思辨阶段。人们通过实证揭示宇宙发展的普遍规律,是辩证法发展的实证阶段。当人们把思辨与实证相统一时,就进入到了辩证法发展的高级阶段。只有把思辨与实证紧密结合,使之相辅相成、相互补充,才能真正认识真理、把握真理。

五、培育哲学素养

(一) 树立正确的世界观、人生观和价值观

人生观是由世界观决定的,是指人对于自身生存的目的、价值和意义的看法,具体表现为荣辱观、生死观、幸福观等。价值观是人生观的表现形式之一,是人们对人、对事的价值判断标准,即对自己及周围的人和事物的表现有无价值、价值大小、如何取舍的判断标准。世界观、人生观和价值观共同构成了人们常说的"三观"。"三观"会直接或间接地影响乃至决定自身及身边人的人生。每个人"三观"的形成受多种因素的影响,且会发生不同程度的改变。

人在实现自己人生的追求和价值中,既受到规律的支配,又受到无可选择的必然性的制约。护理人员要尊重科学,树立唯物主义的世界观,同时也要尊重不同患者的宗教信仰;树立真善美的人生观,但不强求所有患者接受;树立高尚的职业价值观,但不超脱于现实的社会生活。这就要求护理人员除了学习护理专业知识和技术以外,还要学习心理学、社会学、伦理学、管理学等人文社会学科知识,以满足不同服务对象在不同治疗时期的合理需求。

(二) 培养批判性思维意识和能力

批判性思维也称评判性思维,是在主动思维基础上对已知或结论等判断,并形成主观结论的较为系统的思维。护理人员在临床实践中应该不断培养、提升批判性思维能力。

1. **鼓励质疑与争鸣**　质疑是培养批判性思维能力的重要基础。明代哲学家陈献章说："学贵有疑,小疑则小进,大疑则大进。疑者,觉悟之机也。"只有对文本知识、前人经验不迷信,对已有结论不盲从,不唯上,不唯书,不唯权,独立思考,辨析正误,畅所欲言,对一切问题抱着究根问底的态度,才能于无疑处生疑,才能对原有结论进行重新评判,从而产生新知,有所发展,所有创新。同时,在质疑与争鸣过程中,应遵循哲学的思维规律和思维方法,不能无理辩三分,强词夺理,或者诡辩、狡辩。

2. **鼓励想象与创新**　唯物主义从不否认意识的能动作用。爱因斯坦说过:"想象力比知识更重要,因为知识是局限于我们已经知道和理解的,而想象力覆盖整个世界,包括那些将会知道和理解的。"同样,广大护理人员在临床实践中,依靠想象力可以拓展思维空间,超越现实的局限,锐意创新,增长新的护理知识、新理论、新技术、新方法。

(魏万宏)

第二节　护理哲学研究概述

护理哲学(nursing philosophy)是以护理实践活动和护理研究为对象,对护理人员的世界观、人生观、幸福观、事业观的经验概括和系统反思,寻求护理实践活动本质规律的一门新兴的哲学分支学科。在个体层面,它可以被理解为一种源于自身信念的对待生活和现实的态度。同护理伦理学、护理管理学相比,护理哲学仍处于襁褓阶段。不过,20世纪90年代以来,护理哲学研究渐渐活跃起来,为深刻理解护理本质、护理目的、护理学的学科边界、护理学理论的发展规律等重要的理论问题提供了思想指引。

一、成长中的护理哲学

(一)思想溯源

古今中外的护理实践和护理理论研究中提出了一系列概念、范畴和理论体系,形成了不同的学派,这些护理理念和理论中渗透着丰富的哲学思想。

中国古代的护理活动并没有独立于医疗,最明显的特点是医护不分家,护理是医疗实践的内在组成部分。由此,我们可以推断,张仲景、孙思邈、李时珍等历代中医名家的医护理念中也必然包含了朴素的护理哲学思想。中医护理从患者的生理、心理、自然环境和社会环境出发,综合评估者健康问题,通过辨证施护、辨病施护、辨症施治为患者提供健康照顾。阴阳五行说是中医护理的哲学基础,整体观是中医护理的指导思想,辨证施护则体现了辩证思维。

西方医护哲学思想也源远流长。在亚里士多德的哲学中,生命过程已经具有本体论地位。他把生命视为有内在力量的个体,而健康和患病状态为生命存在的不同状态。古希腊这一医学-哲学传统影响了南丁格尔的护理思想和实践,即个体要与周围环境保持良好的关系。南丁格尔关注的是个体生命的过程,患病状态的人要随时接受持续的护理观察。一名患者对自然环境和人际环境的依存性加深了人际的相互依赖性。

希波克拉底誓言中提出的不伤害、保守秘密、履行职责、致力于为患者谋幸福等职业操守也同样适用于护理。南丁格尔在《护理札记》(1859年)中提出一种新的护理理念:针对个人基本需求,提供服务,避免疾病,恢复健康,使个体处于最佳状态,促进患者自然痊愈。这是人类对护理本质较早的科学描述。南丁格尔以身作则,身体力行,著书立说,阐述了护理是一门独立的学科,以及护理理论应有的构成要素,而"提灯女神"的光辉形象激励着护理人员树立职业荣誉感和专业自信心,坚定了终生致力于照护事业的世界观和人生价值追求。南丁格尔的环境理论阐述了患者与其周围环境的密切关系,强调了个体生命过程的护理照看,对护理问题进行了朴素的哲学反思,这一反思的传统影响了 20 世纪欧美国家的护理哲学思想。

20 世纪 70 年代以来,大批护理专家著书立说,形成了诸多颇有学术见地的理论学说,如奥瑞姆的自护理论、多萝西·约翰逊的行为系统模式、伊莫詹妮·M. 金的达标理论、玛莎·E. 罗杰斯的整体人科学、约瑟芬·G. 帕特森和洛蕾塔·T. 兹拉德的人性化护理理论等。这些护理理论在明确学科性质、概念体系、理论类型和功能、评判框架和标准等内容的过程中均直接或间接地需要哲学理论、原则和方法的指导。深入解析这些护理理论的思想渊源、概念间关系、适用范围等会进一步提炼和丰富当代护理哲学思想内涵。

(二) 研究内容和研究方法

护理哲学的研究内容有两类。第一类是从护理学内部结构出发,分析护理本质、护理目的、护理知识的获得和检验、护理研究方法论、认识结构和本质。它回答的问题有:什么是护理? 它是一种技术、技能、操作规范还是艺术? 护理目的是什么? 护理知识增长的方法和机制是什么? 护理理论的逻辑结构是什么? 护理专业自主性及限定性因素有哪些? 护理的知识来自何处? 等等。第二类是护理实践和研究引发的伦理、社会和法律问题。它偏重对护理与社会之间的互动研究。它要回答的问题有:护理价值有哪些? 护理人员的社会责任是什么? 护理专业精神的内涵是什么?

护理哲学研究离不开基于逻辑思维的分析论证,以及护理实践的理性反思。日常护理实践中的实际问题或陈述中包含着普遍概念。每一个具体陈述中都包含了某些普遍的预先假设。护理哲学的任务就是把这些假设揭示出来,并且加以批判性审视和检验,并进一步提炼出有价值的命题,以便开展哲学分析论证。护理人员要有这种哲学分析论证能力,要学会透过现象看本质特征。例如,ICU 护士如果过分使用技术手段来解释、评价、管理患者指标,忽视患者的感受,护患关系就会有物化的倾向,拉大护患沟通的距离。哲学研究会采取自下而上的策略:从护理工作实践和生活感悟入手,归纳护士群体所认同的核心价值,具体包括患者自主性和福利、护理知识的形成及概念化、护理理论的结构,等等。

(三) 研究特点

在国际社会,推动护理哲学发展的标志性的事件至少有两个。其一,《护理哲学》和《护理伦理学》等学术刊物的创刊。2001 年《护理哲学》杂志的创刊为国际护理哲学研究构建了一个重要的学术交流平台。其二,护理哲学学术组织的成立。2003 年国际护理哲学学会(IPONS)成立。其宗旨是协助确立护理哲学学科,建立一个国际学术网络,推动国际护理哲学研究的发展。现有的西方护理理论中包含了哲学思想,系统的护理哲学研究又会促进护理理论的系统化,二者相得益彰。

当代护理哲学研究呈现如下特点。第一,介绍哈贝马斯、福柯等哲学家的思想并与护理实践的主要环节相对照,力图解释特定的护理理论问题和复杂的护理现象。第二,对护理核心价值观念进行概念分析,对护患关系、护理理论进行哲学反思。第三,在剖析护士群体的世界观、人生观、事业观、生命价值观的基础上,提炼出基本哲学观念。西方科学哲学家库恩、波普尔等人的思想在探讨护理学的学科独立性、护理模式的反思等方面发挥了重要作用。

二、学科性质

西方科学哲学的一个基本议题是"科学的划界问题"。为此,对护理学理论和实践的哲学考察的首要问题也要明确护理的概念边界,主要包括护理与医疗、基础护理与临床护理、护理学与护理技术等。这是确立护理学科独立性的重要理论问题,也是护理哲学的一个重要命题。

(一) 护理与医疗的比较

从起源上讲,医疗和护理都是人类同疾病抗争中学会的一种生存和发展的基本技能。人类历史上,护理活动要远远早于医疗活动。最早的护理活动包括了医疗成分,医疗活动中也渗透着护理要素,医护不分家。

"专业"是指一门需要专门的知识技能,接受技术操作规范和伦理规范约束的职业。专业的特征包括专门的知识和技能、社会声望、受过专门的教育培训、有准入资格考试和注册、有较高的工作自主性、遵循伦理守则、自律、提供公共服务、有专业垄断性等。护理的专业独立性具体表现在:"三分治疗,七分护理"和医护专业平等的理念逐渐深入人心,专科护士、护理处方权使得专业自主性得到加强,接受过护理高等教育的注册护士比例增高,提高了整个群体的科学文化水平和科学素养。这些可喜成绩使得护理学成为与临床医学并行的一级学科。从哲理上辨析"医疗"与"护理"的区别详见表 7-1。

表 7-1 医疗与护理的区别

类别	医疗	护理
基本职责	诊断、医疗、效果评价、健康教育	执行医嘱,基础护理,专科护理,参与诊疗高新技术仪器设备的操作、应用和观察,健康教育
实施者	注册医师	注册护士
性 别	男医生、女医生均占一定比例	女护士占绝大多数,但男护士比例在增加
差错类型	医疗差错	医疗差错或护理差错
工作压力	较大	较大
基本知识技能	医学专业分工明确,受过专门的系统教育培训	接受专门的护理教育,可适用于不同临床科室
专业自主性	相对较强	随着学科发展而逐渐提高
准入门槛	注册	注册

(二) 护理学理论与护理技术的辩证关系

科学和技术之间的关系是辩证统一的,既密不可分,又相互独立。科学是认识世界,探知事物的本质,而技术是运用已知的科学原理和手段来达到控制、干预或改变事物发展过程和结果的目的。护理理论是由特定的科学概念、科学原理以及对这些科学概念、科学原理的严密论证所组成的知识体系,包括描述护理现象、解释现象之间的关系、预测护理结果,等等。护理技术包括患者的出入院护理技术、无菌操作技术、心理护理技术等。随着科学技术的进步和发展,护理技术也不断有新突破,比如静脉留置针技术、颈内静脉置管技术等。护理离不开技术操作,在临床实践中提高护理水平。

护理活动是科学、技术和实践的结合。护理理论是人对护理的能动认识和反映,属于认识范畴。而护理技术是人对护理的控制和改造,属于实践范畴;护理学要探讨护理本质和规律,而护理技术干预和控制护理过程和现象。二者的详细区分见表7-2。

表 7-2　护理理论与护理技术的区别

类别	护理理论	护理技术
定义	以科学理论为基础的研究维护,促进、恢复人类健康的护理理论,知识、技能及其发展规律的综合性应用科学	借助科学原理和工具手段,为了更好地为患者的疾病康复提供治疗及帮助的方法和规则体系
研究内容	护理思想渊源、护理理论及相互比较,基本概念体系、理论的应用	护理技术研发,护理服务过程中的实际操作知识、技能、经验
研究方法	探讨护理现象的本质及规律,形成具有客观性及逻辑性的科学。关注重点在"是什么""为什么"	在理论、经验指导下的操作实践,关注重点在"做什么""怎么做""做到什么程度"
目的	获取护理知识,发展护理理论,指导护理实践	掌握护理技能,促进护理对象的健康,预防疾病及损伤,减轻痛苦

（三）护理实践与护理研究的辩证关系

护理研究成果会提供新的护理知识和理念,用于改进护理实践,提高护理人员的专业技能和人文素养,新的护理技术会提高护理质量。护理知识是构成护理理论的基石,理解和达到护理目的重要手段。护理知识既来自日常的护理实践,也来自理论知识的学习、领悟和应用。受过高等护理教育的临床护士系统地掌握了护理理论和操作技能,然后在实践中考查理论知识是否能改进护理质量、提高护理效能。护理研究是指为了获得关于现象和可观察事实的原理的新知识,揭示客观事物的本质、运动规律,获得新发现、新学说,其成果以科学论文和科学著作为主要形式。

里斯乔德(Mark Risjord)于 2010 年出版的《护理知识:科学、实践和哲学》(*Nursing Knowledge:Science,Practice,and Philosophy*)一书中主张:护理不是一门基础的或应用性的学科,它最好被视为一种特定护理学哲学指导下的服务,相关的护理知识是自下而上而非自上而下形成和发展的。对护理核心价值的社会承诺是护理的出发点。识别和解决护理实践中的问题是护理研究的出发点和归属,由此确保护理成为一门名副其实的专业。护理原则指导护理实践,提升护理教育质量,指导理论发展,而在护理指导原则的确立过程中,哲学理论发挥着潜移默化的作用。

正确处理护理理论与护理实践之间的辩证关系。护理人员既要向书本学习,在埋头苦干中增强才干,不可单凭经验办事,又要勇于实践,耐心开展基础护理,熟练掌握并创新护理知识技能。这是马克思主义实践论在护理领域中的应用,可以避免"经验论"和"唯理论"错误。护理实践论是护理哲学的一个重要组成部分。正确认识并处理好护理理论与护理实践之间的辩证关系,为合乎伦理地开展护理实践创造条件。一位能正确把握理论与实践关系的护理人员可能会有较强业务钻研精神和业务胜任力,有助于贯彻以患者为中心的理念。

三、护理哲学促进人文护理实践的方式和机制

进入 21 世纪,受到政策、专业、要求、全球化等内外因素的驱动,护理实践的内涵和形式

发生了诸多新变化。2012 年第 16 届国际护理哲学大会的主题讨论是"21 世纪护理实践中护理哲学该扮演怎样的角色？"护理哲学主要的论题包括护理本质、护理目的、护理知识的获得和检验、护理研究方法论。这是从护理学内部结构出发，分析护理技术的概念、原理和方法、认识结构和本质，是对护理研究和应用本身的哲学反思。

（一）推进哲学与护理实践的良性互动

哲学的研究对象是整个世界的一般性规律，是对世界根本性问题的总体看法。护理学是以健康和疾病为对象，探讨护理认识和实践中的特殊性问题。哲学与护理实践和护理理论之间存在着一般与个别、共性与个性的辩证关系。护理理论与实践中提出的哲学问题丰富了哲学研究的范围和内容，而护理实践和护理研究也离不开哲学思维和哲学理论的宏观指导。普遍寓于特殊之中，在护理研究和实践中蕴含着普遍的规律。

护理与哲学有共同关注的问题，如心身问题、人与环境的关系、健康与疾病等，只不过前者是以具体的操作规范来顺应或调整这些关系，而后者则是从理性反思视角考察这些关系的根本含义。这两种不同学科领域共同推动了人文护理学的发展。护理中的哲学包括护理研究方法论、护理决策、护理政策法规的依据、护理理论的构建及流变、经验概括与逻辑推理等。护理哲学主要研究哲学原理、方法在护理实践及研究中的应用，相关的问题包括护理的本质、护理目的、生死观、整体论与还原论、护理模式等。

护理专家自觉不自觉地运用某种哲学思想指导自己的护理研究或实践。对护理照看领域的系统性考察，反映护理人员的职业信念、专业价值、人生观和世界观。护理哲学来源于护理实践，又反作用于护理实践。华生的人性关怀理论把关爱照看的实践活动提升到人性的高度，充满了哲理，彰显了人性的光辉。欧瑞姆（Dorothea E. Orem）认为护理是为了保持生命和健康，使患者从疾病和损伤中得到恢复，以及应对疾病所带来的影响和持续提供自理活动，由此提出了自理理论和护理系统理论，以更好地恢复和满足患者的自理能力为目的，通过护理系统帮助患者满足自身需要。

护理哲学的发展离不开哲学和护理学之间的结盟。双方均要以积极开放的姿态对待对方，互通有无，消除隔阂，构建新研究范式。哲学对护理学发展和护理实践起到宏观指导作用——分析护理概念、评价论证的有效性。

（二）提炼护理知识，创新护理理论

护理专业和医学专业知识的来源有较大的不同。护理知识的金字塔目标，把分散的护理知识整合到一个综合的、连贯的、有用的结构之中，以加强学习、发展。护理实践论是护理哲学的一个重要组分。仅仅靠经验观察和描述无法对较为抽象的护理哲学问题给予正确的回答，这些哲学问题均需要逻辑分析。

理论和实践相辅相成是护理学科发展的重要途径。护理理论根据已有的知识、经验、事实、规则以及学说，对护理实践和研究中的现象、问题进行概括、总结、分析、推演，得出合乎逻辑的推论。从概念模式、理论及研究的基本概念出发，阐明理论与实践之间的关系。护理学的科学本质、理论结构和范畴、理论类型和功能、理论评价等内容均是建立在牢靠的护理经验和知识之上的。

护理理论和护理实践之间存在辩证关系，同样，护理伦理知识和合乎伦理的护理实践之间也密不可分。学习领悟伦理知识和技能的护理人员会改善从业心态和从业行为。护理哲学为护理理论的构建提供了正确的方向和方法。护理理论研究是对新的护理现象、理念、价值、模式的抽象概括。

（三）护士群体要树立正确的哲学观

护理哲学的构建不仅需要哲学工作者和护理专家的协同共进，也需要呼应护士群体对哲学的印象、理解和态度。实际上，护士群体在亲身经历的照护过程中对疾病、患病有切身体会，对生老病死现象也会自觉不自觉地加以思考，由此就形成了朴素的疾病观、健康观、生命观和死亡观。面对临终患者，医护人员给予心灵呵护，维护了患者的死亡尊严。

高新技术在医疗护理实践中的应用也可能会引发护理人员的哲学困惑。医学模式的转变引发的护理模式的变化，会让护士群体感受到医院管理模式的变化，以及需要从"以疾病为中心"向"以患者为中心"的护理理念的调整。在健康中国建设的大背景下，还需要"以健康为中心"的社区护理和家庭护理。

在护理研究方案设计和护理管理中，局部与整体、个体与群体、简单与复杂等基本的哲学范畴也会发挥潜移默化的作用。借助哲学上的概念分析，护理人员可以澄清已有护理理论及相关概念的含义，辨析似是而非的观念，分析若干新概念的内涵和外延。

（张新庆）

第三节　哲学融入人文护理实践

护理只有以哲学的价值观和科学思维观引导实践，方可摆脱唯技术论和工具主义的狭隘视域，从片面走向全面，从本我走向包容，从单一走向广阔。

一、哲学与护理的辩证关系

（一）哲学与护理学的关系

学习和研究护理哲学，首先应当明确哲学与医学、护理的关系。

医学与哲学的关系渊源悠久。自然哲学的兴起为医学提供了理论的指导。15 世纪之后，生理学、微生物学、细胞学的发展促进了哲学对疾病的认识。20 世纪 70 年代的"生物 - 心理 - 社会"医学模式包含了辩证思维和系统论的观点。哲学是构建医学体系和结构的灵魂，医学也为哲学提供新的素材，二者密不可分。

护理学是一门自然科学学科，哲学是自然知识、社会知识和思维知识的概括和总结。相比护理学，哲学更加抽象、概括，揭示的是世界的普遍规律。哲学与护理的关系是一般与个别、普遍与特殊的关系。

护理内容的丰富和发展，护理研究方法的改进和手段的更新，对哲学的发展产生了深刻的影响。孙思邈所撰的《备急千金要方》《千金翼方》融进了许多辩证的观点，对中医护理产生了深远的影响。南丁格尔《护理札记》和《医院札记》也富有哲理。这些著作是医疗护理实践的结晶，也为哲学理念的具体体现。

护理学要对单纯的医疗经验材料加工整理，进行抽象概括，上升为揭示人体生命本质和防治疾病的客观规律的护理，离不开哲学；要使护理科学不断发展，医疗活动顺利进行，必须要有正确的世界观和方法论作指导，将理论思维贯穿于护理科研和诊疗过程的始终，也离不开哲学。不同的哲学思想对护理的发展有着不同的影响。

（二）哲学对临床护理指导作用的具体表现

哲学对临床护理的指导作用主要表现在临床思维与实践：

一是指导临床护士提高评判性思维能力。护理程序是护理人员独立思考和实际行动的综合体现。从护理评估、护理诊断到制订护理计划、实施护理计划，再到护理评价，每一个步骤都是系统而科学的。这就要求护士在具备专业知识的同时，必须具备较强的评判性思维能力。缺失评判性思维将导致被动执行医嘱，难以及时发现问题并采取针对性措施，难以体现护理职业的价值，同时降低护士的工作成就感和工作激情。

二是为护理实践提供方法论的指导。以对立统一为核心的辩证法为护理提供了关于研究对象的存在、产生、发展和转化的理论，普遍联系的观点为护理理论的建立提供了科学的准则。哲学思想指导护理人员构建研究调查，明确所选方法论潜在的哲学假设，对研究方法的正确选择和运用起到了至关重要的指导作用。

总之，护理实践的发展离不开哲学提供的世界观和方法论，离不开哲学提供的总的指导原则。有了这个总的指导原则，才能对护理研究对象进行具体的深入研究，获得科学的理论，才能自觉地、清醒地从事医疗实践活动。

（三）医护关系的哲学思考

原始的医疗护理伴随着人类生存与发展，在自然的生老病死中应运而生，其中护理是传统医学的重要组成部分。东周战国时期护理内容十分丰富，在治疗、预防、观察病情和药效、照顾患者起居、保健、养生等方面都有护理成分，渗透着护理思想和技术。古代护理是一种以家庭为中心的经验护理，缺乏必要的医学和护理学理论支撑。

传统上一般把患者精神、生活的护理，以及煎药、给药、饮食等事情交给患者最亲近的亲属去料理，所以患者的父母、妻子（丈夫）、子女和好友等通常会成为义务护理人员，而患者有了这些亲人的照顾，无论在精神上还是物质生活上都会得到无微不至的关怀，对患者健康和疾病恢复有极大的帮助。

中国传统医学中的护理内容大致分为生活起居、情志调护、饮食调养、预防保健、养生健身、给药等几大内容。近代中国的护理主要是执行医嘱与生活护理，内容简单，重医轻护的思想较广泛存在。中华人民共和国成立之初，为保障临床工作的需要，出现了院办护校的短期培训班，但护理教育以中专为主。20世纪80年代以来，护理大专、本科教育逐渐增多，护理专业也得到发展，"以患者为中心"的责任制护理模式得以建立。

进入21世纪，护理专业化队伍得到飞速发展，护理内涵、服务对象和工作范畴均得到扩展。现代护理越来越具有护理专业独特的学术内涵，护士职业的自主性和专业价值日益显现，在国防建设、抗震救灾、临床救治、社区保健等方面发挥了重要的作用，成为医疗专家团队不可或缺的成员，形成医护患命运共同体，彰显了新型的医护关系。医护人员在应对突发重大的公共卫生事件过程中，形成了丰富的实践智慧，形成新的哲学理念，凝练为鲜活的时代精神。

二、生命观及其对护理实践的指引

（一）感知生命神圣

生命神圣论是一种主张人的生命至高无上且具有最高道德价值的伦理观，强调人的生命神圣（sanctity of life）不可侵犯，生命具有高于一切的价值。持这一观点的人，一方面在精神上承认生命的神圣性；另一方面又强调，人们的主观认识和伦理思想都在生命神圣的思维框架中衍生与发展。

生命神圣论从道德层面强化了护理的宗旨。当人的生命受到伤害时,就需要医疗护理人员用医学知识、医疗技术来保护。当代护理的宗旨强调把服务对象看作是一个具有生理-心理-社会全方面需求的人,护士应帮助患者适应社会和自然环境,从而达到生理-心理-社会的最佳的生命健康状态。护理人员要树立救死扶伤、珍重生命、爱护生命的职业道德观,努力探求护理的新方法,积极投身人类卫生健康事业。生命神圣论唤醒了人们尊重、关心、重视生命的良知,为医学护理事业崇高而伟大的职业特性奠定了理论基础。

(二) 敬畏生命价值

生命价值论,即对人的生命价值(value of life)的系统研究。生命价值论是解决人的生与死问题的最基本的伦理学理论依据,是生命伦理学的进一步发展,具有重要的伦理意义。生命价值论强调生命神圣与生命质量的统一,把生命的物质价值、精神价值和人性价值作为衡量生命个体效益和社会效益的尺度,为护理行为的选择提供了理论依据。生命价值论强调要关注人的社会价值,提高生命质量和价值,推动了现代医学科学的发展和社会文明的进步。当医学的发展与人的发展出现不和谐,甚至冲突时,医学必须坚持生命价值论,做出相应调整,使医学发展与人的发展相协调。

(三) 生命尊严与安宁疗护

现代临终关怀理念认为,生命不仅体现为数量,还体现为质量,提高生命晚期患者的生命质量是现代临终关怀服务的根本宗旨。安宁疗护的核心目的也是在于减轻临终患者的痛苦,控制疾病相关症状,给予患者心理支持,提高患者生活质量,使其善终。在临终关怀实践中,提倡不刻意延长或缩短终末期患者的生命,而是着力提高其生存质量,尽最大可能使患者享受生命所赋予的幸福与快乐。

完整的个体包括了躯体生命、精神生命和社会使命。其中精神生命在其内涵上更注重于智、仁、勇,从而形成了生命哲学学说,而人文关怀的知、情、意三位一体均与精神生命的整体性息息相关,构成了现代生命关怀的核心价值观。安宁照护正是强调关注人的精神生命,达到真正的"优死"境界,生得自然,死得尊严。

维护终末期患者的生命尊严(dignity of life)的具体要求包括:①告知患者死亡来临的预期时间,维护其人格尊严,保护其隐私权;②告知患者有机会选择包括家在内的死亡地点,是否捐献自己的器官,以及选择与谁分享最后的时光;③告知患者有权减轻痛苦和缓解其他症状,获得精神和情感上的支持;④患者应得到身、心方面的人文关怀;⑤针对患者及家属的哀伤教育(grief education)。

三、培育哲学素养,应对人文护理挑战

(一) 新时代回归护理人文关怀

当代西方医学以生命科学为基础,发展出一套理解人类身体的知识以及与其相应的治疗方式。实证医学以实验科学为基础,解决实际问题。不过,实证医学也有偏重技术至上论的倾向,过分关注解决病症,而忽略了患者的多方面医疗需求。高新技术在临床诊疗活动中的广泛应用促进了人类的健康福祉,但也滋生了"技术至上论"的观念,对医疗行为及医患关系产生了深刻的影响,"见病不见人"现象带有一定普遍性。医学技术因失去了昔日的人

文精神而迷失了方向,这是现代医学发展的悲哀。医疗护理的目的不仅仅是让患者活着,更要让患者活得有质量、有尊严、有价值。正如特鲁多医生的名言:有时去治愈,常常去帮助,总是去安慰。

(二) 倡导整体护理理念

中国传统医学中,护理人员在执行护理措施时,不仅注意病,按照不同疾病采取不同方法;更注重患者,把患者的内部因素与其周围环境联系起来加以考虑。按照患者因时、因地、因人制宜的护理方式,分析气候、季节、环境对患者的影响,提供适宜的护理措施。

20世纪60年代,玛莎·罗杰斯(Matha Rogers)提出了整体护理的理念,明确指出在护理工作中应将人视为一个整体,除了生理因素以外,心理、社会、经济等因素都会影响人的健康和康复程度。1977年恩格尔(G.L.Engle)提出了"生物 - 心理 - 社会医学模式",强化和加深了护理学界对整体护理的认识。1980年美国护理学会对护理进行了重新定义:"护理是诊断和处理人类现存的和潜在的健康问题的反应"。该定义从护理的本质和功能上明确了整体护理是护理人员所必须贯彻的理念。护理人员在工作当中必须考虑人的生理、心理、社会、经济等诸多方面集于一体的整体性,灵活地应用护理知识和技术为服务对象提供整体护理。

(三) 构建中国特色的护理哲学

所谓构建中国现代护理理念,就是通过中国传统护理理念和现代西方护理理念的有机结合,创建中国特色的现代护理理念。

孟子说:"人皆有恻隐之心、羞恶之心、辞让之心、是非之心,而这恻隐之心可谓同情心。"《大医精诚》亦云:"凡大医治病,必当安神定志,无欲无求,先发大慈恻隐之心,誓愿普救含灵之苦。""以人为本"是中国传统护理人文修养的基本出发点,"医乃仁术"是对中国传统护理人文修养的高度凝练,"推己及人"是中国传统护理人文修养的基本要求。构建中国现代护理理念就是要构建中国特色的"以人为本"的整体护理观(view of holistic nursing)。

构建中国特色的"以人为本"的整体护理观应该做到:将患者作为整体的社会人,心中想到、目中看到、鼻中闻到、耳边听到、手边摸到、健康教育说到做到,将同情升华为移情,感同身受,通过体验与情怀,将每一项护理技术融入温度,使患者感到温暖如春,化病痛为舒适和尊严,达到护患和谐。

仁义礼智信、恭宽信敏惠是中国传统文化的精髓。将"仁学"引入护理管理、护理教育及临床护理实践,融入全生命周期的健康管理和人文关怀之中,尊重患者生命、宽容病家纠结、诚信善待老幼、敏锐洞察危象、惠泽百姓四方。护理管理者和教育者是倡导中国哲学的先导者和示范者,海纳百川、兼容并蓄的哲学思想和包容情怀,可引导护理学科从狭隘走向宽广、从单一走向多维。在推进护理专业化的进程中,倡导积极评判、自我反思的辩证统一观,有助于医护患的协同一致,改良护医、护患间的关系。同时,跨团队、跨专业的交流与合作,能够推动护理学科的可持续发展。护理教育者更是肩负重任,做实人文护理基础教育,立德树人,培养有温度、有情怀的护理人员任重道远。唯有坚持不懈,方可将人文护理教育落到实处,从而构建有中国特色的护理管理、护理教育、护理临床实践的中国护理哲学思想和方法论。

(李惠玲　王方星　崔恒梅)

第八章

伦理学与人文护理

伦理学通过对人类行为的对错、正当与否、善恶的评价、论证和反思，为人们的日常生活和专业实践提供合乎道德的行为规范。同样，它在人文护理理论构建和实践运用中发挥着不可替代的作用。护理伦理和相关道德实践的探索不仅有助于拓展人文护理学的理论基础，还能协助护理人员做出恰当的道德判断，自觉践行人文护理实践，提高临床护理质量。本章主要从伦理学概述、护理伦理学的发展以及伦理学与人文护理实践三个方面展开论述。

第一节　伦理学概述

本节将首先辨析伦理与道德的关系，解析伦理学的主要内容、主要派别、伦理论证的方式。

一、伦理与道德

在日常生活中，"伦理"与"道德"含义接近，共同表达了"行为应该如何"的含义，但在学理上，二者的差别很大。英文中的morality（道德）沿袭了拉丁文 mores（习俗、性格）的含义，统指社会生活中的道德风俗和个体的德性。Ethics（伦理）源于古希腊的 ethos，指外在的风俗、习惯以及内在的品行、品德。《说文解字》中说："德，外得于人，内得于己也"，专指人们应遵从人伦之道而形成的德行、德性、品德、美德等。"伦"的本意为辈分、人伦，"理"的本意为玉石的纹理。"伦理"一词始见于《礼记乐记》："乐者，通伦理者也。"《说文解字》解释说："伦，从人，辈也，明道也；理，从玉，治玉也。"伦理即人伦之理，调整人伦关系的条理、道理、准则。因而，二者的差别在于，道德侧重于个体的道德品质与修养,伦理侧重于社会的伦理关系与秩序。

道德是以善恶作为评价标准,以社会舆论、传统习俗和内心信念作为评价方式,用以调节人与人、人与社会、人与自然之间关系的总称。道德贯穿在社会生活之中,如社会公德、家庭美德和职业道德等。道德也指个人的道德信念、道德情感、道德品格、道德理想和道德实践。伦理学(ethics)关注人的行为和人的价值的道德领域。

东西方的伦理学理论均是在两个层面上展开的,即个体道德修养与社会公共生活中的伦理关系及其秩序。通过修身养性,追求个人的精神风貌;借助公共生活实践,构筑社会成员共有的精神家园。当然,个体道德与社会道德密不可分。以亚里士多德为代表的古典美德伦理的核心就是:共同体的价值是一切价值合理性的最终根据。麦金泰尔在《谁之正义:何种合理性》中称,人类社会的共同价值或善,可能是最善的生活形式,享受最善的生活即是享受繁荣、享受幸福。友善是人类的共同价值追求,既有正义之规,也有道义之维。共同体本身成为个体善的根据和原因,离开共同体就无法判断善与恶。

二、伦理学的研究内容

伦理学,又称道德哲学,是对各种道德概念的理论化和系统化。伦理学以道德现象、人际关系及其发展规律作为研究对象。伦理学研究内容包括道德规范、道德范畴、道德修养、道德信念培育、道德评价等。道德体系可分为道德原则、道德规范和道德范畴三个层次。道德规范是道德原则的具体化和实际应用。

“范畴”是对事物、现象的本质联系的高度概括。范畴是帮助认识道德体系之网上的结点。护理伦理的范畴是反映护理伦理道德现象和关系的基本概念,如权利、义务、情感、良心、审慎等,由具体的护理伦理规范交叉结成,并通过具体的伦理规范与伦理原则相联系。

道德信念就是克服在履行道德义务中所遇到的困难和障碍的毅力和意志。每一个人在日常生活或职业生涯中,难免会遇到困难和挫折,坚强的意志和信念是克服困难、战胜挫折的保证。一个人是否拥有坚定的信念,是能否达到一定道德水平的重要条件。一个有道德修养的人要自尊自爱,自信自强,情操高尚。一个人要做到言行一致,严于律己,以身作则,做到“内省”和“外求”。“内省”主要是指“改过为勇,知过必改”;“外求”即借助外界信息反馈不断改善自己的行为。

开展道德评价是道德教育的重要方式。道德观念的形成是一个长期的过程。道德行为是在一个人道德认识、情感、意志的支配下所采取的行动。完善的道德评价是道德行为规范管理的前提。

三、伦理学的主要派别

伦理学有三个主要的派别:美德论、道义论和结果论。这三种理论派别主要是依据人类行为而划分的。人类行为有三个要素:行为者、行为过程和行为结果。某个行为者做出某种行为,产生某种结果。伦理学家对行为三要素中的某要素最基本意见不一,产生不同的伦理学理论。强调行为者及其品格是最基本的,发展出美德论。美德论主要回答:什么是理想的人? 人应该过什么样的生活? 人应具有哪些品格? 如何能具备这些品格? 强调行为本身是最基本的,发展出道义论。道义论规定了在特定条件下应该从事某类行为,该理论提出了伦理规则以及应对规则之间冲突的方法。强调行为结果是最基本的,发展出结果论。它提出了比较不同结果的方法,以及当不能确定何种行动能使正面后果最大化时采取的策略。结果论的一种重要分支是效用论。

这些伦理学理论均蕴含了伦理价值或伦理原则。美德论注重个人修身养性,强调个人美德的社会价值,如儒家强调仁义礼智信或温良恭俭让。道义论倡导人要不说谎、尊重他人、公平公正、不伤害、行善。结果论追求多数人的最大利益,寻求可接受的"风险-收益"比。在系统反思人类道德生活的基础上,伦理学逐渐形成了一套关于善恶、义务、行为准则、价值等概念体系,揭示了做人和协调社会关系总和的基本原则和根本道理,其认识成果可以规范并指导人们的日常道德实践活动。基于伦理学原理的规范体系可以用来分析和评判现实生活中涉及的该不该、正当与否、善恶及对错,进而指导人们的社会行为,协调人与人、人与自然、人与社会等各种伦理关系。

四、伦理论证

伦理学注重概念分析、分析论证和价值权衡。概念分析是要分析伦理学基本概念(如公正、善、自主性等)的意义以及概念之间的关系。可以说,一个得到公认的伦理学说通常是由一个逻辑自洽的概念体系构成的。针对特定的伦理理论、原则或具体的伦理问题,需要有针对性地开展分析论证。伦理论证由三个要素构成,即断言、支持和根据。伦理论证是判定行动是对还是错,为行动进行伦理辩护。伦理论证包含了价值之间的权衡。伦理学研究注重以问题为导向的研究风格,尤其是发挥案例分析在伦理研究和教学中的重要作用。

第二节　护理伦理学的发展

护理伦理学在护理实践中不断发展。护理实践包含着丰富的道德内涵,而遵循基本的职业道德规范会在很大程度上保障护理人员自觉维护和促进人类健康服务。作为护理人文领域一门重要的分支学科,护理伦理学已经形成了相对完备的学科体系,本节将从护理伦理学的含义及其发展历程着手,论述基本伦理原则,培养护理伦理决策意识和能力。

一、护理伦理学的含义及发展状况

(一) 护理伦理学的含义

护理伦理学(nursing ethics)是研究护理道德现象的学问,是实践伦理学的一个分支。它是运用伦理学的原则、理论和规范等来指导护理实践,协调护理领域中的人际关系,有关护理道德意识、规范和行为的一门学问。

护理伦理学的萌芽、成长与发展与护理实践密不可分。人类社会对护理本质、临床伦理问题、护理人际关系、道德规范的反思促成了护理伦理学的萌芽、诞生和发展。伴随着护理伦理学自身的纵向深入发展以及人文护理实践的开展,有关护士专业精神、护理科研诚信、护理研究伦理审查、伦理准则以及各个临床科室的护理伦理等均得到较为充分的研究,推动了学科建设。

护理伦理学是护理职业的伦理规范理论体系,具有现实中指导护理人员实践行为的原则和价值。护理道德规范是护理人员在具体护理活动中协调护理关系所需要遵循的行为准则。护理人员在护理实践中必须遵守行业公认的伦理守则,合乎伦理地开展护理服务。

（二）当代护理伦理学的发展

1. 欧美护理伦理学的发展　创刊于 1900 年的《美国护理杂志》发表过一系列影响颇深的伦理类论文,涉及了学科定位、伦理原则、护患关系、医护关系、公共卫生护理伦理、临终护理、新技术伦理、护理伦理审查、护理伦理守则等,如 1901 年 Robb 发表的《护理伦理学:供医院和个人使用》。1921 年,国际上首本护理伦理学专著《护理伦理学:从医院到个人使用》问世。1953 年,国际护士会(ICN)发布了《国际护理伦理守则》。后来随着护理伦理教育的开展和普及,欧美国家的护理伦理学专著如同雨后春笋般涌现。创刊于 1994 年的 *Nursing Ethics* 上发表的论文涵盖了伦理学理论和观念、伦理问题与决策、医患和护患关系、伦理环境等内容,成为发表国际护理伦理学研究成果的旗帜。2016 年,Stanislaus 出版了《与护士对话:护理伦理学》(*Talks to Nurses:The Ethics of Nursing*),Buka 和 Pereira 出版了《脆弱老人关爱:护理的法律和伦理方面》(*Care of Vulnerable Older People:Legal and Ethical Aspects of Nursing*)。

当代欧美国家护理伦理学论著的特点是:①重护理实践中具体伦理问题的研究,注重对护理伦理困境的论证分析,注重护理伦理多元化哲学探索;②研究方法多样,有交叉背景下的研究队伍,理念新颖,研究成果颇丰。

2. 当代中国护理伦理学的发展　20 世纪初,伴随着西方医学和护理学在中国的传播,西方护理伦理思想、观点与中国护理实践和民族文化背景相结合,推动了中国护理伦理学的创建和发展。1926 年,中华医学会制定的《医学伦理法典》论及了医护关系。1933 年,宋国宾出版了我国第一部医学伦理学著作《医学伦理学》。

20 世纪 80 年代,我国恢复了包括护理伦理学在内的本科护理教育课程。1982 年潘绍山在《医院管理》杂志上发表了国内第一个"护士职业道德规范"。1988 年,全国首届护理伦理学学术讨论会讨论了社会主义初级阶段的护理道德问题。陈丽增在《实用医技杂志》上发表了"浅谈护士在护理操作中的职业道德"。

进入 21 世纪,我国出版的护理伦理学教材仅数十本,服务于护理中专、本(专)科等各个层面。随着护理伦理逐渐受到重视,护理伦理类论文数量激增,我国护理伦理相关教材也趋于系统化。在论著方面,2003 年彭美慈出版的《当代中国护理伦理学》,识别了中国特有的护理伦理问题,提出了伦理策略。张新庆于 2014 年出版的《护理伦理学:理论构建与应用》,提出了护理关爱论思想,明确了护理伦理的概念和分析框架。

3. 中外护士伦理守则的制定和修订　护士伦理守则(the code of ethics for nurses)是护理人员在具体护理活动中协调各种护理关系所需要普遍遵循的道德行为准则。1988 年,我国卫生部首次颁布了《医务人员医德规范及实施办法》。2008 年国务院颁布了《护士条例》,从法律角度对护士权利和义务进行了规范。为了更好地落实《护士条例》,中华护理学会编写了《护士守则》。2015 年中国生命关怀协会人文护理专业委员会成立,2020 年,该专委会与中华护理学会一道,发布了《中国护士伦理准则》,同时结合当时全球新冠肺炎大流行,发布了"重大传染病疫情防控护理伦理专家共识"。当前我国护理伦理学已经逐渐形成了一个较为完备的学科体系,护理伦理学成为护理人文领域一门重要的分支学科。

国际护士会于 1953 年首次采用了护理道德规范,并于 1965 年、1973 年、2000 年进行了修订。国际护士会的护理道德规范明确了护士的主要责任,也涉及了对人权的尊重,包括文化权利、生命权和选择权、尊重和被尊重。它提到了以下主题:护士和患者、护士和实践、护士和职业、护士和合作者。2015 年美国护士协会（American Nurses Association, ANA）发表的护士职业道德规范的声明描述了护理价值观、义务、责任和职业理想，规定了个人以及集体护理意图和行动，要求每个护士在职业生涯中表现出道德能力。2016 年美国护士协会发表的护士职业道德规范共九个条款，包括护士的尊重和同情、主要责任以及护士促进和保护患者的权利、健康和安全等。

二、护理伦理原则

伦理原则包含了一系列价值、规则和行为方式；为某一行动对错、好坏、正当不正当、应该做或不应该做提供理由。护理伦理原则遵循基本生命伦理原则：尊重、关爱、不伤害和公正。这些原则应用于临床医学、生物医学研究、公共卫生时，在内容表述上均各有侧重。本节旨在确定这些伦理原则在护理领域中的内涵。护理伦理原则帮助护士树立伦理意识，识别伦理问题，应用伦理分析框架解决护理实践中碰到的伦理问题和道德困境。

（一）尊重

尊重人是一项基本生命伦理原则。《纽伦堡法典》(1946 年)、《赫尔辛基宣言》(2013 年)、《涉及到人的健康研究国际伦理准则》(2016 年)等均贯彻了尊重人的原则。护理人员要尊重护理对象的知情权、自主选择权、隐私保护，尊重患者的人格权和尊严。

尊重人突出表现在尊重人的自主性。"自主性"源于希腊语 "autos"（自我）和 "nomos"（管理）。自主性是指一个人按自己的意愿选择行动的一种理性能力。它意味着个人自由选择而不受欺骗、威胁、限制或强制。患者自主性是指有自主能力的患者可按照个人意愿自我管理和自我决策。护理人员尊重患者自主性表现在：开展某项介入性护理干预时，应该履行知情同意。知情同意（informed consent）包括 4 个要素：信息的告知、信息的理解、同意和决策的能力、自愿的选择，即护理人员需要在及时、充分告知基础上征求患者的同意，尊重患者的自主选择权。非紧急情况下，或者患者有自主意识时，护理人员应该向患者提出建议而不能强迫患者去做。对于具有行为能力，能够充分理解信息的患者，护理人员应告知自主做出决定。护理人员要尊重患者的宗教信仰自由。护理人员需要得到患者及家属的尊重，而知情同意是尊重人的重要要求和体现。

（二）关爱

关爱原则是指护理人员在医疗护理实践过程中要对患者和社会人群有益，要求其行为是善良仁慈的。关爱，亦称关怀或关怀照护，从字面上理解含关心、照顾、帮助和爱护之意。护理人员能够协助医生与其他医务人员缓解患者病痛、预防伤害和促进健康，关爱患者是临床护理工作的出发点和落脚点。关爱生命是保障患者权利的宗旨和目标。医护人员对患者的权利保障，是对人类生命的关爱和权利的尊重。

人文护理是一门以"关爱生命，关爱患者"为主题的艺术，它倡导把爱心、同情心、责任心融入临床护理工作中。人文护理的内涵揭示了护理的本质，护理不仅仅是技术护理，更是含着丰富的人文属性。1998 年，美国护理学院协会提出，临床护士的关爱能力的培养应从护生教育阶段开始重视，关爱及其相关的关爱价值观、关爱态度和关爱行为是护理教育的主要内容，应将护生关爱能力的培养列入护理课程的改革当中。关爱原则是不伤害原则的进一步扩展和延伸，要求在尊重的前提下，达到主观利益和客观利益的统一，真正实现对患者的关爱。

(三) 不伤害

"不伤害"（non-maleficence）是指医护人员不给患者带来可避免的疼痛、痛苦、损害、残疾或死亡，包括不应发生有意或无意造成的伤害，如因疏忽大意造成的伤害。《黄帝内经》中说："天覆地载，万物备悉，莫贵于人"。唐代医家孙思邈在《大医精诚》中强调："人命至贵，重于千金，一方济之，德逾于此"，要求医生"若以疾厄来求救者，不得瞻前顾后，自虑吉凶，誓愿普救含灵之苦"，成为"苍生大医"。

医疗护理工作的特点是避险行为，有时候为了患者诊疗目的不可避免"伤害"患者，因此，护理工作"伤害"的合理范围，通常采用"伤害最小化"标准，即在诊治、护理过程中尽量避免对患者造成心理和身体上的伤害。身体伤害包括疼痛、并发症、损伤、能力丧失、残疾和死亡等；精神伤害包括精神痛苦、经济受损和受侮辱、歧视等。如果诊治、护理手段对患者是无益、不必要或是禁忌的，那就可能给患者带来医源性的伤害。与伤害密切相关的一个概念是风险。风险是指在诊疗或护理干预过程中可能会发生的伤害的可能性。护理人员要有风险意识，要开展风险评估，实现伤害最小化，对可预计的伤害进行风险管理。护理人员要有扎实的医疗护理知识和技能，减少痛苦和伤害。

(四) 公正

公正（justice）是一个基本的伦理要求。它要求在社会范围内公平、公正地分配受益和负担。公正是专业护理的基本职业道德要求。公正原则有三层含义。第一，分配公正，即收益和负担的公平、公正分配。患者群体分配护理资源之间寻找可接受的平衡。第二，回报公正，即所得的和所付出的相称或相适应，否则就是不公。医疗卫生机构应当公平待人，付出相同劳动，取得相同的劳动报酬。第三，程序公正，即建立的程序适合于所有人，例外必须有充足的理由。护理人员应平等对待患者，不受性别、年龄、经济状况或地位高低的影响，要平等地分配护理服务资源。

分配公正原则分为两种：形式分配公正和实质分配公正。形式分配公正是指在分配风险、负担和收益时，同等条件下的人应该得到平等的对待，不同条件下的人应该得到不平等的对待。它强调的是分配形式的公正，而不涉及分配的具体内容，也没有说明应如何做到平等对待。实质分配公正是指根据具体的标准（如个人需要、个人价值、支付能力等）在不同的个体之间分配负担和收益，如果标准合理、公正且公开、透明地依照标准行事，在标准面前一视同仁，这就做到了实质公正。如果医疗机构领导做到了相同条件下提供了相同的机会，则至少在形式上做到了公平对待。

三、护理道德规范

(一) 行动负责、忠于职守

"行动负责"是指护理人员要对自身护理工作负有责任，在日常工作中做到一丝不苟，树立耐心、细致、勤奋的工作作风，严格执行查对制度，杜绝医疗事故。责任感是一种优秀的品质，其道德的核心可归结为责任心。临床护理人员的工作责任心越强，在护理工作中越负责，越能够有效防范护理不良事件，提高护理质量，改善患者健康结局。

"忠于职守"是指护理人员忠诚地对待护理这一职业，遵守护理职业道德，尽好自己的职业本分。《国际护士伦理准则》指出了护士的四项基本工作职责：促进健康、预防疾病、维护健康和减轻痛苦。古代医家要求医者以"仁术"治病救人，这也启示着临床护士要忠于职守，以"仁爱之心"忠诚于护理事业,热爱本职工作,珍惜职业荣誉,树立职业自豪感。护士要学会尊重患者,主动关心患者,多与患者交流,以一颗真诚正直的爱心去照顾患者,建立良好的护患关系,同时积极主动,勇挑重担,要有全心全意投入护理事业的奉献精神。

（二）团结互助,支持维护

"团结互助"是指护理人员与护理人员、医生、管理者、医技人员等人群之间相互理解,相互配合,为患者提供优质的护理服务。2020年发布的《中国护士伦理准则》强调了护理人员要与医师、药技人员、工勤人员和卫生行政管理人员之间相互尊重,保持人格平等、专业价值平等;围绕护理宗旨和目标,相互学习、相互支持、理解宽容;共建诚信、团结、合作、高效、和谐的医护患命运共同体。在临床护理工作中,护理人员要保持与同事的合作关系,秉承团结互助的精神,充分考虑患者的权利和利益,共同维护患者的健康。

"支持维护"是指护理人员积极支持并维护患者健康和患者安全,勇于为患者争取权益,减轻患者痛苦。护理人员是患者健康维护的重要承担者,要坚持"以患者利益为中心",并尊重患者的生命权利,支持并维护患者的权益,促进护理事业的发展。

（三）言行谨慎,保守秘密

临床护理工作中,护理人员要严格遵守规章制度和操作规程,认真严谨,实事求是,还要保护好患者的隐私(privacy),不对任何人谈论或提供患者的个人信息和资料,在护理工作中让患者体会到爱和尊重,以促进和谐的护患关系,树立良好的形象。"言行谨慎"的护理道德规范体现在临床护理工作中,体现着"慎独"的内涵。"慎独"引自《礼记·中庸》:"莫见乎隐,莫显乎微,故君子慎其独也"。护理人员在临床工作中要达到"慎独"修养的"隐""微""恒"的内涵,就应做到无人监督的独处情况下,无论事情大小、时间长短,始终要谨慎从事,坚持原则,不做任何违反道德原则和规范的事。"言行谨慎"既是一种道德修养的方法,又是道德修养应达到的一种较高境界。

"保守秘密"是指在不损害他人及社会利益的前提下,保守患者的个人资料和疾病相关资料,不泄露患者个人隐私。护理人员对患者隐私保密,既是法律规定,也是护理伦理的基本守则之一。患者隐私范围包括在医患关系中产生的、由患者拥有的、与公共利益无关的私人信息和私人空间。保守秘密的内容涉及患者的身体情况(如生理特征、生理缺陷等)、患者的生活经历(如生育史、婚恋史等)和患者的社会关系(如夫妻关系、家庭伦理关系等)。不同类型患者的隐私范围不同,主要依据患者对社会公共利益和他人利益的威胁程度而定,对于严重的传染病患者的隐私权往往会基于社会公共利益和他人利益而减少,患者隐私的保护范围会缩小。护理人员应按照患者同意的原则,做到公开患者医疗资料的规范化,并注重医疗护理记录、体格检查及报告、医疗相关证明及其他专业文件的保密。

（四）专业自主,自尊自强

随着护理人员的工作职责和范围的扩大,护理工作在理论方面和知识方面都提出了更高、更全面的要求。"专业自主"是指在临床工作中,护理人员能够依靠自身的专业知识、操作技能,通过临床观察患者病情,独立自主地进行护理评估和护理决策,主动执行医嘱。专业自主是影响工作满意度和患者护理质量的重要因素,缺乏专业自主性是导致人员流失及工作倦怠的主要原因,而组织管理、工作环境会对护理专业自主性产生影响。

"自尊自强"是指护理人员要学会尊重自我,自我勉励,奋发图强,不妄自菲薄,亦不被他人歧视。护理人员要肯定自我价值从而自尊、自爱并且自重,才能获得他人和社会的尊重。

自强需要护理人员扎实自身专业知识和操作技能,做到自立和自主,不过分依靠别人,同时要对自己建立信心,相信自己的能力,从而勉励自己积极向上,落实具体行动。随着医学的迅速发展,专科护士、临床护理专家等角色不断涌现,护理工作不断发展,同时也赋予护理道德以新的内容。为了更好地改善护理工作质量,提高患者满意度,护理人员除需掌握医学护理知识外,还需掌握各种专业操作,认真钻研业务,做到专业自主,自觉执行操作规程,加强职业道德修养,培养自尊自强的工作作风。

四、护理人员面临的道德困境及应对

护理伦理困境评价与理论模型、护理伦理决策评判工具研制及应用、具体困境下道德推理决策过程等是护理伦理研究的重要内容。研究热点涉及道德困境及衍生的道德焦虑、伦理决策与行为及心理体验、相关的护理教学研究,部分涉及临终护理及生活质量、自主性与知情同意、医护关系等问题。

（一）道德困境的含义

道德困境(moral dilemma),又称伦理两难,是指一个人面对两个或多个需要同时履行的道德义务,而又无法同时履行的冲突情形,此时没有一个令人满意的解决方案。如从外部环境看,道德困境的产生与医患关系的变化、患者维权意识的增强、临床患者病情危重度的增加、护理人力的短缺、院内外物质利益的驱使等有关;从内容方面看,道德困境则与保护性医疗与知情权的角色冲突、守护患者与尊重医生权威的角色冲突、职业暴露与防护的伦理冲突、授权冲突、人力资源协调冲突等有关。护理人员和患者之间的伦理困境可能来源于患者的经济水平和患者的护理预期,护理人员和医务人员之间的伦理困境来源于角色以及能力的差异,护理人员与医院管理之间的伦理困境来源于不对等的工作强度和劳动价值等。

（二）常见的护理道德困境

1. 患者自主权与医疗自主性之间的选择困境　患者自主原则是指在医疗和护理活动中,患者有独立、自愿的决定权利。医疗自主权是指医护人员为了患者的利益,不经患者同意,强迫其接受某些有益身体健康的医疗护理处置。患者陈某,男,63岁,胃癌根治术后收入 ICU。术后第一天,患者身上留置了气管插管、胃管、腹腔引流管、导尿管等多种管道。患者神志清醒,但较为烦躁,并多次试图拔除身上的管道。为了护理需要和患者安全,护士小谢用宽绷带对患者腕部及膝部进行约束。患者大吵大闹,叫嚷着自己的权利被剥夺。而患者的两个女儿也认为是护理人员虐待他的父亲,并表示要投诉。对待这样的患者,小谢该怎样处理?

此案例中,对陈某和其家属来说,陈某除了要承受手术带来的伤痛,还要承受留置管道的折磨,希望解除约束。而小谢从医疗的角度出发,认为管道对患者来说是必要的,甚至是关乎陈某性命的,有责任在无家属看管的 ICU 保证管道的固定和通畅,这是行使医疗自主权的体现。小谢应充分尊重陈某的自主权,同时也要考虑陈某的身体状况,她虽没有违反自主的原则,但是在适当约束时,小谢应采取有效措施缓解约束对皮肤造成的压迫,减轻不适,并向患者及家属解释说明约束的目的、已采取的措施以及解除约束的时机,以减轻她们的担忧,消除患者家属的误解。解决该困惑的核心原则在于以患者利益为中心,必要时对患者或其家属进行耐心解释。

2. 生命神圣与生命质量之间的选择困境　医疗照护的宗旨是救死扶伤,生命是神圣的,即使患者生命处于重症状态或危重状态或没有挽回生命的可能,医护人员也不能放弃对患者的救治;而生命质量观点则认为,处于极度痛苦或意识完全丧失状态的人,其生命质量趋向于零,那么就可以终止或主动放弃生命。作为医护人员,是救死扶伤,还是尊重患者的意愿? 是尊重患者家属的意见,还是尊重患者本人的意愿? 在患者生命是否要继续发生争议时,护理人员应该根据患者的经济状况、文化背景、价值观等进行判别,强调尊重患者的自主权的原则。这种困境下,护理人员应该提供护理,尽量改善患者的生命质量;可以参与推动生命神圣和患者自主意愿的行动中,但首先要遵守我国现有法律法规。

3. 知情权与保密之间的选择困境　我国的传统文化导致医疗护理实践中,一些重症或疑难杂症患者,往往不得不应患者家属的要求对患者隐瞒病情。"善意的欺骗"也是对患者的一种伤害,同时还违背了护理人员的义务和尊重患者自主权的原则。某男性患者45岁,入ICU时已是肺癌晚期,病情较重,情绪低落,心理负担重,家人恳求医护人员不要将病情如实告诉给患者。但患者入院后,一直询问医生和护士。此时,医护人员该不该告诉患者实情呢? 在对类似的危重症患者实施救治的过程中,医护人员应该主动说服患者家属,共同观察判断患者的承受能力,充分尊重患者本人的自主性,让患者有机会自我规划,以便实现患者一些未了的心愿,避免遗憾。

4. 稀缺医疗资源的公正分配困境　当病情相同的患者因有限的卫生资源发生分配争议时,护理人员应平等对待,公平地利用卫生资源,使患者获得平等的照顾、治疗,以及整个治疗过程中得到生理和心理需要方面的支持,不能对不同支付能力的患者,从态度上、设备使用上区别对待。医护人员首先要遵循医院的规定和医学基本原则,同时鼓励患者及家属参与临床决策,共同作出符合患者最佳利益的抉择。

（三）减缓护理道德困境的途径

护理伦理决策是指从护理伦理的角度来思考问题,以做出恰当的、符合护理伦理的决定,是护理伦理学在护理工作中的运用和贯彻。面对护理道德困境,护理人员要具备伦理学知识,掌握护理伦理原则和伦理规范,培育伦理决策能力,探寻摆脱护理道德困境的途径。

面对护理伦理困境,应从国家、医院管理者、护理人员三方面着手应对。护理人员层面的应对包括:①面对现实,采取不同方式进行自我心理调适;②加强自身学习和修养,深入了解护理伦理准则、相关理论以及法律法规,在伦理理论和原则的指导下进行决策;③通过培养与各类人群的沟通以及业务能力,了解患者、社会团体的价值观,做出适当的决策。医院管理者方面的应对包括:①加强新入院护士在岗培训,提高专业素质;②营造氛围,鼓励护理人员参与伦理困境及其应对的相关学习,增强应对能力;③设立伦理委员会和伦理咨询服务或相关论坛,提供讨论和分享处理伦理困境的经历和策略的平台;④鼓励护理人员加入伦理委员会,讨论棘手的伦理个案,做出合理的伦理决策。国家层面的应对则包括根据社会医疗改革进程,健全以及调整相关法律制度,为护理伦理决策提供依据。

总之,加强护理伦理教育,强化伦理守则的学习,培养伦理决策能力,摆脱护理伦理困境。护理人员要将护理伦理知识完美地融入护理过程中,减少医疗纠纷,加强护患互信、尊重,切实维护患者及护理人员自身的利益,对相关法律、守则、准则等进行理解并内化于心。

第三节　伦理学与人文护理实践

人文护理实践是以人文精神和人文关怀为核心,以专业胜任性、整体协调性、关怀意愿性、治疗目的性、社会责任性等为特征,护理人员为患者获得身心整体健康与实现个人生命价值的关爱情感、帮助服务对象获得身心和谐的一种专业行为。人文护理实践涉及关怀伦理(caring ethics)、技术伦理(technology ethics)、制度伦理(institutional ethics)、责任伦理(ethics of responsibility)等方面,拓展了伦理学的内容。

一、关怀伦理

(一) 关怀伦理的历史发展

中西方的关怀伦理思想源远流长。中国古代的关怀伦理思想主要表现为儒家的"仁爱"、墨家的"兼爱"、道家的"泛爱"等。西方的关怀伦理思想表现为亚里士多德的"友爱论",休谟、卢梭等人的"同情论",萨特等人的"注视""存在"等。

女性主义关怀伦理伴随着女性主义运动而产生,建构于女性独特的道德体验基础上,强调人与人之间的情感、关系以及相互关怀的一种伦理理论。罗尔·吉利根(Carol Giligan)在其论著《不同的声音——心理学理论与妇女发展》(1982 年)中,分析了不同种族及文化背景的女性就如何解决怀孕或堕胎的道德处境问题所进行的访谈。她发现,男人和女人的道德情感的发展和思维模式确实是不同的,从而建构了一种"关怀伦理学"。这两种道德思维模式被概括为"关怀伦理"和"公正伦理"。吉利根基于女性的体验,指出女性的道德视角是强调人与人之间的相互依赖,这是一种"关怀"视角,即关怀伦理属于德性伦理或柔性伦理。而男性的道德视角是基于对人的权利、主体性、自主性和独立的承认,这是一种"公正"视角,即公正伦理,保证人的平等权利,公正伦理是基础层次。关怀伦理的作用是"融合",即思想感情的融合,构建和谐人际关系与和谐社会。

(二) 关怀伦理的思想内涵及价值意蕴

关怀伦理的核心理念是关怀,而关怀的要义是关心,关心意味着关注对方,牵挂对方,希望对方如其所愿,并为此而感到欣慰。关怀是对某个人或物的关心所体现出来的一种普遍的情怀,一种稳定的人格。关怀,意味着主动地承担起了对关怀对象的某种责任,它不仅是一种情感反应,还需要导向实际的行动。

某些癌症晚期患者遭受着巨大的身体痛苦和精神折磨,且无治愈希望,属于临终关怀的服务范畴,临终关怀体现了对人生命价值的肯定和尊重,符合人类追求高质量生命的客观要求。63 岁的刘老师,男,出现持续痰中带血、胸痛等症状,5 个月后被诊断为肺癌晚期,后出现骨转移、食欲不振、烦躁不安、胸闷、疼痛难忍等症状。刘老师不希望拖累家人,明确提出拒绝手术治疗、化疗、放疗、抢救,并有轻生念头。住院期间,医护人员为其创造了适宜的休养环境,并与其家人合作通过药物止痛、支持治疗、健康指导、饮食干预、关怀护理等措施减轻其痛苦。在生命倒计时的 4 个月里,刘老师和亲朋一一告别,并实现遗愿——成为该院肿瘤细胞检测新方法研究的志愿者。案例中的医护人员评估患者的具体情况,没有给予患者痛苦的或无价值的治疗,而是以良好的关怀服务和支持治疗来控制患者的症状,帮助患者正确认识死亡并减轻其心理负担,使患者有尊严地走完人生的最后一程,符合关怀伦理的实践原则。

关怀伦理强调道德问题的情境性。关怀伦理认为关怀与公正是相互联系的,但对关怀与公正的关系问题意见不尽一致。在关怀的过程会遇到各种冲突。这可能是想象的需要与欲望的冲突。在冲突的情况下,伦理原则并不能提供准确无误的指导,只有根据情境做出抉择。时代呼唤关怀,人类需要关怀,而生命更是需要被珍视,患者亟待心理的呵护、情感的慰藉以及人性的关怀。关怀伦理有助于塑造当今的护理道德行为规范,构建和谐护患关系。

（三）护理关怀伦理的基本要求

关怀是贯穿于护理全程的体验和行为,可帮助患者达到生理、心理、精神、社会文化的健康,构建和谐护患关系,提升护理服务质量。注重关怀理念,培养道德情感,重视护理人员与患者之间的相互依赖关系。护理人员应努力培养关怀的品质,锻炼自己关注事物的能力、责任。护理人员在实施关怀前首先要了解患者的需求,给予患者所需要的关怀,并通过具有关怀意义的行为使患者能真正感受到并给予积极回应,最终达到人文关怀的终极目的。

尊重是人之为人的基本需要,是关怀的首要。其内容包括尊重患者的人格尊严,尊重患者的生命和生命价值。护理服务要一视同仁,让患者感到护理人员的亲切和温暖,增强患者战胜疾病的信心和勇气。

同情心即"共同感受",乐他人之所乐,哀他人之所哀。护理关怀是面对患者的身心受到病魔的折磨时所表现出的焦虑、关切、帮助,急患者之所急、痛患者之所痛。护理人员为患者布置温馨、宁静的环境,说话温和得体,操作规范、轻柔等;增进与患者及其家属的沟通交流,善于倾听、安慰和鼓励患者,减轻患者疑虑、孤单与痛苦。

关怀伦理要求护理由原来的疾病护理转变为从疾病到健康的全过程的整体护理,关心患者的生理、心理、情感、文化与社会问题。整体护理不仅要关心住院患者,而且把护理的对象扩展至整个社会,即对人类的潜在健康问题做出反应,对患者的生命与健康、权利与需求、人格与尊严真诚关怀和照顾。

关怀伦理不仅注重道德品质和境界的培养,而且以关怀的视角解决问题,主张对矛盾与冲突给予道德调节。关怀视角的引入要求护理人员要有仁爱、慈悲之心,对每一位患者都尽心尽力,患者要认可并主动配合护理人员的关爱行为。

二、技术伦理

（一）"技术"和"伦理"的关系辨析

技术与伦理分别属于不同的范畴。技术是人类为了获取更高的生产力而在利用自然和改造自然的实践过程中所掌握的各种活动方式、方法、手段的总和,它把人与自然联系起来,调整人与自然的关系,从而实现人类的生存与发展;伦理则是调整人与人之间关系的条理、道理和原则。

庄子说,以道驭术,术必成。离道之术,术必衰。"以道驭术"是指技术活动应当受伦理道德的规范与约束,离开了伦理道德制约的"术"很可能是"不择手段"。纵观人类科学技术的历史,中西方均有用伦理道德规范来制约技术活动的传统。"道术分离"是指技术不受伦理道德规范和约束的一种现象,主要源于技术对经济功利的片面追求,创造了丰富的物质财富,使人类获得许多方便,但也使人们的精神空虚乏味,造成了工业文明的不可持续发展。

"道术协同"是指伦理对技术的一种弱作用,具体包括原有伦理系统对技术的规范与引导,又包括适应技术发展的新要求,通过调整实现技术和伦理的协同与整合。

(二) 技术伦理的价值意蕴

技术伦理是指围绕技术所产生的伦理关系中的所应该具有的道德品质、应该遵守的道德规则和应该尽到的道德职责(如职业操守、道德行为规范、伦理准则等),它是对技术正面价值的维护和对其负面价值的制约或控制。

技术伦理强调了技术价值理性的重要性,强调在实现技术积极效应的同时消解其负面影响。技术伦理在实践中推动社会的文明进步。采用符合道德原则的技术手段,能更好地协调技术活动中的人际关系,技术伦理有助于消解高技术的负面性,使高技术造福人类。护理实践中,技术伦理可以约束个人的行为,增强和提升个人自觉遵守道德规范的意识水平和道德责任感,提升个人人格水准,培养良好的道德意识和品质,道德信念的逐渐普及引起传统的道德评价标准的改变,以至转化为社会整体的道德力量。

(三) 人文护理的技术伦理要求

老子说,有道无术,术尚可求也;有术无道,止于术。人文护理实践中需遵循基本的技术伦理要求。最优化原则指在选择护理方案时医护人员应综合分析患者病情的需要、患者的经济承受能力以及当前的医疗护理技术手段和设备等,在保证疗效的前提下,帮助患者选择疗效佳、痛苦少、花钱少、预后效果理想、安全度大、可操作和可持续的诊疗护理方案。科室间要密切合作,协同一致,优势互补树立整体观念,以患者的利益和健康为重。

器官移植、先进的检查治疗设备和监护设备、辅助生殖等高新技术的临床应用在延长患者生命、提高患者生命质量的同时,也带来了诸多伦理问题。

护理人员要以高度的责任感、同情心,与患者共情,全心全意为患者排忧解难,符合对患者实践利益最大化、损伤最小化的基本伦理原则。江某,男,46 岁,生殖器外伤,泌尿外科手术后由于生殖器局部感染和缺血导致部分组织坏死结痂。医生使用抗生素和多次伤口换药后,虽然感染得到控制,但是局部情况并没有好转。病房护士长与医生协商,请专科护士来会诊。当专科护士仔细查看了患者伤口并认真分析情况后,精心制订护理方案,告知患者以坚强的意志、平和愉快的心态配合,用药物清创的方法去除黑痂,严密观察。根据伤口情况随时调整治疗换药方案和时间,细心地去除坏死结痂组织,患者伤口逐渐愈合,消除了二次手术的痛苦和心理恐惧。这位护士的精诚服务、创新精神、精湛技术,为患者提供了最优的治疗方案,争取到了最佳的治疗效果。她不但受到患者高度的赞扬,也得到了医生的充分肯定。

三、制度伦理

(一) 制度伦理的思想内涵及价值意蕴

我国西周时期就对制度伦理有了初步思考,初步形成了中国传统制度伦理的萌芽。儒家伦理思想体系为制度伦理思想的演变做出了初步的努力,法家思想则倾向于法制和制度。近代思想家进一步将个人价值、人人平等、人性自由的人文观念诉诸社会制度、国家体制,使制度伦理观念成为构建制度的核心理念。

制度伦理是社会伦理的重要组成部分。制度伦理最早出现是为职工、患者和家庭提供解决道德问题或容易发生冲突的问题时需要遵守的流程。1993 年,Walker 将"制度伦理"定义为,阐明了各方道德责任和相互问责机制的模式、结构、惯例和沟通渠道。制度伦理包括对规范体系和运行机制的伦理安排,对制度的道德要求,以及在制度运行中的道德评判和价值判断。

制度伦理可以对特定主体和对象进行道德规范和制约。各项制度及其运行处于和谐发展的秩序中,以达到资源的有效配置。制度伦理在协调制度与伦理关系以及各项制度的运行、在协调关系的基础上促进制度创新,为制度创新提供了价值目标、主观条件及外部保障,也为制度创新提供了支持。

制度伦理把规章制度、政策法规的制定和贯彻实施视为道德行为的主要载体,把组织或机构活动作为道德行为的主体;制度伦理是传统的以个体的道德行为为中心的伦理学的重要补充。制度的力量和影响远大于个体的行为。制度性的不道德行为是持久的,且难以被识别和纠偏。此外,制度保障是个体选择道德行为的必要前提。只有当机构的规章制度得到合理安排和落实时,道德行为才能够得到来自制度的激励和保护,从而激励人们主动地选择道德行为。

（二）人文护理实践中的制度伦理要求

制度伦理对制度提出伦理道德要求。保障制度的制定及实施过程中符合伦理性,是人文护理实践的底线伦理。用制度规范医院文化建设;通过落实制度推进医德医风建设。在医院复杂的环境下,有效的制度伦理是高质量护理的必要条件,护理人员首先要在制度引导下工作。制度的设计与安排,又是由人来完成和实现的。因此需要制度伦理来规范制度,使其符合伦理道德。归根结底,制度伦理与人文护理实践都是从人文的角度出发,是相辅相成的。

74 岁的金先生,因心肌梗死入院,经积极治疗已处于稳定期,住在单人病房。金先生两年前行肾移植手术,仍在服用药物。最近金先生发生多重耐药菌感染,按照科室发生多重耐药菌感染的处理制度,金先生的病房要每天两次消毒,同时要保持通风。一天早晨七点,责任护士小路像往常一样给金先生的病房开窗通风,结果金先生被冻醒,患上感冒,之后就投诉了护士,而小路觉得自己很冤枉,明明平时也是这样处理,更何况这是医院的规章制度,凭什么要被投诉? 在此案例中,小路虽然严格遵守了多重耐药菌感染的管理制度,却忽略了以人为本的理念,作为金先生的责任护士,她忽视了早晨气温较低,以及金先生正在服用免疫抑制剂,身体抵抗力弱的情况,稍晚一些开窗通风,或者开窗时为金先生采取必要的保暖措施会有更好的结果。

四、责任伦理

（一）责任伦理的思想内涵

1919 年,马克斯韦伯在慕尼黑大学所作的题为《作为职业的政治》演讲中提出了"责任伦理"概念。20 世纪 60 年代,责任伦理才开始引起西方专家学者的关注。责任伦理是从伦理学的视角来对人的行为及其后果进行道德评判、价值指引。

人的社会性规定了个体在社会实践活动中要扮演的角色,履行相应的社会义务。人要有道德、负责任地为人处世,这是责任主体对在特定社会关系中应承担责任与义务的理性选择和自觉遵从。人要承担与其社会角色相应的义务、职责等。责任是行为主体对在特定社会关系中社会任务的自由确认和自觉服从。责任与权利的统一,明晰责任、履行责任和承担责任,体现着现代公民意识。

责任伦理倡导"尽己之责"的理念,提倡恪尽职守的"天职"意识,关注行为后果的价值和意义,强调人应当对自己的行为承担责任,理性而审慎地行动。责任伦理赋予人类责任意识和伦理关怀。人们应怀有明确的对他人关怀的意识,对社会高度负责,行动的后果要对自然和人类的未来负责,应合理地选择行为方式。

（二）护理责任伦理

从涵盖的内容看,护理责任可以细分为伦理责任、法律责任和环境责任等。伦理责任源于习俗与道德,法律责任基于契约,两者的转化需要制度创新。

护理人员承担多重社会角色:家长或子女、管理人员、科研人员、带教人员、患者权益倡导者等。不同的社会角色,包含着不同的责任内容,具体体现在个人责任、家庭责任、团体责任、组织责任、政府责任、媒体责任和社会责任等。政府的健康责任包括制定并执行与护理事业相关的医疗卫生法规,保障护理人力资源供给和合理配置,保障护理人员的合法权益,营造良好社会氛围。医疗机构肩负社会责任,应明晰权责关系、规范权力运行、担当管理责任、追究失责行为。

护理责任伦理在自我之外发现了他者,并以"他者"为责任伦理的逻辑起点,矫正了传统护理伦理中以"己"为逻辑起点的思维偏差。护理责任伦理处理护理应当性问题,判断无法预测的复杂的护理目的与结果间的联系,解决因缺乏价值共识而引发的医护冲突、护患冲突。护理责任伦理是一种境遇思维,它把具体的护理道德情景作为道德推理的起点,从境遇出发解决护理道德难题。

责任伦理原则包括共生共存、以人为本、和谐发展、竞争协作等。"己欲立而立人,己欲达而达人",继承和发展中华优秀传统文化中的责任伦理思想,是时代赋予每个护理人员的职责使命。护理人员应对自我培育起从"小我"到"真我"的责任伦理,做到责任担当。

（三）人文护理实践中的责任伦理要求

社会责任伦理是指一个组织对社区和国家发展目标、公共卫生、社区健康及保护环境的责任。医院、医护人员和患者均要承担社会责任,减少医护患矛盾的发生。

在一个寒冬深夜,某医院大门外躺着一名醉酒中年男子,不省人事,未随身携带能证明其身份的证件。值夜班的急诊科护士小范见状便将该男子转运到急诊室,医护人员对该男子进行了抢救,但该男子仍处于昏迷状态。第二天医务人员仍未联系上其家属,无法办理入院手续和缴纳治疗费用,但该男子病情恶化,科室护士长很为难。若因无法住院不予继续治疗和护理,这就违背了社会责任伦理,如果继续治疗还是抢救不过来或未交费用便离开医院,医院、科室和个人的利益都会受到损失,医院从人本主义原理出发继续救治该患者,并报派出所协助确认患者身份。从社会责任伦理的角度分析,患者利益至上,治病救人是最基本的原则。医护人员要调节好义与利的关系,遵循公共利益原则,以维护患者利益为前提,兼顾医护人员的利益,使社会效益最大化,体现出对人的生命的尊重和关爱。

医疗新技术的研发和应用也会带来新的责任划分和责任认定问题。如机器人可替代护理人员或工勤人员做某些工作,除了遵守人类的指令之外,机器人自身不能就患者的情绪如生气或失望等做出回应。护理型机器人的设计过程和应用中,既要考虑其工作效率,还要考虑其产生的伦理问题。

（张新庆　潘绍山　周春兰　卢根娣　杨艳）

第九章

美学与人文护理

南丁格尔说过,护理是一门照顾人生命的艺术,由熟练技术的手、冷静的头脑与温暖的心组成。现代护理从它诞生起,就是艺术与科学的完美结合,是感性与理性并重的和谐整体。在人文护理范畴内,整体考虑科学精神和人文精神的内在统一,承认人类感性和理性的现实存在,把护理的视野从工具价值拓展到人文价值,实现护理审美化,是现代护理发展的一个坚定的立足点。护理工作中人文护理的实践充分体现了护理美感的存在。因此,护理学既是严谨的科学,同时也是蕴含丰富感受性的美的艺术与哲学,美学与护理的结合也必然是护理学发展的趋势之一。本章将首先对美学进行概述,再讨论护理美学及其与人文护理实践。

第一节 美 学 概 述

一、美学的概念

美学(aesthetics)是关于"美"的抽象和概括的学问。理解美学的概念,可以先从认识什么是美开始。

(一) 美的含义

1. 美的词源辨析 "美"字在汉朝许慎《说文解字》中是这样解释的:"美,甘也。从羊从大。羊在六畜主给膳。美与善同意。"概括此解释即美就是香甜好吃。羊大则肥,味美好吃,故"五味之美则曰甘,引申之,凡好皆曰美"。羊长得肥大就是"美",这说明美与感性存在,与满足人的感性需要和享受(好吃)直接相关。"羊大则美"的解说里,包含有极大的实用价值。

美还有一种解释是"羊人为美"。康殷在《文字源流浅说》中提到，"美"的本意是指头戴羊冠或头部做羊形装饰，翩翩起舞，祈祷狩猎的成功。人戴着羊头跳舞才是"美"的起源。这说明美的产生与原始的巫术、图腾礼仪活动有着密切的关系，具有某种社会含义。因而，"美"既是物质的感性存在，与人的感性需要、享受、感官直接相关，又有社会的意义和内容，与人的群体诉求和社会实践相连。美的存在离不开人的存在。在古代，美和善是经常混在一起的，《论语》中讲"美"字多数是指"善""好"的意思。我国春秋时期楚国的伍举曾言"夫美也者，上下、内外、大小、远近皆无害焉，故曰美"。20世纪80年代，我国提倡的"五讲四美"中的思想美、行为美、心灵美、语言美都是在伦理意义上积极使用"美"的。

2. 美在日常生活中的含义　"美"在日常生活中通常表达了几种不同的含义：①表示感官愉快，即在生理需要得到满足时的感叹，以及对满足生理需要的对象的肯定性评价。"美味""美食""美酒"都是此意。②表示情感的升华，即当人们在面对审美对象获得情感和精神满足时的一种肯定性评价。如聆听贝多芬音乐所感受到生命的震撼，欣赏梵高的画卷时所感受到生命的张力。在欣赏这些对象时，人们所获得的情感的愉悦和精神的升华都可以被称为美。③表示伦理评价，用于对人的言论、行为、思想等符合伦理道德规范的一种肯定性评价与赞同。我们赞赏某个人、某件事、某种行为时，也常用美字来表达情感态度和赞同立场。④专指审美对象，即用于审美判断和评价。人们会由衷地赞叹一朵盛开的鲜花，一抹绚丽的晚霞，泰山的日出，黄果树的瀑布，莫扎特的音乐，毕加索的画，这些都表达了人们对审美对象的审美判断。

（二）美学概念的提出

德国的鲍姆嘉通（Baumgarten）在其《关于诗歌的哲学默想录》（1735）一书中首次明确提出了"美学"的定义。他认为，在柏拉图"驭者"神话所揭示的知、情、意三分的传统中，研究"知"即理性认识方面的学问有逻辑学，研究"意"即道德活动方面的学问有伦理学，而研究"情"即感性认识方面尚无一门相应的学问，因此，他提出有必要建立专门研究感性知识的科学，并以"美学"为之命名。1750年，鲍姆嘉通出版了《美学》第一卷，详细阐述美学学科建设的提纲。他提出美学是感性认识的科学，其目的是使感性认识本身得以完善，并且还应避免感性认识的不完善，即"丑"。美学的任务在于"教导人怎样以美的方式去思维"，即教导人们学会怎样审美，建立良好的审美思维。因此，"美学是以美的方式去思维的艺术，是美的艺术的理论"。鲍姆嘉通的美学是以人类能力中的"感性"为研究对象，以研究人的感性能力、感性活动为主的一门学问。随着研究的深化，"美"这种人的生存属性，也不再仅被认为是一种"认识能力"，"美学"也不再仅仅是一门"感性学"，而是呈现出更加丰富多彩的学科面貌。

二、美学思想的演进

（一）美学思想的起源

人类艺术审美观念可以追溯到原始社会，原始先民已有朴素的审美观念和对美的期望与追求。生产力的发展、生产工具的变革，将人类从繁忙的日常劳作中日渐解脱出来，人类便萌发出了原始的审美观念及美学思想，以及最初的艺术活动。在石器时代，人们在生产和加工石材过程中形成了最初的美感。生产工具的对称、平衡、完整的形式，反映了人类早期蕴含在直接实用观念中的审美意识；均匀、整齐、灵巧和完整的石器及其他装饰品已经潜藏着原始人所独有的观念性的想象、理解,具有初步的美感性质和意义;充满仪式感的"图腾"崇拜等体现了原始人的观念想象,同时也可反映出原始人的审美观念、审美理想和审美趣味。

(二) 中西方美学思想源头举要

中国美学具有悠久的历史传统。春秋战国时期的诸子百家从各自不同的哲学观念出发,触及到美学问题。老子的"大音希声"、孔子的"尽善尽美"、孟子的"充实之谓美"、庄子的"天地有大美"、荀子的"崇其美,扬其善"等,都显示了远在先秦时代,一些思想家对美学的探讨。战国后期的美学观念已经渗透到了文学、音乐、绘画、戏剧之中,体现了当时人们对美的规律的探求与把握,以及与审美经验与艺术鉴赏的有机结合,显示了中国古代美学思想鲜明的民族特色。

西方美学起源于古希腊文化。毕达哥拉斯明确提出了"美是和谐"的概念。它基于"数的原则"分析了美,认为美取决于"对立因素的和谐统一",并对后世产生了深远的影响。柏拉图首先辨析了"什么是美的"和"美是什么"两个不同性质的命题。亚里士多德批评并继承了柏拉图的艺术美学概念。他的"美的整一"学说,概述和总结了诸如创建形式美之类的问题。进入文艺复兴时期后,美学也由此进入了快速发展的新阶段。

简言之,人类对于美的追求、探索早在远古时代便已经初具雏形,并在漫长的人类历史进程中得以苗壮成长。但古代中西方关于美的探索缺乏一定的系统性,其讨论也多散见于哲学、伦理学、文学等范畴之下,以上种种表明古代的美学思想尚没有形成一门相对独立的学科。

(三) 当代西方美学思想沿革

鲍姆嘉通的《关于诗的哲学默想录》《美学》等专著的出版,标志着美学摆脱长期以来完全附庸其他科学的地位,形成了一门同哲学、逻辑学、伦理学、艺术理论等区别开来的独立学科。之后,美学进入了一个新的发展阶段,先是德国古典美学的兴起,接着是西方美学和马克思美学的分流。

作为古典美学奠基人的康德于《批判力批判》一书中,对美的本质、审美判断、审美活动中的心理功能、美的创造等问题都做了深入的考究,并建立了一整套美学理论形态。黑格尔在其多卷本《美学》巨著中,把历史发展的辩证观点运用于美学研究,对于美的本质、自然美、艺术美、艺术发展的类型,都做了详尽的阐发,并构成了完整的美学理论体系。

之后,西方现代美学进一步发展,名目繁多,流派林立,出现了包括唯意志主义美学、表现主义美学、精神分析美学、存在主义美学、实用主义美学等流派。在研究的主题和方法上,传统美学致力于对美的本质的探讨,现代西方美学则把中心转向了对审美感受、审美经验和艺术中的一些专门问题的研究。自然科学和社会科学对现代美学的研究产生了很大的影响。心理学、生理学、生物学、人类学、社会学、符号学、逻辑学等学科的观点,已经逐步渗入美学理论,涌现出了精神分析法、心理实验法、语义分析法、结构主义法等新的研究方法。不过,现代西方美学的发展和进步多表现在个别领域,作为美学整体的理论建树显得不足。

真正对德国古典美学进行革命性的批判和改造,使美学走向科学道路的是马克思主义美学。马克思批判地继承了人类文化的优秀成果,对一系列重大美学问题,如美的起源、美的本质、审美和艺术活动的社会作用、艺术创作的规律等,运用辩证唯物主义和历史唯物主义观点进行了深刻阐述,并由此建立了一个崭新的美学体系。马克思主义美学论证了美是社会实践的产物,是人的本质力量的对象化,是物化了的人的本质、个性和生命,提出了"劳动创造了美"的美学命题,阐述了创造美的规律,即对象的规律性与人的目的性的统一,并指出了艺术创作的原则和方法。

三、美学的研究对象与方法

(一) 美学的研究对象

1. 有关美学研究对象的争论　关于美学的研究对象的问题,一直存在着不同的意见和争论,从不同的角度、层次、途径、方法出发,美学可以有不同的理论。黑格尔把美学定义为"艺术哲学"或"美的艺术的哲学",认为美是对各种艺术的一般原理的研究和概括。在黑格尔看来,只有艺术才是真正的美,美学的正当名称应当是"艺术哲学"。也有人认为除了艺术之外,美学还应该研究客观现实的美,主张应把美学研究从艺术哲学的范围扩展到现实美的领域。还有人认为美学是研究人与现实的审美关系的科学。该主张从人和现实的关系入手,认为人类自产生以来,和现实所发生的关系可以概括为三种:实践关系、认识关系和审美关系。实践关系是指人类从特定的目的出发借助于某种工具和手段,改变现实对象的性质和形态,使之服从于主观需要的物质性的活动。审美关系是以理性认识为基础,以情感想象为中介,把人们对世界的认识和体验传达出来的活动,即对世界的一种精神把握的过程,是美学研究的对象。审美主体在审美对象的作用下,必然会产生喜、怒、哀、乐等不同的感情和情绪。这些感情和情绪,都和愉悦的美感的精神享受相伴随,在满足人们精神生活的过程中,使人们受到感染和教育,从而帮助人们认识和改造世界。

2. 美学研究的对象　美学的研究对象包括美的存在、美的感受、美的创造三个方面。

美的存在包含的主要内容有美的本质、美的形态、美的内容和形式等。美的感受,也就是人们通常所说的美感或审美心理,属于审美关系中的主体方面,主要包括美感的本质、美感的特征、美感的心理要素以及审美判断(欣赏)的过程、机制和规律等。美的创造主要包括社会美的创造、自然美的创造、艺术美的创造、人体和心灵美的创造(美育)等。美的创造的领域宽泛,既有艺术美的创造,也有现实美的创造,如物质产品的美化、生活与工作环境的美化、劳动条件的美化等。

(二) 美学的研究方法

以往美学研究有三种类型:从社会学角度研究美学,称为社会美学;从哲学角度研究美学,称为哲学美学;从心理学角度研究美学,称为心理美学。这三种类型的美学也创造了美学研究的三种主要方法,即社会归纳方法、哲学思辨方法和心理分析方法。

1. 社会归纳方法　社会归纳方法是从社会学角度研究审美现象的方法。审美现象是一种社会现象,分布在社会生活中的各个方面。研究者首先需要把这些散落在社会各个方面的审美现象选择出来,然后对其进行归类比较,并最终总结出审美活动普遍性的规律。这种社会归纳方法除了用于总结一般审美规律外,还可以为美学的深入研究提供素材。

2. 哲学思辨方法　从哲学的角度研究审美现象的方法有三种:一是逻辑推演方法,二是思维辨析方法,三是思想实验方法。其中,逻辑推演方法是把一种认识推演到不同的对象上,进而判断其是否成立的方法。思维辨析方法是运用思维观察判断的能力,辨析不同事物之间的同异,进而对其进行分类。康德是运用思维辨析方法的典范。思想实验方法是在思想中设置实验的范围和条件,思考特定环境中事物的变化,从而得出某种结论。由于美学研究涉及的一些现象在现实生活中无法进行实验,所以需要运用思想实验的方法以使人们对许多问题的认识更加符合实际。

3. 心理分析方法　心理分析方法有三种:一是理论分析方法,二是内省体验方法,三是心理实验方法。理论分析方法就是运用心理学研究成果分析审美现象,是心理分析方法最普遍的表现形式。内省体验方法就是通过有意识地内省,体验审美活动中的心理感受。这种方法可以帮助我们认识和理解审美活动中主体的心理变化规律。心理实验法开始于费希纳把自然科学的实验方法带入美学,实验的目的是要发现那些令人愉快的形式。研究者通过改变观察对象和观察时间的方法,要求受试者回答不同情形下的感受,有的实验要求受试者将感受细致地描写出来,以期总结出某些普遍的规律。

第二节　护理美学概述

当代社会,随着人们对生命关怀、生活质量、健康需求的全方位提升,护理实践应遵循美的原理、美的规律已成为一种必然的人文需要。从 20 世纪 80 年代中期起,伴随着医学美学的兴起,护理美学(nursing aesthetics)也越来越为人们所重视。护理学与美学的交叉融合,已经成为当代护理学科不断发展的标志之一。

一、护理美学的兴起

从南丁格尔开创现代护理学肇始,伴随人类医学模式漫长的发展过程,现代护理学进入了"以整体人的健康为中心"的发展阶段。关注整体的人及关注人的躯体、心理、社会、道德的和谐统一,关注护理实践中人的生理、情感与价值的需求与满足,成为现代护理的核心理念。它寻求环境和人之间和谐的相互作用,加强人的一致性和整体性,指导和改变人与环境之间的交互作用模式,以实现最大限度的健康潜能。护理美学正是伴随护理理念的这一发展演变而同步发展起来。护理的本质是人文关怀的实践,而这也是护理美的精髓。南丁格尔曾说过,护理人员其实就是没有翅膀的天使,是真善美的化身。要使护理人文关怀内化于心,外化于行,不仅需要护理人员努力掌握护理专业知识和技能,更需要护理人员学习和掌握美学知识,提高美学修养和护理审美能力。

二、护理美的内涵与特征

(一) 护理美的内涵

宏观地说,护理美是医护领域中美的体现。具体地说,护理美是在实施以维持和促进人类健康为宗旨的一切护理活动中美的呈现、美的创造及审美活动的总和,其主旨指向提高人的生命质量和健康水平。在生物 - 心理 - 社会医学模式下的"生命质量",是人对自身躯体状况、心理功能、社会能力以及个人综合状况的一种感觉体验,它建立在一定的社会经济、文化背景和价值取向的基础之上。这个定义与 Ferrell 于 1995 年提出的旨在突出生命质量整体性的生命质量四维构架是一致的,即生命质量由身体健康状况、心理健康状况、社会健康状况和精神健康状况四个维度构成。护理活动始终是围绕促进人类身心健康和提升生命质量而进行的,护理美的内容则是护理活动各环节中围绕人类身心健康与生命质量而体现出的人与自然、人与人之间和谐互动的护理审美实践活动。它贯穿于基础护理、各专科护理、康复护理、临终关怀、健康教育等各个护理环节中。

（二）护理美的特征

护理美是美在护理领域中的具体表现，它既符合美的一般特征，又有其专有特征。

1. 具体性与抽象性的统一　护理活动在现实中都是具体可感的事物、护理对象或操作过程，其具体性可分为感性具体和理性具体。感性具体即事物的"形象性、形式性"，是对事物现象的生动直观的认识，是形、色、味、态的统一整体；理性具体是思维对事物各方面的本质规定的完整反应。感性具体既是认识的起点，也是美学眼光的独特所在，它从事物的"形"的方面入手，去认识对象的"真与善"的内容，从而构成对事物的内容与形式的完整把握。因此，具体表现在现实的形象、体积、大小、结构、质料、比例、色彩等形式属性与特征上面。

抽象性是指事物某一方面的本质规定在思维中的反应。护理活动在其根本性上是探求真理，恢复和促进人的健康。科学的抽象不仅要求把感性的具体作为科学抽象的前提和依据，还要求从抽象再上升到理性具体。这种理性的具体是本质规定的综合。可见，由具体到抽象和由抽象再到具体的过程是辩证思维的表现，同时也是护理美的创造与护理美的再现过程。

2. 社会性和科学性的统一　社会性是针对"善"而言，科学性是针对"真"而言。二者的统一是强调护理中的美不能脱离社会中人们对疾病康复和健康维护的现实需求而存在，亦不能脱离医学、护理学的科学规律。科学的"真"是护理美的基础，维护和促进健康发展的"善"是护理美的灵魂，它们共同构成护理美的先决条件，并成为衡量护理美的重要标准。

3. 功利性与超功利性的统一　人类之所以需要美、追求美，就是因为归根到底它对自身有用，这种有用性即为功利性。然而，美的效用不仅表现在物质实用上，还表现在情感上、精神上，即超功利性上。人们接受手术治疗和护理，不仅希望手术成功，还希望尽量保持身体的完整与完美，刀口的位置尽量隐蔽，刀口的大小、缝合尽量合理而美观；人们不仅希望医护人员技艺高超，还希望医护人员态度亲切；人们不仅希望治疗护理方案有效，经济花费合理，副作用最小，还希望藉由疾病的治愈和康复，感受生命的力量、尊严和价值。

从护理美的创造角度看，护理活动中的美首先体现在满足人们恢复和发展健康这一实用功利目的上。人的健康首先意味着满足人作为生理存在、物质存在的基本规定，它毕竟不是单纯的精神享受。一切护理活动的选择与实施受人体健康的实用目的的制约。其次，护理活动还要能体现人文精神、人文关怀的超功利性规定，它表现在护理人员的职业道德、人文面貌、医院环境的舒适、布局的合理、医疗护理流程的科学简洁、医护患关系的信任和谐、医疗费用的经济合理等方面。

应该看到，护理美在满足实用的功利性与精神的超功利性之间，其功能不是截然分开的，它们之间相互影响、相互转化。生理的不适与病痛会影响人的情绪与健康，不良的情绪反过来会加重身体的不适。因此，营造轻松、愉悦的就医环境和氛围不仅满足了就医人群的精神需求，还间接地具有了功利性的"治病"作用。患者床前的鲜花、病房色彩装饰、护士周到体贴的照护、亲友的关爱慰问、可口的饭菜等，可以给患者带来精神上的满足与安慰，从而间接地对治疗与康复起着辅助作用。这种功利性与超功利性是护理美特征的又一体现。

4. 创造性与继承性的统一　创造性是一切美的重要特点。创造就是艺术的生命，是美的生命。创造在本质上意味人的生命力量与智慧的自由释放,意味着社会进步性与科学真理性的胜利,意味着人的价值的实现与确证。由于护理面对的是人-人体-生命这一艺术"杰作",护理活动本身就具有了艺术创造的性质,护理人员在一定意义上就是艺术家。因此,创造性应体现在护理活动的一切环节中,要么表现在内容和形式上有所突破。大到护理科技创新,小到日常照护活动中的具体护理方案的制订,都可以体现美的创造性。任何创造都是基于历史传承上的创造,是创造性和继承性的统一。昔日的新,会变成今日的"陈";今日的"新"也会随着发展,沉淀为明日的"陈"。

5. 相对性与绝对性的统一　　法国唯物主义哲学家狄德罗曾提出"美是一种关系"的论点,即所谓的"美"与它所处的环境有着紧密的联系,这种联系性使得要评估某一事物美与否,需要视情况而定。护理美相对性的例子不难举出,如医护人员的微笑,按理说是令人愉快的,但是不分场合的微笑,会导致护患之间的误解和纠纷。而护理美的绝对性则表现在:美总是具体地在一定的社会生活实践和护理实践中存在、发展着;事物之所以美,关键还在于它自身是否具有美的性质,是否符合美的规律。

（三）护理美的核心是人的生命健康美

护理美是在追求与维护人的健康的过程中形成,并在护理理论与护理实践中体现出的美。护理工作都是围绕护理对象的健康开展的,因此,维护与表现人的生命健康美是护理美的终极目标与本质。

1. 生命健康美是护理美的基础　　人的生命是形态结构与功能活动相互协调的和谐统一状态。人体的各种生理结构承担着不同的功能任务,正是这些在生命过程中逐渐完善和发展的生理功能的常态,使人的体形美和结构美呈现出一种生命活力之美,即人的生命健康美,这是护理美的基础。一方面,生命作为护理美的载体,使个体不仅显现出形态结构的人体美,而且借此展示着人在生活中所具有的行为美、道德美、创造美等。可见,人的美只有在生命活动中才能散发出迷人的光彩,只有生机勃勃的生命才能赐予人美的感受。而死亡是生命活动的终结,随着生命的消逝,凝结于生命中的任何美都将失去依托而不复存在。另一方面,健康也为护理美添色增彩。健康是生命个体美的基础和前提,美是健康的外在表现形式。健康的人,可以通过其充满朝气的精神面貌、发育健全的骨骼、丰满发达的肌肉、柔润光洁的皮肤和良好的心理状态和适应能力散发出健康力量的自然美,并能产生充满活力的美感。

同样,人的健康美也是护理美不可缺少的内容,一旦失去了健康这一物质基础,护理美也成了空中楼阁。例如,刚入院的患者多数由于疾病带来的病理性改变,使其形体或容貌受到影响,病容满面,精神委靡。而后,经过医护人员的精心治疗和护理,随着身体的康复,患者的健康美也得到恢复,与此同时,护理美的内涵也在健康的人体美及护理人员的护理活动中得到了体现。

2. 维护和促进人的生命健康是护理美的本质体现　　人的生命健康是护理效果和护理审美评价的重要指标之一。美在护理中的主要内容亦体现在维持和发展人类生命与健康的过程与结果中。在护理的各环节及各领域,护理美不仅要追求外在形式的美,还要在实践中展示护理的真谛,促进和支持人类健康。而在人类健康遭受威胁时,护理人员始终担当生命守护者的角色。尚德精术、大爱无疆,护士以崇高的护理职业道德践行人文精神,树立护理专业美的形象,并使护理美在为人类生命健康服务中得以体现与升华。

三、护理美学的概念及学科性质

(一) 护理美学的概念

护理美学是将美学基本原理、基本理论应用于护理实践,研究人们在维护和提升人类身心健康的护理活动中的美的现象、美的创造以及护理审美实践的一门交叉性学科。

(二) 护理美学的学科性质

护理美学是融合护理学、美学而形成的交叉学科。

从美学角度看,护理本身便内涵了美的规律和理念,是科学与艺术的高度融合,具有美学价值。其主要表现为:首先,护理理念和理论具有美感。现代整体护理理论引导人们对人类疾病和心理的完整性、局部疾病与整个身体的统一性以及护理人员与患者之间关系和谐同一性的关注,从而使得护理工作中的护理人员的人格美、行为美、语言美、仪表美等得到充分的展现,并对护理理论中所存在的美有进一步的认识和发展。其次,美在护理实践中得到体现。由于护理工作的完整性、程序性,标准化和多样化的统一原则,使护理工作成为和谐之美和节奏性之美的体现。护理程序严谨有序,护士操作技高艺精,医疗设备简洁美观,医院布局和谐统一,病区色彩明亮柔和,病房管理井井有条,所有这些使患者在视觉上感觉和谐舒适,听觉上感到安宁恬静,情感上感到关怀温暖,从而引发愉悦的心理感受。这种良好的身心状况有助于患者康复。

此外,护理人员以轻盈快捷的脚步、优雅端庄的外表、整洁体面的服饰、熟练敏捷的动作、充满关爱的眼神、温暖得体的笑容所呈现出的形象之美,使患者获得审美体验时,也会产生一种舒适而平静的心态。因此,从护理学的角度来看,美是渗透在护理理论和护理实践的每个环节中的。美学不仅表现为护理方面的美学活动,还会促进护理学科的发展。美学让人们认识到护理是一种美的形式,了解到护理对象的“人”的美学特征,从而提高了护理的美学和人文价值。

四、护理审美与护理美感

(一) 护理审美的概念

护理审美(nursing aesthetic appreciation)是指发生在护理实践活动中美的欣赏、美的体验与美的创造,是人们在参与护理实践的过程中逐步形成的审美情感、审美意识和审美能力的总和。护理审美是护理实践活动不可缺少的组成部分,具有自身的独特性。

1. 护理审美是更高层次的护理实践活动　护理实践活动是以维护和促进人的身心健康以及提高人的生命质量为最终目的的实践活动。护理理论的研究和应用,护理技术的改进和革新,医院环境的建设和改善以及护理伦理、护理美学、护理相关法律法规等都围绕着这一最终目的展开。依照实践活动的目的不同,可以把护理审美分为三类:一是求“真”的护理实践活动,其目的在于研究和发现人的健康和疾病护理中的机制和规律,以不断地丰富护理学科学知识和理论,为实现护理实践活动的最终目标提供理论保证;二是求“善”的护理实践活动,这类活动包括有关医护人员如何更人性化地为患者服务的理论研究、保障护患合法权利和义务的法律法规的研究,以及有利于保障和促进患者身心健康的各种“善”的行为等。三是求“美”的护理实践活动,它是人们欣赏护理美和创造护理美的活动。护理审美即属此类活动。这三种实践活动是不可分离的,求“真”和求“善”是求“美”的基础,而求“美”

又是求"真"和求"善"的更高追求。

2. 护理审美是一种特殊的审美　首先,护理审美涉及人的生命和健康,因而具有高度的神圣感。其次,护理审美必须遵循医学和护理学规律的特殊要求,即求"真"的要求。再次,护理审美不能只是对客观对象的形式外观的审美,而应该考虑到护理实践的功利性。在护理审美中,不能忽视护理是否维护和促进了患者机体功能恢复和健康,即审美对象是否满足功利的要求,如环境的设置是否满足护理功能的要求,护理是否维护和促进了患者机体功能的恢复等等。护理审美只有在充分考虑护理实践的功利性之后,对外形、外观的审美才能显示出它的意义。最后,护理审美有着独有的复杂性,这种复杂性是由于人的生命体和护理审美的要求所致。人是生理 - 心理 - 社会的统一体,生命的丰富性和复杂性使得护理审美必须顾及生命体的机体功能和身心健康,同时还要考虑生命体在社会系统中复杂的多变性,以及受到的对其身心健康产生影响的各种社会因素。

同时,审美主体作为一个系统,由生理、心理社会各要素构成。由于审美主体的诸要素存在着程度不同的差异,因而常常导致审美活动过程及其结果的差异。不同人的审美态度、审美理想、审美倾向、审美理解和审美情感等方面都会有所区别,对同一事物做出的审美评价以及对审美的要求也会有所不同。在护理实践中,面对同一类疾病的治疗护理,不同的患者可能提出不同的审美要求;面对同一患者的护理治疗,不同的医生可能会有不同的审美考虑;护患双方对护理治疗可能提出不同的审美要求;对同一患者的护理治疗,患者家属的审美要求可能和患者的审美要求存在差异,等等。护理审美要求的复杂性,要求护理人员必须不断提高自身的综合素养和审美能力。

(二) 护理审美的层次

针对护理审美主体在审美活动中的主观感受,护理审美活动常包含了三个层次。

1. 感知的悦耳悦目　当一个人看到美丽的色彩,听到和谐的乐声,感受到适宜的温度,呼吸到清新的空气时,这种由审美主体对审美对象外在形式的感知而引起的耳目的畅快舒适,就是审美的第一个层次——感知层。这种感官愉快却已包含了想象、理解、情感等多种心理功能,因而感知层不同于表象。感知层注重审美客体的外在形式以及变化,因为只有那些在形体、色彩、声音、气味等方面符合了美的法则,并且形式新颖、风格独特的东西才能引起审美注意,从而使人们在欣赏的过程中获得感官愉悦的审美感受。这种审美活动更多关注的是事物的外在形式美,它侧重于直觉效果,具有主观性和象征性。审美客体带给主体的悦耳悦目的感官体验,对主体来说,是一种美的熏陶和塑造。在感知基础上,理解、想象、情感等诸多因素的渗入,审美主体的视听感官日益拥有包容性。

护理审美实践中感性愉悦的审美境界既是最直接的、敏感的,同时又是局限于感官感受的,因此,往往缺少持久性。如患者对病房环境的布置往往随着时间的推移而不再有新鲜的感觉,从而丧失审美的感受。

2. 情感的悦心悦意　如果说感知层是骨架,那么情感层就是血肉。此时,审美主体通过对审美对象有限的形式、内容的把握而感到无限的情感满足和意义升华,从而提高心意境界。情感层主要表现为人的自然感官需求和社会理性的平衡以及自然感官欲望的净化和升华,因而它的精神性、社会性更为突出。如看傲雪的红梅,让人体会严寒中凛然的傲骨和顽强的生命能量。病区走廊悬挂的竹画,使人感受到的不只是竹子,而是被唤起的对正直谦虚的精神品质和旺盛顽强生命力的向往追求。

人的感官需求与动物是不同的,虽然都是饿了要吃东西,但是人类却形成了美食文化,鳄鱼也会在捕食其他动物时流眼泪,但那只是生理的反应,而人类的流泪则是内心产生强烈的情感波动的表现,如一个人会在面对如画的夕阳、早春的雏菊、激荡的波涛而流下眼泪,会在阅读一本感人的书、观赏一部动人的影视剧、浏览一幅纯美的画卷时,为自己所感受到的情感流下眼泪,这时审美主体在悦心悦意的审美体验中情感获得了满足。因而,审美主体悦心悦意的审美体验偏重对护理审美对象内涵的理解、领悟和品位,表现为审美主体对对象经常反复体验之后所获得的审美享受,是审美境界已进入心灵"自由"状态的一种表现。护理审美主体在感知对象外部形式特征的同时,更多地结合了自己的知识、文化、社会经验、人生阅历等以及在此基础上形成的审美态度、审美倾向和审美能力,来理解和解读审美对象。它作为感性与理性,社会性和自然性相统一的成果,说明了美的欣赏与创造有助于扩展人的审美能力,有助于提高人的心灵境界。

3. 价值的悦神悦志　悦耳悦目建立在生理基础上但又超出生理的感官愉悦,它主要培养人的感知;悦心悦意在理解、想象诸功能协调下培育人的情感心意;悦神悦志却是在道德的基础上达到某种人生境界,是人生价值的呈现,是心灵自我的超越。它往往能引发个人对现实生活、人生价值、生命意义的思索,它不只是耳目感官的愉悦,也不只是心意情感的感受理解,而是整个生命的投入。护理审美中悦神悦志的审美层次往往是主体由于伦理道德情感和哲学思考而激发的一种在护理审美行为中用超越自我的精神力量把自己与自然、社会交融在一起而得到的心灵感悟或震撼。

护理学作为服务于人类生命健康的实践性学科,在很多的时候,往往面临人在疾病困顿中生命的脆弱与顽强、苦难与抗争、死亡与新生,面对护理人员和患者在护理活动中所表现出的精神和意志、在交往互动中表现出的伦理精神和道德情怀,这一切都使得护理审美具有了丰富的人文内涵和厚重的道德价值。审美主体在感性与理性的交融中,获得精神和意志的升华。

(三) 护理审美的核心目标是维护和促进人的健康

人的生命是宝贵的、神圣的,而个体身心的健康则是神圣生命的基础。在护理实践中,护理人员在任何情况下,都在尽力保护人的生命、维护和促进人的生命健康。《黄帝内经》中就提倡"天覆地载,万物悉备,莫过于人"。唐代孙思邈则言"人命至重,有贵千金"。这种自古至今一脉相传的医学人文关怀在护理审美中体现为:护理审美是以尊重人的生命、肯定人的价值、维护人格的平等和尊严、满足人的身心健康需求为宗旨的。人类对于自身的健康长寿以及提高生命质量与尊严的愿望,是人的最基本也是最高的审美理想。护理不仅仅是一门科学技术,更是现代社会中和人类的健康与生命、生存与发展息息相关的社会文化和艺术。护理学不仅关注的人的生物属性,还要关注人的社会属性,不仅照护人的身心健康,还要促进其社会适应。这正是现代护理学践行人道主义精神的具体体现。

护理学作为服务于人类生命健康的实践性学科,其护理实践首先体现于满足人们的健康需求。无论是护理人员良好审美形象的塑造,还是医院优美护理审美环境的营造,抑或和谐护理人际关系的建立和维系,这一切都是为了维护和促进人的身心健康。贯穿于护理实践全过程及各个环节之中的对美的追求本身就是对人生命健康的追求,而护理工作本身所表现出来的追求美、欣赏美、创造美的过程都围绕着满足人的身心健康的需求而展开。护理职业美好的形象,护理人员高尚的心灵、精湛的技艺,护理环境优美、舒适的布置,以及护患之间和谐信任的人际关系,都是为了实现这一健康目标。

(四) 护理美感

美感是审美活动的产物。人们欣赏美的事物时,必然会在心理上产生某种美的感觉。这种对于美的内在感受,被称为美感。护理美感是指护理审美主体在护理审美活动中因美的事物或行为所产生的有益于身心健康的美学感觉。这是由护理审美客体引起的护理审美主体的一种特殊心理状态。

护理美感是护理审美主体对护理审美活动中关于美的事物、美的行为、美的理念和美的操作方法、护理技术等带有情感性、实践性的认识。狭义的护理美感,指的是审美主体在审美活动中获得的心理感受,是人对审美对象的主观体验、认知和评价。广义的护理美感指的是护理审美意识活动的各个方面和各种表现形态,包括护理审美趣味、护理审美能力、护理审美观念、护理审美感受、护理审美理想等。

广义的美感即审美意识,其产生过程可分为准备、实现、成果三个阶段。

1. **审美意识的准备阶段**　在这个阶段,首先是审美态度,也可以称为审美立场。准备阶段要求审美主体具有正确的审美态度并给予一定的审美关注。审美关注是在审美态度与特定对象相遇时将注意力集中并停留在特定对象上。审美关注使审美态度具体化。与其他关注不同,审美关注不是直接联接也不会很快转变为逻辑思维和概念意义,而是在对象本身的形式和结构上停留更长的时间,从而发展出其他心理功能,如情感和形象的渗入活动。因此,审美关注的特征是将各种心理因素注入并集中在对象形式本身上,充分感受和体验该形式。审美态度通过审美关注进入审美体验,标志着审美进入了实现阶段。

2. **审美意识的实现阶段**　它是指审美主体通过感知、理解、想象、情感等审美体验而获得的审美愉悦的过程。审美意识的实现离不开审美感知、理解、想象和情感等心理因素的参与;同样,护理审美的实现也必须通过护理审美主体的感知、理解、想象和情感的和谐参与。

3. **审美意识的成果阶段**　审美经验的积累产生了审美观念,形成了审美趣味,生成了审美理想,并达到了成果阶段。美感的获取是在过去审美经验的参与下实现的,每次获取美感都会积累审美体验,并逐步促进审美观念、审美趣味和审美理想的产生。当然,除了审美经验之外,个人的生活环境、经验、爱好、文化修养、个性倾向、素质和潜能也对其审美观念、审美趣味和审美理想的形成具有重要的影响。

简而言之,护理美感,即审美愉悦,是在包括理解、知觉、想象和情感在内的各种心理功能的协同作用下实现的。心理功能的任何变化都会影响护理美感产生的效果。因此,护理人员要树立自己健康良好的审美观念、审美趣味和审美理想,就必须不断积累自己的审美经验并提高综合文化素养。

(郭记敏)

第三节　护理美学与人文护理实践

"爱在左,同情在右,走在生命的两旁,随时播种,随时开花。"冰心先生这段诗意语言,是对护理把"以人为本"作为一切工作出发点的美的描述,紧紧围绕"人"这一中心,人文护理实践从护理临床操作、护理审美教育与修养、护理审美评价等方面扩展、创造和展示护理美,为提升护理的艺术性而发挥护理美学独有的价值。

一、人文护理实践中真善美的统一

在护理实践活动中,任何一个环节都在追求真、善、美和谐统一的理想境界。护理工作是集真、善、美为一体的创造性劳动。护理人员应以真为基,以善为魂,融美于人文护理实践的追求与探索之中。

"真"是人们对客观事物的本质及其规律的正确认识,是求知的对象,引导个体追求真理。护理人员需要尊重"真",即实事求是,尊重医学及护理学的科学知识。人文护理活动的任何一个环节都要如实反映患者的实际情况,护理人员在体现人文关怀的各个阶段,如护理评估、护理诊断、护理计划、护理实施和护理评价,都应讲究"真",否则可能会出现护理差错或事故。"善"即合乎目的性或合乎功利性,是人对外部客观现实符合社会及人的需要的体现。护理工作中的"善",集中体现在人文护理的目的和护理人员的职业道德等方面。护理人员的职责包括促进健康、预防疾病、恢复健康、减轻痛苦、最大限度地维护人们的身心健康,这一崇高理想得以成功,即实现了"善";从职业道德来看,护理人员热爱本职工作、忠于职守,对患者充满爱心、热情体贴、认真负责、严谨慎独,具有救死扶伤的人道主义精神和高尚的道德情操,就充分体现了人文护理中"善"的内涵。

真是美的基础,善是美的前提,而美不能离开真与善。临床上要把人文护理技术与职业道德有机结合起来,把审美意识贯穿于人文护理实践中,使患者感受到护理活动中的"真"与"善",进而获得更高意义上的"美"。人文护理实践中的美,主要体现在护理人员职业形象和人文护理环境、基础护理及各专科护理各项工作之中,如护理人员形象美、病室与环境美、生活护理、病情观察、急救护理、技术操作、护理文书书写、临终关怀、专科护理等人文审美实践活动中。根据美学原理,病区环境色彩、光线、温湿度适宜,走廊墙壁悬挂医学人文格言、健康教育宣传画等可以使患者产生美感。日常护理活动中,医护人员无微不至的人文关怀,可以让患者有家的感觉,对医院更加信赖,将医护人员当作亲人,可使患者获得积极的感性体验,并进而树立对疾病治疗康复的信心和未来生活的积极信念。

南丁格尔指出:"护理是一门最精细的艺术"。在护理技术操作中,护理人员需要严谨规范、技术娴熟、细致轻柔,能将护理技术之精与操作艺术之美融为一体,使患者拥有悦耳悦目、悦心悦意、悦神悦志等不同层次的美感体验。这就需要护理人员严格遵守操作规范和护理常规,勤奋学习,对技术精益求精。在实施护理操作时,注意患者的人文需求,动作轻柔体贴,体现出技艺之美;在抢救患者时,做到镇定自如、沉着稳重、动作迅速、有条不紊,体现出护理人员精湛的技术和良好的医德,以及职业风度美和道德美;在护理文书书写时,能真实、准确、及时、完整、简明扼要、字迹清晰,体现了人文护理活动中的真与美;在临终关怀活动中,富有同情心和责任感,尊重生命,尊重患者,给予患者心理层面、社会层面的人文照护,丰富临终者的生命意义,让患者在生命的最后时段感受到人间的真情美,体现护理人文道德美。

护士要给人以真的启迪、善的诱导、美的愉悦。人文护理领域的各个环节、各个方面所追求的美,不仅仅是护理人员、护理环境外在形式的美,也包括护理理论、护理活动中的"真"和护理目的、护理人员职业道德的"善",它是真善美的有机结合。只有实现真善美的和谐统一,才有可能达到人文护理美的崇高境界。

二、护理审美教育与修养

对美的感知、理解与追求是人的基本需求之一,深化多种形式的审美教育、丰富护理领域的审美内涵仍需继续探索。护理美学要研究如何针对护理专业特点,实施、拓展护理审美教育,研究教育内容、形式与方法,挖掘、传授护理活动中的审美经验,激发审美创造,提高护理人员的审美修养,为服务对象提供高品质、人性化的护理服务。

(一) 护理审美教育

护理审美教育(nursing aesthetic education)称护理美育,指通过一定的方式、设施,培养护理人员正确健康的审美观和审美情趣,提高鉴赏美和创造美的能力的育人过程。蔡元培对美育的解释为:"美育者,应用美学理论与教育,以陶冶情感为目的者也"。美育是运用一切美的形式所进行的美化身心的教育,包括美感教育、美学知识的普及等。护理美育是护理教育的重要组成部分,是通过护理审美教育,使护理人员掌握一定美学知识,提高对美的感受力、鉴赏力和创造力,在护理实践中能自觉地将美学知识融入其中,并达到陶冶情感和美化人格的作用。

(二) 护理审美修养

修养通常是指个人文化心理和行为的自我锻炼、培养和陶冶的过程,以及经过不懈努力所取得的能力、品质和境界。审美修养是个体按照特定时代、社会的审美理想,自觉进行的性情及心性的自我锻炼、陶冶、塑造、培养和提高的过程,以及通过这些活动所达到的审美能力和审美境界。

护士审美修养是护理人员通过学习美学相关理论知识,按照社会的审美价值取向,在护理实践活动中进行自我锻炼、自我改造、自我陶冶和自我培养,以达到的审美意识、审美能力、审美品质、审美创造等方面能力和品质的过程。护理审美修养是树立美好职业形象、培养高素质护理人才的有效途径,有助于陶冶护理人员的情操,培养护理人员拥有较高的审美境界和理想人格。随着医学模式的转变,健康内涵的延伸,护理工作需要涵盖人的生理、心理、社会、精神、环境等诸多需要。因此,护理人员要自觉地进行人文审美修养的培养和提升,在护理临床实践中注重人文思想的渗透,用科学技术和文化智慧,促进人类的健康。

(三) 护理审美教育与修养的方式

1. 审美观照活动(aesthetic appreciation) 是指审美直观感受和鉴赏等活动。它对现实和艺术中的审美对象以静观为主要形式,进入审美经验过程,从而陶冶性情和心性。包括课堂教学陶冶、自然美的熏陶、社会美的影响、艺术美的感染等方面。

(1) 课堂教学陶冶:教育者可根据美育任务和教学对象的特点,挖掘和发挥课程的美育因素,创设审美教学环境,教授美学理论、审美知识和美学相关规律,使受教育者置身于各种美的形象中,从而树立正确的审美观,培养高尚、健康的审美理想和审美情趣,发展对美的事物的感受力、鉴赏力和创造力。蔡元培先生说:"凡是学校所有的课程,都没有与美育无关的"。基于美的特点是形象性、愉悦性和情感性,美育的原则之一就是思想性和娱乐性相结合,寓教于乐。通过美的熏陶与感染,使受教育者在潜移默化中获得对美的丰富体验,产生对美的热爱。教学中,教育者还可设计恰当的问题,让受教育者联想和想象,产生情绪体验,在感知的过程中获得升华及超越。

(2) 自然美的熏陶:自然美的熏陶在陶冶人的情操方面具有独特作用。自然美的清静、质朴的本色,可以使人洗心涤虑、返璞归真,摆脱尘世社会名利枷锁的羁绊,培育淡泊、豁达的人生修养;自然美的高大刚劲、气势磅礴的形态,可以使人精神振奋,激发人们进取的勇气,树立高尚远大的抱负;自然美的秀丽、奇特、险峻、幽深等风格,蕴含了无穷深奥的人生哲理,是人类最好的启蒙老师,足以启人心智、陶冶情操。通过自然美的熏陶,可以提高护理人员的审美能力,同时可激发护理人员在护理实践中为患者创造温馨和谐的自然环境和人文环境,促进患者愉悦舒适,实现早日康复。

(3) 社会美的影响:社会美来源于人类社会实践,是社会生活中的美,表现为人际关系的和谐、社会生活的协调、身心的平衡与舒适等。其核心体现是人的美,包括人体美和人格美(又称心灵美)。人体美体现在个体的相貌、形体、行为等方面,如人体的比例、均衡、对称、和谐等形式美,姿态、言行、举止、表情等行为结构美;人格美是指人的心灵和精神的美,包括品德、情操、学识、情感等因素。社会美可通过日常生活和临床实践的观察、鉴赏、体验而获得。如临床实践中护理人员良好的职业形象、温馨得体的语言、娴熟的护理技术、严谨的工作作风、救死扶伤的崇高精神等。护理人员通过积淀自己的审美功力,正确评价和提升自己,从而不断提高自己的人文审美修养。

(4) 艺术美的感染:艺术美内容丰富、形式多样,是深刻的思想内涵和完美的艺术形式的高度统一,是审美教育的不竭源泉。艺术美的魅力来自艺术形式和艺术家们的演绎。视觉艺术(如雕塑、建筑、绘画)、听觉艺术(如音乐)等能启迪人的想象,使人们从历史观、唯物观、伦理观、审美观等方面可进行多元化的审美思维,培养人的审美情趣。而运用艺术审美能化解人们的压抑、苦闷等负性情绪,激起欢欣、愉快的正性情绪,在和谐的艺术审美感受中达到主体与客体的统一以及物我两忘的审美境界。

2. 审美实践活动(aesthetic practice)　是指以实际操作行为进入审美经验的过程,是创造性活动中的审美修养方式。

护理人员应着重在人文护理实践活动中挖掘美、创造美。如为患者营造优美舒适的护理休养环境,在各项护理操作过程中展示协调美观的动作技能,也可以通过合适的机会和场合来学习和展示自己的艺术才华。医学院校和医院可展开多样的审美实践活动,如组织文学社、书画社、舞蹈团、合唱团、戏剧社、乐团、摄影社,定期举行文化节、艺术节等活动,使护理人员能自由地发展艺术特长,提高审美修养。对于护理专业的大学生来说,校园环境的美化也是提高审美修养的活动之一。学校的建筑要有艺术性和审美意境,并为护生提供施展其才华的机会和场所,通过美的实践活动而提高其审美修养。

三、护理审美评价

护理审美评价(nursing aesthetic evaluation)是依据审美主体的审美标准,对护理对象进行审美价值的判断,包括自然和社会两方面的美丑以及程度的判断。它是评判护理艺术美丑高低的方式,也是促进护理艺术不断发展的主要途径和动力,有利于提高护理人员自我修养的自觉性,促进护理人员审美水平和审美能力的发展。

(一) 护理审美评价的方式

护理审美评价是评价者通过注意、体验、品味、评判等方式对审美对象的美的特征进行鉴赏的过程。在这个过程中,各种评价方式相互影响、相互制约、相互渗透,具体表现为以下几个方面:

1. 审美注意（aesthetic attention） 是指人在审美过程中对于特定审美对象的指向和集中。一般在审美活动中，审美者会选择性地将视、听等感官指向和集中于审美对象，在其美的属性诱发下产生审美情趣，引起一系列的心理体验。容易引起审美注意的事物通常具备两个特征：一是事物整体上的和谐统一，二是一种事物与他物对比时差异性的强度。如临床中病室色彩协调、装饰醒目、布局合理、服务温馨，给人以直观上美的冲击，使人不由自主地被吸引、感到舒适愉悦。另外，美的表现形式的新颖独特，服务内容的实用创新，同样能吸引人们产生审美感受。但是在护理审美评价过程中，不能仅仅被事物外在的、形式的美所吸引，同时应透过形式感受事物内在的、内容上的美，对审美对象做出客观的评价。

2. 审美体验（aesthetic experience） 是指评价客观事物时评价者的感知、想象、情感、理解等心理过程。感知是大脑对直接作用于感觉器官的客观事物的个别属性及整体属性的反应，是进入审美世界的第一个台阶。临床中患者通过对感性形象的认知，如护理人员的行为美、语言美、仪表美、操作技术美等，才能从直观上直接感受到人文护理美。审美想象是大脑对没有直接感知过的事物进行创造，产生出新形象的过程。审美想象可以产生特定的审美感受和情感态度，进而产生一定的审美价值，形成审美评价。如护理人员对患者无微不至的关照，会使患者想起与自己的亲人相处的情景，激起患者对护理工作的尊重和特定情感，产生积极肯定的审美评价。审美理解是指人对客观事物的审美特性及其规律的领会和把握，它与审美者的经验、知识、阅历、心境等多种因素有关。审美情感是人对客观事物所持态度的内心体验。审美情感和审美理解在审美活动中是相互影响的，理解越深刻，则审美情感越丰富、浓郁，反之亦然。

3. 审美品味（aesthetic taste） 是在审美体验的基础上，对审美对象美的属性的进一步剖析与鉴赏，是对美的内涵与本质的审视与反思。如看到护理人员的外在形象美与操作流畅美时，患者体验到一种直觉的美的感受，属于悦心悦目的审美境界；而临床工作中，护理人员以人为本，创造出温馨的人文关怀环境，从中逐渐获得对护理审美对象内涵的领悟与品位，并进入较高层次的悦心悦意的审美境界；在仔细品味护理美的过程中，我们会发觉，美的外在形象中透露着护理人员深厚的文化素养与优雅的审美情趣，流畅的操作美中反映着护理人员对科学不懈追求的精神与成绩，在护理审美行为中用超越自我的精神力量将个人与社会交融在一起，而进入悦神悦志的审美境界。

4. 审美评判（aesthetic judgment） 是在审美体验和审美品味的基础上，对客观事物的美丑及程度所做的判定与评价。审美评判的结果与审美者的态度、观念、品位、能力以及文化修养等直接相关。审美评价者需具备一定的文学艺术修养、相应的美学理论基础、丰富的社会生活经验，才能真正评判审美对象，做出符合审美实际的评价。

（二）护理审美评价的实施

护理审美评价的具体实施涉及内容非常广泛，评价形式灵活多样，渗透于护理过程的多个层面。

1. 护理形象审美评价 护理形象美由护理人员的容貌、服饰、表情、语言等多种因素构成。形象美要求护理人员仪表端庄，容貌自然、亲切、大方、优雅，应淡妆上岗，忌矫揉造作和过分修饰；服饰整洁得体，搭配协调统一，不佩戴各类饰品，遵循整洁、清丽、干练、柔和的原则，给人以亲切感，体现专业特性与内涵。同时，护理人员要用真诚、友善、关切、自然的面部表情和温和、诚恳、耐心、礼貌的语言，在表情和语言方面体现对患者的人文关爱态度。

2. **护理行为审美评价**　行为美是护理形象美最直接的表现方式,表现为护理人员的姿态美、护理技术的操作美和护理人际交往的礼仪美等。行为美首先应遵循行为的规范性。护理行为应符合一般社会礼仪与护理职业规范的要求,姿态方面表现出站姿挺拔、坐姿端庄、走姿稳健、手姿得体;护理操作中应动作精确、程序流畅;人际交往中应态度真诚、礼貌周全等。其次,护理人员应遵循行为的优美,在日常工作及各项护理活动中体现出舒展与优雅,体现出人文关怀。

3. **护理道德审美评价**　护理道德是指护理人员在职业活动中应遵守的行为准则和规范。护理人员的道德理想、信念和品质,影响着他们对待护理工作的根本态度,制约着护理质量的高低。护理人员首先应具备高度的责任感和慎独精神,表现为实事求是、尽职尽责,无论何时何地均能严格按照护理规范和操作流程完成各项工作,避免差错事故发生;其次,护理人员应有关爱之心,关心、理解、同情和尊重患者,工作中做到一视同仁;最后,护理人员应本着无私奉献的精神,用精湛的技艺照顾患者,完善自我人格,促进护理职业道德的提升。

4. **护理环境审美评价**　安全舒适、和谐健康的环境能唤起人们的愉快情绪,有利于患者身心康复。护理环境美包含自然环境和社会环境两方面。医院布局应尽量考虑患者的安全,如地面防滑以预防意外损伤,预防医源性感染,加强职业防护保证护理人员安全;同时注重环境的舒适,具体表现在病房物理环境中温度、湿度、通风、光线、声响、色彩、气味及布局结构的适宜,以有利于患者的康复;社会人际关系同样至关重要,良好的护患关系,能给患者提供温暖、和谐、信任的人际环境,增加其归属感,以促进身心愉悦。

(井晓磊)

第十章

社会学与人文护理

在现代医学从"以疾病为中心"向"以患者为中心"和"以健康为中心"转换的形势下,人文关怀成为全球护理实践的主旋律。在践行人文护理过程中,广大护理人员要了解社会状况,自觉运用社会学的理论于护理实践。护理人员不仅扮演救死扶伤、治病救人的人道主义角色,还要承担着重塑患者人格、重构其精神世界的神圣使命。本章从社会学理论内涵出发,阐述了护理社会学的由来与发展,考察了社会角色和社会互动理论与人文护理的实质关系,并从社会变迁的宏观思维探讨人文护理理论与实践应该适应时代变化的理念。

第一节　社会学与护理社会学

医疗机构是社会结构中的一个重要组成部分,医学不仅有很强的自然科学属性,也有很强的人文社会科学属性。20世纪70年代以来,伴随着医学社会学或社会医学的发展,护理社会学也逐渐兴起并取得进展。

一、社会学的创立和发展

作为学科的社会学发端于19世纪上半叶,其创立和发展大体经历了三个时期。

（一）初创时期（19世纪上半叶—19世纪末）

社会学（sociology）初创于19世纪上半叶,代表人物是法国社会学家奥古斯特·孔德（Auguste Comte）、英国的赫伯特·斯宾塞（Herbert Spencer）。孔德是西方社会学的开拓者,其在《实证哲学教程》中首先提出了"社会学"的概念,并将其纳入学科分类之中。他认为社会学是"对于社会现象所固有的全部基本规律的实证研究",主张用观察、实验、比较等自然科学的方法研究人类社会。他在《实证政治体系》一书中,从静力学和动力学两个维度研究社会。前者从静态视角考察社会结构和社会制度之间的相互关系;后者从动态视角考察社会发展的过程或社会进步。孔德从整体角度研究社会秩序和社会进步,提出了实证主义方法论,探索了社会内部结构及其发展规律。斯宾塞的社会学贡献主要在于提出了社会有机体和社会进化论,他借用生物有机体和生物进化的观点来解释社会发展和社会结构,认为社会发展规律与生物体运动规律相同。他认为社会学的主要目的是发现社会这个有机体结构的形态学原理和社会发展的生理学原理。斯宾塞的社会学观点虽带有庸俗进化论的色彩,但他将社会视为"活"的有机体,强调社会的系统和功能,完善了孔德的社会学思想,使社会学体系更加完善。

以孔德、斯宾塞为代表的早期社会学显得很稚嫩,尚未形成公认的研究对象,在方法上既有实证研究又有思辨气息。一方面主张社会进化,另一方面又为现存社会的结构和秩序做辩护,反对任何革命性的变革。

（二）形成时期

19世纪末至20世纪初是社会学的形成时期,代表性人物是马克思、迪尔凯姆、韦伯、齐美尔、滕尼斯、帕累托等。

马克思站在无产阶级立场上,批判吸收了19世纪法国空想社会主义圣西门学说中的积极成分,创造性地提出了科学社会主义,从而第一次将社会学研究建立在科学的基础之上。马克思的辉煌巨著《资本论》对资本主义社会进行了深刻的剖析。1842—1844年,恩格斯通过社会调查（social investigation）考察了曼彻斯特等10多个城市的工人情况,写成了《英国工人阶级状况》一书,有力证明了社会调查是社会科学研究的基本方法。

迪尔凯姆对社会学的对象、方法、研究原则等方面的见解秉承了孔德的实证主义原则,他发表了在西方社会学史上具有里程碑式意义的重要著作《社会学研究方法论》。

韦伯主张社会学应研究人们的社会行为（social behavior）,注重个人动机和主观意义,他提出目的合理、价值合理、情感和情绪、传统等四种社会行为类型,将合理性作为社会学理论的核心,他强调一定的历史时代必定有与它相适应的时代精神。

19世纪末20世纪初是西方社会学形成阶段。这些社会学家在社会学的学科性质上表现出一种反省态度,即反对孔德、斯宾塞那种把社会学等同于社会哲学或建成为一门包罗万象的学科的做法。社会学作为一门科学从哲学中脱胎出来。

（三）发展阶段

20世纪30年代西方社会面临着日益加剧的经济危机,社会矛盾日益加深,资产阶级渴望在经济之外找到对社会起调节和稳定作用的因素,这促使社会学得以快速发展。现代科技和计算机技术的发展,为社会学研究提供了重要的动力和手段。各种理论学派纷纷出现,结构功能理论、符号互动论、社会冲突论、社会交换论、社会现象学批判理论、宏观社会结构、工业社会理论、世界体系理论等都成为独立的理论流派。社会学理论不仅出现多元化,而且越来越向社会实践渗透,应用社会学也呈现快速发展态势,应用社会学的发展极大地推进了社会学的发展。各种研究机构和研究刊物日渐增多,社会学学术交流也日趋活跃。医学社会学、护理社会学也是适应这种发展而建立发展起来的。

二、社会学研究的对象和内容

社会学研究的对象和内容十分复杂,不同的理论学派对其研究对象和内容进行了不同的定义。综合我国社会学学者的观点,社会学研究对象大致有三种观点。第一种是侧重以社会和社会现象为研究对象,认为社会学就是对社会和社会现象的研究,探寻社会发展规律的学科,"社会学是从变动着的社会系统的整体出发,通过人们的社会关系和社会行为来研究社会结构、功能、发生、发展规律的一门综合性的社会科学",侧重于研究社会秩序、社会结构、社会运行、社会变迁、社会发展等社会现象。第二种是以社会行为为研究对象,认为社会学是以社会行为为研究对象的科学,探寻的是社会行为的规律,一般侧重于研究社会群体、社会关系、社会角色、社会互动、社会控制等社会行为。这两种观点占主导地位。第三种观点是除以上两种观点外的其他观点,如社会问题说、学科群说、社会调查说等。社会问题说认为社会学研究的对象是社会问题;学科群说认为社会学不是一门学科,而是一个学科群;社会调查说认为社会学是关于社会调查研究的学科。

中国社会学界对上述观点也有类似的认识。社会学研究的对象多元化,其研究范围极为宽广。从分析街上行人之间的短暂接触,到探讨全球社会进程都可纳入其中。对研究对象的理解不应强求一致,学者可以结合具体情况把握社会学研究的对象和内容。

社会学可分为理论社会学和应用社会学。理论社会学就是研究社会、社会现象、社会行为的一般规律,其重点在于揭示社会、社会现象、社会行为发生、发展和变化的基本规律,通常其内容包括社会现象、社会组织、社会群体、社会阶层、社会关系、社会互动、社会控制等理论问题。应用社会学就是运用理论社会学的基本原理应用于某一社会实践的理论成果。社会学根据研究的领域和内容不同可分为政治社会学、教育社会学、经济社会学、文化社会学、管理社会学、法制社会学、犯罪社会学、医学社会学、护理社会学等。

三、西方社会学流派

（一）结构功能理论

20 世纪 40 年代美国社会学家帕森斯提出了结构功能理论（structural functionalism）,并成为这一学派的领袖人物。20 世纪 60 年代,结构功能理论盛行,如今结构功能理论仍是西方社会学的主要理念和方法。结构功能理论可归纳为三个基本假设。

1. 功能统一性假设　认为社会由各种相互联系的社会活动和文化项目构成,是整个社会的整合与运行的基础。

2. 功能普遍性假设　认为所有标准化了的社会或文化形式都有各自的功能。

3. 功能的不可缺少性假设　认为任何一种社会或文化形式都是为了满足整体的某种要求,有各自存在的功能。

（二）社会冲突理论

卡尔·马克思是社会冲突理论（social conflict theory）的主要代表人物之一。马克思的理论包含着丰富的关于社会矛盾的辩证分析,尤其是关于阶级斗争与社会发展的论述,但是与传统的社会冲突理论有本质的区别。马克思认为社会不平等是对社会有害的,不合理的,因为社会不平等产生的社会变迁可能会产生严重的后果。社会冲突理论作为现代西方社会学的经典理论流派之一,形成于 20 世纪 50 年代,德国社会学家拉尔夫·达伦多夫,美国社会学家刘易斯·科塞、C·W·米尔斯对这一理论流派的形成起了极为重要的作用。就其理论模式而言,社会冲突理论把社会体系看作是一个矛盾、对抗和冲突的系统,这种冲突(conflict)是系统固有的、内生的,是不可避免的。这种冲突是社会系统的自身适应、变化发展的决定因素。社会生活中不平等引发的社会冲突无时不在,冲突是社会系统的本质。不过,社会冲突理论未提示各类冲突的差别及根源,无法说明什么冲突推进社会的发展,什么冲突阻碍社会的发展。

(三) 社会交换理论

20 世纪 60 年代美国社会学家霍曼斯创立社会交换理论(social exchange theory),主要代表人物有布劳、埃默森等。社会交换理论与结构功能理论不同,它重点研究人际关系中的交换现象,属于微观社会学,主张从经济学的投入与产出关系的视角研究社会行为的理论。趋利避害是人类行为的基本原则,人们在互动中倾向于扩大收益,缩小代价或倾向于扩大满意度、减少不满意度。它主张应尽量避免人们在利益冲突中竞争,通过相互的社会交换获得双赢或多赢,将"代价"与"报酬"的含义扩大化,试图通过研究互动与交换来解释所有的社会行为。

(四) 符号互动理论

符号互动理论(symbolic interactionism)是关注人类内隐行为的理论。一般来说,内隐行为是指无法由外界直接观察、测量和记录的隐性心理活动。它包括感觉、知觉、注意力、记忆力、思维、情感和意志。对符号互动理论做出一个概括性的评价很困难,只能以一些具有代表性社会学家的思想作为分析的基础。

乔治·H. 米德出版的《心灵、自我与社会》(1934)一书,系统提出了符号互动思想。米德认为人具有理性的选择能力,总是追求那些能给自己带来最大满足的东西。他认为,达尔文的生物进化论同样也可以适用于人类社会,个体为了适应外部环境的不断变化而要不断调整自己。

赫伯特·G. 布鲁默提出了符号互动理论,其特点是不仅仅按照行为主义的"刺激 - 反应"公式来看待彼此的行为,认为互动的本质是对他人和群体角色进行领会的持续过程,角色领会是互动的关键机制。他展示了一种理想的人与社会生活的画面,但他过分抛弃了结构的概念,把这些论断用于复杂的社会显得很困难。

欧文·戈夫曼运用戏剧舞台的意象来研究日常生活中的人类行为,社会中的行动者被类比为舞台上的演员,他的理论称为"戏剧论"。戈夫曼关于人与社会的描绘纯属现实主义,他承认社会结构和制度对个人行为的影响,更关注个人可以根据实际情境和社会期望采取戏剧化设计,达到符合要求的自我形象。我们将他的戏剧化论的解释当作一种微观研究,是对结构分析的一种有价值的补充。

总之,符号互动理论具有明显的主观主义倾向。而从学科发展的角度来看符号互动理论,其对发挥人的主观能动性、重视人的自我修正方面起了不可忽视的作用。任何一种理论都有其指导意义和局限性,护理人员在为患者提供服务时,如果能根据特定的环境灵活合理运用社会学理论,一定能发挥其理论在护理人文关怀中的最大价值,必将对中国护理学科的发展起到极大的推进作用。

四、护理社会学的由来和发展

随着社会的发展,疾病谱的变化,医学专家们开始关注医学领域中的社会现象,社会工作者也开始研究医学领域中的社会问题。古希腊医学家希波克拉底有一句名言:知道患有某病的人是什么人,比知道某人所患什么疾病更重要。而这说明古代医学家已开始关注从患者的社会性上认识、处理疾病。

医学社会学这个学科最早出现于 20 世纪 40 年代的美国。1894 年查尔斯·麦金太尔在论述社会因素对健康的重要作用时首次提出了"医学社会学"的概念。1927 年,社会学家伯纳德·斯特恩出版了第一部医学社会学专著——《医学发展中的社会因素》。医学社会研究兴起于 20 世纪 70 年代的美国,在大规模资金的资助下,美国医学社会学工作朝着应用或解决实际问题的方向发展,而不是单纯地研究理论问题。当今,美国与英国仍然是医学社会学学科最为发达的国家,现在的医学社会学已经成为美国社会学最大的分支。此后,医学社会学传播和实践的地区越来越广,从早期发展的美国、英国逐步扩大到东欧各国、日本乃至全世界。

20 世纪 80 年代初,在我国一些省、市相继筹建了医学社会学研究组或医学社会学专业委员会。1992 年 9 月,原同济医科大学等单位在武汉联合成立了湖北省医学社会学研究会。2001 年开始,华中科技大学社会学系和同济医学院开始招收医学社会学方向的研究生。医学社会学的教材和学术期刊都不断完善和发展,2005 年,胡继春、张子龙出版了《医学与社会》并于 2013 年进行了修订。由华中科技大学同济医学院主办的《医学与社会》杂志现已入编《中文核心期刊要目总览》。

护理的发展与医学的进步息息相关,医学社会学研究内容已经涉及护理领域的社会问题。虽然医学、护理所服务和研究的对象相同,但关注的着重点与研究方向不一样。而在北美,1948 年 E.L.Brwon 结合临床探讨了护理人员的结构以及护理功能、护理角色、在职教育、护患关系等方面的问题。现代护理的发展,整体护理观的深入,以及护理工作本身的社会化特性,护理学家们更加认定了用社会学的观点和方法整体地、综合地、立体地、全方位地认识事物或过程,是适应护理学发展的基础。因此,国外许多学校都已经将社会学相关课程列入护理教育的核心课程。但各国护理学者将社会学知识与护理内容的衔接、设置、定位、讲授方式等均有所不同。

在教材的使用方面,各个国家和地区也不一样,相关教材有单纯社会学教材、医疗护理相关的社会学教材,如护理社会学教材、护理和卫生保健中的社会学教材等。

20 世纪 80 年代以来,我国有一批护理人员完成了社会学、心理学、哲学、公共卫生学等非医学专业的硕士、博士教育,回到护理领域开拓了护理社会学方方面面的深入全面研究,他们将社会学的理论应用在护理实践中,并逐步形成护理社会学的理论学说。20 世纪 90 年代一些学者开始编写护理社会学教材,第一本《护理社会学》教材由王益锵教授于 1993 年主编出版,后由王崇宪、朱丹、王雯等主编的《护理社会学》教材相继出版。护理学者赵光红发表了"综合型大医院中医患互动的研究""医患互动中的典型类型及特征"等多篇护理社会学方面的学术论文,推动了社会学理论在护理实践中的应用研究。2005 年,卫生部出台了《中国护理事业发展规划纲要(2005—2010)》,明确指出了要在护理基础课程中增加社会学、心理学等人文社会科学知识的比重。各高校应设置护理社会学课程,使护理学生在学校就开始重视从社会学的视角看待疾病和护理,以更好适应临床护理实践。

由于医学分科的细化,护理人员的整体护理观受到实际临床工作的影响,分级诊疗实施的有限导致护理人员应用社会学理论和开发护理社会学的研究都还远远不够,需要日后进一步完善和发展。

五、护理社会学的研究发展对人文护理的影响

新的生物-心理-社会医学与整体护理模式,揭示了人的健康、疾病不仅仅是生物、生理现象,更是与社会因素息息相关,医疗、护理不仅是个医学技术问题,其与社会制度、社会伦理、社会环境、人际关系、法律等诸多社会现象、社会问题相关联。护理社会学(nursing sociology)运用社会学理论研究医学、护理现象和问题,对于更深刻理解疾病、健康的本质,更好采用各种技术手段和社会心理方法治疗疾病、恢复健康都具有重要的理论和实践意义,对指导人文护理实践也具有重要作用。

(一)护理社会学研究发展拓展了对疾病、健康认识的理论视野

传统护理对疾病认识是一个生物学的概念,是指通过体检或化验而判断人体生物学上的异常,从而将护理患者的过程看成是纯粹的技术技能活动,注重的是患者的生理、生化指标,重视的是护理活动中技术操作规程和服务标准。

健康被定义为身体、心理、社会适应的良好状态,当人们健康时,就能参与各种活动,承担各种社会角色和责任。当人们患病时,正常的日常生活就受到限制,因此,疾病不仅仅是生理失常的表现,同时也是一个人社会功能失调、失常和变异。对健康、疾病的影响不仅仅是生理、生物、物理、化学、病毒、机械等自然环境因素,同时社会变革、社会冲突、社会矛盾、社会教育、社会互动、社会心理等社会环境因素也具有重要的影响作用。护理社会学理论研究关注了现代护理的需要,护理活动过程不仅仅要注重技术规范,更要注重患者的社会背景、职业习惯、教育程度、家庭结构、个性特征、心理特点等社会因素对患者健康和护理活动的影响,从而使护理活动更能适应患者恢复健康的需要。

(二)护理社会学研究发展对人文护理活动具有重要的指导意义

护理活动从本质意义上来说就是护理人员与患者以及患者亲友之间在护理过程中的社会活动。社会学在社会角色、社会关系、社会互动、社会群体、社会冲突等方面的研究成果,为护理人员与患者及其亲友的社会交往、疾病治疗、健康教育、康复指导、疾病预防、精神保健等提供了重要指导,从而使护理工作有效地适应社会发展需要、适应患者个性特征的要求,不断地拓展护理方法,进一步提高护理质量,达到最大限度维护和促进健康的目的。

近年来,越来越多的研究证明,护理社会学的发展对提高护理人员人文关怀能力有非常重要的作用。Mc Pherson指出,护理社会学是生物医学和社会学之间的桥梁,可以帮助护理人员更好地理解不同医疗环境中的服务对象,科学评估护理对象在不同社会环境中的角色和行为的变化,正确分析理解个人或群体受社会因素影响的各种反应,从而更好地为患者提供人文护理;护理社会学的相关研究成果还可帮助护理人员准确定位自己在护理工作中的角色。Edgley在研究中发现,学过社会学的护理人员认为社会学有助于对患者社会背景、多元文化的理解,帮助护士为患者提供护理时,不只是关注患者的生理病理特征,同时考虑其家庭、职业、社会等因素的影响,从而有利于护士制订更加完善的护理计划;通过学习,护士能够运用社会学的理论来解释护理发展的专业地位。Tomas指出,护理社会学在方法上帮

助护理人员提高人文护理职业素养,促进护理人员形成社会学的思维模式并更好地开展人文护理。李帆等的研究显示,护理人员对社会学知识的需求比例很高,在临床工作时间越久,对于社会学知识的需求越大。但是如何开展护理社会学教育,让护理社会学更好地促进人文护理的发展,仍然需要广大学者继续深入研究。Cooke认为社会学是护士解释社会问题的透镜,但是批判了当下社会学融入护理教育的模式。Tomas指出,虽然借助社会学的方式来培养护理人员,但是社会学理论的作用和地位在今天仍然难以显现,由于多种因素的影响,护理社会学教学有待在实践中不断发展完善。余艳萍等的研究指出,医学社会学在中国开课率为11%,高校很少单独开设护理社会学课程。此外,从理论学习到实践转换是一个长期的过程,如何能够让护理社会学教学更好地融入临床护理实践,还需要继续探索。

(三)护理社会学研究发展对护理管理和护理改革具有促进作用

现代护理发展的深度和广度越来越大,护理学已成为一门较为完善的一级学科,护理活动已突破了医院护理、疾病治疗护理旧的格局,并向自我护理、家庭护理、社区护理等方面延伸。护理活动需要有严格的组织和科学管理,护理事业的发展与社会的政治、经济、文化、科学技术、社会结构、社会阶层等社会因素发展变化息息相关。护理社会学研究从社会整体发展观点出发,用社会学理论分析方法,研究社会运行、社会结构、社会群体、社会互动、社会规范、社会变迁等理论问题,将会加深对护理实践和护理发展本质规律的认识,护理社会学理论研究可以为护理教育、护理管理、护理改革提供重要的理论支撑,也将会极大地促进护理事业的发展。

第二节　社会角色与人文护理

每个人在社会生活中都扮演着一定的社会角色,医务工作者以医生和护理人员的职业角色面对患者这一特殊的角色。如何在医疗护理活动中与患者建立和维护良好的医护患关系,对有效达到医疗护理目的至关重要。医务人员特别是护理人员准确把握自身角色的内涵和特质,正确掌握扮演角色的方式方法尤其重要,这也是做好人文护理的基础。

一、社会角色的含义及其理论

(一)角色及社会角色的含义

"角色"是戏剧中的名词,是指演员扮演的剧中人物。社会心理学家G.H.米德、H.H.凯利和J.W.蒂博于1959年首先把角色概念引进社会学领域,她们认为角色是人在相互作用中对处于一定地位他人的行为期望系统,也可以是个体对自身行为的期望系统。社会角色是指人们对具有特定身份人的行为期盼,与某种社会地位、身份相一致的一整套权利、义务的规范与行为模式,是社会群体或组织的基础。

(二)社会角色理论

乔治·米德认为角色是在人际关系互动中形成的,社会角色是社会地位外在的、动态的表现形式。由于人们的社会关系是多层次、多维度的,导致每个人在社会关系中处于不同地位,也扮演着不同的角色。如医院,就有医生、护理人员等社会角色。

社会角色总是与一整套权利、义务的规范和行为模式相联系。人们扮演一定的社会角色,社会各种规范就赋予了该角色一定的权利和义务,也就形成该角色相应的行为模式。有些社会角色的基本权利、义务和行为模式用法律规范(如法官、警察等)、职业规范(如教师、医生、护理人员)或伦理规范(如夫妻、父子)加以确定。

社会角色是人们对处于特定地位上的人们行为的期待。人们对扮演一定社会角色的人总是具有相应的社会期待,如果不能满足这种社会期待,也就意味着角色扮演(role play)不到位。如人们总是期盼法官能公正执法、教师能为人师表、医生能救死扶伤。人们在社会生活中的社会角色是多种多样的,在不同的社会关系和社会情景中,其社会角色是不同的,每个人都会承担多种角色。有些角色是由血缘、遗传等先天因素赋予的,有些角色是个人活动与努力而获得的,如职业角色、组织角色等;有些角色规范化程度很高,权利义务明确,如法官、医生、教师、护理人员等职业角色。

二、护士角色

在护患互动(nurse-patient interaction)过程中,参与护患互动的角色主体多种多样,互动内容也是包罗万象,但最基本就是以护士角色和患者角色而发生的互动和相互关系。

(一) 护士角色及其特征

护士角色(the role of the nurse)是指承担患者治疗、护理和健康教育,并为人们的健康提供预防保健等护理服务的社会角色。在医疗卫生系统中,护士是人数最多、与病患交往互动最多的群体。在护患关系中,护士角色具有以下几个明显的特征:

1. **社会角色的职业性**　护士角色是由护理人员这一职业所决定的。国家法律和医疗管理规范对护理人员的权利义务、职业知识技能、职业操守标准都进行了明确规定,护理行为也有一套完整的技术规范、程序规范、工作规范、管理制度加以约束,形成了护理人员相应的行为模式。这一特征决定了护理人员需要依法依规履行职业职责。

2. **男护士角色的争议**　传统上女性在护理行业中占据主导地位,"护理人员"同"女性"建立起了深刻且牢固的联系。进入 21 世纪,男护理人员数量较快增长,这与人们对"护理人员"的固有印象产生了冲突,部分患者对男性从事护理的能力提出怀疑,甚至拒绝男护理人员为其进行护理,这使得部分男性护理人员对自身职业认同感不高,进而出现角色认知上的模糊和冲突。

3. **社会职能的专业性**　护士角色的社会职能是具有专门知识和技能的人才能承担,护士不仅要按照护理规程完成铺床、帮患者翻身、洗浴、整理病房等生活护理工作,也需要完成测血压、注射、抽血、导尿、灌肠等专业技能工作,更需要完成对患者病情变化的评估和护理问题的判断,并果断、合理采取处置措施等专业性很强的工作。护理人员同时还必须具备较强的交往沟通能力,为患者实施有效的人文护理。

4. **社会情感的中立性**　护士角色同医生角色一样,在护理活动中,应该以履行职责的客观心态,理性地对待护理中的人和事。不要把对人的亲近、喜好、厌恶等情感因素带到护理活动中。护士对不同特征的患者,都应该严格按照护理规范履行护理职责和义务。帕森斯认为,在患者治疗过程中,医护人员必须避免成为同伙人,如果在感情上太接近患者,很可能会影响到对治疗护理的客观判断。护士在护理活动中可以理解患者疾病的痛苦,并施以人文关怀和照护,但不能因情感因素干扰护理活动。

5. **社会行为的规范性**　护士角色的行为方式方法受其基本职能规范的制约和影响,护理人员的基本行为并不完全由个人意愿主导,更多的是要按照护理工作管理规范和技术标准进行。护士在执业活动中,不得从事职业规范禁止的行为,不得利用职务之便索取财物或其他不当利益。

（二）护士角色失调的表现

护士在执业活动中,并不是每一个人都能恰如其分地扮演好护士角色,也会出现差错、产生矛盾、遇到障碍,甚至失败,这就是常见的角色失调(role incongruence)。护士角色失调常常表现为以下几个方面:

1. 角色领悟不足　护士只有对护理职业的内涵真正理解,对护士应有的权利和义务准确把握,对从事护理工作的困难和问题有充分的思想准备,对护理程序和技术规范熟练掌握,才能为扮演护士角色奠定坚实的基础。一名患者因骨折入院,手术成功后被送回病房。病房护士根据术后医生的指示给患者补液。几分钟后,患者出现瘙痒和发热。值班护士立即对患者体温进行观察。此时,患者的嘴唇发绀。值班护士意识到这是由输液反应引起的,因此她立即停止了输液,并嘱咐同班护士及时向医生报告,患者接受抢救后病情得到了改善。但是一周后,由于其他并发症,患者的病情恶化。这名护士已经有十多年的护理经验,但是她性格比较内向,没有及时向紧张和焦虑的患者家属进行解释。她只注意抢救和操作,导致患者家属对该护士的行为耿耿于怀,认为患者病情的恶化是由值班护士造成的,并且认为她没有及时通知医生。其实这位护士的处理工作都是及时且正确的,然而,她忽略了护士角色的内涵,除了技术性层面,还有更为重要的耐心解释和人文关怀的内容。

2. 角色定位不准　在社会舞台上,人们并不是随心所欲地扮演角色,人们在扮演某一社会角色时,必须要对该角色在社会关系中进行定位,明确"我有什么权利""我应尽什么义务"。一个人只有对自己扮演角色的社会地位、与他人之间的关系,认识得越清晰、越透彻,才能很好地扮演该角色。有的护士受传统医学模式的影响,机械被动地执行医嘱,不能根据患者实际病情和护理规则积极主动思考而影响护理职能的发挥。有的护士将患者仅仅当作求助者,总是居于上位者的角度对待患者,忽视了护理活动中应有的人文关怀,这样导致对自己的角色定位不准,使扮演的角色失调,从而造成护患冲突和医疗纠纷。

3. 角色行为失范　任何角色的行为都有相应的规范要求,总是受社会规范和社会期待制约。护理人员的行为既要符合国家法律规范的要求,也要遵照医院管理制度和护理规范行事,任何的违背都是作为护士角色的行为失范。

4. 角色扮演错位　护士在日常生活中,往往扮演着多个角色,且护士多为女性,除要扮演护士角色外,还要扮演妻子、女儿、母亲等多种社会角色。护理人员在扮演这些社会角色时,有时由于其他社会角色与护士角色之间的利益上的矛盾、冲突、对立,使护士不按护士职业规范行事从而出现角色扮演错位。如护士在履行自己职责时,受亲人和朋友之托,要求其在超越职责规范之外提供方便和不当的服务,就会出现角色冲突,从而出现角色扮演错位。

（三）护士角色失调的调整

护士角色失调将会影响护理工作,影响护理职能的充分发挥,也影响护士的社会形象。护士角色失调既有复杂的社会原因,也有生理、心理原因。对护士角色失调的调整重点应把握三个方面:

1. 注重职业素质培养　职业素养通常包括职业信念、职业道德、职业能力、职业形象、职业作风等方面的内容。护理管理部门首先要加强对护士职业信念的培养,使每个护士建立对护理工作的认同感、归属感、自豪感、使命感,使护士明确并接受"我是护理人,我干护理事",真正做到爱岗敬业。其次,要培养护士良好的职业道德,要将"忠于职守,尽职尽责""精通技术,救死扶伤""全心全意为患者服务""以患者为中心""关心生命健康,尊重患者人格尊严和权利要求"等护理职业道德观念融入护士心灵,并依此规范护士的言行。再次,要注重护士良好作风和行为习惯的养成。作风和行为习惯一旦形成,会使人形成一种心理定势,使人的言谈举止形成一种特定行为方式。最后,要树立良好的护士形象。护士形象是护理角色的外化表现,通过护士的仪容仪表、着装、礼仪、言谈举止等表现出来,是护士角色品质的体现。护士要通过规范着装、整洁仪表、优雅仪态、亲切的语言、温和的态度、精湛的护理操作技能树立护士良好的形象。

2. 加强护理规范管理　加强管理是规范护士职业行为、提高护士角色自觉性的重要措施和方法。在规范管理上,首先要建章立制,其次严格管理和执行各种制度和规范,对违反者严肃认真处理,追究责任。

3. 提高护士职业能力　护士角色扮演的成功与否与护士的职业能力直接相关,职业能力强的护士往往能全面理解和执行医嘱,能科学合理地履行护理职责,能及时准确把握患者病情变化并合理采取有效的护理手段和处置措施,能更好地满足患者治疗、康复护理需求。有些护士角色失调与护士的相关医学知识和护理技能直接相关。加强对护士业务能力和人文知识的培训是提高护士职业角色能力的重要途径。

三、患者角色

(一) 患者角色的概念

1951 年帕森斯在其编写的健康社会学中,第一次用社会学的理论阐释了患者角色(patient role)的概念。他认为患者就是患有疾病,没有能力完成社会正常角色任务,无法依靠机体自身治愈疾病或恢复健康,需要寻求医院或专门康复机构帮助的人。他认为患者角色不能很好地承担社会责任,应该暂时地、有条件地免除患者的一些正常义务;但是患者也必须承担两个新义务,其一是努力康复,其二是寻求合适的帮助并遵从医嘱。帕森斯关于患者角色的概念,为分析患者基本社会行为提供了重要的理论基础,虽然许多社会学家对患者角色概念提出了不同意见和见解,但大多数社会学家都接受了这一概念。

社会学中的患者是特指在医疗环境(包括医院、社区、家庭)中,寻求诊疗或正处于诊疗中的人。社会学中的患者主要包括两大类:一类是指身心确患有疾病,去医疗机构寻求诊疗或正在接受诊疗的人;另一类是身心没有病患,但出于某种生理、心理、社会需求,到医疗机构寻求诊断或者帮助的人,如到医院进行产前检查或分娩诊断的孕妇。现实生活中患有各种疾病,但没有在医疗机构求医,仍像健康人一样承担社会责任的人,这种人不属于社会学研究的对象,本章重点是以第一类患者为分析研究对象。

(二) 患者角色的特征

患者角色的特征是多方面的,从人文护理角度而言,应该把握患者角色以下几个方面的特征:

1. 角色构成的广泛性　患者角色是一种涉及面极为广泛的社会角色,现实生活中,无论职位高低、不论男女老少,任何人都可能会成为患者。这种广泛性导致不同的患者,对病情认知、对诊疗护理方案的选择、对病情治疗护理结果的承受等都存在千差万别。如不同经济状况的患者对护理环境、护理条件、护理技术手段的需求和反应不同。经济宽裕的患者往往注重更为舒适、安静、便利的护理环境和条件,并要求提供比较先进的护理技术;经济拮据的患者不太考虑相关条件的优劣,只希望通过最基本的技能实现治愈疾病、恢复健康的目的。

2. 角色扮演的冲突性　患者角色并不是一个人生活中所扮演的主导角色,而是在患病期间所扮演的临时角色。在患者一生起主导作用的角色,如血缘角色(父亲、母亲、儿子、女儿)、职业角色(教师、医生、警察、学生、工人、农民)、组织角色(办事员、科长、局长、部门经理)并不会因为成为患者有所淡化,可能因为疾病影响而更加强化。如有些人在患病期间,对家庭依赖更强,行为上更为任性。患者主导角色的价值观念、社会认知、处事风格、行为方式、个性特征等往往影响患者角色的扮演,甚至形成冲突。有的患者对自己患者角色不予认可,或没有从社会常态角色中解脱出来,仍以自己主导角色(如血缘角色、职业角色、组织角色)来扮演患者角色,从而形成角色冲突。如有的患者将自己在社会中拥有的社会地位和权威带到医院,不服从医院管理,不按护理规则行事。患者角色是人最不愿意扮演的角色,这种个人主观上不愿意与客观上的不得不扮演的冲突性,使得患者的行为与患者角色规范往往发生矛盾冲突。

3. 角色需求的确定性　一个人之所以成为患者,是其无法靠自发性治愈疾病或者恢复健康而不得不求助医疗机构,希望通过医生、护士等专业人员获得专业帮助,使自己获得专业诊治,从而迅速而彻底地恢复健康。正是由于患者这一基本特征,决定了其扮演患者角色的基本需求就是治愈疾病、恢复健康,患者角色在医疗护理互动中是处于求助地位,扮演的是寻求专业帮助的角色。这一角色特征也使得患者在与医护人员交往互动过程中常常处于相对的被动和服从状态。

(三) 患者角色的失调

患者在医疗机构诊疗过程中,由于医疗规范、管理制度、社会期待等赋予了患者角色行为规范。这些行为规范并不是每一个患者都愿意遵守,即使患者愿意遵守这些规范,由于社会观念、生活习惯、个性特征、学习能力等多种因素的影响,在患者角色扮演上常常有角色失调。患者的角色失调主要表现在以下几个方面:

1. 角色距离　角色距离是指社会赋予某种角色的规范与角色扮演者的实际表现存在着差距,也就是角色期待与角色表现不相匹配。患者作为一种非常态化的角色,在初期大都存在着行为方式与患者角色不相匹配的现象。有些患者并不认可自己的患者角色,把常态社会角色的行为方式带到患者角色之中;有的患者不愿意接受医疗规范制度的约束,而按常态社会角色方式行事,而使其行为与患者角色要求形成差距;有的患者对患者角色规范理解和领会不到位而致角色行为出现偏差。

2. 角色不清　角色不清是指角色的扮演者不知道这一角色应该做、不应该做什么或怎样去做,对于这一角色的行为规范不清楚。一个人患病后有一个适应和学习过程。某病房有一条管理制度,者可以用微波炉热熟食,但不能煮生食,但有一位患者每天都用微波炉加工生食,导致其他患者意见很大。护士长与患者沟通时,他还很感委屈,这就是患者应该遵守规范的义务不清楚的表现。护士以人文关怀的方式告知患者作为患者角色除了享受的权利外还要遵守相关的义务也十分重要。

3. 角色冲突　在社会角色的扮演中各种身份出现了冲突,妨碍了角色扮演的顺利进行。护士在临床护理工作中会遇到不同患者角色冲突的患者,应用社会学理论知识为不同患者施行人文护理很有价值。

4. 角色失败　角色失败是角色扮演过程中的一种严重失调现象,是指由于多种原因使角色扮演者无法进行成功的表演,不得不终止表演,或者虽然没有终止表演,但已困难重重。如有患者不愿承认和接受自己患病的现实,拒绝或者中断诊疗过程;有的患者对医院医疗水平丧失基本信任或者由于医疗费用昂贵等原因,而放弃或退出诊疗;有的患者与医护人员发生严重的矛盾纠纷,致使无法与医护人员进行正常沟通和配合。

（四）患者角色失调的调整

患者角色失调除了患者自我调节外,医疗机构和医护人员采取有效的措施和方法,积极为患者提供帮助和指导非常重要,护士在促进患者角色失调调整上要做好以下几个方面的工作:

1. 为患者提供良好的就医疗护理条件　患者由于疾病的折磨和对病情发展的恐惧以及对陌生环境的不适应,使其在与医疗机构和医护人员初次接触过程中都存在一定的不适应性和心理负担。医疗机构工作人员要从人文护理角度出发,为患者提供良好温馨的就诊、治疗、康复的环境。医护人员要用热情的接待,耐心细致的介绍,真诚的关怀和良好的医护技术,使患者尽快适应医疗环境,遵从医疗规程和护理要求,自觉接受患者角色。

2. 认真履行告知义务　理解并接受某一角色的权利义务和角色规范是扮演好该角色的重要基础。患者对患者角色规范都有一个学习理解和接受的过程,护士要详细、正确、耐心告知患者享有哪些权利义务,使之尽快适应患者角色的需要。

3. 指导患者进行心理调适　从一个健康的人成为一个需要到医疗机构寻求诊治的患者,特别是患有重大疾病的患者,心理上都有一个不愿接受、无法接受到必须面对现实的调适过程。护士需用人文社科知识,通过心理支持和健康教育,指导患者进行角色转变和角色适应。

4. 及时沟通,化解矛盾　患者在就诊、治疗、康复期间由于认知、心理、利益等方面的原因,往往会与医护人员产生各种矛盾冲突,护士作为与患者接触最多、最直接的人员,要以严谨认真的态度、尊重客观事实和坚持原则的作风、良好的沟通技巧,及时与患者交流沟通,化解患者的心理症结,消除矛盾冲突,使患者合理的利益诉求得到保障,无理的要求得到遏制,不规范的行为得到纠正。

第三节　社会互动与人文护理

社会角色是依赖社会关系而存在的,而这种社会关系总是通过社会互动来表现和实现的。在医疗护理活动中,护患互动是一个复杂有序的系统,这个系统是由若干相互联系和相互作用的层面和要素构成,各个层面上的互动规律及其特征都有所不同。护理人员要真正做到有效人文关怀,让患者获得满意的服务,掌握护患互动的规律和技巧十分重要。

一、社会互动的含义及其特征

社会互动(social interaction)又称为社会交往活动或者社会相互作用,是指社会主体之间为了满足需要而发生的,以信息传播为基础而形成的个人与个人、个人与群体、群体与群体之间相互沟通、相互了解、相互作用的社会交往活动。通过社会互动或者交往，自我概念得以形成，个体需求得到满足，社会个体之间形成了各种各样的社会关系，使社会得以正常运转。理解社会互动必须要把握其五个方面的特征：第一，社会互动必须是发生在两个或者两个以上社会主体（个体或群体）之间，并且主体之间发生了相互作用和互动；第二，主体之间的互动和作用是通过信息交流和沟通来实现，如果主体之间虽然在一起，但彼此没有信息交流，或者互动双方彼此互不理解，这也不是社会互动；第三，社会互动既可以是面对面的，也可以借助信件、邮件、电话、微信等信息沟通媒介进行，在互联网时代，人们借助电子邮件、微信等新媒介可以便捷地互动；第四，社会互动与特定社会情境相关，并形成特定互动模式，在不同的社会情境中会产生不同的互动效果；第五，社会互动既对参与互动主体产生相应的影响，满足相应需求，同时也会对复杂的社会关系和社会结构产生影响。

　　许多社会学家、社会心理学家都对社会互动进行了广泛而深入的研究，并形成了不同的理论学派，其中角色理论、符号互动理论、社会交换理论、参照群体理论等最具有代表性，这对我们理解把握社会互动、实施人文护理实践具有重要理论指导意义。

二、护患互动的特征

　　护患互动是护理人员与患者及其家属在医院和医疗机构中，就治疗疾病、康复护理所进行的互动，是在特定场合、以特定内容、按照特定的方式方法开展互动。护患互动具有以下基本特征：

　　（一）互动情境的特定性

　　护患互动是在医院和其他医疗机构工作情境下开展的互动，这种互动受医院和其他医疗机构工作环境、工作程序、管理规范等制约，护患双方在什么时间、采取什么方式、通过什么形式开展互动，并不是由参与护患互动的个人意志所决定，多是受医疗护理规则、护理工作流程和工作制度等制约。

　　（二）互动内容的专业性

　　护患关系是护士和患者为解决疾病问题而发生的一种关系，是护士根据医学护理知识，利用科学的治疗护理手段为患者提供治疗护理服务而发生的，护患关系在一定意义上来说，是一种专业性的互动关系。护士与患者相互交往、沟通以及治疗、护理等互动行为，大都是围绕疾病诊断、治疗、护理、康复等内容展开，具有很强的专业性。在这种专业互动中，护士往往是专业知识、专业技能、专业服务的提供者，而患者则是治疗、护理专业服务的接受者。在这种专业互动中，一般的社交性的互动、生活性的互动都居于次要和浅表层次上，而与疾病治疗护理有关的互动往往深入具体，如病情诊断、治疗方案、护理方案等都需要反复深入沟通交流，才能达成一致意见，有些互动内容甚至要以治疗护理法律文书的形式加以确定。这种专业性的互动往往决定了护患互动形式、互动频度、互动强度、互动广度等方面的差异。在质性研究中发现，患者对医护人员所讲解的疾病相关知识不够细致全面表示不满，这就体现了互动的强度和深度不足的问题。因此，护理人员运用社会学的原理指导护患之间有效满意地交往互动非常必要。

　　（三）互动过程的主导性

　　互动过程的主导性是从护理者角度而言。新的护患关系要求护理人员与患者构成一种

"共同参与型模式",患者主动提供治疗护理的体验效果和建议,护士据此作为调整方案的依据,双方共同参与护理实践活动,共同制订符合患者角色需要的护理方案,并在实施过程中相互配合,在整个互动过程中双方以平等的身份地位进行交流、沟通、互动。事实上在护患互动中双方角色差异、专业知识的不同和护理制度规范的制约,护患关系很难像朋友关系那样进行平等互动,特别是在护理技术性的互动过程中表现尤为明显。护士若能主动将社会学原理融入对患者的指导和照护活动中,可以避免许多护患矛盾和冲突。

三、护患互动的维度

要把握护患互动的特点和性质,应更进一步从护患互动的向度、深度、广度和频度等维度进行分析,更有利于调节护患互动。

(一) 护患互动的向度

向度反映社会互动的方向,表明互动双方关系的性质,主要包括情感关系、地位关系、利益关系等方面。

情感关系是指互动双方是亲近还是疏远、是融洽还是对立等互动方向状态。一般而言,作为以工作关系为主要特征的护患互动更多表现为理智和规范。在护患互动中,护理人员除了要严格护理规范外,也要以热情的态度、亲切的情感,主动拉近双方情感距离,搭建融洽的互动平台,建立良好的互动氛围,以利于有效地开展护患互动。

利益关系主要指互动双方在互动利益方面是调和还是冲突、是包容还是尖锐、是一致还是对立等方面。从总体来看护患互动不存在根本利益矛盾,但在具体的互动过程中,由于认识上差异、角度视野的不同,特别是社会经济介入医疗行业,会引起利益冲突。在研究访谈中发现,很多患者对自己在治疗过程中的用药费用表示怀疑,无形中影响了护患互动的效果。

地位关系指是互动双方社会地位平等状况、互动过程中主从状况、互动时的心态位置状态等方面。从护理者的角度而言,护患互动关系是一种工作关系,这种工作关系使得护理人员在与患者及其家属亲友互动中,居于护理过程主导者、护理专业知识技能拥有者、护理服务提供者的优势地位,患者一般居于求助者、服从者的被动地位。这种基于工作关系而形成的互动关系,利用得好可以促进护患互动有效进行,处置不当又常成为护患互动的障碍。

(二) 护患互动深度

深度反映社会互动的紧密程度,表明互动双方相互依赖程度、利益关联程度、情感投入多寡、互动延续时间的长短和互动规范的复杂程度等。利益关系重大、情感投入很深、持续时间较长的互动可以视为深度互动,反之则是表层互动。护患互动中,护理人员是与患者接触最多、关注最多的医务人员。张中南教授在《唤醒护理》书中提到,医生对病情的了解是间断、片面、不及时的,而护理人员与医生形成互补,护理人员是全面、连续地观察病情,关注的焦点是患者疾病的反应和变化趋势。因此,护理人员更应以更深入的程度与患者交往互动。

(三) 护患互动广度

广度反映社会互动的范围,表明互动双方所在领域的大小、互动方式的多寡等方面。护患之间发生互动主要是基于疾病治疗和康复护理而进行的互动,其广度有限。在实际的护患互动中,由于护患互动中仅限于技术层面而导致纠纷的例子很多,某乳腺癌患者向护士询问自己的病情,护士从专业的层面告诉了她相关内容,可患者非常不满便投诉了护士,护士感到十分委屈。作为乳腺癌的患者除了想了解病情外,更多的是想得到护理专业上的帮助和情感方面的慰藉。运用社会学的理论知识增加护患互动的广度对开展人文护理具有巨大的推动作用。

(四) 护患互动频度

频度反映一定时间发生社会互动的频率和次数。一般而言,互动频率高,互动次数多,更能够增加彼此的了解和情感,拉近彼此心里的距离。

四、冲突性互动的调节

冲突性互动是指互动双方在心理、语言、行为互相对立而产生的互动,这种互动是一种消极的互动。从理论上来讲,护士与患者参与互动的目的是一致的,且患者作为就医者、求助者,也会自觉服从医护人员的管理、指导,有强烈的合作意识。但从现实来看,护患之间的冲突还是经常发生,有些甚至发展到需要借助法律手段解决。在护理实践中,防止和减少冲突性互动,重点把握以下几个方面:

(一) 把握互动方向

互动维度的理论清楚表明,互动向度是影响互动的基本因素,如果双方利益一致、情感亲近融洽、相互关系平等协调,就能开展积极的互动,从而带来积极的互动效应。反之,则会产生消极互动或者发生冲突性互动。冲突性互动的根本原因是护患双方缺乏信任。患者对护士不信任主要表现为四个方面:一是对护士个性品质不信任;二是对护士治疗护理技术能力和水平不信任;三是对自己合法权益和利益得到保障不信任;四是对治疗护理效果的误解。从护士角度而言,要防止和减少冲突性互动,首先要培养护士高度的道德情操,牢固树立"以患者为中心"的整体护理观念,对任何患者一视同仁,理解患者,尊重患者,关心体贴患者。其次,要有丰富的治疗护理知识,熟练的治疗护理的技能,能应对治疗护理中出现的各种问题。再次,要自觉维护患者的基本利益,尽可能满足患者的合理要求,对患者治疗和护理可能产生的效果及时进行沟通。最后,在与患者互动中,始终把握治疗疾病、恢复健康这一基本方向,减少干扰因素,理解患者因病情变化和误解产生的情绪反应,从而进行积极有效的互动,防止和消减冲突性互动。

(二) 调节互动节奏

护患互动的节奏要适应治疗护理的需要,要做到松紧适宜、频率恰当、强度适中。在治疗护理过程中,护患互动的及时性非常重要,护理人员及时观察病情和有效采取措施是患者生命安全的保障,向患者和家属及时告知配合要求或解释误会隔阂是缓解护患纠纷的关键。

(三) 采用适宜互动方式方法

良好的互动方式方法,会带来良好的互动效果,良好的互动意愿,如果不注重方式方法,往往会带来消极的互动效应。长期护理实践中的护患互动调查表明,护理人员在与患者进行互动时,特别要注意以下几个方面:

1. 要用患者听得懂的语言进行互动　护患互动的有效性往往取决于参与互动的双方是否理解对方所要传达的信息。米德认为,"人们之间之所以能够互动,就因为人们能够辨认和理解他人的语言,识别对方所使用的交往符号的意义从而预知对方的反应"。在护患互动中,最大的困扰是患者听不懂、问不停;困扰患者最多的是听不懂护理人员说的是什么。

当护理人员询问手术后患者"排气没有",可有些患者不太明白,护理人员只能说最通俗的"打屁没有"。因此,护理人员与患者进行交流沟通时,不能"只见病不见人",尽量少用医疗护理专用术语,使用医疗护理专用术语时要适当地解释。

2. 要用患者能接受的语气和态度进行互动 护患冲突性互动通常并不是治疗护理技术水平引起,往往是参与互动双方语言态度引发。患者出于对自己病情的关心,往往希望尽量了解疾病检查、治疗、护理过程中的每一细节,常常会不厌其烦地提出各种问题和要求。而护理人员工作量和工作压力都很大,有时难以体谅患者急切的心情,通常用程式化的语气、语言与患者进行沟通,容易引起患者的误解,从而产生矛盾和冲突。因此,护士要严格控制情绪,防止将工作、生活中的不良情绪带到与患者的互动之中。

3. 关键性问题要向患者解释说明清楚 治疗护理方案的选择、治疗护理效果是否接受、治疗护理费用能否承担等与患者有重大利害关系的关键性问题,是护患之间最容易发生严重冲突的主要问题。护理人员在与患者互动中,要把这些关键问题作为互动的主要问题,要投入一定的时间和精力,采取恰当方式与患者交流、沟通到位。

第四节 社会变迁中的护理变革

前面从微观社会学的角度考察了社会角色、社会互动与人文护理,社会变迁是从宏观社会学的角度分析社会变迁对护理变革的影响,从而理清人文护理发展变化的方向和脉络。

一、社会变迁的含义及类型

从社会学意义上讲,社会变迁(social change)指社会现象或者社会结构的变化,也指一切社会现象是社会结构发生变化的动态过程及结果。

社会变迁依其表现形式的不同,可以分为不同的类型:

(一) 社会变迁的规模:整体变迁和局部变迁

整体变迁是指社会整体结构体系的变化,是从社会结构体系各个构成要素变迁合力中演化出来的,是社会形态的变更,如社会基本制度、社会基本体制、社会经济运转方式的更替和变迁,属于整体变迁。局部变迁是相对于整体变迁而言,是指社会结构的某一方面或者某些方面发生的变化,这种变化并不与社会整体变化发展的方向、速度、格局保持一致,有些可能成为整体变迁的障碍,有些可能超前于社会整体的变迁。

(二) 社会变迁的方向:进步的社会变迁和倒退的社会变迁

进步的社会变迁是指符合人类社会发展客观规律,带来社会财富增长和精神生活丰富和提高,使社会成员得到幸福、自由、健康的社会变迁,也就是促进社会进步和协调发展的社会变迁。反之则是倒退的社会变迁。在现实社会的变迁中,进步和倒退往往同时存在。某一社会变迁既有进步的变迁部分和因素,也有倒退变迁的部分和因素。

(三) 社会变迁过程和方式:渐进的社会变迁和激进的社会变迁

渐进的社会变迁是指社会发生有秩序的、逐渐的、缓慢的变化和发展,社会结构的内部关系以及与外界环境的关系相对均衡,整个变迁过程是渐渐地由量变到质变。激进的社会变迁是指社会在相对短暂的时期,发生飞跃式的社会变迁。这种变迁常常表现为打破原有社会结构和运行状态,并对社会结构和社会运行基本方式进行改造和重组。社会变迁是一个非常复杂的问题,任何一次大的社会变迁都涉及社会的方方面面,社会变迁的表现形式也是多种多样,很难将复杂的社会变迁归为某种单一形态。

二、社会变迁的根源和机制

不同的社会学家对社会变迁的根源和机制都进行过大量的研究分析,形成的理论观点也不同。

(一) 社会变迁最根本的动力是社会生产力的发展

马克思历史唯物主义论认为,社会进步发展、社会制度变更最根本的源泉就是生产力发展的结果。相对于生产关系,生产力是最活跃和革命性的因素,它总是在不断发展和变化中。生产力的发展和变化促进和影响了生产关系的发展和变化。当生产力发展到一定水平和一定阶段的时候,就需要与生产力相适应的生产关系。生产力和生产关系的矛盾运动将引起社会政治、经济、法律制度、价值观念和生活方式的变化,从而导致整个社会结构的变化。生产力的发展是社会变革的原动力。生产力的发展虽然是社会变革的根本原因,但不是唯一的原因。任何类型的社会变革的影响因素都是复杂的,是多种因素相互作用的结果,如自然灾害、战争、人口、国家体制、经济危机、文化传统、意识形态、外部压力等对社会变迁都具有重要的影响。

(二) 西方社会学家对社会变迁根源和机制的研究

社会进化论认为社会变迁与生物有机体的进化相似。在此过程中,社会有机体的组成部分不断扩展并变得越来越复杂,管理和调节机制也越来越差异化和复杂化。人类社会的变迁是一个由简单到复杂、由低到高的持续发展的过程。社会发展的主要方式是循序渐进的。

循环论认为,文明或社会的发展历史包括起源、成长、衰落和瓦解的过程。在过去的文明终结或衰败的基础上,新的文明诞生并成长,但最终它也会瓦解或终结,人类社会的发展与变化历史就是这样一个周而复始的过程。

均衡理论认为,社会变革是一个历史演变过程,主要表现在社会系统适应环境能力的增强。社会变革的主要动力是社会必须不断地从外部环境中获取新资源,从而导致社会制度的分化,并在此基础上产生新的整合以实现更高水平的均衡。

社会冲突理论认为,社会系统是一个由各种冲突和矛盾联结起来的整体。由于不可调和的冲突是社会生活的基础,因此社会变革是不可避免的。社会冲突的根源不在于社会经济关系,而在于社会上的权力分配以及人们对权力重新分配的渴望。

(三) 人类在社会变迁中常以主动的方式去接受和适应

人们在认识社会变迁客观规律的基础上,总是不断地对社会变迁的过程、方向、速度、形式、条件和影响因素进行有计划的调节和管理,以实现社会变迁预期目标。有计划的社会变迁是分层次的,有的是从整体上计划社会变迁,使社会整体结构按照计划的方向、规模、速度进行变迁,使社会变迁整体协调;有的是利用某个方面、某个领域的条件,进行战略规划,制定发展规划和政策,推进社会某方面的有序发展。

从人文护理角度看社会变迁,就是认识和把握社会变迁的发展方向以及社会变迁对人文护理的制约和影响,从而有效制定人文护理发展的战略和规划,有序地推进人文护理改革,适应社会对健康、护理的需求。

三、社会现代化与人文护理发展

社会现代化是指用现代科学技术全面改造人们生存的物质条件和精神条件,以经济发展为中心,涉及政治、法律和社会精神生活等各个方面的整体社会变迁的过程。社会学家通常是从工业现代化、城市现代化、科技现代化等角度分析社会现代化过程。

(一) 社会现代化是一种具有世界意义的历史潮流

社会现代化起源于 16 世纪的西欧,18 世纪以后扩展至整个西欧和北美,19 世纪末至 20 世纪中叶扩展至世界各地。20 世纪中后叶,发展中国家也选择了"社会现代化"的道路。当今世界各国无论是发达国家还是发展中国家,"社会现代化"都是它们发展的主题和目标。中华人民共和国建立以后,社会现代化成为国家重要的发展目标,并采取"五年计划"的形式,规划了经济社会发展的进程,自改革开放以来,我国坚持中国特色社会主义道路,社会现代化建设取得了举世瞩目的伟大成就。

(二) 社会现代化推动人文护理现代化发展

社会现代化是通过社会许多方面的变革来实现,这种变革主要表现为社会日益分化整合、现代科学技术发展、工业化、城市化等。社会现代化给医疗护理事业带来了许多发展机遇,推进了护理事业现代化发展,同时也对医疗护理事业提出了挑战。

第一,社会结构的分化和整合,使得社会对医疗护理事业需求呈现多样化的特征,需要对医疗护理体制、机制进行变革和调整。社会现代化在一定程度上来说,必然带来社会结构的分化和重新组合,这种分化和整合最核心的是社会制度结构的变化。改革开放突破了以户籍制度为严格封锁的空间封闭状态,实现了人、财、物在社会空间大范围、高频率的流转,"农村人""城里人"的角色和身份也是日趋变化和融合。随着市场经济发展,经济主体由单一国家、集体所有向多种经济主体分化,多种经济体制共同发展,公民就业和身份也从"单位人"向"社会人"分化流转。为适应这种社会结构变化,医疗护理体制首先要适应社会经济体制发展变化需要,政府在提供公共卫生和基本医疗服务中应该发挥主导地位,同时通过市场机制满足不同层次的医疗照护需求,统筹利用全社会资源,建立全方位的医疗保障体系和多元化办医格局。其次,要建立适应社会人口大流动需要医疗保障制度和医疗护理体系,使在社会不同地区的人口都能享有医疗保障。再次,要适应公民阶层结构变化,在为低收入群体提供基本医疗服务的同时,创造优质的医疗护理条件,满足高收入人群多样性的医疗服务需求。最后,要加强基层医疗卫生机构建设,促使医疗资源逐步下沉,加强乡镇卫生院和城市社区卫生服务中心建设,切实解决"看病难、看病贵"的问题。

第二,社会人口结构城市化,给医疗护理带来了新的挑战。城市化发展是社会现代化的一个重要特征。世界银行统计研究表明,一个国家的经济发展水平同城市化呈正相关关系,只有国家经济发展水平提高了,城市化发展水平才能提高。随着改革开放不断深入发展,我国城市化进程得到了快速发展,城市化的发展为医疗护理事业的发展奠定了物质基础。伴随城市化发展,城市工业化进程不断加快,城市热岛效应以及工业排污、汽车尾气、噪声等各种污染源的增加,城市土壤和空气污染使居民的消化系统、呼吸系统、神经系统疾病大量增多;城市生活节奏和膳食结构的改变,再加上缺乏锻炼和心理压力大等问题,导致高血压、糖尿病、肿瘤病等各种非传染性疾病大量增加;中国城市化进程也伴随着人口老龄化,老年人的医疗护理将是城市管理和发展的重要问题。为此,需要调整管理体制和工作机制,满足人民群众不断增长的、多元化的医疗护理需求,以提高人民生活质量和水平。

第三,社会现代化带来的经济持续和迅速发展为医疗卫生环境和条件的改善提供了重要的物质保障。经济的发展有利于提高居民的健康水平,有利于增加医疗卫生的投资,有利于改善医疗机构的软硬件环境和条件,有利于增强社会居民接受卫生保健知识的能力。随着经济发展,我国医疗卫生事业也进入到高速度、高质量发展轨道。医疗护理人员专业知识和专业能力得到极大的提高,医疗卫生环境和条件得到根本性的改变,大量新科技在医疗护理的应用极大地提高了疾病诊断、治疗护理的质量和水平,居民的医疗保障体制更加健全和完善,医疗护理体制和医护工作环境和条件也得到了巨大提高和改善。

第四,人的现代化促进了健康、护理观念现代化。社会现代化不仅是社会结构、经济、科学技术及城市化的发展,还有人的现代化。人的现代化将会促进健康、护理观念的现代化。随着健康是身体、心理、社会适应的良好状态这一健康观念深入人心,从而增强了人们追求健康的意识,强化了提高自我保健能力的健康行为,将有效地促进现代人生活质量提升。为了适应新的健康观发展的需要,医护体制、机制也会出现许多新的发展变化。医疗护理将从以治病为主逐步转向以维护和增强健康、提高人的生命质量为主;医疗护理的对象将从以患者为主的模式逐步转变成为面向整个人群的模式;医疗护理工作的范围将从"出生到死亡"扩展为生命全周期;社会卫生资源配置将从以医院为主向注重基层医疗护理服务转化。

四、科学技术发展对当代人文护理提出的挑战

科学技术的发展是影响人类生活的重要因素,会深刻地改变人类的社会关系、社会组织形式、互动形式和过程、各个领域的社会生活以及人们的生活方式、生活态度和价值观念等。现代交通、现代通信和信息技术的发展,改变了人们的社会交往方式。计算机和网络技术的发展,已经使社会管理方式、工作形式、组织结构发生了深刻的变革,科学技术的发展对现代医学护理也具有极为深刻的影响。

(一) 科学技术的发展促进护士对疾病、健康、医疗、护理的认识能力的现代化

现代科学技术的发展,拓展了人们认识自然、认识疾病和健康、认识医疗和护理的理论视野,使人们更能从本质上认识疾病和健康的原理,更能深刻地理解和把握医疗护理的规律。如现代科技的发展,使医学研究由细胞水平深入到分子水平,使人们更深入地了解疾病病理和治疗护理规律,也能运用更先进的科学技术手段对疾病进行治疗和护理。

(二) 现代科学技术的发展促进护理模式和思维方式现代化

护理模式随着医学模式发展变化而变化,我国现今护理模式仍受生物学模式的影响很深,对患者实施全方位的人文护理还有待进一步提高。随着医学和护理学的不断发展,护理已从附属于医疗中脱离出来,形成了具有独立研究领域的专业。护理将病理学、生理学、护理学、心理学、社会学等学科知识与计算机、人工智能等技术手段有机结合,把患者视为一个与自然、社会环境相互作用的整体考察,在配合医生诊疗方案基础上,独立为患者提供整体人文护理服务。

(三) 新科技成果为护理技能现代化提供了重要的基础和条件

新科技诊疗护理仪器在护理中的应用,极大地提升了对疾病诊断、治疗、监控的准确性、及时性、全面性和有效性,可以准确及时地把握患者病情变化,为患者得到优质的治疗和护理提供了重要基础和条件,也有利于提高危重患者抢救的成功效率。医疗高新技术在临床

护理中的广泛应用,大大增加了护理工作的科技含量,促进护理人员科技素质和水平不断提升,真正为患者提供更优质的人文护理服务。

现代高新科技在护理中的广泛应用,虽然带来诊疗、护理的现代化,但诊疗护理手段的信息化、自动化、遥控化的特征也容易使护理人员与患者的直接接触交往机会和时间减少,使护理人员产生重仪器、轻问巡,重躯体护理、轻心理护理,重医疗护理仪器的作用、轻患者病情资料的感官观察收集的倾向,从而影响护患关系。在社会现代化和护理现代化的进程中,如何有效实施人文护理是护理专家和相关学者必须持续关注和研究的课题。

(赵光红)

第十一章

人类学与人文护理

人文来自人类,也服务于人类。人类有其独特的生物属性和文化属性,人类学既研究人类的生物属性也研究其文化属性。人文护理是研究护理中的人类文化属性,与人类学有着密切的关系。本章内容主要包括人类学概述、护理人类学概述、人类学理论与人文护理、人文护理实践中的人类学应用路径。

第一节 人类学概述

一、人类学的概念

人类学(anthropology)是一门研究人的学科,既研究人的生物性,也研究人的文化性。"人类学"这个名词来自希腊文 anthropos(人)与 logos(学问),即研究人的学问。从这一含义发展至今,概念已经发生了较多改变。人类学一词最早出现于 1501 年,主要指关注解剖和生物的体质人类学(physical anthropology)研究。直到 20 世纪初,人类学才成长为一门独立的学科。

人类学是以具体社会文化为研究对象,在此基础上体现对人的关怀的学科,也是通过研究文化来理解人性的学科。为了研究文化,人类学家将自己置于考古资料、文献资料、田野资料的搜集、整理与阐释之中,试图以当地人的视野,用专业学科的语言来再现历史的或者现在的人的生活全貌。人类学研究人类的生物性、演化过程与历史变迁、现代人类的文化行为等。因涵盖范围广,人类学的研究也逐渐超越了传统经典的研究领域(亲属制度、政治、经济、宗教),而呈现跨学科发展趋势,在研究对象、方法和观念上都相互影响,并形成了重要的分支学科,如医学人类学、护理人类学、教育人类学、影视人类学等。

二、人类学与文化

自人类学诞生以来,文化(culture)是人类学的核心概念之一。什么是文化呢? 汉语的文化一词出自《易经·贲卦·象辞》:"观乎天文,以察时变;观乎人文,以化成天下"。这里的文化主要强调"教化"的意思,但对于人类学家而言,文化基本上不强调这层意思。泰勒(Edward B. Tylor)从科学意义上,首先明确地提出了综合的文化定义:"文化是一个复合的整体,包括知识、信仰、艺术、道德、法律、风俗以及作为一个社会成员的人所获得的其他任何能力和习惯"。这里的文化涵盖了人类活动的众多方面,是对人的"活法"的总体概括。1952 年,克虏伯(A. L. Kroeber)和克拉克洪(Clyde Kluckhohn)对文化概念进行了专门探讨,梳理了从泰勒提出文化定义的 1871 年到 1951 年有关文化定义的各种文献,共收集到文化定义 164 个。在社会科学领域里,文化的概念也始终处于争论不休、各自表达的状态。文化作为一种历史现象,随着社会发展变化而变化,因此关于文化的定义也随之变化。

文化的不同定义以及对于文化现象的不同解释,逐渐形成了一些文化人类学(cultural anthropology)不同的思想流派。如早期的文化进化论学派的观点认为人类的文化如同生物机体进化一样,经历了由简单到复杂、由低级到高级的逐渐进化的过程。泰勒认为人类社会必须经历三个基本发展阶段:从蒙昧、野蛮再到文明。摩尔根(Lewis Henry Morgan)在《古代社会》一书里,根据社会的技术发展程度将上述三个阶段中的蒙昧和野蛮阶段各自细分为高级、中级、初级三个级别,从而形成了七个文化发展阶段。柴尔德(Gordon Childe)则试图建立唯物主义的文化进化观,使进化论从"蒙昧""野蛮"这样的西方中心主义色彩中解脱出来。20 世纪 20 年代英国人类学家马林诺夫斯基则认为人创造文化的目的是满足人的需求,换一句说,文化的产生在于满足共享该文化成员的基本需要与次生需要,并由此建立了功能主义的文化解释方式。20 世纪 30 年代的美国心理学派探讨了文化与人格的问题。林顿(Ralph Linton)在《人格的文化背景》中讨论了个人与文化的关系,文化是习得的行为和行为结果的综合体,并由某一特殊文化的成员共享和传递。20 世纪 50 年代末兴起的认知人类学和文化相对论的研究则强调从本民族的角度看待各自的认知体系与文化。20 世纪 60 年代的象征人类学强调文化是一套象征体系,那时期的人类学家如格尔茨(Clifford Geertz)等探究象征符号是如何通过文化的载体运作的,文化的分析是意义的阐释。而同时代的结构主义则认为尽管文化与文化之间的差异很大,但人类思维的深层结构是相同的。20 世纪 90 年代以来,人类学进入了一个反思阶段,如后现代理论则认为文化是建构的过程。可见,人类学学科意义上的文化定义和阐释是随学科发展而不断发展变化的。

三、人类学之树

不同的国家和地区人类学的学科发展有着不同的轨迹。在北美,人类学一般包括了四个分支学科:语言人类学(linguistic anthropology)、体质人类学(physical anthropology)、考古学(archaeology)、文化人类学或者社会人类学(cultural anthropology)。文化人类学广义上包含考古学、语言人类学、民族学(ethnology)或文化人类学,狭义上指民族学。民族学在英国称为社会人类学(social anthropology),或将社会与文化结合起来,称为社会 - 文化人类学(social-cultural anthropology)。在我国,由于受到欧洲、北美等不同学术传统的影响,在学科名称的使用上未能统一,出现了人类学和民族学交错并存的状况,但这两者的研究对象、理论、方法等日趋一致。

体质人类学也称为生物人类学(biological anthropology),以人的生物属性为主要研究对象,探讨人类生存的生物性基础以及人的体质(生物)与文化的关系。体质人类学倾向于比较解剖学,例如人类与灵长类之间的关系,以及现代人同远古祖先的关系。早期的体质人类学主要采用形态观察法、人体测量法、统计学方法、年代测定法等研究不同人群的体质。现在几乎没人做纯粹的体质人类学,转而做涵盖遗传学、医学、人口学等广泛意义的生物人类学,以及运用分子生物学的方法,从生物的基因层面对生物的进化、人类的起源、人类行为等进行更加细致的研究,也衍生了其他的人类学学科分支,如分子人类学等。

考古学的研究对象是人类社会的过去,通过对人类的遗物或遗迹等跨越时空的研究来考察文化的连续性,进而更好地理解人类自身。通常认为考古学由史前考古学(prehistoric archaeology)、历史考古学(historic archaeology)组成。前者主要研究文字系统出现前的社会,除了利用物质遗存建构史前社会生活外,史前考古学家还研究当代人群,以便与过去进行比较。历史考古学则集中在有文字记载以来的社会,不仅是对历史记载进行补充和修正,更是对日常生活进行探索。

语言人类学认为语言既是一种社会工具,又是一种文化实践,它是着重考察人类语言使用与文化的关系。语言人类学运用人类学和语言学的方法对语言进行研究,尤其关注语言的多样性,探讨不同语言与文化之间的内在联系。如不同地区的语言如何形成,人们如何使用语言,不同语言之间如何相互影响,语言如何影响了人们的行为等。语言学的理论影响着人类学,同时人类学的研究成果也充实了语言学理论。

文化人类学是人类学的最大分支,其重点是人类的文化属性。广义上的文化人类学包括狭义上的语言人类学、考古学和文化人类学。它主要是对文化多样性(cultural diversity)的研究,对文化普遍性的探索,对社会结构的揭示,对象征主义的解释以及大量相关研究。从狭义上讲,文化人类学是指通过研究特定人群的文化现象来探索人类文化的涵义,从而对不同文化进行共时研究。在理论研究上,自人类学形成以来,文化人类学先后形成了多种不同的理论流派。其中影响较大的有进化论、传播论、功能论、文化与人格论、结构主义、文化唯物论、象征论、阐释论、实践论、反思人类学等。本文偏重护理科学中文化人类学知识的应用。

四、人类学的价值

人类学是社会科学的基础学科。人类学首先是一种特有的看待社会、文化的视角;在方法上人类学提供了田野调查方法,人类学的民族志展示了不同社会、文化下不同人的生活方式。此外,人类学的价值还在于它对人类的关怀上,既为了更好地理解"他者",也为了能更好地理解"自我"。对人的关怀成就了应用人类学领域,例如医学人类学对医患关系的研究,可有助于改善医患关系;生物人类学可用于刑侦系统中受害人、嫌疑人等身份的确定等;护理人类学可利用人类学的理念更好地实现对于患者的人文关怀。

第二节　护理人类学概述

一、护理人类学发展的时代背景

(一) 大健康时代的需求

随着经济社会发展水平的不断提高,人们的生活水平、寿命预期和医疗需求等也在逐步提高。当前人类疾病谱系转变表现为从以传染病和急重症为主逐步转变为以慢性病为主;医学模式也逐步从生物医学模式转变为生物 - 心理 - 社会医学模式。随之而来的是人们健康观的变化,从关注患者的疾病救治转向重视日常保健与疾病预防,"大健康"理念正是在此背景下产生。在"大健康"理念下,个人健康在医护人员、个人、家庭成员、社会环境等共同作用下得以实现。护理理念也与时俱进,从"以疾病为中心"逐渐转变为"以人的健康为中心"。护理实践模式也应该随之从"配合医生完成治疗任务"向"围绕患者身心健康需求"转变。在多元文化交融的大健康时代,护理应当是一个持续的过程,不仅是对患者生病期间的护理,更是对生命全过程的护理,还应考虑诸如地理、环境、饮食、社会结构、情感、文化等因素对健康的影响,实现护理由单纯的重疾病护理到全人护理的转变。"大健康"理念对护理提出了更高的要求,不仅要求护理技能的提高,更是要求全方位、多角度、多层次、全周期的护理。

人类学家认为健康和疾病不仅仅是一个生物的过程,更是一个社会的过程。他们强调健康、疾病和治疗的观念与文化传统、政治经济发展及其不平等状态息息相关,是和现代生物科技的发展及其影响息息相关。现代意义上的护理理论与实践不仅涉及生物医学知识,更是多学科的交融。人的生老病死生命全过程离不开护理,在疾病的急性诊疗期、慢性康复期以及临终照顾与关怀期的各个阶段护理都发挥着关键作用。护理人类学者关心患者及其对健康状况的实际和潜在需求,强调患者的主体性。

(二) 护理学科发展的新趋势

护理学也是一门以实践为导向的关于人的研究的科学。护理学自产生之日起就是建立在自然科学和社会科学理论基础上的一套科学的知识体系。

我国护理学的教育模式深受生物医学主导的教育模式影响。这种模式与生物医学模式配套一致,极大地促进了我国护理科学和技术的迅速发展。随着当代医学模式逐步转变为"生物 - 心理 - 社会"医学模式,注重身体、心理、社会关怀的全人照护模式也开始逐渐成为当代国际护理的新趋势,护理学研究也越来越注重人的个体化护理、全人护理以及重视患者的文化背景的跨文化护理。

随着医学模式的转变,护理内容不断扩大,护理的学科地位日益增高。人类学是国外人文社会科学中最为基础性的学科,几乎所有的大学都会提供人类学课程,为其他专业学生进行"人之所以为人"的基础教育。在国外,人类学很早就在护理教育和实践中扮演重要角色,帕斯和华生等护理理论家都广泛地运用人类学知识来拓展护理理论和进行护理实践研究。美国第一位获得人类学博士学位的护理学专家莱宁格因建立世界性的跨文化护理学会而荣获诺贝尔奖的提名。但是国内护理界对人类学知识及其在护理领域中的应用知之较少。人类学视角既能使护理人员更好地理解和应对护理实践中的各类文化差异,又能使护理人员从身体、心理、社会等多维度理解患者需求的多样性和复杂性，从而为患者提供充满人文关怀的全人照护。

二、护理人类学发展的历史

护理学也是一门关于人的研究的科学，用以解释和说明人、社会、环境和健康的相互关系，并指导和促进健康的护理实践。

(一) 护理人类学发展历史概述

护理人类学(nursing anthropology)是一门连通自然科学与社会科学的交叉学科，是以文化人类学民族志研究方法调查和研究在医疗场域中与护理实践相关内容的新兴学科，其研究对象是护理实践的社会文化现象。护理人类学反映了护理实践的多样性，成为人类学研究中的一个分支领域。日本医学人类学家池田光穗指出，在 20 世纪 50—60 年代，受文化人类学的影响，护理人类学起源并发展于北美，它探究照护的普遍性，同时以文化视角解释照护行为的差异性。总而言之，护理人类学关注由于文化的差异而在人类照护行为中存在的各自的特点。在全球化视野下，应用民族志方法，对临床现场和照护实践进行定性研究已在护理研究中占有一定地位。

早在 20 世纪 30 年代中叶，美国国家护理委员会委托在社会科学研究团体罗素塞奇财团工作的教育家、社会人类学家伊斯特·布朗(Esther L. Brown)调查和研究当时美国护理教育现状。1936 年，她总结护理实践的田野调查结果，出版了《作为职业的护理》(*Nursing as a Profession*)，提出为了对应医科大学的临床教育体系的发展，护理学专科教育也应该提升为大学教育。在布朗报告的影响下，全美护理联盟决定将护理教育改成 10 个学期(每学期约18 周的课程)的课程体系。这样美国在 20 世纪 30 年代末完成护理学的大学教育改革。同时，美国公共卫生护士在实践中遇到的难题是从世界不同国家移民到美国的人们由于文化背景的不同而对疾病与健康的认知和对健康追求的行为存在着各自的差异。医护人员需要在照护实践中面对"如何应对在文化多样性背景下的健康观、疾病观和生死观不同而带来的跨文化照护需求"问题。

第二次世界大战时期是美国护理学学科发展的高峰时期。当时，从军护理人员在处理伤员时目睹了不同文化背景的士兵们与伤痛作斗争时的行为，同时也接触和了解到被占领地区各民族多样性的文化传统和地方性知识。康奈尔大学护理学系受罗素塞奇财团的委托和援助，率先在护理学系设立了人类学课程。人类学家玛格丽特·米德(Margaret Meed)和社会学家弗克斯(Renée Fox)曾经对护理学系学生讲授过人类学课程。1948 年，在米德的指导下玛格丽特·哈格尔(Margaret Hugger)对在医院接受治疗的意大利移民患者的行为、医护人员对非洲裔美国人患者的态度以及对应措施进行了人类学调查研究。在这次的田野调查中，哈格尔除了对医院临床照护实践进行民族志调查以外，还关注了社会群体对护理人员的态度和看法、女性和护理人员的社会地位的变化过程等现象，从社会科学视角分析了护理职业。这一调查可以视为应用人类学方法进行护理研究的肇始。

到了 20 世纪 60 年代，美国护理学快速发展并在教育体系中成为一门独立的学科体系，同时成功地培养出众多博士学位获得者。美国护理学教育也与文化人类学产生了密切的联系，美国在 1968 年设立了护理学与人类学学会(Council on Nursing and Anthropology)，1980年在美国护理学会(American Nurses Association)下设立了以文化人类学方法研究护理实践文化多样性的分支机构。

当前护理人类学已成为一门特点鲜明的新兴交叉学科。池田光穗认为护理人类学应该包括如下研究内容：①跨文化护理（transcultural nursing）及国际保健护理研究（international health nursing studies）；②护理民族志研究（ethno-methodological nursing study）。

1. 跨文化护理学及国际保健护理研究　在世界上生活着不同民族群体或不同肤色的人群，他们持有各自的文化传统，有不同的世界观和文化解释模式。也就是，文化是以多样性的方式存在的。跨文化是指充分正确地认识、了解与本民族文化有差异或冲突的文化现象、风俗习惯等，并以包容的姿态予以接受与适应，以横断式比较方法去观察和分析不同文化，同时对多种文化进行相互比较，发现其共同点和不同点。文化虽然各具特色，但通过对文化要素间相互对比，可以发现不同点。横断式观察法通过比较不同民族及其文化的差异性，发现其照护概念之间所存在的差异和各自的特点。社会固有的理论与实践导致照护在各自概念之间出现差异。莱宁格博士将这种照护概念归纳为民族志护理（ethno-nursing）领域。

以跨文化方法进行观察时，重要的是需要探索在人类社会普遍存在共同的"人文照护心理"下具体照护多样性的问题。比如，一些社会群体强调个人自护能力的提升，不需要"他人"护理而放弃对患者的照护；在某些社会中认为患者需要无时不有的护理的"照护至上主义"在另一些社会群体或文化传统里可能被视为过分的照护等。跨文化护理人类学通过研究特殊的照护实践或在某一个社会群体和历史时期的照护概念的相对性和特殊性，反映护理思想和实践的多元性与多样性，反思狭隘单一的护理价值观和实践。

这种理论性探索是有必要的，国际上出现照护的标准化现象。为了护理指南的国际化标准，护理学界也提倡国际护理实践分类。这种运动始于1989年，到了21世纪进入成熟期。然而，这个国际标准化构想的前提是，人与人之间相互照护对人类来说是共同的需求和要素，接受照护的权利是基本人权的一种。这一点，与跨文化护理确信护理的普遍性是一致的。

另外，从人道主义观点看也确信人类需求护理的普遍性。南丁格尔在克里米亚战争中的实践总结出的理论，也是国际红十字会（始建于1863年）、红十字会和红新月会国际联合会（International Federation of Red Cross and Red Crescent Societies，IFRC）（始建于1919年）的思想基础。正是因为任何一位患者都需要照护实践，国际护理应该从全球视角出发而实践在地方性照护区域里。在护理实践里，国际护理更加要求理解当地文化，理解护理全球化标准在本地的在地化和本土化实践。

2. 护理民族志研究　在日常生活中发生的疾病及其医疗和照护实践已成为人们关心的主要问题。患者与疾病斗争的记录或者医务工作者的笔记等都会引起社会舆论，也影响医疗实践、医疗的社会政策和人们对疾病与医疗实践的看法。

临床人类学或医院民族志指的是关于人们以现代医院为舞台广泛进行医疗实践的具体内容（指的是民族志）为基础的调查报告和分析研究。比如，在多个族群文化共存的美国，每一位患者及其家属的照护行为中都隐含着民族文化的多样性，所以护理人类学对这种多民族照护现象的民族志研究早就开始了。

医院民族志通过了解人类群体的照护行为的多样性，了解患者及其家属所属文化结构中的日常照护实践。同时，异文化社会照护民族志或不同历史条件下记录下来的不同历史记述都会成为了解文化照护概念的重要内容。另外，考虑不同文化要素而设立护理实践的研究题目，同时比较研究不同文化各自的不同的照护实践，不仅有益于客观地认识自己所属社会护理实践的优点和缺点,而且能不断摸索其改善的策略。

护理人类学对于美国护理学科发展贡献很多,包括:对民族志等定性研究工具的开发;应用田野调查的方法对国际护理研究的开拓;对照护的观念及实践的文化相对性及其社会性的分析;关于传统社会分娩和育儿的研究;对家庭内的照护研究;关于在护理职业和家庭内性别地位的探究;女性主义的研究;关于风险和统治性的研究等。其中莱宁格博士对于跨文化护理的研究是其中最为杰出的护理人类学研究。

(二) 莱宁格与跨文化护理学会

马德琳·M.莱宁格博士是跨文化护理理论的开拓者和跨文化护理协会的创始人。跨文化护理理论又称为文化照护的差异性和一致性理论。跨文化护理的实质是对于护理和健康-疾病照护方面的信念、价值观及与实践有关的文化进行比较研究和分析。其目的是要按照人们的文化价值取向和有关健康-疾病的认知模式,为他们提供与其文化相适宜的护理照护服务。

20世纪40年代,莱宁格通过护理工作中照顾患者的亲身经历和参与观察,发现患者对于护理照顾心存感激,这使她意识到关怀的价值,并认为关怀是护理的实质和核心。20世纪60年代,莱宁格首先使用了"跨文化护理(transcultural nursing)""民族志护理(ethnography nursing)""交叉文化护理(cross-cultural nursing)"等术语。1966年,她在科罗拉多大学开设第一个跨文化护理课程。1970年,莱宁格出版了《护理学与人类学:两个世界的融合》(*Nursing and Anthropology:Two World to Blend*),这是有关跨文化护理的第一本专著,主要介绍了护理学与人类学之间的关系。1978年,莱宁格出版了她的有关跨文化护理学第二本专著《跨文化护理:概念、主题、研究和实践》(*Transcultural Nursing:Concepts,Themes,Research and Practice*)。她在这本书中主要介绍了跨文化护理的核心概念、理论框架和实践。1991年,她出版了《文化照护的多样性和普世性:一个护理的理论》(*Cultural Care Diversity and University:A Theory of Nursing*),这本书详尽而系统地阐述了跨文化照护理论及"日出模式"的理论框架等。

20世纪70年代,莱宁格跨文化护理研究事业迎来它的开拓时期。她倡导和组建了跨文化护理学会,主要负责执行有关跨文化护理的各种活动,包括会员管理、历史记录、时事通讯、合作项目、年会和区域性会议、《跨文化护理杂志》编辑组织、学会内外部联络和交流,以及学会网站运作等,保持与世界各国同行之间的交流。同时协会成立以来坚持举办年会,讨论和解决与跨文化护理相关的各种事务和实践。协会年会通常在美国、芬兰、荷兰、加拿大、西班牙和英国等国轮流举行,显示协会的跨文化跨区域研究的特点。另外,区域性会议在支部和其余团体的支持下讨论有关跨文化护理所需要的内容。这些会议对所有的护理人员和对护理感兴趣的世界各国人士开放,讨论跨文化护理事宜。

1983年在跨文化护理学会下设立了"跨文化护理奖",授予那些在跨文化护理领域做出卓越和创新贡献的学者。同时协会主办跨文化护理人员的认证工作。1988年,学会认证了28名护理人员作为跨文化护理人员。到了21世纪,认证工作团队研究和分析到目前为止与认证相关的所有事项。2009年,学会发起了跨文化护理人员认证的高级水平考试(CTN-A),并在2010年开始实施。其目的是召集在跨文化护理、健康照护研究、护理教育以及区域和全球范围的护理管理的优秀人员,这些学者在以不同方法组织和促进跨文化护理的国际性发展。

第三节　人类学理论与人文护理

人类学在自身学科形成过程中积淀了一些特有的学科理论和方法,如整体观、文化相对观以及主位客位观。它们成为了人类学家考察和认识不同社会文化以及对此进行描述或阐释的重要认识论和方法论手段,也成为人类学与其他人文学科的连接点。这些理论和方法对于越来越注重人的个体化护理,全人护理,重视人的文化背景的跨文化护理的护理学科很有意义。

一、整体观

20 世纪 70—80 年代,护理学家迈拉·E. 莱温(Myra Estrin Levine)提出了守恒模式,强调人是一个整体,护理是一个动态的、有目的的过程,护理的核心目标就是维持人的完整性。对于完整性的概念,莱温用了"Holism""holistic""integrity"三个词来描述,其中"Holism"指人是一个有机的整体,并非各个组成部分的总和。玛莎·E. 罗杰斯(Martha Elizabeth Rogers)则提出了整体人的护理理念,她强调以抽象的方式来审视整体人,探讨整体人与环境的关系。她认为人是作为整体人存在的,疾病和健康不是相互孤立的实体,而是"两者都是更大整体的反应"。玛格瑞特·A. 纽曼(Margret·A.Newman)也认为疾病是一种整体的形式。整体观或整体论是人类学的核心观点,这种观点将人类及其所创造的文化看成是一个不可分割又相互联系、有层次结构的整体。人类学的整体观既把人看成是一个具有完整性的个体,也把人所创造的文化(包括人与环境的关系、人与身体的关系等)看成一个整体。

在介绍人类学的整体观之前,先对整体、系统、总体等概念作区分,以便更好地阐述人类学的整体观。尽管这三个词频繁地出现在社会生活与学术领域之中,但不同情境有着不同的内涵。简单地说,整体是指由多个有内在关系的组成部分所构成的整体对象;英文中系统(system)一词来源于古代希腊文(systεmα)指相互联系、相互作用的部分组成的整体;总体是指依据研究目的所确定的同质观察单位观察值的集合。这三者之间既有区别又有联系。系统是由一些相互联系、相互制约的若干组成部分结合而成的、具有特定功能的一个有机整体。多个整体又构成了更大的系统。例如,由所有的消化器官整体上构成了消化系统,消化系统又和呼吸系统等构成人体系统。整体与总体的关系是,整体不能简单看成由总体构成的群体,但具体的群体整体一般可以理解为一个总体。例如:同一个社区里的人,如果没有内在关系,可用"总体"来描述。而如果按照工作单位、兴趣爱好等来区分这群人,则具体的分类群体则可用"整体"来描述。

在人类学的整体观中,"整体"与"系统"的概念几近相同,"系统"是一个具有一个层次和结构的整体,也可能会包含更多的分系统。系统论的核心就是整体论,系统的方法就是把对象作为一个整体来加以认识和改造的方法。具体说来,就是从整体出发,始终着眼整体与部分、整体与层次、整体与结构、整体与环境的相互联系、相互作用,综合地处理问题的一种方法。系统的方法具有整体性,其整体性原则主要体现在客观事物是具有普遍的整体性。人类学研究必须从整体观出发,因为人类学的研究对象是人及其文化。人类自身及社会文化是一个有层次结构的整体,也是一个相互作用的系统。不仅是数量上的总体概念,也不是各部分的总和,而是一个具有整体特质的生物体和社会体。要把握整体特质就要将研究对象放置于具体的社会关系中来考察,进而了解文化的整体。

历代人类学家从不同的角度和理论出发,在不断批判和反思中阐释人类学的整体观。1926 年南非政治家斯玛茨(Jan Smuts)在《整体论与进化》(*Holism and Evolution*)一书创造性地使用"整体"(Holism)概念,他把整体性视为宇宙的基本特征。这里的"整体"还是在哲学范畴中,强调主体与客体的综合,是非物质的、不可知的,这系列的整体是进化的基础。尽管进化论在后来人类学发展中受到诟病,但在人类学诞生初期,进化论广泛地影响着当时的学者。那时的人类学家试图通过人类体质、生理等特征来确定人类自身在自然界中的演化位置,对人类的起源与进化序列做整体性研究。例如摩尔根将人类社会分为蒙昧、野蛮、文明三个阶段遭受后来学者的批判,但他却是从人类的生产技术、政治观念、亲属制度等方面,历史性地对人类社会进行了纵向考察。

对研究对象的横向共时性考察则要从马林诺夫斯基(Bronislaw Kaspar Malinowski)开始说起,他开创性地使用了人类学的田野调查方法。他以远离欧洲的特罗布里恩群岛为田野点,对那里的人类活动进行整体性考察。马林诺夫斯基全面了解了特罗布里恩岛人的政治、经济、婚姻制度、宗教信仰、风俗习惯等,获得了对当地的全面认知。如他所言:"在每种文明中,一切习惯、物质对象、思维和信仰都起着某种关键作用,有着某些任务要完成,代表构成运转着整体的不可分割的部分。"他通过在特罗布里恩岛为期三年半时间的人类学调查,从1922 年至 1935 年间写了七部关于特罗布里恩岛人日常生活方方面面的著作。他通过参与和观察,对当地人的语言、家庭、生育制度、村落、园艺、技术、交易、政治、社会规范等进行全面描述和分析,形成一个"全观的""民族图景"。拉德克里夫 - 布朗(A.R. Radcliffe-Brown)在此基础上认为:每一种文化都是由集合成一个整体系统的众多部分构成,部分与整体之间、部分与部分之间有特有的关系,这些联系的方式构成了文化的结构,每一个部分都具有维持整个文化的功能。马林诺夫斯基与另一位英国人类学巨匠拉德克里夫 - 布朗一起开创了结构功能论,开启了人类学的整体观视野下的田野调查,也启发了人类学后来的理论流派。结构主义、阐释人类学、实践理论等即便是从不同的角度来书写民族志,也是基于对研究对象整体把握后的书写。

马文·哈里斯(Marvin Harris)在《后现代时代中的文化理论》一书中,对整体观做了四种不同层次的归纳:

1. 方法论观点(方法论整体论)。整体观点是人类学研究过程中应持的态度和观察方法。

2. 功能主义整体论观点。局部和整体的有机结合以及它们功能的充分发挥,即通过对社会各个方面的研究,了解各部分之间的功能互动,了解社会的整体文化体系。

3. 综合比较的观点。人类学从各个角度整合了生物学、社会、文化、语言、历史和当代的内容,并对人类生活条件的所有内容都感兴趣,无论是过去、现在、未来还是生物、社会和语言文化。

4. 过程观点。该观点旨在描述认识论和方法论的具体运作过程。人们认为人类学坚持一种整体观点,需要解释以下内容:人类的起源、种族多样性的来龙去脉、语言的形成和演变、人类意识的出现、社会和文化的成因、特殊社会和文化的分化以及整体原则。

人是生物和文化的统一体。人类学整体观得以实施的前提就是必须具有生物性和文化性的双重视角。从人类学的学科分支来看,体质人类学主要是对人类的生物性基础做研究,包含考古学、民族学、语言学的广义文化人类学则从文化的角度来探讨人在社会中如何生存。换句话说,人类学的整体观点不仅应将人作为一个完整的生物系统进行研究,而且应从整体的角度研究不同人群的文化特征。人类学将整体观点作为研究人类社会和文化的手段,当人类学家研究问题时,他们都意识到研究的对象是社会中的事物,包括生活习惯、文化习俗、宗教信仰等,这只是整个文化的一部分。

综上所述,整体观作为人类学的基本原理,要求人类学家把人类社会的过去、现在、将来联系起来,视为一个动态的整体,从经济、政治、制度、文化风俗等角度整体性地对具体社会做共时性的考察,从而了解一个有结构、有层次的相互作用的自然系统和社会文化系统整体。人类学的整体观作为人类学家观察人类行为和文化现象的手段,对发生联系的各要素全盘考虑,避免了"盲人摸象"的局面。人类学的研究对象是人——具有自然属性和社会属性的统一体,故人类学天生带有自然科学与社会科学相互渗透和相互结合的性质。护理学的服务对象是人,这正是护理学科与人类学的整体观结合的契合点。

以人文护理实践为例:整体观是人类学理解人文护理实践最契合的视角。护理需要结合情感和认知领域中有关健康和疾病的理论,需要全面考虑影响健康、疾病和康复的生态、社会和家庭环境以及个人心理。人文护理是对人类健康的整体研究,有必要了解整个社会和文化环境中的护理实践。整体视角下的护理实践强调,不能将患者视为一个独立的个体,而应该在相应的本土文化、家庭和专业背景下理解患者,以实现真正的整体护理。护理人员不仅要熟悉日常工作的技术操作,更要有"整体观"的护理理念,从基本护理开始,了解每次护理操作的目的、注意事项等,并从中发现患者病情的细微变化。护理人员应充分认识到做好护理工作对患者疾病康复的重要性,提高他们对护理工作重要性的认识,并积极参与患者的日常护理工作。这样的护理实践对护理人员和患者都是最佳的。

二、文化相对观

文化相对观(cultural relativism)又称为文化相对论,是人类学的核心,涉及对不同文化的理解和价值判断。其基本论点是每种文化都有自己的特征和价值。文化是整体性的,也是相对性的,各种文化没有高低优劣之分,是平等的。它认为任何一种文化都有自己的特征和个性,在过去、现在和将来,任何文化在价值上都是平等的,不能用普遍、共同、绝对的标准去衡量一种文化的价值。

18世纪初的法国学者在对北美印第安人进行民族学分析时,提出不要以欧洲人的道德标准去看待土著居民文化,这是文化相对观来源的雏形。20世纪以来,特别是二次世界大战以后,亚非及其他大陆地区民族解放运动的发展,使得一些理论受到了冲击,从而不得不去面对不同文化的"价值"问题。在这种历史背景下,被誉为美国"人类学之父"的博厄斯(Franz Boas)通过对进化论、传播论等的批判和反思,提出文化是具有自己独有的特征,是相对的。文化是一种复数的文化,而不是像进化论者所说的文化是显性排列的单数文化。复数文化加上历史特殊论就等于文化相对论。所谓历史特殊论即强调每个文化都有自己独一无二的历史,这种历史是由特殊的内部发展和外部影响共同决定。他的文化研究是对特定民族的特定文化历史所进行的研究,探讨其事件特点与历史规律等。他在对原始民族及现代社会进行研究后,提出了研究中的两条原则:一是在所有民族和现代一切文化形式中,人们的思维过程是基本相同的;二是一切文化现象都是历史发展的结果。文化是多种多样的,不同民族有着不同的面貌,且同一民族的文化也随时间变化而变化。要理解和分析不同民族不同时代的文化,就需要具体的文化做具体分析,不存在一个普适的价值标准来做判断。

文化相对观经过博厄斯的学生克虏伯(A. L. Kroeber)、赫斯科维茨(M.J.Herskovits)等人的发展得以盛行,在 20 世纪 50 年代初文化相对观成为了一种比较流行的思潮。具体说来,克虏伯认为文化有自身的发展规律与发展脉络,是独立于人的。赫斯科维茨将文化相对观发展到极致,具体化了文化相对观的思想。他对于文化相对观的主张主要体现在《人及其劳动》一书中。他认为每一种文化都有其自身特有的价值,一切文化的价值都是相对的,都能为本群体服务。对一种文化的价值评判应从拥有这个文化的群体内部来看,每种文化间并无高低贵贱之分,是平等的。任何一种行为或者信仰等,只能在拥有这个行为或信仰的文化中作价值判断,不存在一个普遍使用的价值标准来衡量每一个行为或者文化。一种行为在一种文化中是"适宜的",不代表在其他地方、其他文化中同样适宜。从文化相对观的角度来说,应该看到每一种文化都有其特征和价值,一切文化的价值都是平等的,我们应该尊重每一种文化的特有价值。

文化相对观能使研究者平等地看到每个文化的价值,削弱民族中心主义、种族主义等的影响,保护弱小民族的文化,减少种族歧视等。但如果过分强调文化的相对性,便可能走向极端。赫斯科维茨还认为每一种文化都是一个独立的体系,很难有统一的标准来比较不同文化的价值,不同文化的价值应该相对来看。如果过分强调文化相对观,就像赫斯科维茨一样,便会缺少跨文化比较的标准和媒介,从而使得人类学的另一个重要方法——跨文化比较成为遥不可及的事情。当然,跨文化比较也不是以统一的标准来对每种文化进行具体量化上的比较,也不是强调每种文化的"等值性"。文化相对观也并不是意欲全盘肯定特定人群中的种种习俗与行为,而对其不做任何分辨。只有把文化相对观与跨文化比较结合起来,才能真正认识每一种文化。也只有把一种文化类型放到特定的背景中去研究,才能认识"相对"的文化,也正在认识了许多相对文化的基础上,才能真正地理解人类的不同文化,实现跨文化比较。

文化是人类独有的现象,各个文明和区域由于独特的自然环境和历史发展造就了不同的地域文化、价值观和生活方式。理解和尊重不同人群的文化与生活方式是文化相对观的基本观点。不同的文化导致了不同人群对于疾病、健康有不同的认知,并与单一标准的生物医学上的疾病和健康认知区分开来。即使在生物医学层面上,不同文化制度对疾病的产生和预防也有不同影响。例如,内婚制群体里地中海贫血、血友病等隐性遗传性疾病的发病率要比外婚制高,可看出婚姻制度对疾病传播的影响,但持有文化相对观的人类学者认为不能据此以科学名义直接干预婚姻制度。不同文化的患者对疾病与健康有不同的认知与理解也导致患者有不同的照护需求。某些看似脱离医学逻辑无法理解的患者行为,在患者自身所处的文化中却有合理性的解释。人类学的相对观可以帮助护理人员更好地理解与某些严重疾病有关的文化背景和隐喻,从而消除因文化误解而导致的检测、疾病传播甚至治疗的不良效果。

早在 19 世纪 20 年代,护理人员就开始有意识地在护理实践中运用人类学文化相对观的知识。美国作为全球最大的移民国家,多族群融合在很长一段时间内是社会各界关注的焦点问题。因此,从那时开始美国的公共卫生护士开始将人类学知识应用到移民护理中。他们会关注少数群体(意大利裔、俄罗斯裔、西班牙裔、非洲裔等)在与医务人员互动时表现出的文化适应性问题,护理人员在对少数民族的随访或家访时会特别应注意这些问题;一些学者试图阐明在护理过程中注意文化多样性的重要性,例如尊重不同种族的文化、宗教习惯等。护理与人类学合作的第一个高峰起源于第二次世界大战。由于多国部队的联合行动,来自不同国家、地区、文化、宗教和种族的士兵聚集在一起,大量来自不同文化背景的伤员集中在野战医院,这给护理工作带来了巨大挑战。战争时期积累的跨文化护理案例被汇编并出版成书,成为美国护理教育界的教学材料,教学生如何应对不同文化背景下患者的护理需求。

正因为文化相对观的这些与生俱来的优点,文化相对观成为多元文化教育的理论基础之一,经常被学者用来作为理论支撑。在护理理论中,莱宁格所提出的跨文化护理理论正是结合了人类学的文化比较观。跨文化护理理论又称为文化照护异同理论,该理论认为文化和社会结构会直接影响个人、家庭、群体和社会机构的健康状况,从而决定了与文化相适宜的照护的形态、意义和表达方式。不同文化背景的人们有着不同的方式来感知、认识和实施照护,这就构成了文化照护的差异性;但同时世界上的各种文化又有一些共同之处,这也就构成了文化照护的共同性。在护理实践中,由于护理对象所处的环境是多维的、多态的,而且是不断变化的,因此现在的护理对象也具有了更大的多样性。文化相对观能更好地面对护理对象的多样性,认识文化照护的差异性与共同性,实现真正意义上的跨文化护理。

三、主位客位观

主位(emic)与客位(etic)这两个术语是从语言学的术语音位和语音抽象出来的。人类学家马文·哈里斯 1979 年在《文化唯物主义》一书中首次将主位、客位的概念借用到人类学研究之中。人类学意义上的主位观是指从研究对象自身的角度来看待问题,强调研究对象的主体性,通俗点说就是将心比心;客位观则是指从研究者的视角来看问题,而将研究对象视为客体。主位观是将焦点放在当地人的观念和价值判断标准,去探究他们如何思考,如何感知和分类这个世界,以及他们用来解释行为的规则是什么。而客位观则强调研究者的客观中立,从一个"他者"角度客观评价被研究者的解释方式、概念范畴以及价值观念,要求以一种客观中立的观点去思考异文化。

在主位客位观视野下有具体主位研究方法、客位研究方法等。主位研究方法是指研究者从当地人的立场出发,以当地人的视角去理解文化,通过参与观察以及报道人所反映的当地人对事物的认识和观点,进行归纳、整理和分析的研究方法。主位研究力求"像当地人一样"去行动、去思考,这就要求研究者熟悉当地人的知识体系、分类系统,明白当地的关键概念、行动准则、日常话语及其意义等。客位研究方法是指研究者以研究者的身份来理解文化,既有外来观察者对当地文化的理解,也包含受过系统训练的学者对行为和结果的解释,还有用比较和历史的方法对已往文献资料或者民族志材料的分析运用。客位研究要求研究训练有素,有系统的知识,能够对研究对象的材料进行分析阐释。主位研究、客位研究各有优缺点。主位研究的长处在于能够从当地人的角度理解文化,克服因研究者自身的文化差异造成对当地文化的理解差异。它的不足之处在于,研究者如果完全和当地人一样去行动和思考的话,当地的文化就不能刺激研究者,从而使得研究者把当地的许多行为、思想都认为是理所当然的,进而找不到学术研究点。客位研究的优点在于,研究者在他文化的震撼中找到研究点,并且在搜集和解释资料的基础上加深对当地人和文化的认识,缺点在于既不能详尽而系统地描述当地文化,也会因为研究者自身的文化差异造成对当地文化的不同解读。主位研究、客位研究在人类学的田野调查工作和民族志写作过程都应该有区分、有侧重地应用,不可偏废。

　　主位客位观对同一文化现象的分析解读有时候会得出截然相反的结论。比如马文·哈里斯对印度南部喀拉拉邦特里凡得琅地区小牛性比例的研究可以说明主位客位观以及研究视角严重影响当地人对小牛性比例的不同看法,而且从不同的角度对此进行了阐释。哈里斯发现特里凡得琅地区的雌性牛犊的死亡率远低于雄性牛犊的死亡率,一岁以下的雄雌牛犊比例是67:100。为什么会导致这一现象呢?当地人的主位解释是雄性牛犊比雌性牛犊弱,所以雄性牛犊相较之下容易生病死亡。众所周知,一般而言自然界中雄性生物会较雌性生物更强壮,这里却提供了个反例。客位研究则表明小公牛体弱是当地人不许小公牛在母牛身边吃奶的缘故,事实上是小公牛吃母乳时,会被当地饲养者撵开。这在行为上可以看出主位和客位的不一样。不仅如此,哈里斯还从思想的维度来分别区分了主位和客位的不同,得出了哈里斯所示的结论(表11-1):

表 11-1　哈里斯的主位客位观

	主位的(行为当事人)	客位的(旁观者)
行为的	没有小牛被饿死	小公牛被饿死
思想的	小牛有生存权	饲料不足时让小公牛饿死

　　在特里凡得琅地区的信仰规定了"不准杀牛",他们坚持认为这种思想是对的,他们绝对不会故意缩短雄性牛犊的寿命,更不会故意杀害或者饿死雄性牛犊。所以,在思想上,主位的观点认为所有的小牛都有生存权。这种思想下,应该没有小牛被饿死的行为。然而客位研究却表明,在行为上小公牛被饿死了。当地社会在生产上不使用牛拉车,公牛"空有一身力气",而母牛能够繁殖,所以公牛没有母牛的用途大。在饲料不足时,就会优先保障小母牛的喂养,小公牛会被饿死。当地人就利用这种方式实现了既不杀牛也保障了牛群更好地繁殖机制。这种方式还被当地人用来调整牛的性别比例,以适应当地的生态和经济需求。利用主位客位观能帮助我们更好地理解当地文化。

　　人类学强调在研究中应该尽可能使用主位观点来表达研究对象的声音。在护理实践中,主位观是从患者的角度探究患者如何思考、感知和理解疾病。患者通常对疾病有自己的解释,这种解释反映在如何解读病因、如何处理疾病的影响以及如何与护理合作方面。了解患者对疾病的看法和对世界的认识对护理实践至关重要。护理学家华生(Jean Watson)比较了传统科学与人文科学之间的区别,并指出传统科学的范式强调客观经验,而人文科学的范式强调主观经验。在倡导人文护理的今天,应该更多地关注患者和护理人员的主观经验,而不仅仅是考虑患者本身具有的客观标准。面对患者时,优秀的护理人员可以从主位观的角度感知患者的感受并识别患者的特征。

　　现有的人文关怀护理着眼于减轻患者的情绪,但大多数护理实践还是从客观的角度采取缓解患者情绪的措施,并没有真正考虑患者的主观体验。以手术中的护理为例。外科手术是治疗疾病的重要手段,但对患者而言,外科手术是非常恐怖的事情,需要勇气才能进入手术室。通常的人文护理教育会强调给患者介绍手术室环境、手术中的注意事项,用患者能理解的语言与患者沟通,缓解患者的紧张情绪。这些心理护理、疼痛护理和日常生活护理等关怀性照护措施可以使患者放松,从而减轻患者的恐惧与焦虑,使其在心理上获得安全感和满足感,最大限度地减轻患者身体上的痛苦,为手术的顺利实施和患者的康复创造良好的条件。但这些仍是站在护理人员的立场,从客位的角度创造了一个良好的护理环境。在此基础上,从人类学的主位角度来看护理对象,护理的效果会更佳。从主位的角度运用人际关系学、护理心理学等多种人文知识去认识、理解、关心患者如何看待手术,明确患者对手术护理的需求,由此来提高患者的满意度,让护理人员的工作摆脱传统的程式化,更加贴心。

另外,护理学家罗斯玛丽·R.帕斯(Rosemarie Rizzo Parse)提出了人类适转理论(human becoming),该理论认为护理人员在阐明意义、同步节律和推动超越的过程中要和他人共处,所谓共处是指一种特殊的方式和他人在一起,是一种自然流露的专注,和普通的参加是不同的。同时,她也强调,在护理实践中的共处是指护理人员和其护理对象及所有家属的环境都是相互联系的,或共同转换环境。这些理论观点有助于护理人员从一个全新的视角来认识护理对象和护理的本质及功能,从而尝试一种全新的护理实践。这种模式更适合于护患交流的情况,帕斯在理论中没有阐述一些特殊实践情境(如不能交谈的护理对象)的护理实践。在护理实践中面对失语人群,可采用参与观察的方法,通过主位客位观来充分理解这一群体。参与观察是人类学的基本方法之一,是指研究者深入到研究对象的生活中,通过实际参与研究对象日常社会生活并进行观察。护理人员在面对护理对象时,虽然不能参与到患者的日常生活中,但可观察到患者在医院的生活场景。在参与观察中,多从主位的角度去理解患者,进而实现更好的护理。

此外,叙事护理是主位客位观在护理实践中的具体应用。美国医学人类学家凯博文(Arthur Kleinman)提出了"叙事"的概念,即叙述自己的经历或故事。叙事护理首先要对疾病和患者有基础认识,患者不等于"身体 + 疾病",患者应当可以成为自己疾病的主导者。护理人员应当理解患者对疾病的理解,多层次体会患者的需求,才能提供更优质的服务。护理人员开展叙述教育,为患者主动表达内心情感、改善病情转归、提高依从性提供一种有效的临床护理干预方法。主位客位观可帮助护理人员跳出医学逻辑、话语考虑问题,而是以日常的、感性的逻辑理解患者的叙事,进而实现真正意义上的人文护理。

第四节　人文护理实践中人类学应用路径

人类学的整体观、文化相对观、主位客位观为护理实践提供了多样的研究视角。在具体的护理研究中,人类学的理解维度可以为护理实践和护理研究提供多种分析路径,比如社会生物视角、跨文化比较视角、政治经济学视角、民族志研究方法等。

一、社会生物视角

传统生物医学知识是基于几个基本的假设,如:身体由物质构成,遵循自然的法则;物质的客观存在性;物质的原子化和机械论;诊疗的标准化和普适性等。这些观点与强调主观认知的人文研究大相径庭。比如它宣称身体的标准性和物质性,否认身体具有文化、社会和道德属性。然而，身体、健康、疾病等概念，应置于生物医学、个体心理以及社会文化等多重角度来理解。患者的身体和疾病本身都同时具有生物属性和社会属性。

疾病的生物属性主要由现代生物医学界定，根据患者的生理属性来判断，强调疾病在患者身体上的生理表现。疾病的社会属性在文化中形成，与患者的社会属性和文化属性相关。患者的社会属性与文化属性具体指患者对疾病的主观认知，患者本人以及周围人如何看待病因，疾病怎样影响了患者的行为以及怎样重新塑造患者与他人的关系等。社会生物路径可以帮助人们更好地理解疾病和患者的多重属性，提高患者的依从性，从而使患者得到更全面、更适宜的护理。仅用生物医学解决不了诸如患者依从性、疾病筛查应答率低等问题。当人类面对疾病可能的威胁，往往有可能做出一些看似"非理性"的行为，以下我们便用关于癌症的健康筛查来解释社会生物视角的具体应用与理解。

【案例 1】　癌症筛查在社区之中的推进受阻原因探查

2017 年的中国肿瘤登记年报显示：我国目前防癌、抗癌形势严峻，每天约 1 万人确诊癌症，每分钟便有 7 人确诊，癌症呈现不断年轻化的趋势。通过针对高危人群的癌症健康筛查可极大地提高患者的早诊率，从而提高治疗效果、降低死亡率，甚至治愈疾病，节约治疗费用及卫生资源。遗憾的是我国大部分患者在发现癌症之时已为中晚期，错过了最佳治疗时机。故通过对高危人群早期筛查是目前国际所公认的防控癌症的最有效手段。原国家卫生和计划生育委员会联合 16 部门制定的《中国癌症防治三年行动计划 (2015—2017 年)》明确提出，要扩大重点癌症筛查和早诊早治覆盖面。但有研究指出，针对高危人群的癌症筛查开展比较困难，以基本免费的大肠癌筛查为例，筛查应答检查率仅为 19%。该现象折射出了以下核心问题：为何患癌高危人群不愿接受免费或低价的筛查检测？为何一项有益于民众健康的工程，在实践上却遇到了阻碍？拒绝筛查背后所折射出的是怎样的认知逻辑？医疗资源配置和筛查宣传是否合理？为何癌症高危人群不理解？

在研究的过程之中，研究团队发现，对于癌症的恐惧感是大众不愿意参加癌症筛查的主要原因，许多老年人闻癌色变，一听到"癌症筛查"四字就避而远之，更别提深入检查了。还有一部分老年人明确拒绝："年纪大了，生死由天，过好眼前的日子就行了，比在医院里面受罪强。"

从这个研究中我们可以发现：对于普通的民众而言，身体上的疾病或是康复只是一个参考指标，重要的是眼前无病痛感就好，或者说自己能否生活在一个不受疾病症状困扰的状态之下。如同著名社会医学家恩格尔说的那样：为了让患者得到良好的治疗和健康的生活模式，医学模式应该考虑到患者及其生活在其中的环境以及由社会设计来对付疾病的系统。

社会生物视角基于统筹、综合的价值取向，强调从疾病、患者和环节以及医疗卫生服务机构乃至制度层面来综合考虑和认识疾病和健康需要，要求生理、心理、社会、文化的多方位综合，从而为患者提供更好的医疗保障。

二、跨文化比较视角

不同文化背景下的人们可能有不同的行为习惯，导致不同的生理疾病。所以应该重视患者的文化背景，在护理实践的时候将患者的行为、观念置于多元文化背景中去理解与应对。在不同的文化语境之下，人们对于疾病的起因、治疗方式甚至康复方式都有巨大的差异。因此当人类学以文化多样性为切入点讨论人文护理之时，需要将疾病与照护行为置于具体的文化范畴内进行分析研究。不同文化背景下所产生出迥然不同的病因学解释和疾病认知，也给照护行为提出了多样性的要求。某种文化中被标注"疾病"的状态，在另一种文化中则可能被视为正常状态。我国是多民族国家，各民族文化历史悠久，跨文化护理可理解和尊重各民族文化，满足人们的文化需要，在多元的社会背景中实现对人的整体护理。

三、政治经济学视角

政治经济学路径也是人类学的基本研究路径，可以从两个路径应用到护理研究中：一是理解护理人员群体的亚文化、护理的社会地位；二是理解性别、政治、经济等因素如何影响到患者的日常生活和疾病诊疗。从政治经济学路径能高屋建瓴地透视影响疾病产生和诊疗实践的社会政治经济因素，也可以促进护患之间的充分理解。

【案例2】 可获取的照护资源

在社区医院长期住院的R爷爷今年已经八十多岁了，是20世纪40—50年代的大学生，曾经还是某厂的厂长，现在由于患有多种疾病，已经不能说话，也无法行走，有一个专门的护工全天照护他，已经好几年了。每天白天的时候，他的妻子都会按时过来送饭，大女儿也因为老人生病特地搬回来住了，晚上八点会来探望老人，护工和家属的关系非常和谐，"他和阿姨（护工）亲很多，毕竟24小时都在一起。"R爷爷可能是医院里面照护得最为周到的老人家，为了防止压疮，家里人准备了大大小小的枕头让他的手脚伸展开来，尽管R爷爷不能说话，她们每天也还是会夸他，哄他开心，而且R爷爷所在的社区医院之前是工厂的职工医院，因为有单位医保，所以报销比例非常高。R爷爷的病房多数时候都是最热闹的一个。

政治经济学视角不仅可以了解不同人群的社会政治经济状况，更能够发现所处状况对个人日常生活的影响。尽管所有的老年人都会面临着年老体衰的问题，但是不同的人会拥有不一样的经济水平、福利待遇、家庭状况等，这些因素会影响到他们的患病风险，以及生病后所能够接触到的照护资源。因此，在为患者提供照护的时候，照护者也必须要关注患者的社会政治经济状况及其所带来的影响，关注个人的患病经历和日常生活，为他们带去身心一体的照护。

四、民族志（生活志）研究技术

生活志研究指的是通过长时间地和目标研究人群相处，要求调查员深入到实地参加研究对象的日常生活和社交活动，记录旁观者和参与者的日常琐事，并在此基础上获得可以充分解释日常生活逻辑的"地方性知识"。在此基础上，研究人员将对自己直接观察到的内容进行转述、分析和解释，最后做出一些基于"地方性知识"的文化解释。它可以被视为某种社会行为的文化翻译。生活志可以理解为发现某种文化的意义并将这些意义用可理解的方式与其他群体交流分享。因此生活志强调了对目标群体日常生活的深入理解，以解释特定行为的逻辑和深层次原因。生活志的研究可以包括：①作为一种方法的生活志，强调研究者对研究人群的整体认知，了解并进入他们日常生活的方方面面，并在熟悉的前提下深入描述；②生活志也是一种文本，它基于对目标人群的深入理解，对特定主题进行讨论和分析。以下以结直肠造口患者的患病经历与身体体验作为线索，详细解读造口患者对于造口的认知过程，以此更加深入地了解"造口"对于患者带来的困扰与苦痛。

【案例3】 "造口"的认知过程与身体认知经历

阶段一:"不洁"的我

M女士是41岁的女性,患有结肠癌,于2012年5月9日进行造口手术。由于愈合问题,造口在访谈前一周才被移除。她说:"由于携带人工造口,在过去两年中,除了家人和一个或两个朋友,我没有见过其他所有人。""我的病情多次反复,每次医生说要在三个月后取造口。三个月后我去了医院,又说不行,让再等三个月。我有段时间非常绝望,不想再治了"。由于生活经历和疾病的差异,造口的存在对于不同受试者的意义有较大不同,从而也给患者的日常生活、康复治疗等带来了不同的影响。患者对于造口实际上经历了从感知到塑造的过程。该过程与其在"造口"伴随的日子里治疗的选择和行为密切相关。

对于患者来说,粪便被认为是"不洁"的。携带造口袋使属于身体隐私的"肛门"重新凸现出来。尽管造口袋被衣物覆盖,但造口袋的局限性使患者始终担心随时面临尴尬局面的可能性。器官的错位也使许多患者对于身体的使用出现极大的混乱,给患者造成了很大身心困扰。

阶段二:"自我"形象的断裂

L姨妈今年52岁,是一名中学英语老师。2011年10月被诊断患有直肠良性肿瘤,切除肿瘤后引起肛门狭窄。2011年10月至2014年2月,L阿姨来调查所在医院之前,先后到多家医院进行肛门扩张治疗。她说:"肛门扩张治疗非常痛苦。在医生了解我的治疗经历后,都很惊讶我能够坚持不懈,并且钦佩我的努力坚持。主要的原因就是我不想带人工造口。"当被问及为什么不想带人工造口的原因时,她说:"作为一名老师,我想继续工作。我想维护一个老师的应有的形象。带人工造口去上课就完全毁了自己的形象。"

可以说,造口对患者的影响不仅是"麻烦",造口会让患者对"自我"的认知产生影响。在造口与自我认知之间还有很多社会文化意涵可以挖掘。首先造口不是身体的一部分,作为植入的异物,在一定程度上不符合人们的生理习惯和对待事物的态度;其次,"造口袋"的容量较小,所以需要及时清洗以确保其正常运行,否则可能导致粪便泄漏和有造口袋涨爆的危险。这使得患者必须时刻注意自己的身体,始终观察袋子的容量,以免使人尴尬。尤其对于那些需要维护自己公共形象的患者,造口袋变成了一个"定时炸弹"。

阶段三:"造口"与人际关系的链接

"造口"不仅仅影响自我的感知,当"造口"逐渐内化为自己身体的一部分的时候,会直接影响"我"与他人的交往。一方面,患者需要承受他人异样的眼光,并有可能因此在生活中遭受更多的挫折;另一方面,每个患者都是处于广泛的社会网络中一个社会人,个体的生活历程常常会影响周围的人和事,反之亦然。造口常给患者带来不愉快的记忆。一位患者曾经提到,他在挤地铁的时候,携带的"造口袋"强烈的气味根本无法掩盖。为了避免尴尬的可能性,患者会进一步与社会隔离以寻找安全感。因此,许多患者大量减少社会活动,避免与外界接触,自我的"社会隔离"会导致患者社会资源和社会支持的进一步缺失。

在与他人交往的过程中,患者希望在他人眼中是健康的"自我",因此往往选择"隐藏"自己的造口。患者通常不会暴露自己的痛苦以赢得他人的同情或获得社会资源,而是将痛苦隐藏起来并尝试构建一个完整自我。身体的变化不仅是生活习惯的变化,而且直接导致日常生活方式的转变。身体与患者社会生活的变化密切相关。如何通过引导患者正确认知带"造口"的身体会直接影响到患者康复和回归正常的社会生活。

　　通过运用民族志的方法深入调查与研究，研究人员发现强大的现代医学手段通过"造口"手术可以取得生理上的成功，但是同时也加重了患者由于"造口"带来身心困扰和面临的社会苦痛。从生物医学的意义上说，"造口"成功取代了肛门让患者能正常排泄，是一种生物学理性的成功。毕竟从生物医学的角度来看身体功能仍然完好无损。但是在患者的认知世界中，"造口"标志着身体的缺陷、不完善甚至失败。这种挫败感容易导致对自我的否定和对自信心的破坏。如果这种感觉始终萦绕于怀，它将导致持久的严重的羞耻感，进而不可避免地导致患者的行为发生变化。患者会避免接触他人，不愿讨论健康问题，甚至不愿意与他人对视，出现严重的社交困难和社交恐惧。

　　总之，从生活志的视角，我们可以了解到目标研究群体诸多在医院、日常生活之中难以观察和体验到的暗面，而这些难以直接观察到暗面则有可能是直接影响到患者做出医疗决策的关键所在。正如"造口"术后的许多患者，虽然在生理层面获得了新生，甚至达到了临床治愈的标准，但在其自我定义的正常生活之中，却远远难以达到"康复"的标准，这也就更加要求临床护理人员在积极配合医生治疗的同时，帮助患者重新建立对于自我残破身体的认知和信任，以此帮助患者重新融入日常生活，达到使患者重返社会的目的。

　　实施"健康中国"战略，为人民提供全周期的健康服务是时代的要求。"大健康"理念对医学和护理提出了更高的要求。人文护理和整体护理是护理实践的发展方向和目标。随着全球化的深入，具有不同文化背景的国际移民和国内移民日益增多，护理实践必须更好地理解和应对文化差异。具有整体性，文化相对性，主观和客观等观点的人类学对于理解护理实践和文化差异具有独特的意义。在深度地融合与交叉后，人类学逐步进入了护理研究和实践应用中，并形成了四个成熟的研究路径，包括社会生物学方法、跨文化比较方法、政治经济学方法和民族志（生活志）方法。人类学的三个视角和四个研究路径可以帮助护理人员更好地理解护理实践背后的社会结构和文化意义，为人文护理和整体护理提供人类学的理解维度和应用解决方案，促进人类学和护理学的跨学科合作，为中国护理人类学的形成和发展提供必要的理论基础和民族志案例。

（程　瑜　张美芬）

第十二章

人际沟通学与人文护理

在社会生活中，人与人之间通过语言符号或非语言符号进行信息传递和情感交流，以满足人们的精神和物质需求。同样，在当代医疗环境中，护理人员需要与患者、患者家属、医生及其他医疗保健人员进行有效的沟通交流，实现以患者健康为中心的护理目标。良好的护患沟通是和谐护患关系的基础，促进护患信任。人文护理强调以人为本的理念，尊重个人的价值及意义。护理人员要全面收集患者身体、心理、社会和精神方面的信息，尊重其个性化需求，提供整体化优质护理服务，不断提升健康服务质量。本章将重点讨论人际沟通学的概念、内涵与发展、相关理论、基本原理等，以及护理人际沟通学的基本理论及其在人文护理实践中的应用。

第一节　人际沟通学概述

沟通作为人类社会交往的一种基本形式，主要通过语言符号实现人与人之间的交流，完成分享信息并创造意义的过程。社会学家 C·科林称沟通是人类关系赖以存在和发展的机制，是一切智能的象征。人际沟通是人际关系建立和发展的基础，人际沟通学研究的是人与人之间联系的形式和程序。在人与人之间交换意见、表达感情和需要、传递思想等的信息交流过程中，逐渐认识自我、认识他人、认识社会。

一、人际沟通学的概念与发展

（一）人际沟通学的概念

1. 沟通的定义　沟通（communication）最早见于《左传·哀公九年》"秋，吴城邗，沟通江淮"，《辞海》将其解释为"开沟而使两水相遇，后泛指彼此相通"。沟通的英文"communication"源于希腊文中的两个词根，"com"是指与别人建立关系，而"munus"指作品、产品、功能、利益、服务等，该词的意思是共享、共有。现代意义上，沟通指信息发出者(sender)凭借一定的途径，将基于相应媒介的信息(message)发送给既定对象，即信息接收者(receiver)，并通过寻求反馈(feedback)以达到相互作用的过程。语言学家E·萨皮尔曾说过"每一种文化形式和每一种社会行为的表现，都或明晰或含糊涉及沟通"。沟通是人类社会关系建立及发展所依靠的重要途径，人类活动是由不同层次和类型的沟通组合而成。沟通包括人与人之间的信息交流、人与机器之间的信息交流和人与通信设备之间的信息交流。

2. 人际沟通的定义　人际沟通(interpersonal communication)又称人际交往，是指人与人之间利用语言符号或非语言符号(动作、表情、手势等)传递信息，交流情感、思想、知识等的过程，其本质在于信息的传递与交流。人际沟通是人际关系建立和发展的前提条件。在人际交流过程中，交流的主体是指参与交流的所有人，他们既是行动者又是反馈者，交流过程中的每个参与者都是活跃的主体。人们在收到信息后会引起反应，但是反应不是对外部环境刺激的机械或物理反应，而是通过语言或非语言符号对环境的主动反应，人们将在理解符号的过程中添加自己的想法和情感并做出反应。比如有人拍你肩膀的时候，你首先会转过头看到拍你肩膀的人，之后才会做出反应。如果是熟悉的人，你可能会面带微笑与他交流；如果是陌生人，你可能表情严肃并有所警惕。因此，在人际沟通过程中不仅是信息交流，而且是思想的碰撞和情感的表达。

3. 人际沟通的内涵

(1) 人际沟通的内容与关系：人际沟通最基本的内涵包括内容和关系两个方面。人际沟通的内容方面指沟通过程中传递的信息；关系方面指沟通双方在互动中如何相互联系。内容和关系两个方面联系紧密，不可分割。如护理人员告知患者吸烟的危害及肺癌风险增加的相关研究数据，人们感兴趣的是论据的事实和数据，即内容，而不是患者与护理人员之间的关系。然而换一种情形，患者的爱人告诉患者吸烟的危害并督促其戒烟，否则就与其离婚，这时，对患者而言，用来说明吸烟危害的数据，即内容，已经不重要了，相反，患者与爱人之间的关系，即关系，对患者的影响更大。

人际沟通中的细节也会体现沟通双方的关系，比如，当你请到访的客人坐下时与你要求自己的孩子坐下时，你的语音、语调、音量等会有明显不同，这是因为你与这两种沟通的对象有着不同的关系。虽然在人际沟通过程中传递的信息内容是一致的，但是体现的关系却不同。

(2) 人际沟通的内容与关系的辩证性：人际沟通的内容与关系是辩证的，既相互联系，又相互影响且相互制约。人际沟通的内容不能脱离关系而单独存在，即在所有的沟通情境中，信息的传递都是发生在一定关系水平上的个体之间。人际沟通是交往双方建立关系的过程，所以沟通应以彼此关系的建立为重。人际沟通的关系影响和制约着人际沟通的内容，即当传递信息的同时，如何理解信息，取决于信息接收者与信息发出者之间的关系所处的水平。对于自己喜欢的人所说的话我们往往能洗耳恭听；反之，对于我们讨厌的人所说的话，即使在理性上认为是对的，在感情上也可能是排斥的。因此，如果想说服对方并且让他按照你的期望行动，首先需要与对方建立关系且使你们的关系处于合适的水平。

(3) 人际沟通的内容和关系的假设：威尔莫提出了关于信息的内容和关系方面的若干假

设:①每一内容的表达都有其相应的意义;②交流双方都以自己独特的方式了解相关信息;③一对成功的沟通者通过对内容和行为的不同理解来讨论和工作;④找到一种方法,以确保双方有相似的理解;⑤沟通双方之间关系的发展显然是基于内容的层次,同时也有可能是基于关系的层次;⑥沟通内容的有效性不等于关系的有效性;⑦每种关系都基于沟通的内容;⑧不能仅通过与内容相关的对话实现相互关系的建立或维持。

以上假设强调内容和关系是影响信息理解的两大因素。如果护理人员对患者说"请服药",则交流的内容就是"服药",而沟通的结果将取决于护患关系的好坏。护患之间的关系可能会决定彼此对内容的理解,因为对相同内容可能会有多种理解,能否正确理解所传递的信息取决于护患之间的交互。如果护患关系是良好的关系,则患者会认为"请服药"是护理人员出于对自己健康的考虑而提出的有用建议;如果护患之间的关系疏离或紧张,则患者很可能将"请服药"理解为护理人员对自己发号施令。

（二）人际沟通学的相关理论

1. 相互作用分析理论　1964 年加拿大精神科医生、心理学家艾瑞克·伯恩提出了人际沟通的相互作用分析理论,又称 PAC 理论。他认为人们在交往过程中会呈现三种自我的心理状态,分别是父母(parent,P)、成年人(adult,A)和儿童(child,C)状态。其中 P 状态是一种权威、强制、教训的类型,讲话风格是"你应该……""你不能……""你必须……";A 状态是一种理智和客观的类型,讲话风格是"为什么……""……如何""我个人的想法是……";C 状态是一种冲动任性的类型,讲话风格是"我不知道""我不管……""我要……"。在每个人的人格结构中都包含这三种成分,只是各自的成分构成比重不同,随着人际交往对象和环境的改变而不断进行调整。

（1）父母自我状态（P）:父母自我状态的人往往比较保守,具有较强的控制欲,往往以长者自居,会照顾人,对人比较严厉。这样的人以权威和优越感为心理标志,其行为表现主要为命令式、家长式、权威式,待人处事比较主观、独断专行。

（2）成人自我状态（A）:成人自我状态的人一般比较理智,心理状态成熟,实事求是,冷静客观,处理事情比较理性、慎重,待人处事公正、民主,尊重对方的意见。具有这种状态的人能够客观、冷静地根据各种事实和研究数据来预测要实施事情的可行性。

（3）儿童自我状态（C）:儿童自我状态是指在处理问题时比较容易产生类似于儿童成长过程中出现的一些不成熟的情绪,如逆反心理。具有儿童自我状态的人往往比较冲动、幼稚、无主见,比较习惯感情用事,像儿童一样希望得到他人的肯定和赞赏。

以上三种自我状态一起构成个体的性格,在每个个体的心理和行为中均有不同的表现。

根据不同的个体所具有的自我状态,可以将沟通分为两类,即平行互应性沟通和交叉交错性沟通。①平行互应性沟通(complementary transaction):如果交往的双方都按照对方所期望的自我状态去反应,这样的沟通就是平行或互补沟通。此类沟通是互应性的,双方关系融洽。如上级对下级进行的沟通,上级习惯将自己定位为父母自我状态,将自己的下属定位为儿童自我状态,当进行沟通时,下级如果也将自我状态定位为儿童状态,将上级定位为父母状态,那么这样的沟通就是平行的,这种人际关系就可以继续维持下去。最稳定持久的沟通模式是"成人 - 成人"类型,双方都比较理性,能够获得彼此的真实想法。②交叉交错性沟通(crossed transaction):如果交往的双方并不以对方期望的状态做出反应,这样的沟通就是交叉或非互补性的,沟通就会受阻,导致矛盾、误会与争吵。例如上级对下级进行沟通时以"父母 -

儿童"的状态进行,但是下级却是以成人 - 成人的状态给予反应,这样的沟通就是交叉型沟通。这种沟通由于人格状态的差异,可能会影响双方的人际关系,给工作造成一定的障碍。

2. 自我呈现理论　美国社会学家欧文·戈夫曼于 1959 年提出自我呈现理论,他将社会结构比作一个舞台,人们的社会行为就是舞台表演,观众就是社会中真实存在的其他人或者人们自己想象中的人。在表演中,人们的内心是希望没有任何约束地去做自己想做的事,但是,这些事可能不是观众所期望的,甚至是恰好相反的。一名优秀的表演者必须按照观众所期待的方式行动,所以就隐藏了真实的自我。戈夫曼用舞台前和舞台后比作理想化的自我和真实的自我,为了在舞台上完美的表演,真实的自我必须被隐藏起来,表演出来的是乔装、美化后的自我,这也叫作印象管理。印象管理主要有三种类型。

(1) 误导性表演:为了让观众产生理想化的期待,表演者在进行表演时会故意采取误导性的表演。首先,表演者所有的表演内容是要积极向上的,符合社会公认的道德标准,其次,表演者可以通过自己的表演掩盖自己的错误,掩盖产生结果的过程,最后,表演者试图让观众认为他们之间的关系比较亲密,以便达到自己的目的。

(2) 神秘化表演:神秘化表演是将一些本不是秘密的东西故意隐藏起来,以引起观众的好奇心。在表演过程前后,就是要防止观众与表演者交往过于密切,以便维持这种神秘感。人们往往有这种好奇心,越是藏着掖着的事情,就越是感兴趣,就越想去了解。

(3) 补救表演:在表演过程中可能会出现一些意外情况,导致表演失败。这时,表演者在观众心目中的理想化形象就会被破坏,因此需要表演的参与者进行补救,剧班的成员全身心地投入,表演者小心谨慎、事先做好各种突发情况的准备以及观众和局外人提供的保护措施等都能帮助表演顺利进行。

戈夫曼的自我呈现理论重视人的主观能动性,认为人际沟通是一种社会互动活动。人们在遵守社会规范的前提下,充分发挥自己的主观能动性去行动,在人际交往过程中,为了给他人留下较好的印象,人们需要考虑他人的反应,然后来调整自己的行为,使沟通能够顺利地进行下去。同时,人们会借助印象管理向他人展示有利于自己的方面,而故意隐藏一些不利的方面,以达到塑造自己良好形象的目的。通过呈现自我良好的形象来引导与他人之间的交往,以控制他人对待自己的方式和态度。

3. 沟通行动理论　德国哲学家、社会学家哈贝马斯提出了沟通行动理论。哈贝马斯提出各主体之间是一种以语言为基础进行的,以生活世界为活动场域的一种互动沟通行动。哈贝马斯提出了重构理性化和行动的概念,将人的行为范畴分为四种:目的性行为 (teleological action)、规范性行为 (normatively regulated action)、戏剧性行为 (dramaturgical action) 以及交往行为 (communicative action),目的是摆脱"工具理性"对人类精神的统治。从哈贝马斯的沟通行动理论中可以看出,沟通行动强调两个及两个以上主体之间的互动,并认为语言在沟通行动中起着重要作用。在沟通行动的实施中,其实包含着一种相互的期望,即我为行动付出努力,我也期望对方为行动付出努力,这种多主体观的理性,是一种反省、批判和论证的沟通理性。哈贝马斯认为沟通行动能否顺利实施取决于一个自由、平等的沟通环境以及沟通者是否具有真诚沟通的意愿,即沟通行动的参与者拥有同等的话语权利,自由、平等地参与话语的论证,即使是弱势群体也能合理地保障自己的权利。

目前,人际沟通理论在语言学、心理学、社会学、管理学等不同领域已经取得了丰硕的理论与实践成果。除上述理论外,还有乔姆斯基的语言学理论、勒温的"场论"、马莱茨克的大众传播理论、斯皮罗的沟通特质理论等。

二、人际沟通学的研究对象与方法

1. **研究对象**   人际沟通学是从哲学、管理学、心理学、社会学、伦理学、语言学等不同学科的层面研究人与人之间信息传递与情感交流的行为、意识和心理的规律性,其目的是最大限度地挖掘人的内在潜能,明确沟通的行为过程,探索提高人类沟通能力的方法和策略,促进人类社会文明的进步和发展。沟通双方是同一个沟通行为中的不同个体,受各自的成长及环境因素影响而有所不同,但又具备共同的制约条件,因此,人际沟通学既要研究人际沟通过程中双方的个性特征,又要探索在沟通行为中双方的共同机制。

2. **研究方法**   人际沟通学的研究方法是由其基础理论的性质决定的,主要借助哲学、心理学和社会学、伦理学、管理学等学科的研究方法,如可以采用案例分析法、实证研究、归纳法等社会学的研究方法。

三、人际沟通学的基本原理

(一) 沟通的构成要素

沟通是一个由多要素组成的、动态的和多维的复杂过程。各构成要素及相互间的关系如图 12-1 所示。

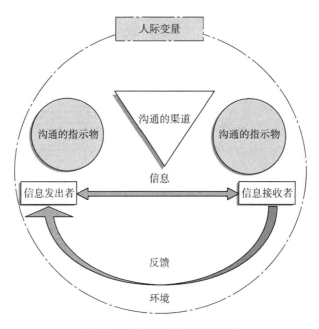

图12-1 沟通过程的基本要素

1. **沟通的指示物**   沟通的指示物(referent)是指能激发一个人与另一个人沟通的所有刺激。在医疗保健环境中,视觉、气味、声音、时间表、物体、信息、感知、情绪、感觉、观点及其他线索都可以刺激沟通过程。如果护理人员了解哪些刺激可以触发交流过程,则可以更有效地开发或组织信息,并且可以更好地感知他人信息中的含义。

2. 信息发出者与信息接收者

(1) 信息发出者:信息发出者(sender)是将信息进行编码并传递的人,也被称为信源。信息发出者需要在发送信息之前确定信息的含义,然后通过编码使发送的信息完整准确。将思想和情感转换为符号并将其组合为信息的认知思维过程称为编码。信息编码的方式受个人教育程度、生活背景、逻辑能力等因素的影响。

(2) 信息接收者:信息接收者(receiver)是接收信息以及将信息解码的人,又称为信宿。信息接收者是听众,他必须听、观察及参与。信息接收者是一个解码人,他必须认识到信息发出者想要发出的信息是什么,即要对信息发出者发出的信息进行正确的解释。

(3) 信息:信息(message)是指信息发出者希望传达的思想、观点、意见、情感、态度及指令等。信息可以包括语言、非语言和象征性语言。由于不同个体的沟通方式不同,相同的信息内容可能会传达完全不同的信息。将相同的信息发送给两个人,每个接收者对信息的理解可能不同。护理人员要清晰地表达观点,并以患者熟悉的方式将有效信息发送给患者。在交流过程中,护理人员需要注意观察,了解容易引起患者困惑或误解的非语言暗示,并确定是否需要澄清发送给患者的信息。

(4) 沟通的途径:沟通的途径是指信息由一个人传递到另一个人所通过的渠道,包括视觉、听觉和触觉传递和接受信息的手段或媒介。视觉信息可以通过面部表情传送,口头语言通过听觉途径传送,而触摸使用触觉途径传送。重要的是不同的信息需要采用合适的沟通途径来传送,沟通的途径应有助于使信息发出者想要表达的信息更清晰。

(5) 反馈:反馈(feedback)是信息接收者返回到信息发出者的信息,也称为反映。反馈可以显示发送者的信息含义是否被理解。在沟通过程中,信息发出者应始终注意从信息接收者那里寻求反馈,以确认信息接收者是否正确接收了他发送的信息。反馈包括言语反馈、非言语反馈两种方式。

(6) 人际变量:人际变量是影响信息发出者和信息接收者的因素。感知是一个人际变量,它提供周围环境中事件的个人观点。每个人对事件的感觉、解释和理解都不同。感知是根据一个人的目标、经验和期望形成的,可能会阻碍有效的沟通。

(7) 环境:环境是信息发出者和信息接收者发生互动的场所。为了实现有效的沟通,沟通环境应满足沟通参与者对身体或情感上的舒适和安全的需求。噪声、过高或过低的温度、缺乏隐私的空间以及分散注意力的事物等都可能导致双方的紧张和不适,进而导致信息沟通的混乱。因此,护理人员要尽可能控制环境,为有效的沟通创造良好的条件。

(二) 沟通的特征

1. 双向沟通　人际沟通过程中参与的双方个体是相互依赖的。沟通者既不完全独立,也不完全依赖对方,而是沟通的参与双方以及沟通行为所构成的整体,是一个双向互动的过程。人际沟通的双向性与沟通参与者的角色密切有关,即在一个完整的沟通过程中,参与沟通的每一方都试图影响另一方,沟通参与者都在扮演着信息接收者和发出者的双重角色。

2. 双重手段　人际沟通可以传递信息、情感和思想,但并不局限于其中某一方面,可能同时传达多种信息,如沟通中不仅传递信息和思想,同时还传递情感。

3. 互动性　人际沟通是以影响对方的思想、行为为目的的一种沟通行为。人际沟通又称为社会互动,通过沟通双方的信息互动,比如通过接近、接触或手势、语言等信息的沟通而发生的心理交往和行为交往。

4. 情境性沟通　沟通与情境密不可分,人类社会中的人际沟通是一种在复杂的社会情境中发生的复杂的社会性互动,会受到各种社会环境的影响。人际沟通是发生在一定场合中的信息沟通行为,总是围绕特定的时间、地点、参与者、主题等各种因素进行,这些因素构成了沟通的情境。人际沟通的方式也受到沟通情境的制约,通常情况下,人们在进行话题选择时总是依据时间、地点、双方的关系等不同的情境来确定,并进行适当的沟通。

5. 接近性　为取得最佳的沟通效果,人际沟通要求所有的沟通者在空间上接近。空间上的接近能影响沟通效果,如果沟通者之间在空间上不接近的话,就会破坏沟通参与者的相互影响和参与。

(三) 沟通的层次

1. 按沟通的对象分类

(1) 个体内部的沟通:个体内部的沟通(intrapersonal communication)是一种发生在个体内部的沟通形式。这一层次的沟通也称为自我交谈、自我指导、内心的思考等。人们的思想可以强烈地影响其感知、感觉、行为及自我概念。例如,病房护士看到患者在哭泣,心想是否要询问患者为什么哭泣呢? 为了提高适当的自我表达,护患之间经常使用个体内部的沟通来发展自我意识及正性的自我概念。

(2) 人际沟通:人际沟通(interpersonal communication)是个体与他人之间的互动,通常是面对面的交流。人际沟通是护理领域中最常用的交流方式,占据了护理实践的中心。人际沟通发生在社会环境中,它包括用于提供和接收信息的所有符号和线索。有意义的人际沟通可以交流信息、表达感情、解决问题、做出决定、实现目标、促进团队建设和个人成长。通过人际沟通,护理人员与患者、患者家属、医生、护理同仁以及其他健康保健系统成员相互作用,共同为患者的健康做出贡献。

(3) 跨个体沟通:跨个体沟通(transpersonal communication)是发生在精神领域的一种互动。利用冥想、祈祷、引导性反射或其他手段与自己的"理想物"进行交流。重视精神层面照护的护理人员经常使用这种形式与患者沟通。研究发现冥想祈祷和沉默性祈祷是护理人员用来照顾自己和他人的有效方法。

(4) 小组沟通:小组沟通(group communication)是指小数量的人相遇在一起所发生的相互作用,这种类型的沟通常以目标为导向,并且需要了解小组的动态性,在护理人员对一组患者进行健康教育或者召开患者的护理讨论会等情况下,需要应用小组沟通的程序。

(5) 公共沟通:公共沟通(public communication)是与听众或一群人之间的互动。做学术报告、专题讲座等就是属于公共沟通。公共沟通需要专门的沟通技巧才能取得好的效果,比如目光的接触、手势、身姿、声音反映及使用中介材料等。有效的公共沟通有助于增加听众的知识,如健康相关的知识、健康问题及其他具有重要性的护理专业问题等。

2. 按沟通的深度分类

(1) 一般性沟通:一般性沟通也称为陈词滥调性沟通,指沟通双方只使用肤浅的、表面式的、社会应酬性的话题,而不涉及个人问题。诸如谈论天气或问候类等。这一层次的沟通往往出现在人们认为他们之间的关系尚不能超越非常表面的水平时,双方的信任及参与程度最低。

(2) 事务性沟通:事务性沟通也称为陈述事实的沟通,只简单地陈述实际情况,是一种工作性质的沟通。它对于护理人员了解患者的基本资料是非常必要的。然而,由于处于这一层次沟通时,患者没有向护理人员表达需求,护理人员也无法对患者有很深入的了解。

(3) 分享性沟通:分享性沟通即分享个人的观点和判断。这是一种除了沟通信息,还交流个人的观点和判断的沟通层次。这种层次的沟通是建立在彼此间有一定的信任感的基础上,希望与对方分享自己的观点及判断,达到相互理解的目的。分享性沟通是护患双方进入治疗性互动的基础。

(4) 情感性沟通:情感性沟通是指双方分享彼此情感的沟通。通过长时间的交往,产生高信任度的人会表达及分享彼此的感觉、情感或愿望。

(5) 共鸣性沟通:共鸣性沟通也称为沟通的高峰,可以是一种短暂的高度一致的默契。在这种层次,有时沟通双方不需要任何语言就能够完全理解对方的体验和感受,也能理解对方希望表达的含义,这一层次的沟通双方信任程度及参与度最高。

(四) 沟通的类型

1. 按照对媒介的依赖程度分类

(1) 直接沟通:不需要借助沟通的媒介进行的人际沟通称为直接沟通,如演讲、说话等,是人际沟通的基本形式。

(2) 间接沟通:需要依靠媒介进行的人际沟通,如通过网络发送消息、视频等进行沟通。在信息化时代,间接沟通方式在人际沟通中的比例正在逐渐增加,正深刻影响人类社会的生活方式及沟通方式。

2. 按照所使用的符号形式分类

(1) 语言沟通(verbal communication):使用语言、文字或符号进行的交流。语言是将我们的思想组织成有意义的符号的工具和手段。只有当信息的发出者和接收者清楚地了解信息的内容时,沟通才有效。语言交流是最准确、有效和广泛使用的交流方式,可以分为书面语言和口头语言。书面语言使用文字和符号作为传递信息的工具,例如书面文字、文件、书籍、报告、信件、报纸等。书面语言不受时间和空间的限制,传播范围广,是标准和权威性的,并且易于保存,以便检查或核对。口头语言作为传达信息的工具,即口语,包括交谈、公开讲座、演讲、电话、讨论等形式。口语交流具有传递速度快、反馈及时、灵活性强、适用面广、可信度较高等优点,是所有交流形式中最直接的方式。

(2) 非语言沟通:是一种不使用语言而是通过肢体语言传递信息的交流形式。非语言沟通包括面部表情、眼神交流、声音暗示、手势、身姿、气味、着装以及时间、空间和物体的使用等,常伴随语言沟通同时出现。

3. 按照沟通的组成程度分类

(1) 正式沟通:指在一定的组织机构中通过明文规定的渠道进行信息的传递。例如,上级向下级下达指示、会议等。

(2) 非正式沟通:指在正式沟通渠道以外进行的信息交流,是人们以个人身份进行的人际沟通活动,如人们私下里讨论、交换意见等都属于非正式沟通。

4. 按沟通信息有无反馈的角度分类

(1) 单向沟通:指信息单向流动的人际沟通。在沟通过程中,参与沟通的双方地位不变,一方只发送信息,另一方只接收信息而不向对方反馈信息,如大型演讲、作报告。实际上,严格意义上的单向沟通很罕见,通常情况下,信息接收者会以各种形式(语言沟通、非语言沟通)或多或少地将信息反馈给信息发出者。

（2）双向沟通：指信息双向流动的人际沟通。在沟通过程中，信息发出者与信息接收者之间的角色不断变换，信息沟通与信息反馈多次往复，如谈判。绝大多数的人际沟通属于双向沟通。

四、人际沟通学的价值

（一）人际沟通的作用

美国学者 Leon Festinger 认为人际沟通有传递信息和满足个人心理需要两种作用。人际沟通是个人成长和发展的必备技能，对其生活、学习、人际关系、工作技能的提高起到重要作用。良好的沟通是一种社会生存技能，有效地运用沟通，可以提高工作效率，实现人的物质利益追求，促进良好人际关系的建立，创造个人良好的成长环境，促进人格健康发展，满足人的身心健康利益的需求，促进个体的身心健康发展。

1. 满足人的基本需要　人具有社会属性，每个人都有社会交往的需要，当这种需要得不到满足的时候，不仅会影响个体的身心健康，还会导致其个人价值无法实现。如一些退休后的独居老人常常会感觉到孤独、抑郁和焦虑。因此，保持良好的人际沟通是满足人的基本需要并促进个人健康发展的必要条件。

2. 促进健康人格特质的形成　个体的社会心理是在人与人之间的沟通过程中逐渐发展起来的。社会心理现象不仅包括个体与个体之间的相互作用，也包括个体与群体之间的相互作用，其形成的相互联系均是以信息交流为前提的，通过与不同的个体之间的信息交流，理解不同的思想、情感、观念，从而形成健康的人格特征来适应社会发展的需要。

3. 协调社会发展　为了协调各种人际关系，使社会群体中的成员开展各种活动以及提高生活效率，人们需要通过人际沟通制定社会制度和准则。积极的沟通还能保证群体中个体间的团结，使群体更高效地完成相应的任务。人际沟通是社会存在和发展的重要条件，通过人际沟通传播社会思想、文化，形成相互作用的准则和协调一致的行动，社会才能有条不紊地运行下去。

（二）人际沟通的意义

1. 有助于沟通信息　人与人之间通过信息交流，接受他人的信息，又将信息传递给他人。因此沟通像一座桥梁，使信息发出者和信息接收者互换信息。任何一个人，无论精力如何充沛，经验都是有限的，人们要适应不断变化的外部环境，就必须借助沟通，获取别人的经验和成果，取人之长，补己之短。

2. 有助于心理健康　社会交往是人类最基本的需求之一，也是人们赖以生存的重要途径。通过沟通，人们可以增进交流，分享情感，增加个人的安全感，消除个人的孤独感、无助感等负面情绪，化解人的忧虑和悲伤，使人能振奋精神，以维持正常的精神心理健康。

3. 有助于提高自我认识　美国心理学家费士丁曾说："人在缺乏客观非社会标准的情况下，会通过与他人的对比来认识及评价自己。"这说明，个体在与他人进行沟通时，可以通过了解他人对自己的态度和评价来反观自我，并形成一定的自我认识和自我概念。人们可以在比较中不断认识和完善自我。

4. 有助于改变知识结构及态度　通过与他人的沟通与交流，人们可以获得有益的知识、信息和社会经验，完善自己的知识结构，理解和掌握社会的行为规范和道德价值观念，充分认识自己与他人。此外通过与他人交换意见、分享思想和感受，可以改变自己原有的态度，对人、事、物形成正确的认识。如果一个人不能正常地进行人际沟通,他将无法适应社会。

5. 有助于建立和协调人际关系　　通过交流,人们可以建立人际关系。社会的正常运行必须依赖一定的生活秩序,并且有一系列的团体规范和社会行为标准可供社会成员遵守。这些规范和标准必须通过人际交流才能传达给社会上的每个人,使人们的社会行为保持一致,并使社会保持和谐、稳定和有序的状态。此外,当社会成员存在矛盾或冲突时,他们还需要使用人际沟通来消除相互的误解,了解他人的处境和感受,认识自己的缺点或说服他人接受自己的思想、观点或意见,以及协调人际关系。

(李小寒　宋冰)

第二节　护理人际沟通学

护理的主要目标是预防疾病、减轻痛苦、恢复健康和促进健康。为实现这一目标,护理人员需要与医疗保健体系中的所有人员进行协调和配合,建立良好的人际关系网络。人际沟通是建立良好人际关系的前提,是护理过程中不可或缺的部分。有效的沟通与交流既是护理人员获悉翔实诊疗信息的前提,也是进行有效健康教育的保障。因此护理人员需要与患者、患者家属以及医疗护理团队的成员进行有效的沟通,并维持良好的人际关系,促进医疗护理计划的有效实施从而促进患者的康复,最终达到预期的护理目标。

一、护理人际沟通学的概念及研究范围

(一) 护理人际沟通学的概念

护理人际沟通学是社会心理学中人际沟通学的分支,是社会心理学的基本原理在护理领域中的具体应用。护理人际沟通学是探讨和研究护理人员在从事医疗护理、卫生保健工作中,同社会、医院及其他人群等建立人际关系时,借助语言或非语言符号以传递和交流信息并产生相互作用的行为的一门学问,是护理学与人际沟通学相互交叉而形成的边缘学科,该学科既具有护理学科的属性,也具有人际沟通学的学科属性。它的任务是研究护理人员与患者及其家属、护理人员与同行间的人际沟通的特点及规律,促进和谐人际关系的建立与发展。

(二) 护理人际沟通学的研究范围

护理学旨在帮助健康的人或患病的人保持或恢复健康,或平静地死亡。护理学的中心是人的健康,因此护理人际沟通学是以护理人际关系中信息传递、情感交流的行为为研究的内容,以护理人员作为团体及个体两个方面所体现的与患者、患者家属、医生及其他医疗保健专业人员之间所形成的各种人际关系为研究对象,理解各种关系的结构、规范、原则、方法、心理规律以及人际沟通的规律、特点、方法和策略,促进护理工作中良好人际关系的建立,保证护理工作的顺利进行,提高护理质量,促进患者健康。

二、护理人际沟通学的人文内涵

(一) 创造人文化护理工作环境

在日常护理工作中,护理人员不仅要完成高强度的护理任务,还需要面对错综复杂的人际关系。护理人员的工作压力及工作疲溃感的重要影响因素就是人际关系。当护理人员与

患者及其家属出现人际矛盾或冲突时,护理人员既无法为患者提供充满人文关怀的高质量护理,也会丧失其工作信心,产生职业倦怠,无法发现护理工作的职业价值及意义,如此恶性循环下去,就会增加护理差错事故的发生率,导致护理质量下降,影响患者身心健康甚至威胁到患者的生命。同时,护理工作需要接受监督,并与他人合作。护理人际沟通学将护理学与人际沟通学结合起来,培养护士良好的沟通能力,使护理人员能协调好各种人际关系,营造互相尊重、和谐美好的人文化护理环境。

（二）构建和谐护患关系,减少护患冲突

经济的发展使得人们对于医疗卫生保健的观念随之发生变化,人们对健康和照护的需求也越来越高,容易导致医疗保健人员无法满足患者的需求,从而医患矛盾激增。患者及其家属与医疗保健人员的沟通渠道不畅使得医患纠纷、护患纠纷层出不穷。在就医过程中,患者迫切需要与医务人员沟通交流,获得来自医务人员的人文关怀。护患之间通过有效的沟通,相互理解、信任、关心和爱护,共同促进护理决策的完成,可以使患者保持对疾病治疗的信心,减轻患者由于疾病带来的焦虑、抑郁、愤怒等不良情绪,营造良性的工作环境和就医环境,减少护患冲突,提高患者对护理工作的满意度。

（三）培养优秀的新型护理人才

护理教育不仅要培养具备扎实理论知识、熟练操作技能的护理人才,还要培养具备人文素养的护理人才。近年来,随着医学模式的转变以及我国医疗体制的改革,护理教育也进行了巨大的变革,各大护理院校增设了医学人文课程,在护理专业课的理论和实践内容中均融入了人文元素,使护生既具备宽厚的护理理论知识基础及熟练的护理操作技能,同时也具备人文关怀精神,以培养更适合当代社会需要的优秀护理人才。护理人际沟通学是将护理实践与人文科学相结合的学科,在进行护理工作的过程中,指导护理人员如何与患者、患者家属、护理同仁和医生沟通,共同促进护理质量的提升,拓展了护理实践范围,提升了护理人员的个人价值和社会价值。

三、护理人际沟通的原则

（一）真诚的态度

沟通应遵循的第一个原则就是要以真诚的态度与他人沟通。真诚的态度是与人交往的根本所在。敞开心扉、真情流露可以让沟通途径更加顺畅。

（二）尊重他人

所谓尊重,就是承认对方有自由表达心中意念的权利。不管是什么人,都有其存在的价值;不管以何种方式表达,个体的想法与感觉都值得重视。实践表明,尊重可以与人为善,弘扬人性的光明面。即使不善言辞,仍然可以用非语言行为表达出你对他人的尊重。

（三）人性化

人性化强调人性、使命、地位、价值观发展。作为一种道德原则,人道主义思想是人类文明的产物。由现代护理的创始人南丁格尔提出的关怀生命、救死扶伤的人道理念,以及不因种族、性别、宗教、年龄和国家而歧视需要护理的每个人的护理准则,使护理事业成为一个伟大的人道主义事业。护理工作应采取人性化的护理模式,即以患者为中心,将患者作为具有生物、心理、社会和精神的完整的人。护患沟通中强调的人性化原则要求护理人员注意患者的感受、需求、价值观和选择,以使患者在与护理人员的互动中能体会到来自护理人员的人道主义关怀。

（四）给予患者温暖

在护患沟通中,患者都希望能从护理人员的语言和非语言行为中感受到温暖。护理人员可以使用语言或非语言行为来表达对患者的关心,给予患者温暖。如选择亲近而又不亲密的护患沟通的最佳的个人距离、保持目光的接触、使用触摸、倾听患者的讲述等。

（五）保守秘密

护患沟通过程中以及收集患者相关信息的时候,都不可避免地会涉及患者的隐私。对于患者的隐私,护理人员要在遵守护理伦理道德原则的基础上以专业精神为其保密。即便是与患者的诊疗相关的信息,在与团队中其他医生和护理人员分享之前,也必须征得患者本人的同意。

（六）明确的目的性

为了达到良好的沟通效果,护患沟通过程中始终要紧密围绕主题进行沟通。要明确与患者沟通的目的,是收集信息还是证实信息,是分享信息、思想、情感还是与患者建立信任关系。

四、护理工作中的人际关系

（一）护患关系

1. 护患关系的概念及特点

（1）护患关系的概念:在医疗服务过程中会涉及多种人际关系,其中护患之间的关系尤为重要。护患关系是指在相互尊重和接受彼此的民族文化差异的基础上,护患之间形成的一种工作性、专业性的人际关系。从广义上讲,护患关系是指围绕患者的治疗和护理而形成的各种人际关系,包括护理人员与患者、医生、家属以及其他医疗人员之间的关系。狭义的护患关系则是指护患之间由特定环境和时间中的人与人之间的互动形成的一种特殊的人际关系。

（2）护患关系的特点:①专业性:护患关系是为了解决患者在生病期间遇到的身体、心理、精神、社会和文化问题,并满足患者的需求作为主要目的的专业性人际关系。②工作关系:护患关系是出于护理工作的需要,护患之间的人际交流是一种职业行为。无论患者的身份、性别、习惯、年龄、职业和素质如何,出于工作需要,护理人员都必须与患者建立并保持良好的关系。在护患关系中,护理人员需要平等对待所有患者,发自内心地为患者着想,并真诚地给予患者帮助。③以患者为中心的关系:护患关系的中心是患者的健康、安全和生活质量,一切护理行为都必须以解决患者的健康问题为出发点和归宿。④治疗性关系:良好的人际关系可以使人们感到舒适并有助于恢复健康。人际关系不佳会引起诸如愤怒、焦虑和沮丧的负面情绪,并损害人们的身心健康。良好的护患关系可以有效消除或减轻患者在疾病、诊断和治疗、环境以及人际关系方面的压力。因此,护患关系本质上是一种治疗性关系。⑤互动关系:护患关系的好坏受护患双方行为的影响。任何一方积极的行为都会促进护患关系向积极的方向发展;相反,任何一方的消极行为都会使得护患关系向消极的方向发展。护患双方对健康和疾病均有各自不同的看法、认识、情感和理解,而这些因素会影响到彼此间交流所表现出来的行为,从而进一步影响到护理人员给予患者的护理质量。⑥多方位关系:护患关系不仅限于护理人员和患者,在医疗过程中还涉及多方面的人际关系,包括患者的家人、医生、同事和朋友的关系等。这些关系将从不同的角度,以多方向互动的方式影响护理人员与患者关系的发展。

2. 护患关系的行为模式　基于护患双方在人际关系结构中的心理方位和角色地位,护患关系的行为模型可分为主动-被动模式、指导-合作模式和共同参与模式。

(1) 主动-被动模式:该模式是生物医学模型主导下的最常见的单向性的护患关系,其特征是"护理人员为患者做什么"。在这种模式下,护理人员处于主导地位,要求患者服从安排、被动地接受护理操作。该模式强调了护理人员的权威性,忽视了患者的主观能动性,难以获得患者的配合,护理效果差。主动-被动模式适用于有意识障碍患者、婴幼儿、重症患者、休克和精神疾病的患者。这些患者部分或完全丧失了正常的思维能力。护理人员需要有良好的职业道德、高度的责任感以及对患者的同情和关怀,以确保患者能够快速康复。

(2) 指导-合作模式:该模式是一种以生物-心理-社会医学模式主导的微弱单向护患关系模型。它的特征是"护理人员教患者做什么"。该模式把患者视为有意识、有思想的人。在护理活动中,患者具有一定的主动性,具体表现在:积极配合护理人员的工作,愿意分享自己的病患信息,主动向护理人员提出自己的护理需求。

指导-合作模式适用于急性病患者,因为这类患者神志清楚,但病情严重、病程短、对治疗和护理了解少,有必要依靠护理人员的指导才能更好地康复。

(3) 共同参与模式:该模式是在生物-心理-社会医学模式主导下的一种以人的健康为中心的双向互动的护患关系模式,其特征是"护理人员帮助患者自我恢复"。在这种模式中,护患双方是平等的,相互尊重、相互协商,对护理目标、方法及结果都较为满意。共同参与型的护患关系模式主要适用于慢性病患者。

在实际医疗护理活动中,患者所患疾病的特点、患者及护理人员的人格特质也会影响护患关系的建立,护患关系的模式需要根据患者的病情及时调整。

3. 促进护患关系的方法

(1) 营造良好的护患关系氛围和环境:在医疗护理过程中,护理人员需要与患者、医生、患者家庭成员及其他护理人员进行沟通并团结协作。这就要求护理人员要善于处理各种人际关系,并将医疗过程中的人际关系整合为和谐的整体,建立一个和谐、安全、人性化的环境,使患者在治疗和护理过程中保持良好的心理状态,最大程度地发挥潜能,并最大程度地参与到治疗和护理工作中。

(2) 尊重患者的权利和人格:在与患者互动的过程中,护理人员应充分尊重患者及其个性,平等对待每位患者,营造温暖和贴心的护理环境,使患者感到被尊重、被接受和被理解,减少患者由于疾病引起的焦虑和抑郁等负性情绪,建立和发展良好的护患关系。

(3) 与患者建立充分的信任关系:建立信任感是良好护患关系的前提,而充分信任关系的建立有赖于护患之间的良好沟通。信任是个人依赖他人进行交流的个人愿望,包括不加评判地接受他人。信任感可以帮助双方在交往中具有安全感,并使人们感受到他人的关心和关注。信任感使护患交流更加坦诚,有利于患者的康复。

(4) 良好的人际沟通技巧:良好的沟通技巧是促进良性护患关系的基础。护理人员可以通过运用同理、核实、倾听、共情、自我暴露、触摸等语言和非语言沟通技巧与患者进行良性的沟通,将人文关怀融入护理服务中。

(5) 为患者树立角色榜样:护理人员应学会换位思考,用一种理解、关爱的态度接纳患者,营造关心、尊重和理解的人性化氛围,感悟患者所承受的社会心理负担,促进患者的角色转变。

(6) 健康的工作情绪,饱满的工作热情:护理人员应不断提高自己的情商修养,注意控制自己的情绪,避免自己的负性情绪对患者造成不良影响。同时,护理人员要了解患者和家属的情绪状态,维系融洽的人际关系,在与患者交流的过程中应该以敏锐的洞察力把握患者的情绪,及时发现患者的需求,不把自己的想法强加给患者。

(7) 全面提高专业素养:为避免护患矛盾,护理人员不仅应具备高尚的职业道德,而且还必须具备丰富的专业知识和熟练的操作技能,才能满足患者对护理服务的需求。因此,护理人员必须树立终身学习的理念,不断获取专业领域的最新知识和技能,才能更好地为患者服务。

(8) 正确处理护患冲突:护患冲突是人际冲突的一种,是影响护患关系健康发展的因素之一。发生护患冲突时,表示患者在接受治疗、护理和服务过程中不满意,患者还可能向医院提出意见和建议。这是他们的权利,也是对医院工作的客观评价和有效监督。护理人员应明确护患冲突产生的原因,从消除角色不明确的影响、消除责任冲突的影响、自觉维护患者的合法权益,加强护患沟通,处理好护患冲突。

(二) 护理人员与患者家属的关系

1. **护理人员与患者家属关系的概念**　护理人员与患者家属的关系是指护理人员为了患者的健康与患者家属或者与患者有重要关系的人所建立起的工作性的人际关系。患者家属是维系良好护患关系的纽带,护理人员通过与患者家属建立良好的关系,进一步收集患者的相关信息,与患者及其家属共同制订护理计划,充分发挥患者及其家属的主观能动性,促进患者与其家属之间的沟通交流,满足患者的亲情需要和关爱需要,最终达到促进患者健康的目的。

2. **促进护理人员与患者家属关系的意义**　在整体护理过程中,医疗保健人员越来越多地感受到患者家属对于提高护理质量的积极作用,特别是一些重症患者、高龄患者等,护理人员与患者家属建立良好的关系可以促进患者家属角色的转变,指导患者家属支持、配合护理人员为患者提供良好的护理,促进患者恢复。

3. **促进护理人员与患者家属关系的方法**

(1) 热情接待、主动介绍:患者生病住院,家属来院探望或照顾。家属对医院环境、医院制度不了解,对患者病情及相关信息不知晓。护理人员应理解家属的心情,热情主动介绍医护人员、医院环境、陪护探视制度、患者的病情、患者的治疗措施及预后等,使家属对医院情况及患者的病情做到心中有数,减轻焦虑、紧张不安的情绪。

(2) 听取询问、耐心解答:患者家属大多为非医护专业人员,他们对医学知识的缺乏和对患者健康的担心,使得他们可能多次、反复地询问与患者疾病相关的问题。护理人员应根据自己的专业知识、经验,耐心地向家属解答问题。护理人员与患者家属友好交往,既增加了患者家属对护理人员的信任感,又可让家属协助做好患者的心理疏导,以促进护患关系的协调融洽。

(3) 评估家庭、解决困难:护理人员通过与患者家属沟通,了解患者生病后的家庭情况,评估家庭存在的问题。针对该家庭面临的困难,与家属共同商讨解决问题的办法,并提供必要的帮助。

（4）告知病情、有效指导：许多家属迫切想知道亲人患病的详细信息，常表现出急躁、不冷静。此时护理人员应沉着、冷静对待，用适当的方式向患者家属告知病情，并对他们表示关心，以取得患者家属的信任和理解。

（三）医护关系

1. 医护关系的概念　医护关系是指护理人员与医生所建立起的工作性的人际关系。医护关系的实质是一种工作性的合作关系。

2. 医护关系的基本模式

（1）主导-从属型：随着医学科学的发展和护理学科的进步，医护关系也在不断变化，但是长期以来，受到传统医学模式的影响，医疗护理活动都是以疾病为中心，在护理尚未成为独立的学科之前，护理工作长期被视为医疗工作的附属，护理人员只对医生负责，简单机械地执行医嘱，而不是对患者负责，其结果极大地制约了护理人员主观能动性的发挥，使医护关系成为支配与被支配的关系，从而形成了主导-从属型医护关系模式。

（2）独立-协作型：随着生物医学模式向生物-心理-社会医学模式转变，护理学成为一门独立的学科，并逐渐形成独立的理论与实践体系。护理工作模式向以患者为中心的整体护理模式转变，护理人员的角色从单一的照顾者角色逐渐向多功能角色转变。医护关系逐步转变为紧密联系的并列合作关系。两者之间相互依存、相互促进、共同协作，由此形成了独立-协作型医护关系模式。

3. 促进和谐医护关系的方法

（1）相互尊重、互相学习：医生和护士是工作关系最为密切的医疗伙伴关系，只有分工不同，没有高低贵贱之分。在沟通交往中医护应该相互尊重，互相支持。

（2）相互信赖、真诚合作：医疗护理活动中，医护双方要理解对方的工作特点，分清双方的责任，尊重对方的人格，信赖对方的能力。同时护理人员在工作中既要遵从医嘱完成医疗护理工作，又不能盲目依赖医生。医护双方都应该把维护患者的利益作为最高准则。

（3）主动宣传、加深了解：虽然医疗和护理关系密切，但并不是所有医生都能理解护理专业的特点。护理人员也应主动与医生进行沟通，解释护理专业的特点、内容及具体方法，以增加医生对护理专业的理解和支持，消除误会和偏见。

（4）坚持原则、适当解释：当医护双方对于治疗和护理的一些具体做法存在不同看法和意见时，护理人员应当尽力做到以患者的利益为中心和安全至上。为了维护患者的利益，保证患者的安全，护理人员应坚持原则，避免发生医疗差错、事故，而影响患者的安全。

总之，护理人员与医生的沟通，有赖于双方相互的理解支持，护理人员应从患者利益出发，积极主动地与医生配合，共同出色地完成医疗护理工作。

（四）护际关系

1. 护际关系的概念　护理人员之间的关系称为护际关系，护际关系反映了护理人员素质及团队合作精神。理解、尊重、友爱、协作是护际关系的基础，创造民主和谐、团结协作的良好氛围是护理管理工作的重要任务。

2. 建立良好护际关系的意义

（1）对护理人员集体凝聚力和工作效率的影响：集体凝聚力是工作效率得以提高的前提，而良好的人际关系是集体凝聚力的基础，一个集体人际关系的优劣直接影响成员的工作积极性。护理单元是相对固定的集体，护际关系的融洽，护理人员之间团结协作，工作上彼此支持,生活中互相体贴,凝聚力会增强,工作效率也将明显提高。

(2) 对护理人员自我发展和自我完善的影响:个人的自我发展受自然环境和社会关系的影响。良好的人际关系可以鼓励个体互相促进,促进自我发展和进步。护理部门良好的学习氛围将形成榜样的力量,并为部门内的积极进步和相互学习创造良好的氛围。

(3) 对护理人员服务态度的影响:良好的人际关系是个人情感的调节剂。当护理人员之间发生冲突时,会产生抵触情绪和消极情绪,从而影响护理服务本身,导致护理人员对患者缺乏耐心,言语刻薄而冷漠,无法认真解释和沟通,降低护理服务质量。

(4) 对护理技术操作水平的影响:在护理操作中,同事的合作、部门的团结和领导的鼓励对护理人员的成功有显著影响。护理人员在操作过程中有同事支持将增强自信心。良好的心情可使护理人员在治疗或护理操作过程中获得患者的合作和理解。

(5) 对护理工作交接班的影响:如果护士群体内部不团结,如不愿与配班搭档配合,可能会破坏正常的排班秩序。护士之间的关系不融洽,交接班就可能会敷衍了事,出了问题就相互推诿,影响工作的协调和护理质量。

3. 促进护际关系的方法

(1) 相互理解、相互尊重:护士长应关心和尊重护士,平等待人,成为可信赖的带头人。尽管在工作上护士长和护士是上下级关系,但在人际交往中应该平等相处。护士长要求护士对患者有爱心,首先护士长必须爱护护士。一个充满爱心的护士长将大大提高整个护士团队的凝聚力和工作能力。一个充满个人威信和人格魅力的护士长是建立护士和谐愉快关系的基础。同时,护士长要善于与护士沟通,掌握每位护士的性格特征,善于发现每个人的优点,管理应在相互尊重的基础上严格要求。

护理人员之间应该建立良好的关系,互相照顾、互相爱护和互相尊重。护理工作的内涵就是照顾和帮助,护理人员应尽最大努力帮助需要帮助的人,不仅对患者,也包括对同伴。

(2) 换位思考、推己及人:每位护士要发自内心地为整个科室利益及管理要求考虑,支持、配合护士长工作。护理人员不仅应服从工作安排,还应群策群力,主动参与到科室护理管理工作中。

护理人员以女性为主,在家庭社会中担任多种角色,生活工作压力较大,每个人往往有不同的心境和困难。所以当遇到问题和矛盾时,如果能换位思考,就容易更好地理解他人,有助于矛盾的化解和问题的解决。

在临床护理工作中,护理人员要与患者、患者家属、医生以及护理同仁建立工作性的人际关系。人际沟通是建立人际关系的基础和保障。因为护理服务对象的特殊性,护理人际沟通必须考虑到人文的要素,弘扬人文精神,在与服务对象的沟通中充分体现关心人、爱护人和尊重人的人文情怀,从而促进护理人际沟通的有效性。

(李小寒)

第十三章

护理法与人文护理

法是以权利和义务为内容,以确认、保护和发展人民所期望的社会关系和社会秩序为目的的行为规范体系。它是由国家制定、认可并由国家保证实施的,反映由特定物质生活条件所决定的人民意志。法具有规范性、国家强制性、阶级意志性和物质制约性。护理立法的历史和发展,有助于了解法与护理道德的关系,以及护理法与人文护理的有机联系。本章将概述护理立法,考察护理法及其调整对象,明确护理法的基本内容,分析护理法与人文护理之间的关系。

第一节　护　理　立　法

一、护理立法概述

护理立法(nursing legislation)是指国家立法机关依照法定程序,制定、修改或废止有关护理活动的专门规范性文件。

护理立法通过法律的强制性有效保证护理人员权利的实现和义务的履行,同时给护理专业、护理工作创造出良好的执业环境。护理立法维护护理人员权益、保障患者利益、促进护理学科发展以及医疗护理事业的发展。具体来讲,护理立法具有以下几个方面的作用:第一,护理法规可以最大限度地维护护理人员和护理服务对象的合法权益。通过护理法规的制定,为护理人员地位、作用和职责范围确立了法律依据,护理人员本身和护理对象的合法利益也可以得到更好的保护。第二,通过护理法规的制定,可以建立具有先进法律理念的护理观,为护理人才的培养和护理活动的展开制订标准,使繁杂的各种制度和评价方法都可以统一在法律规范的标准之下。护理法规的制定和实施也会促进护理人员加强法治观念,增强法律意识,依法规范行为。第三,促进护理人员的教育和临床实践能力的培养。护理法规制定的护理资格认可、护理行为规范具有国家权威性,对促进护理学科健康发展起到重要的作用。

护理立法初步形成法案后会不断修订,立法形式也不断扩充和逐步完善。护理立法须遵循一定的原则:①明确目的原则,法规的制定应该达到预期目的;②清晰定义原则,法规制定标准应该立足于清晰的职业范围和职业职责;③职业根本原则,护理法规制定应该促进护理事业的最大发展和充分发挥护理职业对社会的贡献;④利益和责任多样化原则,护理法规制定应该协调利益相关者和社会各方的利益;⑤平衡原则,法规的制定应当承认和合理平衡各方的权利、义务和利益;⑥职业最佳状态原则,法规制定应当促进职业处于最佳状态并控制不利于最佳发展的各种因素;⑦灵活原则,法规制定应当有一定的灵活性,为创新、发展和改变留有弹性空间;⑧有效和一致原则,法规制定应当有效,与上位法和普通法保持一致,并确保协调各方利益一致;⑨普适性原则,法规的制定应当提供履行职业通用的标准,并且该标准可以最大程度地适应社会的需要;⑩程序公正原则,法规制定的程序应该公开公正,并且有确定的司法救济途径;⑪职业平等和兼容原则,法规制定应当认可各职业的平等和互助,完善职业教育和职业实践,促进职业发展。

二、国际护理立法概述

(一) 护理立法历史

从世界范围来讲,护理立法始于 20 世纪初。各国基于医疗护理工作中所涉及的事故纠纷,从护士的培养、执业规范、责任划分角度出发,为保障患者、护理人员、医疗机构的权益,提高护理质量,促进护理事业的健康发展,促进护理管理法制化先后进行相关立法工作。WHO 于 2000 年对 121 个国家的调查结果显示:78 个国家制定了护士法或护理法。

历史上,比较具有代表性和影响力的护理法包括:1901 年新西兰颁布了《护士注册条例》(*Nurses Registration Act*),它允许具有超过四年经验的护士注册;1903 年,美国北卡罗来纳州、新泽西州等首先颁布了《护士执业法》(*Nurse Practice Act*),作为护士执业的法律规范;1919 年,英国颁布了世界上第一部护理法《护士法》(*The Bill of Nurse*),该法案于 1923 年正式生效,规范了对护士的注册管理。1921 年,荷兰颁布了护理法。随后,芬兰、意大利、加拿大、波兰等国也相继颁布了护理法。1948 年,日本颁布的《护士、助产士、保健士法》规定了准护士和护士在完成护士学校课程后,通过日本厚生省组织的全国统一考试后,才能从事护士工作;助产士和保健士在完成护理专业课程的基础上,增加 1 年有关助产技术或者公共卫生保健方面的课程,成为助产士或者保健士。

2001 年,美国的《护士权利法案》(*Nurses'Bill of Rights*)规定了护士应有的 7 项权利:①护士在法律授权的范围内可以按照专业标准行事;②护士在符合伦理道德的环境下工作的权利;③护士作为患者享有健康、安全等权利的保护者,有权自由且公开地为自己和患者辩护而不必担心受到报复;④护士有权获得与其具有的教育水平、经验和职业责任相当的工作报酬;⑤护士有权享有安全的工作环境,主要表现在护士应当通过穿戴防护设备、遵守规范来保护自己,护士也有责任保护患者的安全;⑥在任何环境下,护士有权以个人或集体名义与雇主或其他主体协商;⑦护士有权加入行业协会来表达自己的诉求,维护自身权利。2002 年,美国颁布了《护士再投入法》(*Nurse Reinvestment Act*),该法案规定:护士可以个人或者集体的身份就她们的雇用条件进行谈判、拥有安全的工作环境等七项权利。2004 年,美国加利福尼亚州率先通过了《国会法案》,该法案强制要求医疗机构要达到一定的护士与患者比例,以提高医院中患者的安全。

2006 年开始,英国逐步放开处方权,授权注册护士有独立处方权。经过授权的护士在完成相关培训后,可以在其职权范围内对任何医疗状况开具所有药品,但不包括国家特殊管制药品;2012 年英国再次立法,具有独立处方权的注册护士可以为患者开具任何药品。

2006 年,东盟国家签署了与该地区护理服务有关的互认协议。该协议是促进东盟成员国之间技术工人自由流动的一系列政策的一部分,要求相互承认专业监管框架。例如,2007 年以来,柬埔寨和越南确立了护理监管框架,与东盟的区域整体框架保持一致。

对于护理立法,具有里程碑作用的国际“立法”是国际组织——国际护士会于 1953 年7 月发布了《国际护士伦理守则》,对护士在执业中的权利和护士义务进行了较全面详尽的阐述,对各国护士立法具有指导意义。1968 年,国际护士会制定了《促进护理立法的指南草案》(A Proposed Guide for Formulating Nursing Legislation),为各国护理法制定提供了权威指导。国际护士会还先后发布了《护理法规:全球研究的最终报告》(1992),《国际护士会的立法:面向二十一世纪的模式》(1997),《规范化的护理法规》(2007)等国际文件,进一步促进了美国等国家的护士立法。2001 年,美国护理学会通过了一项《护士权利法》(Nurses' Bill of Rights),明确规定了护士的 7 项权利。2002 年,美国颁布了《护士再投入法》(Nurse Reinvestment Act),用立法的形式规范了对护士的教育和继续教育的投资,从护士的培养教育、医疗设施、财政等方面予以支持。

(二) 护理立法发展

无论对于大陆法系国家,还是对于英美法系国家,法律以成文或不成文的形式存在,法律的内容并非一成不变,法律的解释和修正是法律得以不断发展完善的原因,“修正”也是“造法”,有利于法律体系内部的运转以及维护法律在社会中的正义。因而,社会、经济、文化等的不断发展也促使各国对护理法进行调整修正。如澳大利亚学者对于执业护士标准的修订进行了一个体系化的研究,提出了标准框架,在临床领域中以评估使用诊断能力、计划护理及团队参与能力、处方及采取治疗干预能力、监控成效以评估和提高执业能力为四个标准,其中教育、科研、领导力领域也贯穿在这四个标准之中。英国护理和助产学委员会修订的《护士和助产士执业守则》(The code Professional standards of practice and behaviour for nurses, midwives and nursing associates)增加了关于公平、基本护理、社会媒体、药物管理、临终关怀和良心上的反对方面的义务,以及关于同理心、团队合作、档案保存、授权、提出关切以及与调查和审计合作部分的修订。

随着社会的多层次、多维度的发展和变革,护理法不仅在立法内容涵盖范围上具有与时代变化相对应的创新,在立法程序上也有逐步完善的新模式出现,以美国纽约州为例,波士顿儿童医院建立了立法行动兴趣小组,使护士参与到相关政策和法规的探讨过程,并且形成反馈环路使政策制定者了解现实护理工作信息,在医院护理部、患者、政府三方之中构建中间协作组织模式。此外,在社会发展过程中,大众对护理的需求不断提升,护理工作不断细化,专科护士的权利和义务成为护士法中需要考虑的内容。目前,国外关于专科护士立法的研究主要集中在立法的必要性和立法过程中的各种障碍。此外,全球老龄化使护理的工作范围和内容出现变化,以及人工智能等在护理领域的应用等,也将不断丰富护士立法中的相关内容。

三、中国护理立法概述

(一) 我国护理立法历史发展

我国护理事业主要始于 1909 年中华护士学会的成立。1934 年,护理作为一门专业被纳入国家正式教育系统。中华民国政府卫生署于 1936 年公布了《护士暂行规则》。1948 年,在广州召开的第三届中国护士学会全国会员代表大会上,一致通过了"护士法草案提请商讨案",但由于国内战事未付诸实施。中华人民共和国成立后,国务院颁发的法令、指示、暂行规定、办法等包含了一些与护理相关的内容。1952 年,政务院发布了《医士、药剂士、助产士、护士、牙科技士暂行条例》。

改革开放以来,我国的卫生立法进入了一个新的时期,护理法治建设也得到加强。1979 年,卫生部颁发了《关于加强护理工作的意见》,要求抓紧培训护士,提高护理质量,充实、加强护理队伍,改善护士福利待遇。1981 年,卫生部颁发了《关于在〈卫生技术人员职称及晋升条例(试行)〉中增设主管护师职称等几个问题的通知》。1982 年,卫生部颁布的《全国医院工作条例》第九条规定了医院要加强护理工作领导,并对护理工作提出了具体要求。1982 年,卫生部颁布《医院工作制度》和《医院工作人员职责》,提出了护理工作制度,规定了护士职责,但尚未出台一部关于护士资格管理的法规,曾经使大量未经专业培训和未经正规专业培训的人员涌进护士队伍,导致护士的水平和素质参差不齐。卫生部于 1994 年施行《中华人民共和国护士管理办法》,对考试、注册、执业、罚则等内容进行明确。

1997 年,卫生部颁布《关于进一步加强护理管理工作的通知》《继续护理学教育试行办法》,前者再一次强调护士在医院队伍中的重要性,用政策引导护理发展,要求改变"护士只是打针、发药,人员可多可少"的错误认识。2008 年 5 月 12 日起施行的《护士条例》扩充了大量内容,对执业注册等内容作了更详细的解释,用文字形式规定护士、医疗机构的责任与义务,指导护理工作合法合规进行。2008 年,卫生部颁布了《护士执业注册管理办法》。2012 年,卫生部发布了《卫生部关于实施医院护士岗位管理的指导意见》,提出了医院要实行"以患者为中心"的责任制整体护理工作模式,责任护士全面履行专业照顾、病情观察、治疗处置、心理护理、健康教育和康复指导等岗位职责。

(二) 我国护理法现状和问题

我国护士、护理相关规定主要在一般法或隶属于卫生法规系统中,内容方面逐步趋近于专业化、体系化。2020 年我国《中华人民共和国基本医疗卫生与健康促进法》(以下称《基本医疗卫生与健康促进法》)实施,第五十三条规定,国家对医师、护士等医疗卫生人员依法实行执业注册制度。医疗卫生人员应当依法取得相应的职业资格。该法条在法律层面上对护士执业注册制度进行了规定。在包含护理法相关内容的卫生法体系的修订完善过程中始终遵循《中华人民共和国立法法》中规定的宪法、法治、民主、科学基本原则,同时也从卫生立法的角度,体现卫生法的基本价值观念,遵循以下原则:①以保障和促进国民健康权为原则,法治社会,以民为本,国家的一切权力皆服务于个体的或整体的公民权利;②平衡各方利益的原则,在价值层面上要平衡"公平"与"效率",才能保证各方利益的动态平衡;③厘清权责原则,立法视角应主要集中于国家、社会与特定卫生相关社会群体和个人之间的基本关系,明确权利义务关系。

我国缺乏专门的护理法律法规体系,虽然在一般法和卫生法中一些条款对护理工作人员的权利义务等有所规定,但是规定内容上无法全面覆盖。2016年11月,国家卫生和计划生育委员会制定了《全国护理事业发展规划(2016—2020年)》,提出要落实相关法律法规,维护护士合法权益,提出要采取有力措施督促医疗机构落实《护士条例》,保证人力配置,提升薪酬待遇,防控和减少护理职业健康危险因素,切实维护和保障护士合法权益和身心健康,稳定和发展好护士队伍。但是,我国仍需要更高层次的专门法来明确和保障护士权益。

虽然,《基本医疗卫生与健康促进法》对医疗卫生工作人员中的相关事项予以规定,如第五十五条规定,国家建立健全符合医疗卫生行业特点的人事、薪酬、奖励制度,体现医疗卫生人员职业特点和技术劳动价值;对从事传染病防治、放射医学和精神卫生工作以及其他在特殊岗位工作的医疗卫生人员,应当按照国家规定给予适当的津贴。津贴标准应当定期调整。第五十七条规定,全社会应当关心、尊重医疗卫生人员,维护良好安全的医疗卫生服务秩序,共同构建和谐医患关系。医疗卫生人员的人身安全、人格尊严不受侵犯,其合法权益受法律保护。禁止任何组织或者个人威胁、危害医疗卫生人员人身安全,侵犯医疗卫生人员人格尊严。国家采取措施,保障医疗卫生人员执业环境等。但是,我国还缺乏对于护理工作人员一些需要单独明确的问题的相关规定。

另外,双轨管理下的合同聘任护理人员的权益保障仍存在问题。公立医院为解决护士配置不足和编制分配不足的问题,采取聘用合同护士的方式,形成了"编制护士"和"聘用制护士"共存的双轨管理。随着人事聘任关系的多元化,合同聘任护士和编制护士在临床护理和护理科研教育等工作中共同发挥作用。但在薪酬待遇方面存在差别对待,在晋升、职称评定方面仍有差别。同工不同酬的双轨管理打击了聘用护士的工作积极性,易造成人才的流失,不利于护士队伍的稳定、护理质量的提高及护理专业的发展。一般法中,虽没有对护士权利的特别明确规定,但护士的同工同酬可以依照《中华人民共和国劳动法》和《中华人民共和国民法典》中的规定执行。

(三) 我国护理立法的趋势和原则

护理水平与人民群众的健康利益和生命安全密切相关。护士的工作质量和专业技术水平直接关系到医疗服务质量和医疗安全。最初将护理教育定位于中等专业,使我国护士培养的层次受限,整个护理队伍的学历和水平降低,因而限制了护理事业的发展,需要专门的护理法来规范和保障。护士工作的规范和护士权益的保障对护理工作的发挥是至关重要的。

新的科技发展所带来的新兴医疗卫生服务关系,如"互联网服务和护理,网约护士和护理咨询""共享护士",以及人工智能护理、护理大数据与护理研究等行为所涉及的社会关系等,也需要护理法的完善和补充。而且,护理工作的快速发展,使我们现有的护理法规层级和内容均难以适应新时代的需求。护士执业的权利权益保障需要上位专门法,需要提升法律层次和专门的护理法律法规体系,在保障护理人员权益的同时,促进护理人员的法律地位,保证和加强其执业的义务履行。

2014年3月,全国政协委员、时任中华护理学会理事长的李秀华提交了关于"亟待制定并出台《中华人民共和国护士法》"的提案,该提案阐述了护理相关的法律建设对我国护理事业发展的重要性。2020年和2022年的全国两会上,护理立法再次被代表提议。专门的护理法体系的立法需要参考国际经验,结合我国国情,并需要遵循以下原则:①宪法是中国护理法规制定的最高守则,是护理法制定的根本原则和母法;②护理法规条款具有权威性、强制性,条款措辞要准确、精辟、合理;③制定中国护理法规时要充分考虑到国外护理法规制定的先进理念、法规内容和实施效果,使各条款尽量尊重国际原则;④护理法规必须符合中国护理专业的实际情况,从中国的特有文化背景、经济水平和政治制度出发,兼顾全国不同地区发展水平的护理实践发展的实际状况,确立更加切实可行的条款;⑤护理法规的制定反映现代护理观念。护理法规的制定要立足于现代护理学和护理管理的发展,反映科学的现代护理专业特点,并且体现国际化趋势和维护正常的护理秩序,考虑当代科技革命所带来的新兴卫生服务关系;⑥保障护理活动开展相关建设和监管,创造适合护理活动发展需要的社会环境,鼓励组织依法开展护理活动,为社会护理需要服务;国家以护理立法为前端,促进、引导、监督与扶持护理工作,维护社会正常的护理活动秩序,促进非法护理活动的依法制裁和监管,保障人民的生命健康权利。

第二节　护　理　法

一、护理法概述

(一) 护理法的概念

护理法是由国家规定或认可的关于护理人员的资格、权利、责任和行为规范的法律法规规范的总和。护理法对护理工作有监督、约束和指导的作用。护理法是以护理相关的权利和义务为内容的,它表现为专门的护理法律法规、规章,也包括其他类型法律规范中有关护理事务的条款和规定。护理法确定了护理工作的独立性、教育制度,规定了护理活动的内容、考试及注册制度、护士的执业及行政处分原则等,并对护理工作人员在教育培训和服务实践方面所涉及的问题具有强制执行效力。

(二) 护理法的作用和调整对象

法的作用也是法的职能,可以从两个角度理解。一方面,法具有规范、指引、评价、预测、教育、强制和预防等方面的作用,来实现对合法行为的保护和对非法行为的谴责、制裁、警戒和预防作用。法的最终目的不是惩罚,而是通过预测和强制作用,实现对违法行为的预防作用。另一方面,法具有社会作用,即法还有执行社会公共事务的社会职能,例如《护士条例》第一条:为了维护护士的合法权益,规范护理行为,促进护理事业发展,保障医疗安全和人体健康,制定本条例。

护理法的调整对象即护理法律调整的社会关系的范围,主要包括护士的执业注册和执业过程中与国家卫生行政机关、医疗卫生机构及组织、企事业单位、个人、国际组织之间保障医疗安全及增进人体健康而产生的社会关系以及护士群体和国家卫生行政机关、医疗卫生机构及组织内部管理关系,具体分为以下几方面:卫生组织关系,如申请参加护士执业资格考试的条件、考试内容、获得护士执业证书的程序;卫生管理关系,如护士执业注册管理内容包括护士注册条件、注册申请、资格变更;卫生服务关系,如护患之间的权利义务关系、纠纷中权责归属关系;护理科研及其涉及技术发展等形成的合作关系和社会关系;国际卫生关系,如我国《关于中国增派护士赴阿拉伯也门工作的换文》中所涉及的涉外权利义务关系。互联网服务在未来也会涉及国际护理关系。

二、我国现有护理法体系

我国没有专门的护理法体系。护理法涉及的内容主要包含在国家立法机关颁布的涉及护理活动的一般法律法规和卫生法法律法规的护理相关法,中央和地方行政主管及卫生行政部门制定的护理规章和关于或者涉及护理活动的规定、标准、办法、通知等,以及医疗卫生单位制定的关于或者涉及护理活动管理制度和办法、医疗技术操作规程等。我国现行的护理相关法体系,基本上可以分为以下几大类:

（一）宪法和一般法

除非明确规定适用卫生法或护理法规的规定,护士及其工作中的权利义务适用宪法、民法典（总则编和侵权责任编）、民事诉讼法、劳动法、教育法等一般法或特别法的相关条款规定。如护理工作过程的损害,适用侵权责任的一般规定和医疗损害责任的规定。

（二）卫生法律

卫生法律是指由全国人民代表大会及其常务委员会制定颁布的法律文件,除了前述的《中华人民共和国传染病防治法》《中华人民共和国基本医疗卫生与健康促进法》,主要包括《中华人民共和国医师法》《中华人民共和国职业病防治法》《中华人民共和国母婴保健法》《中华人民共和国药品管理法》等。这些是与护理专业相关的卫生法,目前这一层次的护理专业法尚空缺。

（三）行政法规

行政法规指由国家最高行政机关即国务院制定颁布的规范性文件。行政法规以国务院名义直接发布。《护士条例》是护理专门法规。除《护士条例》外,以下行政法规的某些条款也涉及护理工作,护理工作人员需了解与自己工作有关的法规并遵照执行,如《医疗纠纷预防和处理条例》《医疗机构管理条例》《医疗废物管理条例》《医院感染管理办法》《血液制品管理条例》《麻醉药品和精神药品管理条例》等。

（四）部门规章

部门规章是指由国务院国家卫生健康主管部门单独制定颁布或与有关部、委、办、局联合制定发布的具有法律效力的规范性文件。此外,部分文件涉及护理工作或护士,因此需要遵照执行。如国家卫生和计划生育委员会于 2014 年印发的《养老机构医务室基本标准（试行）》和《养老机构护理站基本标准（试行）》;国家卫生和计划生育委员会于 2017 年印发的《康复医疗中心基本标准（试行）》《护理中心基本标准（试行）》及管理规范等;原国家卫生和计划生育委员会与其他部委联合发布的文件在全国范围内有效,效力低于法律、法规,《医疗机构管理条例实施细则》《全国医院工作条例》《医院工作制度和工作人员职责》《消毒隔离技术规范》等。

（五）护理工作规范、常规和护理工作管理

护理工作规范、常规是指卫生行政部门以及全国性行业协（学）会针对本行业的特点,制定的各种标准、规程、规范、制度的总称,包括临床护理技术规范、护理文件书写规范等。护理工作管理是指医疗机构制定的本机构护士进行护理治疗、护理保健及相关各项工作应遵循的工作方法、工作流程、工作要求的规定,以及违反上述管理规定的惩戒措施等,如

2000 年卫生部印发的《临床输血技术规范》是护理相关规范。2013 年国家卫生和计划生育委员会发布的《护理分级》和《静脉治疗护理技术操作规范》,成为相关护理工作的指南。近年来,全国性行业学(协)会积极组织团体标准的制定并推广应用,为临床护理提供指引和借鉴。狭义的护理规范和常规涵盖了临床医学二、三级专业学科和临床诊疗辅助专业,包括从临床的一般性问题到专科性疾病的护理治疗,从常用的护理技术到高新护理技术等内容。全国性的诊疗护理规范和常规应当陆续制定、修订、公布、实施,我国教科书中的护理操作规程、疾病护理常规、分级护理制度等都具有广义护理法的效应。

三、我国护理法的基本内容

当前我国护理法的基本内容规范了护士的执业注册制度及执业护士在执业期、执业终结期所涉及的权利义务关系。

(一) 明确护士的执业注册制度

护士执业应当经执业注册取得护士执业证书。护士执业注册申请,应当自通过护士执业资格考试之日起 3 年内提出。

按照《护士条例》规定,申请护士执业注册应当具备下列条件:①具有完全民事行为能力;②在中等职业学校、高等学校完成国务院教育和国务院卫生主管部门规定的普通全日制 3 年以上的护理、助产专业课程学习,包括在教学、综合医院完成 8 个月以上护理临床实习,并取得相应学历证书;③通过国务院卫生主管部门组织的护士执业资格考试;④符合国务院卫生主管部门规定的健康标准。

(二) 明确护士应当享有的权利

护士权利指法律规定护士在医疗护理活动中依法应当享有的权利。护士权利受到法律保护。在法学中,权利指公民或法人依法行使的权力与享受的利益。护士的权利包括:①护士享有按照国家有关规定获取工资报酬、享受福利待遇、参加社会保险的权利,任何单位或者个人不得克扣护士工资,降低或者取消护士福利等待遇。②护士享有获得与其所从事的护理工作相适应的卫生防护、医疗保健服务的权利,有依法接受职业健康监护的权利。从事直接接触有毒有害物质、有感染传染病危险工作的护士,有依法接受职业健康监护的权利;患职业病的,有依法获得赔偿的权利。③护士享有按照国家有关规定获得与本人业务能力和学术水平相应的专业技术职务、职称的权利。护士有权利开展和参加培训和学术交流,有进行科学研究和发表学术观点的权利。④护士有获得疾病诊疗、护理相关信息的权利和其他与履行护理职责相关的权利,可以对医疗卫生机构和卫生主管部门的工作提出意见和建议等。

(三) 明确对优秀护士的表彰、奖励

国务院有关部门对在护理工作中做出杰出贡献的护士,应当授予全国卫生系统先进工作者荣誉称号或者颁发白求恩奖章,受到表彰、奖励的护士享受省部级劳动模范、先进工作者待遇;对长期从事护理工作的护士应当颁发荣誉证书。具体办法由国务院有关部门制定。

(四) 明确护士义务,加强对护士执业行为的规范

护士义务是指护士在护理活动中对社会和他人应当履行的责任,也就是作为护士应该做和不应该做的职业义务。

依照护理法是护士执业的根本原则。第一,合法性原则。护士应当遵守法律、法规、规章和诊疗技术规范的规定,具有保证护理质量、保障患者安全的义务。第二,护士应严格遵守护理常规和技术规范操作。这两个原则涵盖了护士执业的基本要求。

护士在执业活动中应当履行的义务具体包括:①护士有严格执行医嘱的义务。医嘱是护士对患者施行诊断和治疗措施的依据。护士应该认真核对医嘱并正确执行医嘱,保证患者治疗效果和医疗安全。护士发现医嘱违反法律、法规、规章或者诊疗技术规范规定的,应当及时向开具医嘱的医师提出;必要时,应当上报。若护士明知该医嘱可能给患者造成损害,酿成严重后果,仍执行错误医嘱,护士将与医师共同承担所引起的法律责任。②护士有告知义务。护士的告知义务包括:向患者及其家属介绍护理程序、护理操作的目的及注意事项、可能发生的不良后果,并解答患者的咨询,给予患者专业方面的指导和必要的健康教育等。③护士有保护患者隐私的义务。护士在护理保健过程中获得的患者的个人健康隐私应当予以保护,不能泄露给任何第三人;如果泄露患者隐私并给患者造成不良影响或损害,依照相关法律承担相应的法律责任。④护士在执业活动中,发现患者病情危急,有义务及时通知医师。在紧急情况下为抢救垂危患者生命,应当先行实施必要的紧急救护,以最大可能地挽救患者生命。

此外,护士应积极开展健康教育,指导患者建立正确的卫生观念,培养患者形成健康行为;护士有义务参与公共卫生和疾病预防控制工作,发生突发公共卫生事件时,护士应当服从县级以上卫生健康主管部门或者所在医疗卫生机构的安排,参加医疗救护。

(五) 明确违规责任和护理损害责任

《护士条例》第五章“法律责任”,从卫生行政机关、医疗机构、护士和他人侵犯护士权益四个层面来分别规定了各自的违规责任。护理工作作为诊疗活动的一部分,如果由于违反护理流程、常规和标准等,造成患者损害,根据相关法律中规定的不同情况,分别承担过错责任、推定过错责任。具体由其执业所在机构作为主体进行赔偿,但对护士可以追偿和处罚。作为医疗卫生和健康促进的主力军,护士的责任在《基本医疗卫生与健康促进法》中有关医务工作人员的相关责任中也有所规定。特别是该法有关“违反本法一些规定的医疗卫生人员明确的责任和处罚”,如利用职务之便索要、非法收受财物或者牟取其他不正当利益;泄露公民个人健康信息等,将由县级以上人民政府卫生健康主管部门依照有关执业医师、护士管理和医疗纠纷预防处理等法律、行政法规的规定给予行政处罚或处分。

(六) 护理工作人员的人身安全受法律保护

根据《中华人民共和国民法典》侵权责任编第六章医疗损害责任第一千二百二十八条,医疗机构及其医务人员的合法权益受法律保护。干扰医疗秩序,妨碍医务人员工作、生活,侵害医务人员合法权益的,应当依法承担法律责任。

(七) 明确医疗卫生机构的职责

医疗卫生机构应当保障护士合法权益,为其提供卫生防护用品,并采取有效的卫生防护措施和医疗保健措施;执行国家有关工资、福利待遇等规定,为在本机构从事护理工作的护士足额缴纳社会保险费用等。同时,医疗卫生机构应当加强护士管理,不得允许未取得护士执业证书的人员在本机构从事诊疗技术规范规定的护理活动;建立护士岗位责任制并进行监督检查等。《护士条例》同时规定,医疗卫生机构配备护士的数量不得低于国务院卫生主管部门规定的护士配备标准。

（八）行政主管部门的职责

卫生行政主管部门对护士管理和医疗卫生机构有监管责任，对违规护士或医疗机构有处罚权。

第三节　护理实践中的法与人文

一、护理法与人文护理的关系

（一）护理法是人文护理的最低要求

与其他人文社会科学相比，法律是硬性的，有权威性、公正性。法是最低标准的人文要求，法律规定最基本的义务，包括规定最基本的人文伦理原则和重要的指导方针。依法护理是人文护理的基础和前提，实施人文护理是护士的法定义务和强制义务。依法执业是护理的最低执业标准，也是人文护理的最低标准。同时，法是护理服务的强制规范体系，是人文护理的最强有力的保障。

1. 护理法规定护士执业的法定义务，依法执业是护理工作的最低义务要求。如《护士条例》规定，护士在执业活动中必须履行依法执业、遵守护理常规和护理技术规范；严格执行医嘱、履行告知义务；关心、爱护患者，保护患者的隐私以及抢救危重患者、进行健康宣教、参加公共卫生和疾病预防控制工作等义务。护理法规使一切护理活动及行为均以法律为规范，做到有法可依、违法必究，将护理管理纳入到法制化的轨道，保证护理事业的健康发展。

2. 护理法调整护理服务法律关系，明确护患双方的权利和义务，保障双方的正当权益。护理法向护士及公众展示了它的各项法律条款，包括护士的准入标准、护士的义务和违法时应承担的法律责任。护理法规定任何没有护士资格的人都不得从事具有护士资格才能进行的工作；也规定了护士应履行专业职责，提供规范的护理服务。对于护士不合规或违反法律的行为，患者有权追究护士的法律责任，保护自身的合法权利。通过护理立法，使护士的地位、作用和职责范围具有法律依据，护士在行使护理工作的权利、义务、职责时，可最大限度地受到法律的保护，获得国家的支持、人民的尊重。护理立法既能维护护士权利，增强护士对护理专业崇高的使命感，又能促进护士发挥才能，恪尽职守。

3. 引导护理教育和保障护理服务的规范化，护理法为护理人才的培养和护理活动的展开制定了标准。这些标准的颁布实施，为繁杂的规章制度和评价方法提供了法律依据，引导护理教育和护理服务的标准化、科学化。护士要熟知国家法律条文，了解执业相关的法律问题，自觉地遵纪守法，必要时保护自己的合法权益。

（二）护理法和道德共同规范人文护理

伦理道德规范与法律规范相互重叠。许多规范不仅是道德规范，还是法律规范，后者的范围要比前者的范围狭窄。法律规范只是把严重损害他人利益或人身、或者一般的损害到社会的行为纳入考虑范围。法律使用的是强制的手段来"令行禁止"，很少有"赏"法，而伦理道德则主要通过内心信念、社会舆论起作用。法律是一种"硬约束"，是立竿见影的，而道德是一种"软约束"，是长期见效的。护理工作需要护理法和护理伦理道德相互补充，共同规范。伦理道德规范与法律规范既有交叉，又有不同，具体体现在以下几个方面：

1. **护理法和护士伦理准则**　依法执业要求护士提高护理法律意识，不断学习护理法律法规等法学知识,护士学习法律知识同时能提高自身护理人文素养。随着医学和护理学研究的发展、医疗和护理技术的发展及其应用,国家医改等措施的实施,以及护理政策的改变,护士伦理守则也受到了法律保护。为了更好地落实《护士条例》,提供护理执业行为的基本伦理规范,一些行业学会制定了《护士伦理准则》,号召护理人员自觉履行《护士条例》赋予的义务,恪尽职守,诚信服务,为人民群众的健康努力工作。《护士伦理准则》中的一些基本原则也转变为《护士条例》中的法律条款。

2. 护理责任和护理差错预防　护理是具有高度注意义务的工作,有时候也是决定生死或疾病恢复的决定因素,如危重、休克患者的抢救工作或大面积烧伤患者的救治工作等,除了需要护士努力学习护理理论,提升业务能力,还需要护士有高度的责任心。《护士条例》第三章第十七条规定:护士在执业活动中,发现患者病情危急,应当立即通知医师;在紧急情况下为抢救垂危患者生命,应当先行实施必要的紧急救护。护士发现医嘱违反法律、法规、规章或者诊疗技术规范规定的,应当及时向开具医嘱的医师提出;必要时,应当向该医师所在科室的负责人或者医疗卫生机构负责医疗服务管理的人员报告。护士严密观察患者的病情变化,及时实施救护。护士如果缺乏责任感,护理差错难免,也是产生护患矛盾的隐患。提高护士责任感,是护理人文的目标之一。要增强护士的责任感,就要培养护士的慎独精神。慎独既是护理工作的职业道德要求,也是避免护患纠纷的手段。培养护士平时严格的“慎独”修养和良好的职业情感,强化自我管理意识,确保护理安全。护士法学素养的提升,加上对本职工作的热爱、责任感和对护理对象的人文情怀,有助于护士更自觉地履行义务,减少和预防差错发生。

3. 护患沟通和纠纷预防　医护人员的告知义务与患者的知情同意权在医患关系中是对应的权利义务关系。医护人员将患者的病情、医疗措施及医疗风险如实告诉患者,是医务人员的法定义务,护士与患者接触最多,患者的所有治疗措施几乎都离不开护士的参与。护士在职责范围内的告知义务,保障了患者的知情同意权,提高了护理质量,减少了护患纠纷,有助于建立相互信任、相互理解的护患关系。护患沟通同样需要护理法学和其他人文素养的支撑。患者由于身体的病痛更需要体恤,护士人文素养的培养,有助于护士沟通时站在患方的角度,运用和缓的语言安抚患者和家属的情绪,给予患者抚慰,促进护患理解,及时化解纠纷。护理法学素养的培养,则有助于护士了解需要沟通的内容,如患者权益等,使针对性沟通的内容适度合理,从而提高沟通效率、促进有效沟通等;在护患纠纷处理中,应以法律为准绳,公平解决纠纷。所以强化护士的法治观念,提高医院的护理管理水平,有助于预防和减少纠纷。

4. 医护沟通和和谐互助　医护专业范畴不同,共同完成临床保健工作。临床危重患者的病情变化,需要护士与医生的及时反馈和沟通,在一些特殊领域,护理工作的质量更是医疗成败的关键,在特别的工作环境或状态,如重大公共卫生突发事件中,医护更是共同抗击疾病的战友。随着医学科技发展及其成果的应用,治疗方案更加个性化,增加了护士护理工作的难度,也较易发生医护矛盾。因此,应加强医护沟通,促进医护相互理解,使医护在工作上互相帮助、查缺补漏,从而建立和谐的医护关系。

二、培养依法护理的意识和人文护理精神

(一) 护理法意识和素养的重要性

增强法治观念是保证护理安全的关键。学法、知法、懂法才能依法、用法。护理人员在

执业过程中认真履行职责的同时也要维护和尊重患者的权利。目前,《护士条例》是护理专门行政法规,其颁布实施对中国的护理管理具有重要的指导意义,促进了护理事业及医疗卫生事业的发展。此外,护士在工作中还需要运用伦理学知识和道德推理作护理决策。《中国护理伦理准则》等也是促进人文护理的重要规范来源。护士必须能认识伦理和法律之间的区别,运用相关的法律知识来确定护理措施的合法性。例如,患者的很多权利(如自主权)受到法律的保护(如对治疗护理的知情同意权)。护理措施的合法性因不同国家的法律权限而不同,护理法应为人文护理保驾护航,人文护理精神是法学基础护理工作的提升和升华,因此人文护理教育,护理法学教育与继续教育不可或缺且要与时俱进。

（二）加强护理法和人文护理教育的途径

1. 注重护生护理法和医学人文的基础教育　从护理基础教育入手培养护理法治和人文素质。护理学的课程设置要在培养目标和教学计划中兼顾护理法和其他医学人文教育,把卫生法作为必修课,夯实护理人文基础。设置一定比例的实践课,使护生理论与实践相结合,在学习护理知识的同时增强法律意识,并具有尊重人、关心人、理解人、帮助人的人文理念。在执业前和继续教育中设置护理法学课程,加强执业护士的法律意识培养和人文素养提升。护理法学和其他人文素养的培养如护理伦理学课程的设立和实践,应该既有分工,又互有衔接。

2. 在临床见习和实习中培养依法护理和人文护理理念　医疗保健工作中“以患者为中心”的整体护理观念已逐步完善,人文关怀是其中必不可少的因素,临床护理带教老师肩负着培养护生人文精神的重任。带教老师在临床见习和实习过程中,融入法学、人文、伦理和职业道德教育,既能使枯燥的专业知识鲜活起来,又能使学生的思想得到熏陶,更好地把人文精神与医学知识、专业技能和护理法结合起来,强化“以人为本”的服务理念。临床护理带教老师在教会学生专业技能的同时,必须注重言传身教、以身作则,加强自身法律修养,展示良好的人文风范。

3. 强化在职护士护理法和人文护理素质的提升　在临床护理实践中,要加强法律意识和人文精神的宣传和教育,将护理法律法规和人文知识,同技能教育和培训一样纳入在职继续教育的内容中,使广大护士不但业务娴熟,还要有法律修养和人文视野。通过继续教育还要让护士认识到人文护理要以法律为准绳。护理措施既要是合法的,同时又要是合乎伦理的。如果有些护理措施存在伦理争议,合法是第一要求,护士在采取护理措施时必须先确定其合法性。护士应该通过学习和培训了解护理法和伦理等人文护理的最新进展和要求。

4. 将护理法和人文护理理念纳入医疗机构管理和文化　医疗机构的管理制度和文化是人文护理的重要支撑和保障。医疗机构的护理管理要将依法护理和人文护理作为两个重要支撑点渗透到护理制度建设中,完善护理质量标准,不断遵循以人为本的创新护理管理和服务,重视人性化的护理质量管理,满足患者身心需求,逐渐使依法护理和人文护理引导和影响医院文化建设,创造良好的法治环境和人文氛围,加强医院护理管理和文化建设,对医院员工起到熏陶和教化的作用。

5. 及时更新法律知识,依法执业和开展护理研究　护理法不是一成不变的,通常将随着医疗卫生工作和护理需求大环境的变化而发展。在专门的护理法律法规体系建立之前,护理人员需要关注可能涉及护理工作的一般法和医疗卫生法。除了前述的《基本医疗卫生与健康促进法》,还应该了解护理工作涉及的一些法律法规,如《中华人民共和国数据安全法》《中华人民共和国个人信息保护法》《中华人民共和国生物安全法》,以及 2019 年实施的《中华人民共和国人类遗传资源管理条例》等。以个人信息保护法为例,"处理个人信息应该取得个人同意"。某些法律规定了敏感个人信息的处理规则。医疗健康信息被明确为敏感个人信息,只有具有特定的目的和充分的必要性,并采取严格保护措施的情形下才能处理,且应该取得个人的单独同意。依法执业和开展研究是护理人员的基本和永恒要求。

(关 健 刘义兰 孙齐蕊)

下篇

实践篇

第十四章

临床人文护理

护理学科的应用性属性决定了其在维护、促进和恢复人类健康中的强实践性。同样,人文护理学也必须落地临床护理实践,在实践中创新发展。人文护理实践一方面离不开人文护理理论的指导,另一方面,也通过实践进行理论检验、理论完善和理论发展。理论和实践辩证互倚,实践为理论提供了丰富素材,理论也推动着实践的高质量发展。本章将开启本书的实践篇,对人文护理临床实践概述、实践方法、全生命周期人文护理、医务社工与人文关怀进行阐述,以期促进人文护理的临床实践。

第一节　人文护理临床实践概述

人文护理临床实践是人文护理的思想、理念以及护理人文精神、护理人文关怀在护理服务过程中的完整体现。本节将讨论人文护理临床实践的服务对象、范畴、基本要素以及人文护理程序(procedure of humanistic nursing)。

一、人文护理临床实践的对象

人文护理临床实践的对象包括患者、患者家属及其照顾者。他们不仅是人文护理服务的主要对象,也是人文护理服务的主要需求者和受益者。

(一)患者

患者是人文护理的首要服务对象。患者因疾病到医院就诊,除身体受病痛折磨外,沉重的经济负担、陌生的医院环境以及心理压力,都使得患者不仅需要医疗救治,更希望得到医护人员的关怀与安慰。患者期望并有权享有人文护理,得到人文关怀。国内外诸多法律、条例、规范对此都有明确规定。《护士条例》提出,护士应当尊重、关心、爱护患者;《全国护理事业发展规划(2016—2020年)》要求加强护士队伍建设,将人文关怀融入护理工作中,关心、爱护、尊重、帮助患者;《国际护士伦理守则》强调了护士在为患者提供护理服务时要尊重并理解其价值观、风俗习惯和信仰等。人文护理实践应以患者为中心,尽可能满足患者的合理需求,有助于提高其满意度。

(二) 患者家属及照顾者

患者照顾者通常是指与患者共同生活且承担照顾患者的主要责任人,一般包括患者的父母、配偶、子女、兄弟姐妹,也可能是其他照顾患者的人员。患者生病住院造成的经济负担及照顾压力会使患者家属(照顾者)产生担心、焦虑、恐惧等不良情绪。对某些病情重、病程长、疾病风险高的患者而言,其家属还要承受亲人可能离世的心理折磨。长期对危重症患者进行照料的照顾者可能会出现疲惫或心理问题。家属的不良情绪如未及时得以疏解,不仅会损害自身的身心健康,还会影响患者的康复。因此,对患者家属及照顾者开展人文关怀十分重要。

二、人文护理临床实践的范畴

《"健康中国 2030" 规划纲要》指出,要为人民群众提供全方位、全周期的健康服务。由此可见,护理服务的范畴已从医院内的临床护理扩展到从健康到疾病的全过程;服务对象从个体到群体;服务场所从医院到家庭、社区;服务过程从单点到连续,服务内容从住院期间的专业临床护理延续到出院后的社区医疗卫生服务和家庭护理。

(一) 医院人文护理实践

1. 门急诊人文护理实践　门急诊服务是医院服务的第一个环节,能直接反映医院的外部形象和文化内涵。门急诊诊疗环境复杂、科室聚集程度高、工作量大;患者流动大、病情变化快、对医疗服务预期高;首诊患者对医疗机构及诊疗流程不熟悉,对准确、高效的护患沟通更依赖。这些特征都使得门急诊人文护理实践具有重要的价值。门急诊护理人员应当营造温馨舒适的诊疗环境,提供高效便捷的就诊流程及人性化的医疗保障措施。

2. 病区人文护理实践　病区俗称病房,是住院患者接受诊疗、护理的主要场所。护理人员应为所有住院患者及其陪护家属提供充分的、个性化的人文关怀。比如,产科的孕产妇生理改变大、情感较脆弱,分娩过程中有许多潜在风险,其精神心理因素对分娩预后会产生影响;儿科患者对环境适应难,对医务工作者较为惧怕;肿瘤科患者及家属多承担着较大的心理负担和经济压力;重症监护病房的患者病情重且复杂、变化快等。因此,护理人员要在充分评估住院患者及其陪护家属医疗需求的基础上,提供充分及个性化的人文关怀与支持。

(二) 社区人文护理实践

社区卫生服务机构担负着为社区内广大居民提供预防、保健、医疗、康复、卫生宣教及优生优育等综合服务的任务。其服务对象多为老年患者、慢性病患者。这些患者身体状况差,治疗周期长,易出现治疗效果不理想、治疗不及时或者中断等现象,甚至还会引发家庭矛盾,实施人文护理显得尤为迫切和重要。同时,社区护理人员具备对所在社区环境、服务对象的病情、家庭情况更为了解的优势,能更好地提供针对性的人文护理服务。

（三）家庭人文护理实践

很多患者出院后仍有较高的健康护理需求，因此，家庭护理成为了医疗机构护理的延伸。例如，心脑血管疾病、糖尿病等慢性病患者，肠造口、器官移植等手术后患者等，这些患者出院回归家庭及社会后仍需要持续治疗及护理。同时，有些患者出院后因自我管理能力差、缺乏有关疾病及自我护理知识、感知疾病威胁能力弱，其再入院率和并发症发生率显著上升。因此，针对出院患者开展延续护理服务成为以机构、社区或家庭为依托的一种护理服务方式。人文护理延伸到家庭将满足患者回归家庭、社会后的需求，促进个体身心健康及其家庭的健康、和谐和幸福。

三、人文护理临床实践的基本要素

人文护理要达到预期目标，体现护理学科的人文特征和价值，需注重以下几个方面：

（一）实践主体应具备良好的人文素养

护理人员是实施人文护理实践的主体，其良好的人文素养是人文护理实践的基石与保障。护理人员的人文素养是其在工作过程中应具备的人文思想、人文精神、人文知识、人文技能等方面的内在修养，包括语言文字、人际沟通、伦理认知、逻辑思维等多方面的能力。良好的人文素养有助于护理人员提高护理服务质量、改善医护关系及护患关系（nurse-patient relationship）、提升患者满意度。只有护理人员不断提高自身人文素养，将关爱转化为自身气质、人格，自觉体现在日常护理行为举止上，人文护理才能贯穿于临床护理实践中。

（二）实践内涵要体现以服务对象为中心

护理学是科学、艺术和人道主义的结合，护理实践要贯彻"以护理服务对象为中心"的理念。人文护理的核心是以人为本，尊重患者的人格尊严、维护患者权利、时刻考虑患者的需求、让患者参与决策，最终提供"高效、优质、满意"的护理服务。因此，人文护理实践的内涵一定要体现"以服务对象为中心"，做到公平公正，一视同仁，不因患者的疾病情况、社会地位、经济状况等的不同而有所区别。此外，还需准确评估患者的个性化需求，及时调整护理目标及相应措施，不断满足患者个性化、多样化的健康需求。

（三）实践理念要贯穿以胸怀仁爱为本

我国传统医学的医德伦理思想核心是"尊重生命，仁爱救人"。仁作为一种道德观念在传统文化中的含义极广，仁"从人，从二"，本义为两人亲近友爱；《说文解字》中释义"仁，亲也"；晋代名医杨泉的《论医》道"夫医者，非仁爱之士不可托也"。可见"仁爱"是医者的必备品质，医务人员要将患者视为整体的人而非有损伤的机器，济世救人，仁爱为怀。在实施人文实践时，护理人员应胸怀仁爱之心，从善良出发，将护理对象看作由身、心、社、灵组成的完整个体，并将自身置于患者所处社会文化环境之中，切身同理患者的疾苦体验，真正做到耐心、细致照护，从心尊重和关爱患者。

（四）实践标准要遵循以人文关怀规范标准为指引

护理的发展离不开行业标准规范的制订和应用，如临床已经规范使用的护理分级标准、治疗护理操作规范等。人文护理的实践质量也需要行业标准规范的把关和指引。目前有学者已研制出相关的护理人文关怀实践标准，如美国学者 Kipp 制订了急诊科护理人文关怀标准；学者 Wolf 提出了多元文化背景下护理人员对服务对象的关怀服务实践标准，内容包括基本关怀、安全关怀、治疗关怀和精神关怀。刘义兰与潘绍山共同组织起草并发布的《医院护理人文关怀实践规范专家共识》为我国制订人文护理实践标准提供了参考依据。

（五）实践目标要着眼于促进人的身心健康及人际和谐

医疗护理工作的首要和最终目标是促进和恢复人的健康。健康不仅是没有疾病或虚弱状态，更是一个人在生理、心理和社会适应上的完好状态。人文护理所倡导的健康正是"整体人"的"整体健康"，追求实现人的精神自由、塑造人格修养、注重人伦道德以及万物和谐。华生博士的关怀科学理论也提出，人文关怀的目标是促进人的身心和谐。《"健康中国2030"规划纲要》中也明确提出"加强医疗服务人文关怀，构建和谐医患关系"。患者良好的就医体验能融洽医患、护患关系，进而实现社会的更加和谐。

四、人文护理实践程序

人文护理实践程序是运用护理程序的主要步骤，即评估、计划、实施和评价来实践护理人文关怀的行为与举措。

（一）评估

1. 人文护理评估（assessment of humanistic nursing）的内容　对患者进行人文护理评估时应在大健康视野下对其生理、心理、社会、文化等全方面进行动态评估。具体评估内容如下：

（1）患者感受及有无不适：护士要了解服务对象感受及舒适状态（comfort state）。护理人员要动态评估患者是否舒适以及不舒适的表现及程度，重视服务对象的感受。

（2）患者身体功能状态：患病后，人的身体功能某方面甚至各系统功能都可能会受到影响，如出现呼吸困难、排泄异常、运动受限等改变。护理人员要定期评估患者身体功能状态，并制订相应处理措施以帮助患者尽快恢复健康。

（3）患者对疾病的认知态度及情绪（mood）和情感（emotion）：不同文化背景的患者对疾病的理解、认知和态度不同，可表现出不同的焦虑、抑郁、恐惧甚至自杀企图等情绪和行为。鉴于患者的认知、情绪状态等对患者就医行为存在重要影响，护士应在了解患者及其家属对疾病认知基础上进行正确的引导，帮助其调节不良情绪。

（4）患者的需求和期待：患者的需求是护理工作的出发点和落脚点。患者就医需求有差异，即便相同疾病的患者因认知不同、价值观不同，其就医需求也不尽相同。患者的需求和期待覆盖疾病诊疗、医护人员服务态度及医院环境等多方面。随着疾病状态的变化及就医过程的延长，患者的需求也不断变化，表现出多样化、多层次且动态变化的特点。因此，在提供护理服务的过程中，护士应以人为本，充分考虑、评估患者的各种需求。

（5）患者社会文化背景及发病经历：护理人员要知悉患者的社会文化背景，如出生地、职业、受教育程度、特长及兴趣爱好、婚姻及家庭状况、宗教信仰、经济状况、医疗费用支付能力，以及以往发病及治疗的经历。

2. 人文护理评估的方法　人文护理临床实践评估的主要方法有交谈法、观察法、护理体检、量表法、查阅资料、"人形图"查房法等。

（1）交谈法：交谈法是指护理人员通过与患者及其家属的交流，最大限度获得有价值信息的方法。使用交谈法时，护士应态度热情、语言亲切，耐心倾听患者的感受，了解患者的就医文化与人文需求,建立相互信任的护患关系。

(2) 观察法:观察法是指护理人员凭借感官有目的地收集患者的相关资料,如患者的精神状态、面色、表情、情绪、体位、语言表达所反映的心理状态、活动能力、原生文化与疾病的相关体征等。

(3) 护理体检:护理体检是指护理人员借助检查工具评估患者身体状况的方法。在护理体检过程中,护士可通过温暖的眼神、肢体接触传递人文关怀,同时也有利于直接获取患者疾病相关资料和体征。

(4) 量表法:量表法是指护理人员通过量表测评患者的认知功能、情绪等相关资料的方法。常用量表如简易精神状态检查表(mini-mental-Status examination,MMSE)可测评患者的定向力、记忆力、注意力和计算力、回忆能力和语言等五大能力;宗氏焦虑自评量表(Zung self-rating anxiety scale,SAS)、宗氏抑郁自评量表(Zung self-rating depression scale,SDS)可测定患者的情绪。

(5) 查阅资料:护理人员可以通过查阅患者相关病历资料、检查结果、病程记录、护理记录等获得与患者相关的信息。

(6) "人形图"查房法:"人形图"查房法是根据患者的体貌特征画出"人形图",以家庭树方式分析患者家庭成员间的联系,了解患者的家庭支持系统;以时间轴方式直观地展示患者治疗护理情况、患者感受、认知、机体功能和期待四层面需求,通过查房还原患者的情感、喜好、生活背景,寻找疾病和治疗过程中引发其护理问题的因由,为患者提供有效的、个性化的护理。

(二) 人文护理计划

人文护理计划(humanistic nursing plan)是指护理人员在人文护理评估的基础上,对相关资料进行分析、归纳及判断形成患者个性化人文护理目标、服务措施和实施方法。

1. 人文护理计划的制订　一般来说,每位患者的人文护理计划由责任护士制订,护士长审核指导,必要时还可以请相关学科专家指导。在人文护理服务过程中,护理人员可以根据患者情况的变化以及对人文护理效果的评估进行动态调整。

2. 人文护理计划的内容　人文护理计划的内容主要包括设立人文护理目标和制订人文护理措施两个方面。

(1) 设立人文护理目标(humanistic nursing goal):人文护理目标是在人文护理过程中拟达到的理想结果。人文护理目标的设立需基于对不同患者的生理、心理、社会和文化等不同层面需求进行分析,契合患者个性化需求,并切实可行,最终服务于患者。

(2) 制订人文护理措施(humanistic nursing measure):人文护理措施指明了护士应该做什么及如何做。人文护理措施制定时要考虑的要素应包括:措施实施的主体、客体、内容、时间和频率等。以某三甲医院为例,其人文护理措施为:"患者住院期间,责任护士每天到患者床边与患者进行至少 5 分钟的关怀性沟通,并根据沟通的结果实施相应的关怀"。该措施的主体是责任护士,对象是所分管的患者,时间是每次沟通至少 5 分钟,期限是住院期间,频率是每天进行,必要时增加频率。内容是双方的交流沟通——责任护士询问患者一些问题,如:"您今天感觉如何? 有什么不舒适吗? 您有什么困难和需求?"人文护理措施是根据对患者进行人文护理评估的结果制订的,不同患者可能有一些共性的需求,就可以采用普遍适用的护理措施,如每天 5 分钟关怀性沟通;同时也要考虑患者的个性化特点,如某患者仅能听懂和讲出某地方的方言,则在制订 5 分钟沟通措施时应该同时明确应由懂该种方言的护理人员协助或直接与其进行沟通,或者采用其他辅助的沟通方式如写字板,便于患者表达需求等。

（三）人文护理的实施

对患者实施人文护理重点需要考虑以下几方面的内容:

1. 护理人员充分发挥能动性　护理人员在人文护理过程中首先要充分利用自己的专业知识和技能为患者解除疾苦,如对高热的患者及时采取降温措施,减轻患者的不适;视患者为亲人,主动与患者建立关怀性关系,如为食欲差的患者尽量提供可口的饭菜;为无家属陪伴的患者购买日用品;主动与患者交流,观察了解患者心理、情绪与需求的变化,及时疏导、关怀和提供支持,让患者保持良好的情绪。

2. 寻求相关学科及部门的支持　对患者的人文护理需要多方面的支持,例如遇到情绪焦虑经沟通仍不能缓解的患者,可实施更专业化的心理干预;患者对住院环境和生活方面的需求,可联系医院后勤部门或营养科,协助解决问题。

3. 尊重患者及家属的权利　护理人员要尊重患者及家属的权利,如患者及家属参与疾病治疗护理的决策权等。在为患者提供护理服务时需要让患者知晓护理的目的、过程及风险,并调动患者自我护理的积极性;促进患者家属提供情感支持,例如对无法探视和 / 或陪护的患者,应帮助其联系家属进行电话或视频探视;当患者及家属对治疗护理等提出不同意见时,要与其进行充分沟通商讨。

4. 将人文护理融入护理日常工作　在对患者进行人文护理时既需要按计划对患者实施人文护理措施,在日常护理活动细节中体现人文关怀。例如,护士为患者进行床上擦浴时,首先要礼貌称呼患者;操作时应注意保护患者的隐私,可使用屏风遮挡,同时注意避免患者受凉;擦浴过程中动作轻柔,注意询问患者的感受,如患者身体有明显不适,护理人员应积极采取相应措施帮助患者减轻不适;擦浴完毕,结合患者实际情况给予适当赞扬激励或感谢,让护理充满人文情怀。

5. 制订人文护理相关流程　护理部及科室应制订人文护理相关流程作为护士实施人文护理的指导,例如制订关怀性沟通具体操作流程和要点,保证每个护士都能全面、准确地与患者进行沟通。

6. 保持人文护理连续性　对患者的人文护理要具有连续性,使人文护理贯穿到患者住院的每一天,及患者住院治疗护理的每一个环节。责任护士要对患者人文护理评估的重要结果及特殊护理措施进行交接班,同时做好相应记录,包括患者的特殊情况和特殊措施及效果。

7. 提高人文护理水平　科室可通过多种方式不断强化护理人员人文护理意识,提高人文护理水平和能力,为患者提供更好的人文关怀。比如,积极开展人文护理理论授课;定期开展人文护理查房,护士长组织护士到患者床边查看人文护理实施情况,了解人文护理目标实现程度,评价人文护理措施是否有效,了解患者的感受和需求,探讨如何更好地实施人文护理。科室还可定期组织人文护理经验交流会,分享为患者提供人文护理措施的案例,相互学习、共同进步。

（四）人文护理评价

人文护理评价(humanistic nursing evaluation)是指通过科学的方法和途径,根据一定的护理目标对人文护理行为进行价值判断的过程。

1. 人文护理评价的内容

（1）结构评价：评价护士的人文护理知识和能力；评价科室人文护理氛围；评价有无人文护理相关制度等。

（2）过程评价：评价人文护理措施落实情况。如是否实施、实施的方法是否正确；是否进行交接班、是否进行记录等。

（3）结果评价：评价患者感受及舒适状态的改变；患者需求是否被满足及被满足的程度；患者情感和心理状态的改变，如焦虑或抑郁状态是好转、不变还是恶化；护患关系中患者感受到被尊重的程度；护士被患者信赖、尊重的程度及由和谐愉悦的护患关系产生执业动力和职业荣誉感等；患者对护理服务的满意度；护理人员遭遇医疗暴力、护理投诉、护患纠纷等事件的数量等。

2. 人文护理评价方法

（1）观察监测：通过观察监测患者各项症状体征、面部表情、活动及生理指标等。

（2）沟通询问：通过询问了解患者的感受有无改变、不适程度有无变化；是否有未被满足的需求或新的不适等。

（3）问卷调查：通过问卷调查患者的情绪与心理体验状况及对人文护理服务的满意度等。

（4）资料查阅：通过资料了解患者对护士的感谢信、表扬信或投诉记录等信息。

3. 人文护理评价方式

人文护理评价可以分为实时评价或阶段性评价。实时评价是指护士长和责任护士利用与患者及家属接触的时间对实施人文护理的效果进行评价，如交接班时、巡视患者时、执行治疗及护理措施时、健康教育时、生活护理时等。实时评价多采用观察与监测、沟通与询问等方法，便于对人文护理措施做出及时的调整。阶段性评价则是对某时间段内的人文护理效果进行评估，阶段性评估的方法及形式通常较为正式，如护理部定期（如每季度）对全院各科室的人文护理进行评价。实时评价和阶段性评价是相互补充的。

人文护理的实施并不强求评估、诊断、计划、实施及评价这一完整护理程序的应用。正如华生博士所认为的，护理程序仅能满足患者低层次的需求，很难展示深层次的治疗性人际关系，以及在治疗性关系中服务对象所表达出的意义。因此，人文护理需要有一定的程序，但可不受护理程序的限制，而是应在实践中不断完善与修订，切实将"以人为本"的服务理念贯穿到临床护理实践的全过程及各方面，关爱每一位患者，实行人性化、个性化服务以提高患者的满意度，最终促进人文护理实践的发展。

（刘义兰　　陈　倩）

第二节　人文护理临床实践方法

人文护理的最大价值是在临床实践中让护理服务对象切身感受和体验到护理人员的关爱。人文护理需要通过人文关怀的具体措施和方法来实践和体现。护理人员需要掌握人文关怀实践的基本策略，熟练运用各种人文护理实践方法，如沟通艺术、医学人文疗法等，以满足患者人文关怀的需求，达到认识人、理解人、尊重人和帮助人的护理目标。

一、人文关怀实施策略

(一) 构建人文关怀环境

人与环境是紧密联系的,环境影响人的健康,人可以创造和改变环境。人需要不断调整机体的内环境,包括生理调节、心理调节,使自身适应外环境的变化。医院是帮助人们促进和恢复健康的重要场所,构建一个有利于患者治疗、护理及康复的舒适、安全的人文环境。

1. 物理环境 (physical environment)   良好的物理环境是人文关怀的重要体现。物理环境包括医院整体物理环境和病区物理环境。

(1) 医院整体物理环境:医院的物理环境包括医院的建筑、绿化、整体布局、卫生清洁程度、医疗设备配置等。在遵守医院感染防治规范、患者安全等要求的基础上,应对医院布局、功能结构等方面进行设计与设置,为患者提供安全、便利、高效、舒适的就诊及住院环境。如配备相应的诊疗设备等以满足区域内绝大多数患者的就医需求;门诊导诊、挂号、缴费、取药等窗口设置合理,减少患者及家属来回奔波;医院清洁、卫生,地面防滑,楼梯间、厕所设置扶手等避免患者跌倒受伤;提供数量足够、性能良好的轮椅、平车等转运设施;提供热水、一次性杯子、针线包、纸巾、雨伞等便民物品。此外,条件允许时可以打造适当的景观和花园等供患者及其家属使用,满足其调养、休息的需要。

(2) 病区物理环境:应结合各科室的专科特点及住院患者的意愿和需求,为患者创造舒适、安全、个性化的物理环境。病区内应干净、整洁、安静、舒适、温馨,温湿度适宜,光线明亮柔和,提供窗帘、屏风等保护患者隐私,适当摆放绿植等。同时,应尽可能根据患者的需要进行个性化的布置,如产科病房墙壁颜色可选择暖色调、粉色系,使孕产妇及家属感觉温馨、柔和,有利于调节孕产妇的情绪;儿科病房布置可融入游戏、卡通等元素,如张贴幼儿画报、卡通贴纸或放置玩具等,符合儿童的年龄特点,并帮助患儿减少对医院的恐惧;在患者手术或待产分娩过程中播放其喜爱的音乐,帮助其减轻焦虑、紧张、恐惧的情绪等。病区还可张贴入院、常见检查、缴费、出院等流程,方便患者阅读和获取信息。

2. 社会环境 (social environment)   应为住院患者提供良好的社会环境,如让患者感受到安全和尊重,感受到护理人员的责任感及和谐的工作氛围等。医院应采取措施保障患者的生命安全、财产安全。护理人员工作时佩戴胸牌,着装整洁,态度热情,工作认真,业务娴熟,让患者产生信赖感。医护人员之间要相互尊重、密切合作,对患者的治疗及健康高度负责,努力营造良好的让患者感到放心的治疗环境。

(二) 明确各级护理人员的人文关怀职责

1. 护理部主任的人文关怀职责

(1) 制订护理人文关怀规划和年度计划,或者将人文关怀纳入护理工作规划和计划中,目标明确,措施具体,并部署实施。

(2) 制订、修订护理人文关怀制度、规范和标准;组织培训及落实。

(3) 实施柔性管理,关爱护理人员。通过不同途径了解护理人员的心声,采纳合理化建议;对有困难的人提供帮助。

(4) 制订人文关怀培训计划,组织人文关怀分类别及分层培训;实施人文关怀培训考核。

(5) 定期或不定期到临床了解人文关怀实施情况,指导、评价相关工作。

(6) 组织护理人员开展人文关怀研究,通过研究促进人文关怀发展。

（7）进行人文关怀宣传，充分利用各级各类媒体报道人文关怀的先进事迹和案例，传播弘扬正能量。

（8）定期向领导汇报，听取指导，获得支持；与相关部门联系，获取支持和配合。

2. 护士长的人文关怀职责

（1）宣传和倡导人文护理：在病区积极宣传、大力倡导人文关怀理念，如通过制作人文关怀宣传册或宣传栏、组织不同形式的活动，营造人文关怀的氛围，调动护理人员的积极性和创造性。

（2）组织培训和经验交流：组织人文关怀知识及方法培训及经验交流，提升护理人员人文关怀意识及能力。

（3）与患者及其家属建立关怀性关系：主动向患者及其家属介绍自己的身份，与其建立关怀性关系；每天与患者及其家属进行沟通，尤其对病区内的特殊患者，如病情危重患者、家庭贫困患者等，应了解其需求，认真听取患者及其家属的意见，并为其提供必要的帮助。

（4）尊重、关怀护理人员：主动征求护士关于排班及病区管理的意见，合理安排休假；执行上、下夜班护士"睡眠日"制度；为护理人员送生日祝福；组织郊游等集体活动，丰富护理人员的业余生活，缓解工作压力；了解护理人员的思想动态，对有特殊情况的护理人员，及时向上级报告并给予相应帮助；帮助护理人员进行职业规划等。

（5）组织落实制度规范：组织落实人文关怀制度及规范，采取措施，指导本病区护理人员落实关怀护理实践，如实行护士长对新入院患者 24 小时访视制。

（6）定期评估和及时指导：评估责任护士对患者实施人文关怀的情况，及时给予指导；定期进行患者及家属对护理服务满意度及关怀满意度的调查，不断改进和完善人文关怀。

（7）组织志愿工作：鼓励、组织护理人员参加医院爱心志愿小组；成立科室爱心团体，组织开展各种爱心活动，如定期到社区、养老院、孤儿院或有特殊需求的患者家庭，为他们提供健康教育、心理辅导、生活帮助等，将人文关怀延伸到家庭、社区和社会。

（8）鼓励支持护理研究：组织并鼓励护理人员积极申报关怀护理相关课题并撰写论文；对临床护理实践中的关怀瞬间、感人事迹进行发掘并撰写相关稿件，促进关怀护理科研与实践，扩大关怀护理的社会感召力。

3. 护士的人文关怀职责

（1）树立利他主义价值观和人文关怀理念，培养关怀的意识和价值观，充分意识到关怀患者及家属是重要的本职工作。

（2）积极参加医院及科室组织的人文关怀相关培训，努力提高人文关怀意识和能力，掌握人文关怀的实施方法。

（3）执行人文关怀举措、制度及规范，在护理服务的全过程中坚持"以患者为中心"，关怀、尊重患者及家属，包括礼貌称呼并主动与患者及家属沟通、与患者建立关怀性关系、评估患者的关怀需求并及时提供个性化、令其满意的服务。

（4）积极参加医院及科室组织的志愿者与爱心活动，关怀他人，服务社会。

（5）与同事建立良好的关系，团结互助；保证充足的睡眠，养成良好、健康的生活方式，积极参加户外活动等，及时疏解不良情绪，促进身心健康。

（6）对护理服务、爱心活动及生活中的关怀故事、关怀瞬间等进行记录或书写反思日记等,积极参加关怀护理经验交流会,与同事相互分享经验,共同感悟关怀的魅力,共同提升关怀意识及能力。

(7) 积极进行护理人文关怀相关研究与报道,撰写研究论文或报道稿,分享经验与成果。

案例:责任护士对患者实施关怀

患者李某,女,30岁,因卵巢癌晚期入院治疗。因孩子刚满月,患者及家属难以接受现实。患者情绪低落,整日以泪洗面。责任护士小罗见状,经常主动安慰并鼓励患者,用其他战胜癌症的病例帮助患者树立信心,通过她的孩子激发其生存的欲望。因患者化疗后食欲较差,罗护士还为患者准备清淡可口食物以改善其食欲,住院期间积极主动了解患者需求并尽可能满足,患者出院后小罗通过电话了解患者的情况,与患者建立了良好的关系,大大提高了患者的满意度。

(三) 护理技术与人文关怀融贯统一

1. 人文关怀与护理技术的关系　人文关怀与护理技术既是平行相伴的关系,也是相互融合的关系。护理技术与人文关怀,两者如车之双轮,鸟之两翼,缺一不可。护士执行护理技术时,必须体现人文关怀;先进的护理技术能够增加患者的舒适性,给患者带来好的体验和感受,是人文关怀的重要手段和资源。因此,人文关怀和护理技术又是相互融合、相互促进的关系。

2. 人文关怀融入护理技术的必要性　护理操作是护士工作的重要组成部分。护士每天花大量时间进行各种技术操作,如果充分融入人文关怀则体现了人文护理敬畏生命、尊重人格的特点,能满足患者的需求,提高患者的满意度,促进护患关系的和谐。反之,如果护士在操作中不注重人文关怀,造成患者体验较差,则有可能增加护患矛盾发生的概率。

3. 人文关怀融入护理技术的方法　首先应对现行技术规范进行必要的修订,将人文关怀纳入护理技术规范中,使其在技术操作的各个步骤、各个环节得到充分体现。例如在操作环境准备、患者评估、操作用物准备、操作实施、操作结束后等环节中,具体规定如何实施人文关怀的措施。首先,护理人员为患者实施操作过程中,患者可能会提出一些需求、诉说不适,护理人员应高度重视,并及时给予答复,采取必要的措施去满足患者的需求,而不仅仅着眼于任务式、流程化的工作,避免让患者产生护理人员只见工作不见人的感觉;其次,对护理人员包括管理者、不同层级的护士、实习护生都要进行关怀性技术的培训及考核;最后,要对护理技术中护士实施人文关怀的情况进行评价。

(四) 护理人文关怀措施

1. 门诊护理人文关怀措施　门诊是医院服务患者的首个环节,是医院面向社会的重要窗口,门诊医疗护理服务质量直接影响医院的声誉和地位。门诊常见护理人文关怀措施有:

(1) 优化门诊服务环境:环境干净、整洁、安静,光线明亮柔和,适当装饰特殊诊区,如儿科门诊可张贴卡通画等;合理安排挂号、收费、取药、诊室、服务台等布局,各区标志清晰,并提供自助服务以减少排队时间;应用分诊叫号系统,及时更新信息;候诊大厅配备舒适的候诊椅供患者及家属休息,并提供疾病常识宣传册等以避免其因等候过久而产生焦虑、紧张等情绪。

(2) 提高门诊护理人员的服务能力及主动服务意识:定期开展专业知识、技能及人文关怀知识培训,提升护理人员人文关怀意识和能力,使护理人员掌握人文关怀的实施方法。护理人员要主动关心患者,通过与患者的沟通及时了解患者身心状态及所需帮助,不断改善患者就医体验。

(3) 完善相关管理制度,规范人文护理服务行为:护理管理者根据门诊工作特点弹性排班,合理配置人力资源;建立护理服务质量评价体系,严格把控护理服务质量,提高护理工作效率,减少不良事件发生率;制订门诊人性化护理服务规范,包括服务用语、服务行为及服务流程,使服务逐步规范化、科学化。

(4) 优化人文护理服务流程:在患者就诊前后各个环节中都应体现人文关怀,如安排足够的导诊人员,挂号单、取药单上标明就诊及取药的楼层、诊室号等,检查单上注明检查时间、检查前注意事项等;为急诊抢救等患者开通绿色通道。

(5) 提供便民措施:在各诊区安放饮水机,提供一次性水杯,提供纸笔、纸巾、放大镜等;设置共享轮椅、便民雨伞等。同时开展志愿者服务。志愿者需经相关培训考核合格后上岗,统一着装或佩戴相应标志,主动为患者及家属提供服务,尤其是在门诊大厅、检验科等患者集中的区域,必要时协助送患者去检查、治疗,帮助老年或行动不便的患者交费、取药,引导患者办理住院手续等。

(6) 尊重患者、保护患者隐私:尊重患者的价值观、宗教信仰及风俗习惯等;避免在无关人员面前谈论患者病情,不得泄露患者病情资料;执行医疗保护制度;各诊室相对独立,进行诊疗时若需暴露患者身体隐私部位必须事先征得患者同意,并利用屏风隔帘等进行遮挡,让患者及其家属感受到被尊重,减少隐私泄露的担忧或焦虑。

(7) 开展多形式、多途径的健康教育:各诊区设立健康教育宣传栏,进行常见病、多发病的科普宣传。患者就诊过程中,护理人员应针对不同患者给予针对性健康教育,发放相应的健康教育宣传资料;定期组织开展患者感兴趣的各类健康教育讲堂;组建 QQ 群、微信公众号等线上平台推送健康教育知识以扩大宣传力度;设立相关护理门诊,由临床经验丰富和沟通能力强的专科护理人员坐诊,为患者提供专科护理服务及营养、饮食、运动、生活方式等方面的指导。

2. 病房护理人文关怀措施

(1) 营造温馨、舒适、便利的病房环境:病房环境整洁、设施齐全、布局合理,室内色彩适宜,适当增加装饰,如摆放绿植、儿科病房张贴卡通贴画等,营造温馨氛围,以减轻患者因陌生环境而产生的焦虑、紧张情绪。病区配备相应的生活设施用物,如持续提供热水、空调、冰箱、微波炉、电视等,为有需要的患者提供一次性卫生用品,如一次性纸杯、面巾纸等。另外,还需准备轮椅、平车、雨伞等以供有需要的患者使用。

(2) 加强培训,提高护理人员的服务能力及主动服务意识:定期开展专业知识、技能及关怀知识培训,护理人员工作应认真负责、踏实、服务热情,切实做到以患者为中心,主动为患者提供人性化服务。

(3) 完善管理制度,规范人性化服务行为:准确执行各项护理措施,严格遵守护理制度及各项患者安全措施,保障患者的合法权益及安全;合理配置人力资源,满足患者护理的需求;制订科室人性化服务规范及流程,规范服务用语、服务行为及服务流程。

(4) 尊重患者,及时、动态评估并满足其关怀需求:服务周到,态度热情,礼貌称呼患者;

尊重患者的各项权利与需求、文化背景、价值观念、信仰和风俗习惯等;及时与患者沟通治疗护理方案等,从患者的切身利益出发,帮助其做出合适的选择并尊重其决定。工作若出现失误,及时纠正并向患者赔礼道歉,取得患者的原谅。护理人员要准确、动态评估患者的个性化需求及其变化,并据此调整护理目标及相关措施,不断满足患者个性化、多样化、动态化的健康需求。

(5) 保护患者隐私:检查及操作中合理遮挡,不暴露患者生理隐私;对患者的个人信息、病情资料、治疗内容和相关记录保密,不与无关人员谈论患者的病情和治疗。

(6) 关心患者及其家属,构建和谐护患关系:护理人员应主动关心患者,加强沟通,了解患者的身心状态,加强心理健康引导,帮助其适应角色变化,促进其健康行为;与患者家属沟通,促进家属对患者的理解、支持及家庭和谐,以利于患者康复。

(7) 开展多形式、多途径的个性化健康教育:病区设健康教育宣传栏,进行常见病、多发病的科普宣传;发放健康教育宣传资料并为每位患者制订个性化的健康教育处方;行各项检查、手术前后为患者提供针对性的指导,告知其配合方法及注意事项;定期开展健康教育讲座等,并通过海报、发放健康教育资料、社交平台等途径发布健康教育知识等;定期对出院患者进行随访,了解其疾病恢复情况并进行针对性的健康指导。

3. 延伸护理人文关怀措施

(1) 加强护理人员培训:加强对护理人员的培训,使其充分认识到延伸护理服务及人文关怀的重要性,提高其自身素质、关怀意识及能力。

(2) 关注患者健康需求,提供持续的健康支持:患者出院后,关怀需求会产生相应的变化,护理人员应根据这些变化及时调整护理服务内容及形式;可通过开设护理专家门诊、家庭访视、电话随访、社区及居家指导、基于网络平台的健康教育及咨询等多种形式的延伸护理服务对患者进行持续、针对性的健康服务和情感支持。

(3) 帮助患者适应环境及角色变化:患者出院后可能回家休养或转入疗养机构、康复机构、社区等继续接受治疗,其所处环境及角色可能会产生相应的变化。护理人员在为患者进行延续护理时应注意帮助患者尽快适应这种变化。

(4) 帮助患者获得家庭与社会支持:护理人员应视家庭成员为维护患者健康的重要参与者,并为其提供适当支持以提高家庭护理能力。例如指导家庭成员掌握常用的家庭护理方法及注意事项等;为慢性疾病(如高血压、糖尿病等)患者建立健康档案;成立患者俱乐部等,通过同伴教育方式使病友之间分享疾病防治经验和心理支持;必要时可帮助联系志愿者组织,为有需要的患者及家庭提供帮助。

4. 对护理人员的人文关怀措施

(1) 尊重护士人格,满足护士需求:尊重护理人员,鼓励并发掘每位护理人员的特长及优势,使其树立良好的工作心态,实现自我价值;运用领导艺术指出护理人员的不足之处,保护护士的自尊心和工作积极性。同时管理者要敢于担当,做好带头示范作用;要公平正义,保护护理人员的合法权益不受侵害,避免暴力伤护事件发生;优化排班制度,可设置护理人员弹性排班或建立排班需求登记本,尽可能满足护理人员的合理要求。让护士体面而有尊严地工作,有安全感、获得感。

(2) 营造良好的工作氛围:首先应科学合理地安排科室布局,妥善放置各类医疗用物,为护理人员提供适宜的工作环境,减少职业损害发生;帮助护理人员与周围工作人员建立良好的关系,如适时组织集体文娱活动,帮助护理人员减轻工作压力,活跃科室气氛,提高科室凝聚力;定期开展护理人员座谈会,管理者认真听取护理人员的建议并采纳合理化建议;设置睡眠日,进出夜班护士不参加院内组织的业务学习;护士生日时为其送上祝福;节日时为值班的护理人员送去慰问。采用多种形式了解护士工作及家庭情况,适时给予照顾和帮助,让护士对团队和科室有"护士之家"的感受,不断提高护士的归属感和幸福感。

(3) 善用激励制度,促进护士职业发展:建立科学的绩效考核机制,制订合理薪酬分配制度,做到荣誉激励,奖金分配公开透明、公平公正,多劳多得,优劳优酬;充分发挥榜样先锋作用,帮助护士树立正确的护理价值观,提升整体素质;合理授权,充分提供护士参与护理工作规划、计划、决策的机会,增强护士的主人翁意识;引导和帮助护理人员做好职业生涯规划,立志岗位成才,建功立业,让护士获得成就感和职业自豪感。

(刘义兰　陈倩　胡德英　周芳)

二、沟通艺术与人文护理

护理人员在为患者提供护理服务时,不仅需要娴熟的护理技术,还要熟练运用良好的沟通艺术构建和谐的护患关系。

(一) 护患沟通技巧

1. 同理心(empathy)　同理心是指识别和确认他人的情绪状态,并给予适当的反应。即设身处地以对方的立场去体会对方心境的心理历程。同理他人的过程分为两个阶段:

(1) 识别和确认阶段:在护理工作环境中,护理人员应识别和确认患者的真实感受。这一阶段的重点是知觉技巧的运用,护理人员应根据患者的语言和/或非语言的相关线索来确认患者的情绪状态,敏锐地察觉伴随语言行为的非语言表达是护理人员能够准确识别出患者所传递感受的先决条件。

(2) 适当的反应:同理心的第二个层面强调适当的反应。适当的反应需要护理人员运用良好的沟通技巧让患者知道:①护理人员了解他/她所发生的事情;②护理人员了解他/她的心理感受;③护理人员愿意听他/她继续讲下去;④护理人员愿意给他/她安慰和帮助。同理技巧的使用会让对方觉得,你虽然不是他/她,但是你懂他/她的心,了解他/她的意思,知道他/她的感受。有同理心的护理人员会帮助身处困境的患者进行自我调整,以便通过自我情感的表达获得控制力。

案例:张女士是一位32岁的演员,事业正值鼎盛时期,但在最近的一次体检中被诊断为乳腺癌。医生准备为其进行乳腺全切手术以保证切除全部病灶,但患者因担心形象受损而非常抗拒,情绪很不稳定。术前一日,王护士到病房去看望张女士时发现该患者躺在床上默默流泪。王护士安慰张女士道:"张女士,我知道您明天要做乳腺全切手术。我也知道您是一名演员,您的演艺事业正处在鼎盛时期(通过这段话让张女士知道,护士知道她遇到了什么事情),在这样特殊的情况下,让您去接受乳腺全切手术一定是很困难的(让张女士知道护士了解她的感受)。如果您愿意的话,我非常愿意留下来陪伴您。您可以把内心的考虑、担忧告诉我们,我们也会尽力帮助您的(让张女士知道,护士愿意花时间倾听她的讲述,愿意帮助她解决问题)。"

2. 倾听(listening attentively)　倾听是信息接收者集中注意力将信息发出者所传递的所有信息(包括语言和非语言信息)进行分类、整理、评价及证实,使信息接收者能够较好地了解信息发出者所说的话的真正含义。在护患沟通的过程中,护理人员应遵循倾听的"六到"原则(表14-1),暂时"忘掉"自己,站在患者角度考虑问题,提高倾听的层次(表14-2)和沟通的效率。

表 14-1　倾听的"六到"原则

六到	原则
耳到	聆听——专心听对方说话
眼到	观察——仔细观察对方的身体语言
脑到	思考——思考对方说话的内容
心到	感受——以同理心感受对方的立场
口到	询问——以问题探寻对方的意图
手到	记录——记录对方所说的内容

表 14-2　倾听的层次

	倾听的层次	
高	用心聆听	全心全意
	全神贯注地听	主动听取,积极回应
	有选择地听	字词和内容
	粗心地 / 无意识地听	左耳进,右耳出
低	忽视地听	充耳不闻

为了做到有效倾听,护理人员可以运用下列方法和技巧:

(1) 参与(attending):护理人员在不受其他声音及其他事物干扰的情况下,集中注意力,听清他人所说的话,看清他人的非语言行为。参与就是全神贯注地倾听。

具体要求包括:①保证与患者交流的时间;②交谈中保持适当的距离;③交谈中保持放松、舒适的姿势;④交谈中保持目光接触;⑤避免分散注意力的动作;⑥给予患者及时的反馈和适当的鼓励。

(2) 核实(perception checking):护理人员接收和给予患者反馈的方法,即核对个人的感受。

核实的流程包括:①专心聆听;②观察患者的非语言行为;③了解患者非语言行为的含义;④为确保护理人员所理解的内容与患者想要表达的一致,必要时直接询问患者。

核实的方法有 4 种。①复述:不加任何判断地重复一遍患者所说的话;②改述:在保持原意、突出重点的原则下用自己的语言重述患者说的话;③澄清:弄清楚患者一些模糊的、不完整或不明确的叙述;④总结:将患者的话用简单、概括的方式再叙述一遍。

(3) 反映(reflecting):护理人员将患者所表达的语言和 / 或非语言信息展示给患者;或者在沟通中出现停顿时,护理人员将谈话中的最后一个词或句子重述给患者,从而使患者确信护理人员在倾听,进而鼓励患者将这个话题继续讲下去。

3. 语言沟通技巧　在护患沟通过程中,护理人员需要注意说话的音色和音调、语言的选择、表达的流畅程度等语言沟通技巧。

(1) 把握护患沟通的情感:有声语言始终伴随着情感,护士要意识到自己的情感可能会通过语言传递给患者。因此,护患沟通的时候,要控制好情绪,避免个人的负面情绪对患者造成影响,进而影响其康复。

(2) 选择合适的词语:有效的沟通取决于沟通双方使用相互能理解的词语。护理人员在与患者及家属沟通时需要选择合适的、患者能理解的词语,避免使用医学术语或医院常用的省略语。

(3) 选择合适的语速:语速过快、过慢或停顿均可以传递一些非故意的信息从而影响沟通的效果。长时间的停顿以及迅速地转变话题可能会让患者误以为护理人员隐瞒了事实。当然,如果护理人员可以适当停顿,在强调某个内容且需要给患者一定时间去消化和理解的情况下使用。护士可采用下列方法选择合适的语速:说话前认真思考、从患者处寻找容易混淆或误解的非语言的线索、直接询问患者语速是否合适。

(4) 选择合适的语调和声调:语调和声调也会影响信息的含义,从而影响沟通的效果。即使同样的语言,如果采用不同的语调和声调,沟通的效果也可能完全不同。因此,护理人员在与患者沟通时,必须关注到自己的语调和声调。同时,由于情绪可以直接影响说话的语调,护理人员还要注意及时调整自己的情绪状态,避免由于不良情绪影响说话的语调,减少对患者造成的心理伤害。

(5) 保证语言的清晰和简洁:有效的沟通应该是清晰、简洁和直接的。说话时要根据具体情况适当放慢语速、保持清晰的发音、恰当举例,并且可以重复信息的重要部分,保证语言的清晰度。简洁性可以通过使用能直接表达观点的、简短的词语来实现。

(6) 选择合适的时间及相关的话题:沟通中时间的选择也是非常重要的。当时间选择不当时,即使是一个清楚的信息,也可能阻碍有效的沟通。因此,护理人员必须有效地选择与患者交流的合适时间。患者表示出对沟通感兴趣的时候就是护理人员与患者沟通的最佳时间。护理人员可以通过询问患者诸如"您是否愿意和我谈论一下您出院后需要注意的问题"来确定合适的时间。如果患者不愿意交谈,护理人员可以避免浪费时间和精力。此外,要使沟通更有效,确保交流的信息与目前的情境具有相关性也是很重要的。例如,某患者要进行肺癌切除手术,护理人员与他谈论术前程序的话题就比谈论吸烟危害的话题更重要,尽管了解吸烟的危害也是患者必需的,但谈论的时机是不适合的。

4. 非语言沟通技巧　非语言沟通是一个人的情感最准确的流露。在日常交流中,非语言沟通的形式占据了60%~70%。甚至在某些情况下,非语言沟通方式比语言沟通方式效果更好,至少两者具有相同的效果。因此,了解非语言沟通的类型,在具体的护理情境中恰当地运用非语言沟通技巧,可提高护患沟通的有效性。非语言沟通有多种表现形式,常见的有以下六种类型:

(1) 仪表和身体的外观:一个人的外观主要由身体特征、面部表情、着装和修饰的方式以及装饰组成。在进行仪表修饰时,可以选用"TPO"原则,即时间(Time)、地点(Place)、场合(Occasion)。"TPO"原则阐述了一个人的衣着与时间、地点和场合相适应的重要性。护理人员应该选择与自身职业特点相符合的仪表修饰及着装。同时,患者的着装和修饰可以为护理人员提供一些评估线索,如患者的身体情况、个性特征、婚姻状况、职业、社会地位、文化、宗教信仰、自我概念等。此外,护理人员自身的仪表也同样会影响患者对护理人员的印象。因此,护患沟通时,一定要注意着装和修饰,给患者留下美好印象。

(2) 姿势和步态:护理人员可以通过观察患者的身体姿势和步态来收集有用的信息。与此同时,护理人员的姿态与步态也间接地反映和传递了护理人员的一种状态和非语言的信息。坐、站和移动的姿势等可以反映出人们的健康状况、态度、自我概念和情绪状态等。例如,身体向前倾斜或朝向某人可以表示关注;身体过于放松或向后倾斜可能说明过于小心谨慎或缺乏兴趣;萎靡不振的身体姿势以及缓慢、拖曳的步态可能显示身体不适或情绪抑郁;直立的、快速而有目的的步态可以反映某人健康良好和较为自信。

(3) 面部表情:精神学家的研究发现,对于不同国家和不同文化的人们来说,其面部表情所表达的感受和态度通常是比较相似的。许多面部表情传递的意义是相同的,如哭泣表示痛苦和悲伤。然而,由于面部表情过于丰富,它所表达的意义有时很难判断。面部表情所传递的信息既可以是内心真实的情感,也可以是与真实的情感相矛盾,还可以是对真实情感的压抑。因此,当护理人员无法从面部表情中清楚地知道某人真正想表达的信息时,可以通过寻求语言性反馈来确认信息发出者的真实意图。

(4) 目光:目光是一种有效传递信息的途径和方式。目光的接触发出的是希望沟通的信号。在双方交谈期间保持目光的接触可以表示对对方的尊重以及希望对方继续讲下去。在沟通中如果缺乏目光的接触,可能显示某人缺乏自信、身体不适、焦虑或存在防御心理。然而,在某些文化环境中,目光的接触被认为是一种威胁,具有侵入性和伤害性。此外,目光接触的水平也会影响沟通的效果,在护患沟通中,理想的目光接触的水平是:护士坐在患者的对面,同时保持眼睛和患者的眼睛在同一水平上。这个目光接触的水平可以体现护患间的平等关系,同时也能反映出护士对患者的尊重。值得注意的是,护理人员应避免向下看患者,那样会使患者产生被控制感。

(5) 肢体语言:如手势,是指手、手臂和手指的移动,用来强化或澄清语言信息。手势也有助于表达思想和感情。有时将手势和其他非语言行为结合起来使用会替代语言信息。肢体语言还包括积极性肢体语言,如拥抱等;以及小肢体语言,如皱眉、叹息。

(6) 触摸:人际沟通时最亲密的动作就是触摸。触摸是一种无声的语言,是一种有效的沟通方式,有选择地使用触摸对沟通是有促进作用的。通过触摸可以表达不同的情感,如关心、安慰、体贴、牵挂、支持、理解、愿意提供帮助等。然而,触摸又是一种个体化的行为,不同的人会有不同的理解,而且它还受到性别、年龄、文化及社会等多因素的影响。所以,触摸是所有非语言行为中最容易被误解的表达方式。因此,护理人员在应用触摸时,应事先了解患者的文化与社会背景和意愿,明确触摸的护理意义,渐进性地对患者进行治疗性触摸,并严格限制触摸的部位,以免因使用不当而阻碍了有效的沟通。

案例:患者孙某因急性心肌梗死入院,经抢救后顺利度过危险期,意识已经恢复。患者的责任护士在为患者提供护理时,发现其拒绝配合护理操作,情绪十分低落,于是主动询问孙某是否有什么心事? 听到护士的话后患者突然流泪并诉说住院期间没有家属探望,因而怀疑是否被家人遗弃而产生悲观情绪。患者说话期间,该责任护士一直仔细聆听患者的讲述,在患者讲述后主动握住患者的手并为其解释原因:"因医院有探视规定,家属不能随便进入监护室,但您的家属对您一直都很关心"。通过沟通,患者情绪明显好转,并且愿意积极配合相关护理操作。

上述案例中护士运用语言和非语言的沟通技巧化解了患者的心结,用心聆听患者的表达,了解患者说话的真正含义,集中注意力,并给予适当的反馈,逐渐获得患者的信任,使其能够敞开心扉地,促进了护理措施的顺利实施,从而有利于患者健康的恢复和生活质量的提高。

(二) 护患沟通中常见的问题与防范

1. 改变话题　改变话题是在护患沟通中最常出现的问题。改变话题通常有两种方式:一种是直接改变话题,即护理人员直接改变谈话主题而打断患者原来的话题(这个话题或许对患者来说是重要的);另一种是间接改变话题,即在与患者交流过程中对不重要的谈话内容作出反应以转移谈话重点,从而阻碍了患者把有意义的信息表达出来。

案例:患者唐某,78 岁,肝癌晚期,住院治疗 2 个多月,但病情一直未有好转,患者情绪始终低落。责任护士小张在晨间巡视病房时与患者主动打招呼:"唐先生,您好! 您今天感觉怎么样?"唐先生回答道:"不太好,我很担心我能否痊愈出院。"该护士并未回答患者的问题,而是对患者说:"唐先生,请您准备一下,我马上为您输液了。"此后该患者总是拒绝与护士沟通,增加了护患矛盾的风险。

防范措施:护理人员应学会做一名有效的倾听者,尊重患者,允许患者把想表达的情感表达出来,这样护士才能获取全面而有效的信息,积极回应,表达帮助患者解决问题的意愿,进而帮助患者解决问题,同时传达给患者同情与关爱。

2. 只注重陈述个人的观点和意见　护理人员把个人的观点和价值观强加于患者身上,并不考虑患者的实际情况。虽然某些情况下护理人员的观点或意见可能对患者有帮助,但也不是绝对的。

案例:赵女士,29 岁,刚结婚 3 个月,暂时未考虑怀孕。然而赵女士在近期体检中发现患有子宫内膜癌,需住院接受子宫切除手术。术前责任护士在巡视病房时发现赵女士情绪很低落,便主动安慰该患者:"赵女士,我知道您明天要进行子宫全切手术。您不要太伤心,要学会接受现实。如果这件事发生在我身上我会认为早发现比晚发现好,这样可以更早地接受治疗。"赵女士对该护士的安慰没有回应,仍然默默流泪。

防范措施:护理人员应运用同理他人的技巧,设身处地地体会患者的心理历程,真正地去理解患者的心境,而不是想当然用自己的想法等同于他人的想法,或把自己的想法强加于人,引起他人的不适。选择合适的措辞以及非语言技巧引导患者叙述心声,倾听过程中表达尊重与共情,适时给予患者合理化建议。

3. 提供错误或不恰当的保证　当患者对自身的疾病失去治疗信心或者对疾病的预后感到焦虑、担忧时,护理人员为了安慰患者以使其振作起来而向患者作出虚假的保证。在临床护理过程中常常会遇到这样的情形:当患者对病情、治疗或护理表示出害怕或焦虑时,为了让患者高兴,护理人员会说一些肤浅的宽心话或给提供虚假的保证。这种无效的保证实际上暴露出护理人员对患者的问题不重视,很容易影响护患间的有效沟通。

案例:患者孙某,68 岁,肺癌晚期,入院治疗 2 个月病情未见好转。责任护士在晨间巡视病房时与患者主动打招呼:"您好,您今天感觉怎么样?"孙先生回答道:"不太好,我很担心我能否痊愈出院。"护士回复道:"请您放心,您的血压是正常的,您现在用的药物也是最好的,所以您肯定会痊愈出院的。"患者认为该护士非常敷衍,此后拒不配合相关护理操作。

防范措施:护理人员在沟通过程中应尊重事实、实事求是、措辞适当,但同时对患者也要有同理心和责任感,关心患者,给予患者温暖。

4. 过快下结论或提供解决方法 快速下结论或提供解决方法是指在谈话之初,患者还未来得及说出自己想要表达的重点时,护理人员便快速下结论或提供解决问题的方法。因为大多数人在交流开始时都是先说一些无关紧要的事情做铺垫,然后才能进入主题,所以这样的行为可能导致护士得出错误的结论,从而导致错误或无效的解决方案。实际上,对很多患者来说,有时他们只是需要一个"倾听者"来发泄内心的痛苦,而并非一个为他们提供解决方法的"建议者"。

案例:患者吴某,54 岁,因子宫内膜癌入院接受化疗。责任护士小王在巡视病房时发现患者情绪低落,便主动询问:"吴阿姨,您今天感觉怎么样?"吴女士回答道:"我很担心治疗的效果如何,会有副作用吗?"小王马上说:"吴阿姨,您不要多想,放松心情就会好了。"该患者对小王的回答很不满意,因为小王的回答并未解决她的疑惑。

防范措施:护理人员需要有爱心、耐心、责任心,学会尊重患者自由表达的权利,并应认真倾听患者的心声,同理患者,表现出肯定、关切的非语言行为。在倾听患者叙事时应表现出好奇、谦卑、耐心、尊重的态度,深度挖掘隐藏于患者内心的忧虑和真实的想法,从而作出正确的引导和应对。

5. 不赞成 表示不赞成是指在护患沟通过程中,护理人员通过语言或非语言行为中的皱眉、叹息等表现出的对患者的反对态度和行为。

案例:患者张某,50 岁,建筑工人,是家庭中的经济支柱,因工作意外导致失去双腿。患者麻醉清醒后发现双腿缺失,拒不接受现实,情绪崩溃,表现出自杀倾向。责任护士小王多次劝导患者无果后指责道:"张先生,您怎么可以自杀呢?请您想想您自杀后您的老婆和孩子该怎么办?您这样做是很自私的!"患者情绪冲动下与护士发生争吵,造成护患矛盾加深。

防范措施:面对情绪异常的患者,护理人员应尽可能站在患者角度去理解他的想法和行为,同情其不幸遭遇,表达尊重,不应带有偏见地去评论或指责患者。在与患者的谈话即将结束时,护理人员可以表达出自己希望患者能有哪些行为上的改变。

6. 否定患者 否定患者是指当患者有了进步而护理人员却不能及时予以肯定和表扬,这样做的结果可能会挫伤患者的积极性而使患者放弃继续努力。

案例:患者周某,45 岁,乳腺癌术后恢复期。该患者遵循护士的健康指导,每天坚持进行手臂"爬墙"训练。当护士查房的时候,该患者主动向护士汇报锻炼成果,但护士因忙于核对护理记录没有重视患者,并敷衍其锻炼还不达标。患者由于情绪受挫,此后拒绝进行功能锻炼。

防范措施:护理人员要学会赞美的技巧,当患者做某事做得很好时,护理人员应通过语言行为或非语言行为及时给予表扬,这样既可以鼓励患者更多地讲出他的事情,也可以使患者获得自信去做其他的事情。

总之,在护患沟通中,护理人员的语言和非语言行为有时会阻碍患者交流他们内心的感受。如果护理人员意识到了自己的言行已经造成了这种结果,可以真诚地向患者道歉,请求患者的原谅,并获得纠正自己错误的机会,弥补对患者心理以及护患沟通效果的影响。

(李小寒 马晓璐 宋 冰 周 芳)

三、医学人文疗法的应用

(一) 伯恩斯新情绪疗法

1. 伯恩斯新情绪疗法简介　伯恩斯新情绪疗法(new mood therapy)的理论基础是认知疗法(cognitive therapy)。认知疗法是一种心理治疗,是通过改变人的认知过程和观念来纠正人的情绪和行为,目前已被大部分人认可是治疗抑郁症最好的方式。新情绪疗法最早由戴维·伯恩斯提出,旨在向抑郁症患者介绍确切有效的非药物治疗方法。"伯恩斯抑郁状况自查表"也是运用认知疗法、不使用药物治疗抑郁症的先行者。伯恩斯在《伯恩斯新情绪疗法》一书中阐述了许多能够帮助抑郁、焦虑、孤独、内疚、躁狂、自卑、拖延、悲观、缺乏自尊以及有自杀企图的人群的方法。通过自身努力改变认知,自己对自己实施治疗,以摆脱情绪混乱的困扰和痛苦,建立积极的生活态度等。

2. 伯恩斯新情绪疗法的应用

(1) 定期自我情绪测评:伯恩斯抑郁状况自查表是一种广泛应用的抑郁程度自评工具。该工具共设 4 个维度(感受与想法、活动与个人关系、生理症状和自杀倾向)。戴维·伯恩斯在此量表的基础上设计了 5 项问题的精简版,填写更加简便,耗时短,更适用于临床患者,信效度较好。定期填写伯恩斯抑郁状况自查表能够客观地评估情绪进展情况。

(2) 自我阅读和练习自我康复体系:伯恩斯指出通过 4 周左右的系统化自我阅读和练习自我康复体系能帮助患者克服焦虑、抑郁等不良情绪。患者需要循序渐进按照书中的要求边阅读,边测试,边自我练习,学习一些有效的理念和技巧,从而改善不良情绪,进一步提高生活质量。《伯恩斯新情绪疗法》一书兼顾抑郁发生发展的理论基础和实际应用,采用自助疗法的方式帮助抑郁症患者重建自我效能。在实际应用内容中,伯恩斯还详细介绍了帮助患者建立自尊、学会反驳自我批评、测评"易怒商数"和战胜内疚的方法,期望抑郁患者能够在现实生活中充分利用上述方法调节情绪,最终战胜抑郁。

3. 伯恩斯新情绪疗法的发展　抑郁症新疗法有望提供一种简单的调节情绪的方法。大量的研究数据和临床试验表明,抑郁症患者只需要运用一些相对简单的原则和技巧就可以学会控制摇摆不定的悲伤情绪和自我打击的行为。伯恩斯新情绪疗法具有成本低、方便易实施、不受地域限制、节省时间、不需医务人员太多干预等特点,日渐受到研究者和实践者的关注和重视。

(二) 阅读疗法

1. 阅读疗法简介　阅读疗法(reading therapy)是一种认知领悟疗法,是指运用医学、护理学、图书馆学、心理学、社会学和教育学等学科的原理,精选材料指导读者通过阅读缓解或排除其心理困扰和心理障碍。我国学者王波将阅读治疗定义为:阅读治疗是指以文献为媒介,将阅读作为保健、养生以及辅助治疗疾病的手段,使自己或指导他人通过对文献内容的学习、讨论和领悟,养护或恢复身心健康的一种方法。

阅读疗法的核心是图书或者文献,选择高质量的书目就尤其重要。我国有学者总结了国外研究以及我国古代对图书选择的原则,提出了七条选择图书的标准:

(1) 所选图书应该与读者的阅读能力相适应。

(2) 所选图书讨论的问题应该和读者面临的问题相匹配。

(3) 所选图书应该提供既有数量又有质量的建议。

（4）所选图书描述的问题应该有现实依据和可行性。

（5）所选图书应该辩证地论述而不能观点片面。

（6）所选图书应该语言优美、语气妥当、可读性强。

（7）所选图书以表现形式丰富者为佳。

2. 阅读疗法的应用　通过阅读疗法鼓励读者思考，能够改善读者的情绪并适当调整其心理状态和行为方式，从而改善其生活质量，提高学习和工作效率。阅读疗法具有保密性强、治疗程序相对简单、费用低、易接受、疗效显著等特点。近年来，阅读疗法的应用对象范围逐步扩大，从早期的精神病患者逐渐扩大到肿瘤患者、手术患者以及存在心理健康问题的高校学生。下面就阅读疗法的应用对象进行介绍。

（1）手术患者：在手术患者中应用阅读疗法能够有效缩短医护人员和患者之间的距离，使患者、家属和医护人员之间建立自由开放的沟通交流平台，加强患者及其家属对疾病相关信息的了解，缓解患者的紧张、焦虑情绪。尤其是交互式阅读法，通过阅读者 - 辅助材料 - 指导者三位一体的阅读方式，着重强调了护理人员对阅读的全程干预和管理，效果显著。国内学者张华的研究显示，运用阅读疗法对围手术期住院患儿进行管理与干预，能够有效提高其疾病认知水平，是围术期患儿健康教育的一种有效干预形式，体现了以家庭为中心的人文护理理念。

（2）肿瘤患者：肿瘤患者在疾病的不同阶段其心理状态各不相同，患者的心理变化与肿瘤的发生发展有密切关系。肿瘤患者常常面临着躯体病痛、生理功能异常、精神心理压力大及医疗经济负担重等多方面的问题，通过阅读疗法能极大帮助患者缓解上述压力。例如对口腔颌面 - 头颈部恶性肿瘤患者应用阅读疗法，可显著改善其术后对于放射治疗的焦虑状态，减少不良反应的发生，有助于提高患者的生存质量。

（3）焦虑、抑郁等心理问题患者：阅读疗法在国内多应用于大学生心理问题，国外阅读疗法多针对特定对象展开，如青少年、丧亲儿童、单亲家庭儿童等。有针对性地在常规治疗的前提下开展阅读疗法，能够显著改善焦虑症患者的症状和生活质量，有益于患者早日回归社会。

（三）叙事医学

1. 叙事医学简介　美国学者 Rita Charon 将叙事医学（narrative medicine）定义为"具有叙事能力的医生开展的人道且有效的医疗实践活动"。在该医疗活动中，医生通过理解、体验、回应患者的疾苦与困境，为其提供充满尊重、共情和生机的医疗照护。叙事医学是一个极富人文关怀和情感魅力的领域。叙事内容不仅包含疾病信息，还再现了叙事者的疾苦观、生死观、医疗观，是叙事者信念、思想、意图所构建的另一种真实意境，其核心在于倾听患者故事、共情和反思。

2. 叙事医学的应用　叙事医学多运用在临终患者、老年患者、社区、肿瘤、创伤和精神等领域。通过下述方法来提升医护人员倾听、共情能力，培养职业道德，弘扬人文精神，改善医患信任关系，促进社会和谐。

（1）提升医护人员的叙事能力：Charon 提出在临床上可通过平行病历、精细阅读、反思性写作来训练医者的叙事能力。平行病历首先要求用自己的语言（非教科书、非技术性语言）来见证、书写患者（或他人）的疾苦体验，继而通过小组讨论来交换对患者（或他人）疾苦的理解和自我诊疗行为的反思；精细阅读指通过对不同内容和体裁文学作品的阅读，培养医护人员倾听和理解能力;反思性写作是指以自我意识和专业所长为目的,对自身经历进行反思的写作;反思性实践是在不断的自我提问和自我探寻的循环中回忆实践时刻的错综复杂性、局限性、优势和不足,从而确保实践、理论和生活中关怀体验的进化和提升。此外,还可以开展护理人文关怀故事分享系列活动,让护理人员理解人文关怀的内涵和意义,使护理人员之间的关系更加融洽、科室人文关怀氛围更加浓厚。

(2) 倾听患者的声音:通过为患者提供叙事的途径和平台让患者表达出自己真实的情感。国外有多种形式的"患者叙事"活动,例如日本的"斗病记"是与疾病斗争的记录,主要是患者、家属或护理人员以文字的形式叙述与疾病抗争的有关经历;英国有"患者的声音"(Patient Voices)活动,这是数字化叙事项目的一个组成部分,主要是组织 6~8 人的小组以交谈的方式进行互相交流。"患者叙事"既为患者提供了了解自我、宣泄情感的途径,也成为其他患者(倾听者)获取信息、支持和力量的一种方法。举办"讲述生命的故事"主题演讲大赛,是叙事医学的创新实践路径之一。生命主题唤起医护人员对职业理想、职业精神生动而具体的诠释,从而坚定"为生命护航"的信念。护理人员通过真情流露地讲述发生在护理工作中,与患者或是与患者家属之间的生命故事,体现出对护理伦理道德、人文内涵及引发生命价值的思考,增强了护理人员对叙事医学的理解,有助于护理人员更好地践行人文关怀护理。

(四) 表达性艺术治疗(expressive arts therapy)

1. 表达性艺术治疗简介 表达是人类与生俱来的能力,人类的祖先在文字甚至语言出现之前,就懂得在山洞的岩壁上用图画来描绘所看到的事物或表达对自然及宇宙的看法,或抒发内心的情绪和感受,并在艺术想象中寻找生命的意义。这种最初始的艺术表达使人类在认知、情感和思维方面获得了积极的体验。相较于语言表达,艺术形式的表达更为便利、形象且具有更为丰富的心理内涵及功能,能更真实地呈现个体及民族的心理体验和心理现实。随着人类对艺术表达认识的深入和全面,对艺术的欣赏和创作过程也逐渐由单纯的表达、交流不断发展为一套完整、成熟的心理干预方法,即表达性艺术治疗。这种通过艺术形式表达个人认知、情绪和感受的方法,促进了个体的心理健康与群体间的社会和谐。

由于表达性艺术治疗媒介的丰富性导致了其治疗技术也非常多样。单就内容而言,表达性艺术治疗就包括了以视觉感受为主的绘画、手工、沙游、曼陀罗治疗类技术;以综合性感官为主的音乐、舞蹈、戏剧治疗类技术,以及以内在心理与心灵体验为主的正念疗法(内观、静坐)、书写、心理剧、家族排列等。

2. 表达性艺术治疗的应用 在种类繁杂的心理干预技术中,表达性艺术治疗因具有非语言性沟通的特质以及能提供安全沟通空间的特点,更容易调动患者的积极性,因而实用性高,患者参与性较强。目前,表达性艺术治疗方法已被广泛应用于教育与心理治疗领域,也是灾难目击者的重要心理辅助方式。在医院等医疗卫生场所则常常应用于住院患者、康复患者或者应用于社区居民、慢病管理工作,既有利于解决患者表达困难的问题,也可降低患者的抗拒心理,从而帮助建立良好的护患关系。

(杨 艳 周春兰 郭记敏)

第三节　全生命周期人文护理

人的一生是连续发展的过程,完整的生命历程可分为八个阶段:孕育期、婴儿期、学龄前期、学龄期、青春期、成年期、老年期及临终期。随着年龄的增长,人在生理上会经历从发育、成熟到衰老的过程,人生的阅历、所受的教育等也会让人的心理不断发生变化,导致人在不同的生命阶段,对于生理、心理及社会的需求也是不同的。因此,建立从"负1岁到终老"的全生命周期的人文关怀模式,了解不同生命阶段人群的重点诉求,为服务对象提供符合其个人独特需求的护理关怀是非常必要的。本节将以人的生命周期为主线,根据生命所处各阶段不同的生理、心理及社会需求,探讨从"负1岁到终老"的全生命周期的人文护理模式。

一、母婴期人文护理

母婴期(maternal and infant period)包括生命的孕育期及婴儿期两个阶段。从母亲怀孕的那一刻起就意味着生命的开始。孕妇及婴儿的身心健康会受到来自遗传、环境等各种因素的影响,护士不但应满足其生理需求,还应与孕妇及婴儿建立相互信赖和友好的关系以帮助其保持身心健康。

（一）孕育期的人文护理

生命始于孕育期。孕育生命是自然赋予女性特有的生理过程,孕期女性充满着期待与喜悦,但同时也是脆弱的,伴随着复杂连续的生理变化也会出现许多心理应激反应。因此,应该重视孕育期人文护理,关注孕育期女性的生理及心理状况,帮助其逐步适应角色的改变,顺利度过人生中重要的时期。

1. 生理关怀

（1）合理膳食与营养:胎儿的生长发育依赖于从母体获得的营养,因而孕育期女性在怀孕期间需要摄入更多的营养物质。医护人员应该指导孕育期女性合理进食,适当增加营养物质的摄入,根据产检结果在医生的正确指导下进行微量元素及维生素的补充;适时控制与监测体重变化,正常情况下整个孕期体重的增长应该控制在10~12kg。如果孕早期孕吐反应严重,应该指导孕妇少食多餐,避免食用太过油腻等易诱发孕吐的食物。

（2）适当运动:有氧运动和抗阻运动是孕期最常用的两种运动方式。孕期适当的运动有助于提高孕妇的生活质量、提高孕妇的心肺功能、防止体重的过度增长、增强肌肉的力量,以帮助顺利分娩,并降低巨大儿的分娩率。如果孕妇既往有锻炼的习惯,建议其孕期保持规律运动;如果孕妇孕前没有锻炼习惯,建议其从少量运动开始,循序渐进至适宜的运动量。运动量则应该根据孕妇的具体情况制订,以不感到疲劳为宜,同时应该选择温度适宜的运动场所,避免运动导致体温升高而带来不利影响。

（3）定期孕检,保证母婴健康:产前检查是监测胎儿发育和宫内生长环境、监护孕妇各系统变化、提高妊娠质量和减少缺陷新生儿娩出的重要措施。因此,护士应告知孕妇及其家属产前检查的重要性,指导孕妇按照医生的建议定期进行产前检查,包括孕前期、孕中期及孕晚期整个怀孕历程,以便于早期发现问题,及早纠正和治疗,使孕妇和胎儿能顺利地渡过妊娠期和分娩。

2. 心理关怀

(1) 心理特征分析与因势利导：孕妇处于孕期的不同阶段其心理状态也随之变化，护士应识别和分析不同阶段孕妇的心理状态，并结合孕妇社会文化背景、个性特点等因势利导，开展个性化的人文关怀，如怀孕初期的女性，可能会因为担心流产、胎儿的健康以及自己能否顺利分娩等产生焦虑情绪，护士应该对其进行孕期的宣教，让其了解整个孕期的过程，消除其对妊娠、分娩的恐惧并树立信心；同时鼓励孕妇坚持既往爱好，以适当分散注意力，保持良好情绪。

(2) 健商支持与关怀：健商即健康的商数，是一个人已经具有的健康意识、健康知识、健康能力与她/他应该具有的这些能力的比值，是一种新型的健康理念。护士在实施孕产期护理时，应开展孕妇健商评估，根据孕妇的不同健商，给予不同的支持与关怀措施。如在对孕妇进行健康宣教时，首先应该了解孕妇现有的孕产知识及行为，纠正其错误的认知，给予针对性的孕产知识，包括妊娠知识、产检知识、分娩知识等，让孕妇提前了解孕期可能会出现的变化，提高健商，学会自我保健及自我监测。

(3) 家人与同伴支持：孕期女性需要更多的关注，尤其是丈夫及家人的体贴和爱护，这会使孕妇内心充满安全感。因此，护士应积极促进其家人支持，提高家人相关认知和知识，进而给予孕妇积极的家人支持；同时，护士还可以组织病房内处于孕期同一阶段的孕妇进行相互间沟通和交流，这种同伴支持因经历相似，一般都能取得较好的健康教育效果，缓解孕妇的焦虑、恐惧情绪。

(二) 婴儿期的人文护理

婴儿期是指自出生到一周岁的时期，此期是生长发育极其旺盛的阶段，也是儿童发育的第一个高峰期，但因各项生理功能发育还不够完善而易出现各类问题，因此护士应重点关注婴儿期生长发育的问题并提供相应帮助。

1. 生理关怀

(1) 提倡母乳喂养：母乳是婴儿理想的天然食物，对母亲和婴儿的健康均有益处。母乳含有婴儿成长所需的所有营养和抗体，有益于婴儿的消化吸收，同时哺喂母乳时的亲密接触可刺激婴儿脑部及心智发育。建议母亲在无特殊情况下（如无传染性疾病、未服用药物等）对6个月以内的婴儿进行纯母乳喂养，6个月以上的婴儿建议适当添加辅食，随着年龄的增长鼓励婴儿自己进食，培养良好的饮食习惯。

(2) 免疫接种与定期体检：婴儿因为其免疫系统尚未发育成熟，对传染病普遍易感，因此需要按照计划免疫程序完成基础免疫；此外，应该定期为婴儿做体格检查，进行生长发育的检测，及时发现问题并进行干预以保障婴儿的健康发育。

(3) 注重婴儿卫生和加强婴儿抚触：婴儿没有自主行为能力，容易接触各类细菌，且其免疫系统尚未成熟，容易发生感染，因此要注重婴儿的卫生，包括手卫生、口腔卫生、皮肤卫生等。婴儿沐浴是保持婴儿清洁卫生的良好方式，而沐浴中及沐浴后的抚触是父母及照顾者与婴儿沟通及实现亲情关怀的重要途径，护士可以通过微信平台、俱乐部等方式对婴儿父母开展正确婴儿抚触的培训，指导父母在为婴儿进行沐浴及抚触时动作正确和轻柔，并通过温柔的语言、播放歌谣等方式让婴儿身心愉悦。抚触还能刺激婴儿神经系统的发育，有利于智力开发，能增强婴儿免疫力、改善睡眠。抚触过程中亲子关系也能得到提升。

2. 心理关怀

(1) 母婴早期接触,减轻分离焦虑:新生儿分娩后脱离母体子宫环境,容易出现不安、哭闹、适应不良等分离焦虑的心理,护士应该鼓励母亲进行母婴皮肤早期接触,在新生儿娩出并做完必要的护理后就将其放置于母亲胸前,母亲可以轻轻抚摸并亲吻新生儿。母婴早接触能促发婴儿吸乳本能,给婴儿充分的安全感,同时肌肤接触可以促使母亲分泌催产素,减轻新手母亲的焦虑,增强科学育儿行为,还能减少产后出血,促进子宫收缩。

(2) 加强身心沟通,建立健康的情感依恋:婴儿 6~7 个月开始能区分亲人和陌生人,对亲人多表现为喜爱和接近,对陌生人则会回避或拒绝接近。对于住院患儿,可能会因为照顾者的变化而出现哭闹、情绪低落等缺乏安全感的表现。因此,护士应该经常巡视患儿,在沟通过程中合理运用微笑、抚摸、搂抱等非语言沟通技巧,尽快与患儿建立情感上的依恋;也可以让家属带一些婴儿熟悉的玩具到病房,帮助婴儿更好地适应环境,接受治疗。

二、学龄前期人文护理

3 周岁后到 6~7 岁入小学前为学龄前期,该时期儿童的身体、智力和社会性发展都非常迅速,尤其认知、语言等发育很快,开始体验共情与安慰,因此护士应注重其身心整体状态的变化。

1. 生理关怀

(1) 安全教育与敬畏生命:学龄前期的儿童已经有独立活动的能力,且思维、神经发育较快,具有好奇多问、好动等特点,同时,这个时期的儿童自我保护能力又较弱,缺乏基本的安全防范意识。因此,这阶段的人文护理应重点加强安全教育,在病房内采取相应的安全措施,如通过图片、漫画等儿童易接受的形式进行安全知识宣传,在台阶、卫生间等易跌倒区域贴一些卡通的提示标志等,以及注意儿童病房床栏、窗户等设施的设计。社区护士可以在社区、幼儿园等场所开展一些防止儿童溺水、外伤、交通事故等安全知识的宣教。

(2) 营养均衡与饮食护理:此期的儿童饮食接近成人,为保证营养均衡,饭菜的摄入要多样化。医院可以根据儿童的特点,从颜色、形状等外观上改进食物的制作,提高患儿的食欲。护士还应该指导患儿掌握正确的洗手及刷牙方法,保证进食卫生及良好的口腔卫生。

2. 心理关怀

(1) 允许患儿宣泄情绪,保护患儿自尊心:3 岁以上的儿童开始出现独立思想,有自我意识,不再完全听从大人的安排,心理学上将其称之为"第一反抗期"。在住院期间患儿可能会表现为怕打针、怕吃药、爱哭闹等现象,护士应允许患儿通过哭闹等方式宣泄自己的情绪,还要指导父母不要随意责备患儿,尝试与患儿沟通,了解其哭闹的原因及是否有身体上的不适;在进行操作前跟患儿做好解释,尽量取得他们的主动配合,保护患儿的自尊心。

(2) 正确运用游戏,培养儿童自我控制能力:儿童自我控制发展的关键年龄处于 4~5 岁,而游戏在这一时期是儿童的主要活动。我们可以利用游戏的规则性,让儿童在游戏中扮演各种角色进而从中学习各种社会规范、行为准则,使其逐渐在游戏中实现对自我的控制、调节。住院期间,在病情允许的条件下,护士可以组织患儿一起模拟医生和患者角色扮演游戏,通过游戏缓解患儿的紧张、恐惧情绪,同时也能帮助医护人员与患儿建立融洽的关系。

三、学龄期人文护理

从入小学起(6~7 岁)到青春期前(12~14 岁)称为学龄期。此期的小儿体格生长仍稳步增长,智能发育较前更成熟,是接受科学文化教育的重要时期,也是小儿心理发展上的一个重要转折期。

1. **生理关怀**

(1) 预防近视及"手机眼":儿童近视已经成为严重影响青少年健康的问题。家长一般在得知孩子看不清黑板上的字后才发现近视的问题,预防意识较弱。护士应该指导患儿养成良好的学习习惯,如培养正确的坐姿、正确的握笔姿势,不长时间地看书、看手机等,还可以通过"世界爱眼日"等进行宣教和引导,让儿童学会自觉控制过度用眼,爱护视力;此外,可以定期给儿童进行视力检查,做好一级预防。

(2) 预防龋齿,爱牙终身:学龄期儿童喜欢食用甜食并且出现乳牙恒牙的交替,此期应重点关注儿童的口腔卫生状况,护士尤其是社区护士应该指导儿童养成按时刷牙的生活习惯,并教会他们正确的刷牙方法,以免污垢长期积累,引起牙齿的破坏。

2. **心理关怀**　学龄期的儿童在心理发展上是一个转折点,此期儿童开始接受正规教育,并开始承担一定的社会义务,其社会地位、交往范围、生活环境都发生了巨大的变化,促使儿童的心理产生质的飞跃。这一时期与老师和同学建立良好的关系对儿童的健康成长非常重要,同时情绪体验的深度和强度都得到加深。

(1) 协助患儿建立新的伙伴关系:学龄期儿童,伙伴已经成为他们生活中重要的人际关系组成部分。住院患儿因离开自己熟悉的学习和生活环境,与自己的伙伴失去正常的交流活动而容易产生孤独、失落等不良情绪。因此,护士需要协助同病房的患儿进行交流,建立起新的伙伴关系,鼓励同病房的患儿彼此之间相互关心、支持,尽快适应医院的环境,保持良好的心态;病情允许的情况下还可以允许患儿在病房补习功课,甚至允许其同学、朋友前来探望,以减轻患儿由于住院而对学业及人际关系产生的焦虑。

(2) 充分保护患儿的隐私:首先,学龄期的患儿已经开始注重个人隐私,因此医护人员在进行护理、医疗操作时应该注重保护患儿的隐私,必要时应该使用屏风、窗帘等进行遮挡;其次,医护人员不能随意在公开场合与无关人员谈论患儿的病情,充分尊重患儿。

(3) 充分发挥患儿主动性:该期患儿已经具备一定的认知,所以医护人员可以就疾病发生原因、治疗护理方案等与其进行简单的沟通,让他们知道目前治疗措施的作用,从而主动配合医护人员完成治疗。通过这种方式能让患儿有一种参与感,使其正确认识疾病,克服恐惧心理,树立战胜疾病的勇气和信心。

四、青春期人文护理

从第二性征出现到生殖功能基本发育成熟、身高停止增长的时期称为青春期,一般女孩是从 11~12 岁开始到 17~18 岁,男孩从 13~14 岁开始到 18~20 岁。此期青少年生殖系统迅速发育,体格生长也随之加快,心理、行为和精神的不稳定伴随而来,因此护士要重点关注处于青春期的青少年的心理,帮助他们尽快完成角色转变。

1. **生理关怀**

(1) 均衡营养,养成良好的生活习惯:青少年在青春期会出现第二个生长发育高峰期,身体的迅速生长、脑力劳动和运动消耗的能量增加,急需补充充足的能量、蛋白质、维生素等营养元素。对于住院的青春期患儿,同样需要提供多样化膳食以保证能量的摄入;社区护士应该指导青少年养成良好的饮食和运动习惯,保持健康的体质。

(2) 合理引导性教育,建立正确的恋爱观:性教育是青少年教育的一个重要内容,而目前国内卫生机构及社区并未完全开展性教育。社区护士可以利用社区资源及学校资源进行性知识的相关教育,去除青少年对于性的困惑,提倡男女生之间正常的交往,这些对青少年今后的两性观及人际交往都有重要的意义;同时,应该对女性青少年加强月经期的卫生指导,使其养成良好的卫生习惯。

2. 心理关怀

(1) 建立平等关系,包容叛逆:该时期的青少年有较强的独立意识,对待事物开始有了自己的判断,希望受到认可与尊重。护士应该与住院的青少年建立平等关系,尽量不使用命令或强制性语言,通过健康教育等方式与其进行沟通交流,让患儿了解自己的病情及治疗过程从而能主动配合和参与治疗。同时引导患儿父母多关注患儿的心理变化,耐心沟通,建立和谐平等的家庭关系。

(2) 尊重生命、善待生命:此阶段身心发展的不平衡造成许多青少年出现心理危机,并做出一些伤害自身健康的举动。因此应该重视对青少年的生命教育,让其正视生命中的挫折与不如意,理解生命的可贵,从而引导其尊重自己及他人的生命。此外,应该引导青少年正视自己的心理问题,若出现问题应及时寻找专业心理医生咨询治疗。

五、成年期人文护理

经历了青少年时期的成长与磨炼,人生便进入了一个较为成熟的时期,即成年期。此期生长发育已经趋于平衡,达到了成熟稳定的状态。成年期在个体的一生发展中起到定位的作用。

1. 生理关怀

(1) 保持良好的生活方式,注意劳逸结合:该期的生长发育已经趋于成熟稳定,是处于健康和功能状态的最佳时期,但由于工作或社交等原因导致生活不规律,会较大影响身体健康,因而护士需要指导成年人养成良好的生活方式以维持健康状态。良好的生活方式主要包括在饮食上避免摄入过多的油脂,平衡膳食结构,保证必要营养物质的摄入;少吸烟、不酗酒;保持良好的作息习惯,不过度熬夜,保证充足的睡眠;规律运动,控制体重,劳逸结合,促进身心和谐发展。

(2) 定期体检,调节亚健康:成年人由于工作、家庭及社会等各方面的压力造成身体、心理负担过重,长期处于高压状态会造成机体亚健康。因此社区护士应该采取各种方法对成年人开展健康教育,例如开办专题讲座、充分利用各种媒体进行宣传等,让其意识到健康的重要性以及健康的脆弱性,增强成年人维护自身健康的意识,做到定期体检,早发现问题早治疗,改善亚健康状态。

2. 心理关怀

(1) 调整心理平衡,提高社会适应能力:成年阶段因面临恋爱、结婚、择业及事业发展等各种问题,易产生较多矛盾与冲突,因此应该引导成年人正确认识自己,明确个人定位、社会角色等,以乐观、积极平衡的心态适应社会,正视人生的各种机遇与挑战。

（2）正视心理问题，合理释放压力：长期、持续地接触应激源会使人的心理一直处于应激的状态，如果不能及时疏导则会导致严重的心理问题。面对心理问题，很多人的态度是难以启齿或逃避，要引导成年人认识到心理问题与生理问题一样需要及时解决和治疗。如果个人无法妥善处理心理问题，可以寻求他人帮助，如跟自己的亲朋好友倾诉，找心理咨询师或心理医生进行咨询等。面对压力要找到适合自己的释放方式，如择期旅游、发展个人的兴趣爱好、与好友畅谈等，避免压力的长期积累影响身心健康。

六、围绝经期人文护理

围绝经期指从出现与绝经有关的内分泌改变、生物学改变和临床特征起至绝经一年内的时期。围绝经期女性卵巢功能逐渐衰退，引起一系列内分泌的改变及自主神经功能的紊乱，因而出现一系列的生理及心理问题，又称为围绝经期综合征，护理人员应加强对该时期人群的关怀。

1. 生理关怀

（1）睡眠护理：由于神经紊乱以及心理压力增大等原因，围绝经期女性可能会出现睡眠质量下降、失眠等症状，因此护士应关注其睡眠情况，鼓励其早上床休息，并尽量保持病房的安静，夜间查房时注意动作轻柔；对于已经出现睡眠障碍的围绝经期女性，可以指导其通过听舒缓的音乐、睡前温水泡脚等方式改善睡眠，如果上述非药物治疗无效则可向医生反馈，与患者沟通后共同制订治疗方案。

（2）皮肤护理：围绝经期的女性因激素水平紊乱等原因易出现潮热、出汗等症状，住院期间护士应注重患者的基础护理，保证床单位以及患者贴身衣物的清洁、干燥，保持病房适宜的温湿度，使患者感到舒适；患者外出检查或者活动前后，叮嘱其不要随意增减衣物，以免感冒。

（3）预防骨质疏松：由于激素水平的改变以及生理的退行性改变，该时期女性易骨质疏松，出现夜间抽筋、腿脚疼痛等症状，甚至发生骨折等不良事件，因此预防骨质疏松也是围绝经期女性护理的要点之一。护士要指导该时期女性饮食上多摄入含钙食品，如鱼、虾、海带等海产品，以及牛奶、豆制品等，除了钙的摄入，还要保证适量维生素 D 的摄入，注意多晒太阳等，以保证钙的吸收。如果饮食上无法满足钙的需要，可以在医生指导下适当选择补钙产品，如钙片等。

2. 心理关怀

（1）关爱自己，正确认识围绝经期：围绝经期由于激素水平等发生变化，会出现一些生理、心理上的改变，护士应加强相关知识宣教，让患者意识到这是机体正常的生理变化，也是女性生命的必经阶段，让患者形成正确的认识，从而避免或减少因认知不正确而导致的焦虑不安等情绪。

（2）给予情感支持，缓解焦虑：部分围绝经期女性会因生理上的变化出现一些负性情绪，如担心和害怕变老、焦虑等。护士应该鼓励患者的家人多陪伴患者，多与患者沟通交流以了解患者的心理感受，同时理解其不良情绪可能是由于生理上的改变而引起的，帮助患者疏导内心的不安与焦虑。

（3）定期体检，增强自我保健意识：围绝经期由于体内激素水平的改变，可能会增加骨质疏松、心血管疾病发生的概率，应建议患者定期体检，及早发现问题，解决问题。医护人员应指导该时期患者养成良好的生活习惯,健康饮食,合理运动,保持心情愉悦等,进而保持良好的健康状态。

七、老年期人文护理

在我国老年期是指 60 岁及之后的阶段。在这个阶段老年人会出现退行性变化,如组织器官自然衰退、新陈代谢紊乱、机体免疫力下降等,另外,由于年老后生活环境、社会地位、经济条件的变化也易引发心理问题。根据国家统计局的最新人口统计,预计到 2025 年,65 岁以上的老年人口将占到总人口数的 26%,这也意味着对于老年人的关怀照顾应该成为社会的关注点。

1. 生理关怀

(1) 帮助而不是代替,防止功能退化:随着年龄的增长,老年人会出现身体各项功能的退化,导致其生活自理能力下降,作为医护人员或者家属,应该鼓励老年人继续使用残存功能独立完成尚能完成的自我照护,对于一些难以独立完成的事情则给予帮助,以避免各项功能的进一步退化。

(2) 规范就医,规范治疗:与疾病共存是老年人患病的一个特点,进入老年期后,老年人的健康意识会逐步增强,会更关注疾病和个人健康状态。因此社区护士应该指导老年人形成正确的就医观,不要轻易相信社会上的偏方、保健品等,而应该到正规医院接受正规的检查与治疗。此外,由于老年期生理和心理特点导致易患某些疾病,应该鼓励老年人定期体检,做好老年病的预防工作。

2. 心理关怀

(1) 培养积极、乐观的老龄观:老年期是人生的一个必经阶段,应该引导老年人用积极的心态面对老年生活,根据自己的需求及实际情况合理规划自己的老年生活,选择适合自己的养老方式。鼓励老年人培养并发展自己的兴趣爱好,充实老年生活,同时鼓励健康状态允许的老年人继续参与社会生活,如参加志愿者活动等,继续发挥个人的社会价值。

(2) 关爱老年人,加强社会支持:老年人因退休、与子女分开居住等原因容易出现孤独、失落等情绪,护士应该鼓励家属尤其儿女多关爱老人,让其感受到家庭的温馨。此外,社区护士可以发挥社区力量,与高校或一些社会组织合作,定期开展老年人的社区活动,如健康知识讲座、健康体检等,共同关爱老年人。

八、临终期人文护理

生老病死是人类自然发展的客观规律,临终是生命过程的最后一个阶段。临终患者已经失去治愈的希望,生存时间有限,对于该时期的患者护理的核心为"关怀",尽最大努力减轻患者的痛苦,缓和其面对死亡的恐惧与不安,提高生命质量。

1. 生理关怀

(1) 做好基础护理,保持躯体干净:临终期患者的护理重点已不再是关注疾病,而应该更重视患者的个人感受,尽可能减轻疾病及治疗给患者带来的痛苦。例如做好患者的个人卫生,保持舒适;定时翻身,避免压疮的产生;采用药物或非药物的方式,舒缓患者的疼痛;根据患者情况选择合适、易消化的食物等,尽量满足患者的需求。

(2) 创造安静环境,使患者得到良好的休息:病房维持适宜的温、湿度及光照条件;医护人员进行操作时要谨记"三轻"原则,家属不宜太多,以保持病房的安静,减少对患者的干扰;若患者失眠情况严重,可以适量服用安眠药或者镇静剂来辅助患者睡眠。

2. 心理关怀

(1) 给予个体化的心理关怀,保持内心平静:临终期患者的心理会经历五个时期(否认期、愤怒期、妥协期、抑郁期及接受期),应针对不同时期给予不同的关怀措施。对处于否认期及愤怒期的患者,护士不可以强求患者面对现实,护士也要指导家属耐心倾听患者的诉说,多陪伴患者;妥协期的患者开始试图接受死亡,护士可以选择恰当的时机与患者进行生命观、生命意义的讨论,努力减轻患者躯体疼痛等生理症状;对处于抑郁期的患者,护士及家属要允许患者表达自己的悲哀情绪,并鼓励家属、朋友多陪伴患者,防止自伤、自杀等行为的发生;对处于接受期的患者,要尊重患者的信仰,尊重患者个人的选择,尽量满足其临终愿望,给予其最大的支持。

(2) 尊重患者的个人信仰,保证生命的质量:每个人都有自己的信仰,临终患者因为信仰的不同,对于死亡的理解及选择也是不同的,护士及家属应该充分尊重患者的个人意愿,提供合适的护理和治疗,为其安排身后之事,支持其有尊严地走完人生的最后一个阶段。

(3) 给予患者家属哀伤关怀:临终患者的家属在临终者死前及死后的一段时间内,将经历异常的痛苦和悲伤。医护人员应该鼓励家属抒发自己的悲伤情绪,选择恰当的时机与家属进行沟通,了解他们的感受,也可以通过分享自己的经历与家属达到共情,更有利于他们抒发自己内心的情感。鼓励家属接受事实,理性为患者选择治疗方案,利用最后的时光多多陪伴患者。

(李惠玲　王亚玲)

第四节　医务社工与人文关怀

医务社会工作,简称医务社工,越来越受到重视。2009年4月6日《中共中央国务院关于深化医药卫生体制改革的意见》明确指出,要开展医务社会工作(medical social work),完善医疗纠纷处理机制,增进医患沟通。该文件首次把发展医务社会工作上升到国家医疗卫生事业发展的高度。现代医务社会工作萌芽于英国,发展于美国,至今有100多年的历史,已成为英美国家现代健康照顾体系中不可或缺的重要部分,在医学人文关怀体系发挥着不可替代的作用。医务社会工作在我国起步晚,发展不平衡,需加大力度。

一、医务社工介入医学人文关怀的必然性

(一) 历史渊源

1905年,美国麻省总医院的 Richard Cabot 医生在马萨诸塞州总医院聘请了首位社会工作者,这标志着医务社会工作制度正式诞生。正如他所说的,疾病不仅仅是单纯的生理性因素,其发生、治疗和康复痊愈是深受社会因素影响的。他认为社会工作者是临床医生的"专业伙伴"。1921年北京协和医院设立了社会服务部,医务社工制度开始引入中国。2000年5月上海东方医院设立了"社会工作部",拉开当代中国医务社工机构建设的序幕。随后北京朝阳医院、北京大学深圳医院、上海儿童医学中心等都相继成立了"社会工作部",医务社工逐步发展起来。

（二）理论依据

医学人文实质上是一种人文的医学。佩利格里诺（Pellegrino）强调用人文理论去认识患者的疾病与健康，用人文方法去解决患者疾病与健康问题，深化了对医学的认识，提升了医学的价值，促进了现代医学的发展。人文医学与社会工作都坚持以人为本，强调人的尊严、人的权利、人的价值和人的社会福祉；都是以发掘人的潜能为前提，以服务人的需要为导向，它们在理论基础、工作方法、根本目标、服务宗旨等方面具有内在的统一性。

（三）实践基础

针对不同类型的医患关系实施分类治理是医务社工介入医学人文关怀的实践基础。医患关系分类治理就是在对医患关系科学划分的基础上，对不同类型的医患关系，通过不同的专家团队，采取不同的方案来解决。比如，对于技术型医患关系，应当采用以技术标准来进行治理的体系，依靠临床医学、护理专家团队的介入，精心设计，规范管理，确保以最佳医疗效果来满足患者的疾病治疗与健康保健需求；对于非技术型医患关系，必须采取以人文标准来进行治理的体系，通过人文专家团队的介入，全程科学布局，精心管理，以获得医患之间最佳的人文氛围和人文状态。

（四）客观需要

进行医患关系分类治理必然要求加强医学人文队伍建设。医学人文队伍是指通过发掘患者潜能，增强患者信心，加强医患沟通，整合患者社会资源等方式来帮助患者不断战胜身心疾患，促进患者早日康复，构建和谐医患关系的专业团队。他们以人文医学和社会工作的理论和方法为支撑，广泛运用社会和心理的各种方法来改善和提高患者的人文潜能和人文状态。由于医务社工的人文专业性强，时间有保障，有专业的技术和方法，有利于构建以医务社工为主体和主导的人文专业团队。该团队涵盖了包括医护专家在内的医务社工师、心理咨询师、人际沟通师、健康管理师、律师、志愿者等成员。

二、医务社工的角色定位

医务社会工作是指全面利用社会工作专业知识和方法，为有需要的患者个人、家庭成员和社区居民提供专业医务社工服务，帮助和解决他们发展过程中的非医疗性问题，增能赋权，助人自助的职业活动。医务社工是临床人文队伍的主要力量，是职业的人文关怀工作者。西方学者认为社工扮演着倡导者、经纪人、个案管理者、顾问、咨询师、调解人、研究者、策划者等角色。社工虽不能"治疗"患者的疾病，但可以通过改变服务对象的态度、感受、行为或环境状况来促进他们的健康。我国传统观点基本沿袭了这些西方学者的说法，认为与医护人员相比较，医务社工应该更突显其在医学人文关怀体系中不可替代的专业地位和作用。

（一）医学人文关怀的主导者

医务社工是医学人文关怀的主导者，主要体现在：

1. **专业性**　医务社工在人文关怀方面，与医务人员相比最大的优势就是人文关怀的专业性。他们接受过专业的学习与教育，能够运用专业技术，帮助患者自助。

2. **专职性**　医务社工在医院同医务人员一样具有专业职称与专业岗位，有自己的岗位职责规定与约束，有专门的时间来对患者进行人文关怀。医务社工对患者人文关怀的专业性与专职性是医务人员无法相比的，极大弥补了医务人员从事人文关怀的专业短板。

3. **广泛性**　医务社工对患者的人文关怀是全方位的，包括心理上的慰藉与疏导、经济上的救助、社会资源的有效链接、家庭的精神支撑等,能够把人文关怀从医院延伸到社区、家庭和社会。

（二）医患双方医务的主要合作者

现代临床实践不仅要求各类专业技术人员的密切分工和合作,而且更需要医患之间的密切合作。在患者的康复治疗过程中,医务社工成为医务人员最可靠的专业帮手,是医务活动的主要合作者和配合者,主要体现在:

1. 人文诊断的完成者　医务社工对患者的人文关怀是以人文诊断为前提的。人文诊断旨在发现影响患者健康的心理社会因素,并找到消除这些影响因素的办法。

2. 人文活动的组织者　任何一种人文关怀都是通过一系列的人文关怀项目或活动来实施的。医务社工能够通过专业的"个案、小组和社区"工作方法,策划各种各样的人文活动,将人文关怀落到实处。

3. 患者团队的打造者　医务社工通过人文活动的开展,可以打造不同类型的患者团队,将分散的患者群体有机地整合起来,组织他们积极配合治疗,增加他们战胜疾病的信心,提高了医学治疗和康复的实效性。

（三）医患关系障碍的主要沟通者

医患关系障碍是指医患之间由于信息的不对称而导致的沟通缺失和沟通不畅。医患沟通障碍极易导致医患纠纷。导致医患关系障碍主要原因是多方面的,既有医务人员的原因,如临床诊疗和护理任务重,没有太多的时间和精力去与患者沟通;医务人员的专业知识和人际沟通技巧缺乏,对人文关怀的重要性认识不足等;也有患者的原因,如患者对医务人员的不信任或者担心不利的诊疗后果以及对医学知识的缺乏等。医务社工则可以其专业的知识和技能以及专门的职责,弥补临床人文关怀工作的不足,保证在医疗康复过程中,全程性、及时性和经常性地与患者沟通。

（四）医疗纠纷的主要预防者

医疗纠纷的产生有医源性和非医源性纠纷两种。临床中医源性医疗纠纷发生率远远低于非医源性医疗纠纷。在如何防范医疗纠纷方面,医务社工发挥着极其重要的作用。一是全程关注患者人文关怀的诉求。医务社工对患者诉求的关注从患者入院开始直到患者康复出院为止,非常方便能将医患矛盾化解在萌芽状态。二是制订纠纷解决的预案。三是及时配合医院介入纠纷解决。与此同时,医务社工还能够在医患矛盾和冲突的不同阶段,积极链接家庭、社区和社会资源介入其中,多方参与,共同来化解医患纠纷。四是能够提高纠纷解决的实效性。医务社工对医患纠纷的解决能够从细微入手,从日常矛盾着手,循序渐进,有的放矢,提高了医患纠纷解决的实效性。

三、医务社工介入医学人文关怀的基本路径

医务社工的角色定位是厘清医务社工介入医学人文关怀基本路径的前提与关键。医务社工介入医护服务的路径研究很好地解决了医务社工和医护人员的专业化分工和合作的界线问题,为医务社工开展专业的人文关怀服务提供了行动的指南。根据对患者开展服务的内容不同,医务社工开展人文关怀的基本路径主要有九大方面。

（一）人文病历

人文病历（humanistic case record）是依照专业的技术和方法对影响患者身心健康的心理、

社会等人文因素进行认知、判断与评估而形成的一种临床人文诊断书。韩启德院士曾提出：医生应该写两份病历，一份是医学病历，一份是人文病历。在人文病历中要把患者就医的过程和感受，患者家庭的反应，以及作为医者的心路历程写下来。人文病历一般包括患者基本情况、心理社会评估、人文诊断。医务社工在人文病历上的介入要从患者入院开始，主要通过社工查房、患者随访、与医生交流、病历管理等方面来完成。人文病历和医学病历一道构成患者的整体病历资料，是对患者进行医学诊疗、预防、康复、保健的重要医学文件。

（二）医患沟通

医患沟通是指医患双方基于疾病的诊疗、护理和患者身心康复而进行的全方位、多途径的信息交流和互动的过程。它是医患双方建立信任合作关系的重要基础。内容主要包括：患者对医患沟通和告知的总体评价，医务社工对患者的全面人文指导与交流。医务社工在医患沟通上的介入途径是多方面的，包括起点沟通、过程沟通、人员沟通、制度沟通以及内容沟通等。

（三）住院指导

住院指导是指医务社工和医务人员一起，对患者及其家属进行的关于疾病康复、心理疏导、生活与行为方式等方面引导活动的总称。内容主要包括：医嘱提醒、作息指导、心理调适、生活指导、健康教育、协调指导和出院指导。医务社工要对患者做好住院指导，首先要处理好同医务人员的专业关系；其次，要整合各种资源，帮助发挥医务人员的主体作用，成为住院指导项目和活动的主要组织者。

（四）健康教育

健康教育是指通过有计划、有组织的医疗卫生教育过程，增强患者预防、卫生、康复、保健知识，挖掘患者内在潜能，提高其预防和抗击疾病的能力，自觉实施有利于身心健康的行为方式，以改善、维护和促进个体与社会和谐的活动。医务社工开展的健康教育主要包括院前健康教育、院中健康教育、院后健康教育、家庭健康教育、社区健康教育。在健康教育上，医务社工不仅是活动的策划者和组织者，更是活动的实施者和监督者。

（五）心理咨询

心理咨询是运用心理学原理和方法，对心理适应方面出现问题并要求解决问题的患者提供心理援助的过程。也就是对患者出现的对医院环境的适应、康复认识及自我意识、心理障碍等方面问题给予直接或间接的指导。内容包括缓解患者的焦虑与紧张、消除患者的角色冲突、辅助患者处理人际关系、帮助患者树立正确的生死观等。医务社工介入的途径和方式有在医院设立的心理咨询室、在社区和家庭中为患者搭建和谐的人际关系。

（六）转介服务

转介服务（referral service）是依照患者的多层次实际需要，通过医院之间、医院与其他机构之间的合作，满足患者多样化的医疗健康服务，促进医疗资源的合理配置，提高诊疗资源使用效率的活动。内容主要包括医学会诊、健康检查、康复治疗、转诊服务、远程指导等。医务社工要想让患者及时、正确和顺利地实现转介，必须要做到：一要了解并掌握转介服务的资源与信息；二要具备相应的知识；三要熟悉转介流程；四要做好转介登记工作。

（七）社会救助

社会救助（social assistance）是医务社工依据国家政策和法律，充分整合社会的资源，给患者提供一切可能的经济救助和心理社会支持的活动，主要包括经济救助、亲情帮助、社会帮扶和其他间接帮助。医务社工要介入患者的社会救助，必须做到以下几点：评估需求、制订计划、实际介入和结案反馈。

（八）临终关怀

临终关怀是对无治愈希望的患者提供一种保守性治疗与支持性的心理社会照顾活动。它旨在解除患者身心痛苦，让患者有尊严地、安详地死亡，从而提高患者及其家属的生活品质。临终关怀是现代临床人文关怀的重要组成部分。主要内容有心理调适、社会支持、哀伤辅导等。

（九）出院规划

出院规划又叫出院计划，是在患者出院以后为患者提供的旨在增进患者健康、协调患者家庭与社会人际关系，及时干预患者面临的困境和危机，加强患者的情感支持等一系列活动的总称。主要包括家庭健康指导、心理危机干预、社区人际支持、社会资源链接、家庭随访等。

建立以医务社工为主体和主导的医学人文关怀模式，是现代医学人文关怀理论体系与实务体系的创新，符合现代医学发展的方向，不仅能有效满足患者多方面人文关怀的需求，还能充分互补医护人员的人文关怀成效。医务社工坚持以人为本，助人自助，更能做到人文关怀的专业性、广泛性、协作性。医务社工制度的确立和实施，有利于发展社会转型背景下当代医患关系治理新模式。

（李志强）

第十五章

中医人文护理

博大精深的中医药学根植于我国优秀传统文化的土壤,蕴含着丰富的关乎生命与救护的人文智慧,如阴平阳秘、德全不危、蓄德涵气、养生养性的健康理念及其实践经验。我国中医药事业取得了显著成就,为增进人民健康做出了重要贡献。中医药学之所以能历经磨难而不衰,人文精神是其生命的原动力,亦是其不断弘扬光大的根基。中医历来主张"三分治,七分养",养即为护理,中医护理学(traditional Chinese medicine nursing)是中医学的重要组成部分,是在中医理论指导下,运用整体观理念和中医护理适宜技术,辨证施护,指导临床护理、预防、保健、康复的具有深厚人文底蕴及独特认知视角的一门学科。

第一节　中医人文护理理论基础

本节通过讲述中医人文思想的属性、起源、发展、核心要素与当代价值,展示祖国传统医学与哲学、自然科学相互融合、辩证统一的发展过程与瑰丽风采。

一、中医人文护理思想溯源

中医护理学具有深厚的人文底蕴,中医学的经典名著中蕴含丰富的人文思想,千百年来,学医者无不以《黄帝内经》为奠基,以《大医精诚》为准绳,要求自己做一个医术精湛、医德高尚的苍生大医。

(一)《黄帝内经》中体现的人文思想

《黄帝内经》简称为《内经》,包括《灵枢》和《素问》两部分,它是我国现存最早、最全面、最有价值的医学奠基性巨著。它为人类积累了丰富的防病治病的临床经验和方法,其广博精深的史学、哲学、社会学等人文科学知识,为形成我国独具特色的中医护理人文精神提供了理论基础和实践。

1.《黄帝内经》蕴含丰富的人文理论

(1) 以生命为本的医学本质观:《灵枢·玉版》曰:"人者,天地之镇也。"《素问·宝命全形论》以"天覆地载,万物悉备,莫贵于人",表达了人的独特性与珍贵性。天地万物之中,人最为宝贵,人的生命高于一切。对生命的至高尊重的理念使得医务人员当以患者的生命为本。

(2) 以人文关怀为本的医学本源观:《灵枢·师传》曰:"使百姓无病,上下和亲,德泽下流,子孙无忧",指出医学的本源不仅是救死扶伤,更重要的是对人的关爱。在对待疾病的态度方面,《素问·八正神明论》要求高明的"上工"治病,必须以人为本而"救其萌芽",救在病成之前、正衰之先。相反,低劣的"下工",不知以人为本之道,不明正衰危之虞,"救其疾病已成,救其正气已败",而"病已成而后药之",正气衰微,生命堪忧,"不亦晚乎!"体现出医家对人的关爱之情。

(3) 提出了"救世济人"的医学价值观:《素问·宝命全形论》提出"人以天地之气生,四时之法成,君王众庶,尽欲全形,形之疾病,莫知其情,留淫日深,著于骨髓,心私虑之",说明上至君王,下至百姓,皆有保全健康的愿意,若身体患病,难以察知,任邪滞留,其渐加重,乃至深入骨髓,而深感忧虑。这些论述充满了仁爱忧民的感怀,指明关怀服务对象应当一视同仁,不分地位高低、阶级贵贱。

2.《黄帝内经》倡导建立和谐的医患关系　《素问·汤液醪醴论》强调"病为本,标为工",指出在医患关系上,患者为本,医者为标,和谐的医患关系是祛除疾病的前提。同时强调医患配合治病的作用,"标本不得,邪气不服",若两者不符,配合失当,则疾病难以治愈。

"受术不通,人事不明"是造成诊治失误的主要原因。因此,要以患者为本,详细记录问询病患资料,医患之间应当进行充分的沟通。《素问·疏五过论》曰:"凡未诊病者,必问尝贵后贱,虽不中邪,病从内生,名曰脱营。尝富后贫,名曰失精。"提示医务人员要把握社会心理因素对疾病的影响,患者际遇与生活的变迁会引发情志抑郁致营血亏虚,病从内生,引起精气亏损。此类问题亦是疾病误诊的原因之一,沟通时必须针对患者的心理,做耐心细致的心理护理。如《灵枢·师传》篇曰:"人之情,莫不恶死而乐生,告之以其败,语之以其善,导之以其所便,开之以其所苦,虽有无道之人,恶有不听者乎?"说明了诚恳热心、耐心地对待患者,善言疏导,可以解除患者的思想顾虑,使患者积极配合医务人员的治疗。

3.《黄帝内经》对职业道德修养的要求

(1) 构建完善的知识结构:《黄帝内经》从整体论的观点和医学的复杂性出发,对医者的知识结构有着独特的见解,医者不仅要具有医学知识,通晓相关精深的原理规范,而且应该"上知天文,下知地理,中知人事,可以长久"(《素问·气交变大论》),这样的医者,《黄帝内经》称之为"上工"。有志学医的人,要精研医学理论,重视古人经验。尤其经典文献,须"每旦读之"(《素问·玉机真藏论》),"自强于学"(《灵枢·禁服》)。

(2) 工作要严谨:《素问·针解篇》曰:"营于众物者,静志观患者,无左右视也。"要求诊病治疗时,医生要聚精会神,切勿左右张望。《素问·征四失论》指出"所以不十全,精神不专,志意不理,外内相失,故时疑殆",批评了精神不专、玩忽职守造成的医疗差错。《素问·脉要精微论》中强调"持脉有道,虚静为保",对工作专心致志,一丝不苟的态度,不仅能充分发挥出医疗技能,而且重要的是反映了医者的责任心和对患者的尊重。

(3) 仪表端庄,举止大方:《素问·方盛衰论》曰:"是以诊有大方,坐起有常,出入有行,以转神明,必清必静。"张景岳在《类经》中注云:"坐起有常,则举动不苟而先正其身,身正于外,心必随之,故诊之大方,必先乎此。"《灵枢·邪客》提出:"持针之道,欲端以正,安以静",可见医者应仪表端庄,举止大方,同时平和安详地诊候疾病,推己及人地对待患者,特别要劝慰患者,解除其心理压力和种种顾虑,所谓"诊不十全,不失人情"。

(二)《大医精诚》中体现的人文思想

《大医精诚》出自唐代名医孙思邈所著的《备急千金要方》第一卷,是中医学典籍中论述医德的一篇重要文献。孙思邈在文中论述了两个医德问题:第一是精,即要求医者要有精湛的医术,认为医道是"至精至微之事",习医之人必须"博极医源,精勤不倦"。第二是诚,即要求医者要有高尚的品德修养,孙思邈提出对患者要一视同仁,贵贱相等,贫富相等,长幼相等,把他们看作最亲近的人,不能瞻前顾后,考虑自己,顾惜自身的性命。他在文中写道:"若有疾厄来求救者,不得问其贵贱贫富,长幼妍蚩,怨亲善友,华夷愚智,普同一等,皆如至亲之想,亦不得瞻前顾后,自虑吉凶,护惜身命。"要有"见彼苦恼,若己有之"换位思考,感同身受之心。他强调"凡大医治病,必当安神定志,无欲无求,先发大慈恻隐之心,誓愿普救含灵之苦。"他认为医术高超的医生治疗疾病,必定是集中精神,稳定情绪,看到患者首先产生同情、怜悯之情,接着就要有解除患者痛苦的决心,且不得"自逞俊快,邀射名誉""恃己所长,经略财物"。这些论述表明医学不仅仅是治病救人的一种手段,同时也体现出一种尊重人、关心人、爱护人的人文精神。要求医生要有医德,更要有"仁爱之心",学会关心,学会做人。

二、中医人文护理核心要素

中医人文护理核心价值要素可以用"仁、和、精、诚、美"五字概括。

1. 仁　仁爱思想是中医思想基础,"仁"体现了中医仁者爱人,对自身、对世界深切的关怀,以人为本、生命至上的伦理思想,以救死扶伤为宗旨,对待患者要像对待自己的亲人一样,对于他们的痛苦要感同身受。

2. 和　体现了中医以和为贵的价值取向,表现为天人合一、形神一体的整体观,阴阳平和、动静相宜的养生观,调理阴阳、补虚泻实的治疗观,以及医患信和、同道谦和的伦理观,以"万物并育而不相害,道并行而不相悖"为最高理想。

3. 精　体现了中医的医道精微,要求医务人员秉承中医整体观念、辨证论治、治病求本的原创思维,不断汲取最新科技成果,传承创新,精勤治学,精研医道,追求精湛的医术。若无精良的医术,纵有高尚品德,难为合格的医生,医德也便成为空谈。

4. 诚　体现了中医护理职业道德修养的最高境界,中医德诚于中、心怀至诚的人格修养的追求,要求为人诚心,言行诚信,处事诚朴,治学诚谨,诊疗诚笃,科研诚信,戒诳语妄言,忌弄虚作假。诚朴励精,若无此"诚",不可能技"精",当然也成不了大医。

5. 美　美学思想的内涵可从以下几方面得以体现:

(1) "天人合一"的整体之美:中医认为,世界是由阴阳二气构成,并处于"动静相召、上下相临、阴阳相错"的运动与发展的状态。所谓"人与天地相参、与日月相应",与"天地"同源相动,就是中医强调的人是一个有机的整体。此外,人和自然一起也是一个有机的整体,人的生命和自然息息相关。人体的新陈代谢、脏腑功能、气机升降、气血运行无不遵循着阴阳消长和转化、五行生克制化的规律,并与大自然保持着协调统一。生命受自然规律的支配,并和自然规律协调一致,才能体现一种不可抗拒的和谐自然之美。自然之美是任何形式美的基础,人与自然一样,有生长、转化、消长的形式,表现为生、长、壮、老、死的生命过程,并在生命的各个阶段显现出特有的生命自然之美。人体美是以健康为基础,身体健康之美是长久的美和生命之美。除了身体健康之美外,生命美还体现了血肉与情感、思维、伦理相结合的一种高层次美,即生理、心理、道德及社会适应性的健康之美。自然界中人的生命美是一种最高层次的美,要维持人的生命美就必须和自然协调统一。而生命的自然之美是人的容貌形体美的基础,所以中医护理在人体美的维护和塑造上,始终追求自然美、本质美,遵循顺应人体生理活动的规律,反对任何违反自然规律的做法。因此,善待生命、养生保健是传统护理美的基础。

(2)"阴阳消长"的平衡之美:阴阳学说认为,一切现象都有阴阳两面,且阴阳的对立和消长是事物本身所固有的运动势态。人的生命存在离不开阴阳的变化运动。只有保持人体"阴阳离合"的有序动态平衡状态,才能维持人体正常的生命活动。若是发生阴阳失调,即出现"阴阳偏胜偏衰",就成为疾病发生的根本原因。中医认为在正(即机体抗病能力)邪(即致病因子)斗争的影响下,正邪双方的斗争过程(或由于正气之虚,或由于邪气之胜),都会使病情趋于恶化。一旦正气得到恢复,邪气减退,疾病就会向好的方向发展。阴阳"消"而不至于"衰","长"而不至于"亢",才能保持正常的生命运动,人的美姿方能维护和改善。中医阴阳学说阐述了人体的各部位组织结构和各种生理功能是否保持着阴阳"消长"或"离合"的平衡状态,或是否产生"偏胜"或"偏衰"的不平衡状态,是中医护理审美思想的又一个基本点。因此,中医护理美,就是通过养生、保健、饮食等调理阴阳,恢复其"离合"动态平衡,以维持人的生命运动。

(3)"五行生克"的协调之美:五行学说认为,世界上的一切事物都是由木、火、土、金、水五种基本物质之间的运动变化而生成的,五行之间相生又相克。所谓"相生"就是五行之间相互资生、彼此促进。五行中的每一行,都是"生我"和"我生"前后衔接,如此循环往复,以至无穷。所谓五行相克就是说五行之间都有相互制约关系,每一行都是"我克"和"克我"两个方面,前后制约,以防止太过或不及,维持人体脏腑间的"和谐与统一的"生理状态。可见,中医五行相生相克及其顺序的概念,是中医学的一种医学逻辑思维方法,主要用以说明人体各器官既是各司其职,又是相互协调的。同"阴阳消长"的概念一样,"五行"也是一个有序而稳定的动态结构。如果人体一旦受到外感或内伤因素的损害,以致某一行(器官)的功能运动出现"太过"(偏胜)或"不及"(偏衰)时,就产生疾病,即出现"相乘""相侮"的反常现象。中医护理的目的就是通过各种护理方法抑制"太过"、补充"不及",以达机体功能运动恢复有序而稳定的平衡状态。人体各组织结构与功能之间处于五行生克的有序协调状态,成为中医护理人体美的主要特征之一。

(4)"四诊合参"的辨证之美:四诊,是指"望、闻、问、切"中医诊病的四种方法。辨证,就是应用中医学的整体恒动观,对四诊所得的临床资料,加以分析辨别,找出疾病的致病原因、病变部位、病变性质、发病机制,以及正邪双方的势态,为防治疾病提供科学的依据。疾病是复杂多变的,证候的显现有真有假,如果四诊不全,就难以得到全面的资料,从而影响准确的治疗护理,甚至发生错误。

"四诊合参"是中医护理辨证审美的基本指导原则。美主要是由色彩、形象、声音和气味等要素所构成,中医四诊的内容无不含有上述美的要素成分。因此,从四诊方法、内容与目的来看,四诊既是诊疗、护理,也是一种医学、护理的审美活动。

(5)"形神合一"的神形之美:形,指形体脏腑等有形之物;神,指七情活动、精神状态。人既要有健康的形体脏腑,也要有适度的七情、良好的精神状态。形神合一协调是中医护理美追求的最高境界。中医护理美特别强调调理七情,养神怡性,追求恬淡虚无、从容平静的精神境界。《素问·至真要大论》曰:"虚邪贼风,避之有时,恬淡虚无,真气从之,精神内守,病安从来。是以志闲而少欲,心安而不惧,形劳而不倦,气从以顺是以嗜欲不能劳其目,淫邪不能惑其心,愚智贤不肖,不惧于物,故合于道。所以能年皆度百岁而动作不衰者。"良好的精神状态和适度的七情既利于脏腑气机的升降出入以健体,又能保养神气,致形神合一以美容。因此,在调护人体以助其外形美的同时,又要给予人精神美的指导,使其达到形神美的统一,获得真正意义上的"身心健康、社会幸福的完美状态"。这些思想都为今天护士的仪表仪容和心灵美的塑造以及维护护理对象的身心健康提供了理论依据。

(6)护理美的终极追求为"尽善尽美,以善为美":"尽善尽美,以善为美"是中国古典美学的特色,尤其在中医药学方面,善与美是紧密联系的,这种联系主要表现在两个方面。一是医护美,是以善为前提的,医学和护理所追求的任何一种美,都必须是对人类的生命安全、消除疾病和保持健康有用、有利、有益的,即善的东西。如果不善,则不可能被认为是美。可见,善是美的前提,不善者不美。二是医护美本身就蕴含有善,善是蕴含在美之中的,善是美的构成因素之一。

善,是构成中医护理美的重要因素。"善"中蕴含着护理环境美、护理效果美、护理人员品德美。"尽善尽美"寓"真"于其中,真、善是美的前提,只有"求真"和"尽善"方达"尽美",可见"尽善尽美"是护理美的终极追求。

三、中医人文护理思想的现代价值

(一)传承中医人文护理思想,推动人文素质教育

中医护理学具有强烈的人文属性,强调天人合一、人体自身、人与自然的统一,注意调整阴阳的平衡观,注重以人为本,还强调人与社会统一的整体观念。这些传统的文化观,与现代以人为本的整体护理理念相一致,因此,护理人员应传承与发扬中国传统护理人文精神,发展植根于中国文化背景的护理人文关怀品质。

中医人文护理修养的内涵体现在以下几个方面:

1."莫贵于人""以人为本"是中医人文护理修养的基本出发点 中医学认为"人"和"生命"有着至重的价值,其以生为贵、以人为本的思想相当鲜明。荀子曰:"人有气有生有知亦且有义,故最为天下贵也。"孙思邈曰:"人命至重,贵逾千金,一方济之,德逾于此。"作为医护人员一定要怀有高度责任感,对人、对生命高度尊重和倍加珍惜,决不可草率从事和等闲视之。

2."医乃仁术"是对中医人文护理修养的高度凝练 "医乃仁术"为医界普遍共识,众医家纷纷在其著作中表达"仁"之医德。如杨泉的《物理论》中提出"夫医者,非仁爱之士不可托也;非聪明理达不可任也;非廉洁淳良不可信也",明确指出没有仁爱之心的医生不可托付。汉代以后,人们称医术为"仁术",称医家为"仁义之士"。"术"即"方术",是能为患者解除病痛的医疗技术;"仁"即"仁爱",是对患者的恻隐之心、怜爱之情,是人道主义精神的

体现。历代医家认识到医学不但是"救人生命、活人性命"的技术,还强调医护者要有一颗同情患者、真诚地为患者解除痛苦的"仁爱"之心,尊重生命,关爱患者,充满人道主义,做到"仁心仁术"兼备。只有"心存仁义之心"的"仁爱之人",才能将医学真正变成济世救人的"仁术"。

3. "推己及人"是中医人文护理修养的基本要求　一方面,"推己及人"是指己所欲施于人、己所不欲勿施于人。明代李天成说:"吾济于人者,若济吾母。"元代朱震亨说:"四方以疾迎候者无虚日,先生无不即往,虽雨雪载途,亦不为止。虽百里之远弗惮也。"由此可见,古代医家全凭"见彼苦恼,若己有之"的推己及人之仁心和由此产生的自律,体现对他人的病痛疾苦要有己饥己溺、感同身受之情。另一方面,"推己及人"是指由内而外的行仁趋向。宋《小儿卫生总微论方·医工论》曰:"凡为医之道,必先正己,然后正物。正己者,谓能明理以尽术也;正物者,谓能用药以对病也,如此然后事必济而功必著矣。若不能正己,岂能正物? 不能正物,岂能愈疾? "这里的"正己"之道,就是行医者首先进行自我修养,具备良好医德,才能以尽仁爱、施仁术之心来对待他人,"正物"之道,就是要用最对症、疗效最佳、相对廉价的药物或最娴熟、痛苦最小的医护技术治病救人。

4. "济世救人"是中医人文护理修养的生动体现　医学对生命和健康的维护、对人的关爱,其对象不只是个人,还应该包括整个社会及民众。也就是说传统医护工作中对所有患者都一视同仁,不能计较患者的身份高低、富贫、长幼、相貌美丑,都应视为亲人一样去救治,用心皆一,施药无二。"济世救人"是中国历代医家所追求的崇高理想,并以之作为行医的座右铭。助人于困难之际,救人于危急之时,是最具人文关怀和人性温暖的善行,是护理人文精神最直接、最生动的体现。

（二）中医护理人文特征在中医循证护理中的作用及面临的挑战

中医护理的整体观和以人为本的理念,辨证施护和个体化护理原则,与循证护理的理念不谋而合,所谓循证护理就是"获取当前最好的研究证据,结合临床护士的个人专业技能和临床经验,同时考虑患者的价值和愿望,将三者完美结合来制订护理措施"。

中医护理与循证护理两者均强调整体观,重视人的自然属性和社会属性。中医护理是基于中医理论而发展起来的护理学科分支,强调人与自然的统一性,即"天人合一",强调人体各脏腑组织器官之间相互作用、相互依存。在诊断和治疗过程中,要求从"整体观"出发,全面分析病因、病机等主要矛盾。在护理实践中,护士必须以整体护理观为指导,根据"四诊"（望、闻、问、切）所收集到的资料进行"四诊合参",全面地分析评估,在进行对症处理的同时,关注患者的整体健康,考虑患者疾病发生的原因以及脏腑、经络和气血的病理变化,并综合考虑外界客观因素的影响,对患者进行全面评估,并实施护理干预。就循证护理实践而言,临床护理措施和护理决策的制订都要以患者为中心,在寻求来自研究最佳证据的同时,还必须考虑护理人员的专业判断、应用证据的情景和患者的需求。患者的需求和愿望是开展循证决策的核心,应切实考虑患者的根本利益,充分考虑每位患者所患疾病的特殊性,负责、明确、明智地利用最佳证据来决定不同患者的护理措施。因此,开展循证护理,同样要求护士具备整体理念,综合考察现有最佳证据、临床情景以及患者的偏好、需求及文化背景。

中医护理与循证护理两者均强调个体性差异,中医护理采用"同病异护"和"异病同护"原则,通过判断患者所处的时节、地理特点以及个人特征,明确证候差异,并据此制订适宜的护理计划和干预措施。循证护理则强调比较患者的人口社会学特征等个体化差异,在收集病情资料的基础上,基于目前最佳证据和临床情景及患者偏好,寻求并实施最佳护理行为,最后评价该行为对患者是否有效,并对后续调整策略提出建议。因此,可以看出中医护理和循证护理均强调患者外界条件和自身因素导致的个体化差异。

循证护理的核心理念是以证据为基础,将证据分成不同等级,并没有排斥个案和专家经验,临床经验是证据的重要来源之一。我国传统中医数千年来积累下丰富的临床经验和总结,有利于研究者从临床角度发现问题,并从结局疗效提升角度寻找可能的科研思路和解决策略。循证护理改变了以往护士按照习惯或凭借经验从事护理实践活动的方式,指导护士去寻找和遵循最可靠的证据。将中医护理临床经验转化为循证护理证据,使护理从传统的经验式实践转变为科学化决策和专业化实践。

中医护理有着深厚的人文积淀,是基于长期经验的临床实践,属于复杂性干预,随着疾病谱群由感染和营养失调等单因素致病,转向以机体自身代谢和调控失常而发病,研究生活行为、心理状况、社会、家庭等因素的影响,对分析判断疾病现状以及预后也具有重要的作用。如中医的"脾虚证",它既可涉及消化系统疾病(脾主运化水谷精微),也可涉及血液系统疾病(脾为气血生化之源,脾统血),还可涉及内分泌系统疾病(运化水湿)。在实践中,往往可能遇到患者"病"的指标恢复正常,症状仍然存在的现象,例如,能够降低转氨酶治疗肝病的药物,患者服用后,转氨酶下降至正常范围之内,但患者仍有上腹部不舒、食欲不振等不适的症状,这说明对于疾病的疗效评价,不能只重视疾病的生理生化指标,还应该重视患者"人"的一面。因此,中医护理的效果是多种因素综合作用的结果,包括建立良好的护患关系,给患者一定的心理安慰和鼓励,沟通交流过程中语言性、非语言性沟通技巧的使用,提供生活方式、饮食、运动指导等。此外,在干预的效果评价上,也存在复杂性问题,中医调理既注重全身阴阳平衡、气血调畅,也注重内外环境的协调,而评价这一平衡状态的结局指标较难用几个客观指标来衡量。由于研究对象、干预措施和效果评价的复杂性,决定了中医护理的许多因素难以定量分析。如何全面地评价中医护理的效果,使中医护理学从人文中产生,再回归于人文中,是值得我们深入思考的问题。

第二节　中医人文护理实践方法

在中医学的起源和发展中始终渗透着人文精神,包括对人的情志、心理的重视,对生存意义、生命质量的关注。

一、中医人文护理实践理念

(一)整体观念体现"和"

一方面,"和"表现在天人合一的整体观、阴阳平和的健康观、调和致中的治疗观。以脑卒中患者的护理为例,脑卒中患者的保暖护理很重要。临床上,时常会见到脑卒中的患者,盖被子仅仅盖着腹部而露出了四肢,这样的做法与中医护理的理念相悖。中医认为四肢乃诸阳之本,阳盛则四肢实,因此四肢保暖了,全身才能暖起来,血压也不会骤然上升了。如果护士能够将这些中医理念运用到护理工作的点滴实践中去,患者会更加受益。

另一方面,"和"也可理解为和善、和谐。在护理实践中,一是要建立平等、和谐的护患关系,以和善的态度对待患者和家属,二是要帮助患者建立和谐的人际关系,多方协作促进患者康复,提高患者的生命质量。例如,在健康评估过程中要"四诊合参",注重患者的精神状态,了解患者的社会活动、经济、职业特点、风俗习惯、文化水平、生活方式、文化背景,采用恰当的沟通技巧与患者交流沟通,使护患之间达到对疾病认识的一致性,与患者平等协商,让患者了解自身疾病的病因、病机等,力求获得患者的配合,为其减轻病痛。

（二）辨证施护体现"辨"

证,又称证候,它既不是症状,又不是病名,而是中医学特有的诊断学概念,是疾病过程中某一阶段或某一类型的病理概括。证候是病机的外在反映,病机是证候的内在本质。证候的内涵包括了病变的部位、原因、性质和邪正盛衰的变化。如风寒感冒、肝阳上亢、心血亏虚、心脉瘀阻等都属证候的概念。

辨证施护(dialectical nursing)是中医护理的精髓。辨证,就是将四诊所收集的有关疾病的各种现象和体征加以分析、综合,概括、诊断为某种性质的证候。施护即是根据辨证的结果,遵循辨证的理论,确定相应的调护措施。辨证是决策护理的前提和依据,施护则是护理疾病的方法,同时也是检验辨证是否正确的手段。辨证施护的过程就是认识和护理疾病的过程。辨证和施护在诊断疾病和护理患者过程中,既相互联系又相互依赖,是理论和实践相结合的体现,是中医护理工作的基本法则。

辨证施护内容丰富,方法多样,包括辨证施术、辨证施药、辨证施食(膳)、辨证施教、辨证施养等内容。

1. 辨证施术 施术即是根据辨证的结果,遵循辨证的理论,确定中医护理技术和方法。例如,耳穴埋籽缓解失眠,一般取心、神门、交感、皮质下等耳穴。如心肾不交证失眠,可加肝、肾穴;如心脾两虚证失眠,可加脾和小肠穴;如心胆气虚失眠,可加肝、胆、三焦穴。再如脾胃虚寒证胃痛,可用艾灸、热熨等方法,胃热证忌用;气滞胃痛,按摩中脘、足三里、合谷等穴,配合情志护理等方法进行辨证护理。所以在实施中医护理技术时,也要强调辨证施术。

2. 辨证施药 根据不同的证候,采取不同的给药方法。如解表药,宜武火快煎;补益药,宜久煎;风寒感冒药要热服,可饮生姜红糖茶;风热感冒药可温服。

3. 辨证施食(膳) 根据不同的证候,采取适当的饮食指导。如寒证胃痛护理上要注意防寒保暖,饮食药物均宜偏热服,并给予羊肉、狗肉等助阳散寒之品,忌食生冷瓜果;气滞胃痛,指导患者用橘皮、玫瑰花等泡茶喝,按摩中脘、足三里、合谷等穴,配合情志护理等方法进行辨证护理;食滞胃痛,饮食宜清淡,可食山楂等消食之品。热证患者起居要通风凉爽,饮食宜清淡易消化,多给予水果、绿豆汤等清热生津之品。再如咳嗽,要辨别肺热或阴虚等不同证候,梨子生吃适用于发热、咳嗽、口渴的肺热津伤患者,可达到清热生津的功效,而冰糖蒸梨则适用于干咳少痰肺阴虚的患者,以达养阴润肺之功。

4. 辨证施教 根据不同的证候,采取合适的健康教育内容,包括饮食、起居、情志、用药、养生康复等内容。如肺热伤津证的 2 型糖尿病患者表现为口渴多饮、口干舌燥、尿频量多、烦热多汗、舌边尖红、苔薄黄、脉洪数,为肺热炽盛、耗伤津液所致。护士应告知患者药物宜凉服;注意保持心情舒畅、情绪稳定,避免紧张、恼怒、生气等;居室应安静、舒适、清洁,空气新鲜,温度宜偏凉爽;坚持体育活动,如散步、打太极拳、游泳等。而气阴亏虚证的 2 型糖尿病患者,阴虚者表现为口干烦热、口渴欲饮、便干尿黄、舌红苔少、脉细数;气虚者表现为疲乏无力、四肢疲倦、腹胀便溏、舌淡苔白、脉细弱,此证患者药物宜温服,保持心态平和,注意按季节的特点调整起居,保证睡眠质量;气虚阴虚者易出现血瘀滞留而导致血瘀症,因此推荐患者打太极拳等有氧运动,以促进血液循环。

5. 辨证施养　根据不同证候或不同体质,采取科学的养生保健方法。

（三）护理服务体现"仁"

"仁"的基本含义是指对他人的尊重和友爱,这正是当今构建良好护患关系必不可少的内涵要素。仁术包含理解,仁者实施仁术表现为对任何患者均一视同仁,对患者的痛苦"若己之心,深心凄怆",不避"昼夜寒暑,饮渴疲劳,一心赴救";对"有患疮痍下痢,臭秽不可瞻视,人所恶见者",要不嫌脏臭。这种医学上的人道主义,正是"仁"爱观念的具体体现。

（四）礼仪践行体现"内仁外礼"

1. 医院的环境体现舒适、方便、安全、及时　《素问·生气通天论》曰:"起居如惊,神气乃浮",说明了患者所处环境的重要性。良好的生活起居环境能使患者心理舒适,有利于疾病的康复。如在各病区摆放鲜花和绿色植物,门诊大厅安装音响设备,播放一些优美舒缓的轻音乐,让患者及家属紧张的心理得到一定程度的缓解。病房安置闭路电视,定时播放中医保健知识,使患者在住院治疗时得到相关的健康教育。

2. 形象　护士着装应规范统一,重视中医文化礼仪的培训,用微笑等体现出热情服务。

3. 服务　医院各病区配备生活便利盒、健康教育处方盒、报刊架、微波炉等设施,最大限度满足患者的需求。

二、情志护理

中医学认为人有"喜、怒、忧、思、悲、恐、惊"七种情志。七情,分属五脏,情志变化可以直接影响人体脏腑的变化,《素问·汤液醪醴论》指出:"精神不进,意志不治,故病不可愈。"历代名医一再提倡,善医者,必先医其心,而后医其身,因此需要加强情志护理(emotional nursing)。情志护理是中医人文护理实践的重要方法,是指在护理工作中,注意观察和了解患者的情志变化,运用中医护理的方法预防和消除不良情绪,以利于疾病的预防、治疗和康复的一种方法。

（一）情志正常,脏气调和

情志与人体健康的关系非常密切。七情活动对机体生理功能起着协调作用。正常的情志活动是体内脏腑、气血、阴阳调和的反映,同时又能反作用于人体,调节脏气,增强人体的抗病能力,对维护人体的健康起着积极的促进作用。《医醇賸义·劳伤》指出:"夫喜、怒、忧、思、悲、恐、惊,人人共有之境。若当喜而喜、当怒而怒、当忧而忧,是即喜怒乐发而皆中节也。"《素问·举痛论》指出:"喜则气和志达,荣卫通利。"喜的心境有益于人的身心健康,而怒一般被认为是一种消极、否定的情绪,但怒作为人的基本情感之一,对人体的健康也有着其积极的一面,怒为肝之志,正常情况下有助于肝气的疏泄条达。由此可见,情志正常,则脏气舒达调畅,从而使脏腑功能活动得到加强。

（二）情志异常,内伤脏腑

1. 直接伤及脏腑　七情分属于五脏,即心主喜、肝主怒、脾主思、肺主忧、肾主恐,称为五志。当脏腑功能发生变化时,人的情志也相应变化。如肝气盛时人易怒,心气盛时人易喜,肺气盛时人易悲,肾气虚时人易惊恐,脾气虚时人易多虑多思等。不同的情志刺激又直接伤及相应的脏腑,产生不同的病理变化。《灵枢·百病始生篇》曰:"喜怒不节则伤脏",《素问·阴阳应象大论》曰："怒伤肝、喜伤心、思伤脾、忧伤肺、恐伤肾。"七情致病以心、肝、脾三脏为多见,其中以心为主导。由于心为五脏六腑之大主,精神之所舍,因此七情太过,首先伤及心神,然后影响其他脏腑。正如《灵枢·口问》所曰："悲哀愁忧则心动,心动则五脏六腑皆摇。"

2. 影响脏腑气机　《素问·举痛论》曰："怒则气上,喜则气缓,悲则气消,恐则气下,惊则气乱,思则气结",是说过度愤怒可使肝气上冲,血随气逆,并走于上;过度喜乐使心气涣散,神气不能收持;过度悲伤可耗伤肺气;过度恐惧可使肾气不固,气泄于下;突然受惊导致心气紊乱,气血失和,心神失常;思虑过度导致脾气郁结,运化失常。异常情志变化可以使脏腑气机功能紊乱,令其升、降、出、入不能正常运行,从而导致疾病的发生。

3. 影响疾病的转归　疾病的全过程是人体脏腑阴阳气血失调的过程。情志过度能够损伤脏腑的神和气,神伤则脏腑阴阳气血无所主,气伤则脏腑阴阳气血随之失调。所以在疾病过程中,如果产生过度的情志变化,就会加重脏腑阴阳气血的紊乱,使病情加重。

（三）情志护理的基本原则

1. 诚挚体贴　患者的情志状态和行为不同于正常人,常常会产生各种心理反应。如猜疑心重,依赖性增强,产生寂寞、苦闷、忧愁、悲哀等不良情绪,甚至环境、生活的各个方面,都会对情志有影响。《素问·汤液醪醴论》曰："精坏神去,荣卫不可复也。"此时患者迫切需要医护人员给予关怀和温暖,设身处地为患者着想。护理人员对待患者要热情、亲善、和蔼、有礼貌,使患者一踏进医院就感到温暖、亲切,当患者忧愁或痛苦时,护理人员应主动与之分忧;患者悲观时,护理人员要热情予以鼓励。诚挚体贴要体现在护理过程的各个环节,护理人员应处处体谅患者的心情,以仁慈之心爱护患者。

2. 一视同仁　在医护人员面前,患者只有轻重缓急之分,没有贫富贵贱之别。护士对待患者要一视同仁,不论其地位之高低,家境之贫富,也不论年龄之老幼,貌之美丑,不念恩怨亲疏,不分民族,把患者全都看作自己的亲人。护士只有具备了这种高尚的护理美德,才能赢得广大患者的信赖,这是情志护理成功的关键。

3. 因人施护　《灵枢·寿夭刚柔》曰："人之生也,有刚有柔,有弱有强,有短有长,有阴有阳。"由于人的体质有强弱之异,性格有刚柔之别,年龄有长幼之殊,性别有男女之分,疾病的性质和病程的长短各异,患者的心理状态也各不相同。同种疾病不同的个体所表现的情志变化不一定相同,例如,同是高血压眩晕患者可能表现为忧虑,也可能表现为悲伤和恐惧。在临床必须区分不同证型,采取相应治疗护理措施。要针对患者个体差异,实施情志护理。

4. 避免刺激　患病后患者对噪声比较敏感。如体质虚弱或犯心惊、癫狂等症的患者在轻微声响的影响下会坐立不安,心惊胆战,影响睡眠和休息。《素问·痹论》曰："静则神藏,躁则消亡",说明患者在治疗期间应当安心静养,保持情绪稳定,这样才有利于疾病的康复。因此,要为患者提供一个良好的休养环境,避免给患者造成不良的刺激,使之保持情绪稳定。医护人员进出病房除做到"四轻"外,还要尽量消除影响患者的噪声。严格探视制度,在保持患者得到亲情支持的情况下尽量减少病室内探视人员,保持病室安静。齐德之《外科精义》中指出:"勿令于患人左右,弹指嗟咨,掩泪窃言,感激病患,甚不利便",即强调要注意实行保护性医疗。患者由于疾病的折磨,精神负担很重,对医护人员的一言一行极为敏感,要避免因处理不当或出言不慎而影响患者的情绪。患者病情突然变化时,护士不要在患者面前表现出惊慌失措的神态,要沉着冷静,积极配合医师抢救,同时做好患者及家属的安慰工作,稳定患者的情绪。

（四）情志护理的基本方法

五脏与情志之间存在阴阳五行生克原理,用相互克制的情志转移和干扰对机体有害的情志,从而达到协调情志的目的。情志护理方法有多种,可根据患者的具体情况选择合适的方法。

1. 说理开导法　说理开导法即指运用正确、恰当的语言,对患者进行劝说开导,使患者能正确地认识疾病及情志与人体健康的关系,以积极的态度和行为配合治疗和护理的方法。《灵枢·师传》中指出"人之情,莫不恶死而乐生,告之以其败,语之以其善,导之以其所便,开之以其所苦,虽有无道之人,恶有不听者乎?"此为说理开导法的起源。根据人患病后的心理特点,进行说理开导,通过向患者指出疾病发生的原因、性质、危害以及病情的程度,引起患者对疾病的重视,形成正确的认识和态度;对疾病担忧和失去信心的患者,应耐心告知患者积极配合、及时治疗是能恢复健康的等。但说理开导也要因人而异,做到有的放矢、生动活泼、耐心细致,用实事求是的方法为患者分析病情,启发患者自我开导来解除或缓解其心理压力,调整情绪。进行说理开导,护理人员必须要取得患者的信赖,态度要真诚、热情,对患者要有同情心和责任感,对患者的隐私要注意保密,尊重患者的人格,这样,才能通过说理开导动之以情,晓之以理,喻之以例,明之以法,从而达到改变患者精神及身体状况、促进疾病康复的目的。

2. 释疑解惑法　释疑解惑法是指根据患者存在的心理疑虑,通过一定的方法,解除患者对事物的误解、疑惑,从而增加患者战胜疾病的信心,促进疾病康复。心存疑惑是患者较普遍的心理现象,特别是性格抑郁、沉默寡言的患者这种心理现象更为突出。患者常常产生各种各样的疑惑或猜测,或小病疑大,或轻病疑重,或久病疑死。"杯弓蛇影"便是典型的案例。《晋书·乐广传》载:"尝有亲客,久阔不复来,广问其故,答曰:'前在坐,蒙赐酒,方欲饮,见杯中有蛇,意甚恶之,既饮而疾。'于时河南听事壁上有角,漆画作蛇,广意杯中蛇即角影也。复置酒於前处,谓客曰:'酒中复有所见不?'答曰:'所见如初。'广乃告其所以,客豁然意解,沉疴顿愈。"对于此类患者,护理人员要耐心向他们介绍病情相关知识,阐明真相,从根本上解除患者的心理负担,使患者从迷惑中解脱出来。对严重的疑心病患者,甚至可以用假解释的方法,巧妙地让其信以为真。《古今医案按》中曾记载这样一案:"一人在姻家过饮,醉甚,夜宿花轩,夜半酒渴,欲水不得。遂口吸石槽水碗许。天明视之,槽中俱是小红虫,心陡然而惊,郁郁不散,心中如有蛆物,胃脘便觉闭塞。日想月疑,渐成痿膈,遍医不愈,吴球往视之,知其病生于疑也,用结线红色者分开,剪断如蛆状,用巴豆二粒,同饭捣乱,入红线丸十数丸,令患者暗室内服之,又于宿盆内放水。须臾欲泻。令患者坐盆,泻出前物,汤洋如蛆。然后开窗令亲视之,其病从此解,调理半月而愈。"正如《王氏医存》中所言:"治一切心病,药所不及者,亦宜设法以心治心,弓影蛇杯,解铃系铃,此固在慧心人与物,推移无法之法,可意会而不可言传也。"

3. 宣泄解郁法　宣泄解郁法是让患者把抑郁于胸中的不良情绪宣达、发泄出去,从而尽快恢复正常情志活动,维持愉快平和心境的方法。这种方法对于一些内伤情志之病有一定的效果。李中梓《医宗必读》中曾指出:"境缘不偶,营求未遂,深情牵挂,良药难医。"古人云"郁则发之",这类患者,只有将内心的苦痛倾吐出来,郁闷之气机才得以舒畅。护士要善于因势利导,用恰当的语言加以抚慰、开导,使患者从精神创伤中解脱出来。《素问·移精变气论》指出:"闭户塞牖,系之病者,数问其情,以从其意",就是要求为患者选择一个安静的环境,详细询问患者,让其倾诉隐讳之情,同时进行耐心地说服开导。护士要注重情感交流,做一个有效的倾听者,体贴、理解患者。

4. 移情易性法　移情易性法是通过一定的方法、措施转移或改变人的情绪和注意力,以摆脱不良情绪的方法,又称移精变气法。某些人患病后,往往将注意力集中在疾病上,整天围绕疾病胡思乱想,陷入苦闷、烦恼和忧愁之中,这不仅严重影响治疗效果,而且还可能加重病情。在护理工作中,可以采取一定的措施,将患者的注意力从疾病转移到其他方面。常用的移情方法包括运动、音乐欣赏、书法绘画、读书赋诗、种花养鸟、弈棋垂钓以及外出旅游等。在诸多方法中,音乐欣赏及书法绘画对陶冶情志最为有益。

5. 以情胜情法　以情胜情法是指有意识地采用一种情志抑制另一种情志,达到淡化甚至消除不良情志,保持良好的精神状态的一种情志护理方法。以情胜情法起源于《黄帝内经》。《素问·阴阳应象大论》提出:"怒伤肝,悲胜怒;喜伤心,恐胜喜;思伤脾,怒胜思;忧伤肺,喜胜忧;恐伤肾,思胜恐。"朱丹溪又进一步发展了《黄帝内经》中所提出的以情胜情疗法,他提出:"怒伤,以忧胜之,以恐解之;喜伤,以恐胜之,以怒解之;忧伤,以喜胜之,以思解之;思伤,以怒胜之,以喜解之;恐伤,以思胜之,以忧解之;惊伤,以忧胜之,以恐解之;悲伤,以恐胜之,以怒解之。"上述基于五行模式的以情胜情法,正是中医学中独特的情志治疗护理方法。

(1) 恐胜喜:是通过恐惧因素来收敛耗散的心神,克制大喜伤心,恢复心神功能的方法。本法常用于喜笑不休、心气涣散的病证以及因过喜而致的情志失调。

(2) 怒胜思:是通过愤怒因素来克制思虑太多,恢复心脾功能的方法。本法常用于思虑过多、伤脾耗神所致的郁证、失眠等病证。

(3) 喜胜悲:是通过喜乐因素来消除悲哀太过的方法。本法常利用幽默诙谐的语言、滑稽可笑的表演、说笑话、听相声、观喜剧等方法促使患者出现好动、好笑、高兴等欣喜状态,以促进阴阳谐调、气血顺畅。本法适用于性格内向、情绪低落、表情淡漠及悲哭证、脏躁证患者等。

(4) 悲胜怒:是通过悲哀因素来克制愤怒太过的方法。本法常用于其他病证兼有情绪亢奋者,如眩晕、狂证患者等。

(5) 思胜恐:是通过思虑因素来控制惊恐太过的方法。本法常用于惊恐证的康复疗法,以消除患者的惊恐情绪。

以情胜情法应注意具体情况具体分析,掌握患者对情志刺激的敏感程度,选择适当的方法,达到情志护理的目的。

6. 顺情从欲法　是指顺从患者的意志、意愿、情绪,满足其心身的需要,以解除患者因情志意愿不遂所致病证的一种情志护理方法。患者在患病过程中,情绪多有反常,对此,先顺其情,从其意,有助于患者的身心健康。所以对于患者心理上的欲望,在护理中注意分析地对待,若是合理的,条件又允许,应尽力满足患者所求或所恶,或对其想法表示同情、理解和支持。如满足患者机体的舒适、清洁的环境、合理的营养、有效的诊疗、耐心的解释、适当的信息等。为患者提供支持系统,积极争取患者的家属、亲朋好友、同事、单位以及社会相关组织提供对患者的爱护、关怀和帮助,对解决患者的心理问题可起到明显的效果。引导家属在患者面前保持良好的情绪,多理解体贴患者,在生活上给予患者无微不至的关怀和照顾,共同创造温馨的家庭气氛,使患者心境达到最佳状态,促进患者早日康复。对新入院的患者应热情接待,介绍医护人员、环境及有关制度,耐心解答患者的问题,主动开展健康教育,耐心体贴地服务患者,满足患者的基本需求。

7. 暗示法　是指医护人员利用语言、动作或其他方式,使患者在不知不觉中受到积极暗示的影响,从而不加主观意志地接受护理人员的某种观点、信念、态度或指令,解除患者心理上的压力和负担,消除疾病症状或增强某种治疗和护理方法效果的一种情志护理方法。《素问·调经论》中提出:"刺微奈何? 岐伯曰:按摩勿释,出针视之,曰我将深之,适人必革,精气自伏,邪气散乱,无所休息,气泄腠理,真气乃相得",这是暗示疗法的最早记载。医生在实施针刺的过程中,对针刺部位多加按摩,同时示针以患者,详告深刺,从而使患者注意力集中,达到提高针刺效果的目的。暗示作用在日常生活中随处可见,如"望梅止渴""草木皆兵",这些成语所说的都是一种暗示作用。暗示可来自别人(他暗示),也可来自自己(自我暗示)。暗示的方法有很多,如言语暗示、药物暗示、手术暗示、情境暗示等。护理人员对患者的鼓励、安慰、解释、保证等也都有暗示的成分。从暗示内容来分,暗示有积极的暗示和消极的暗示。积极的暗示就是积极的、愉快的、对健康有鼓动作用的暗示;消极的暗示则相反。因此,护理人员应尽量避免由于言行不慎给患者带来的悲观消极的暗示。此外,患者还可以进行积极的自我暗示,如反复强化"一定能战胜疾病""吃药能治好病""医生能治好我的病""我能睡好觉"等意识,从而诱导脏腑功能向有序的方向发展。

（五）预防七情致病的方法

要预防七情致病,就必须做到保持精神乐观,心境平和,及时调节情绪的变化,避免七情过激。

1. 清静养神　是指采取各种措施使精神保持淡泊宁静的状态,不为七情六欲所干扰。如《素问·上古天真论》所说"恬惔虚无,真气从之,精神内守,病安从来"的境界,在日常生活中,做到精神内守、心平气和,精气才能日见充实,身体亦可随之健壮。神是生命活动的主宰,它统御精气,是生命存亡的根本和关键。而患病之人对于情志刺激尤为敏感,调摄精神就更为重要。因此,要树立清静为本的思想,不过分劳耗心神,乐观随和,做到静神不用,劳神有度,用神不躁。此外,减少外界对神气的不良刺激,创造清静养神的条件也非常重要。

2. 保持乐观　乐观能促进人体生理功能,有益于健康。情志乐观,心胸宽广,性格开朗,精神愉快,可使营卫流通,气血条畅,生机旺盛,身心健康。唐代医学家孙思邈在《摄生咏》中也说:"安神直悦乐,惜气保和纯。"清代名医叶天士更认为"心胸常开阔,年岁活一百"。

在生活中通过锻炼、陶冶情操,逐渐培养乐观性格,增进身心健康。人一生中难免要遇到不如意之事,关键在于遇到这类事时,要能正确对待,妥善处理。如能退步思量,则能减轻烦恼。即站在局外人的角度看待某一事物,怀有平常心,从"围城"中解脱出来,这是一种自我安慰的方法,对于减轻烦恼具有积极的作用。或采用吐露交谈、宣泄烦恼的方法。若自己的烦恼通过退步思量还不能减轻时,应及时与人吐露交谈,听取别人的劝慰,这是借助他人的疏导将心理郁闷宣泄吐露出来,达到调畅气机的作用。

3. 平和七情　平和七情指调节情绪,节制感情,防止七情过激,从而达到心理平衡的方法。《黄帝内经》指出"智生养生"要"和喜怒"。《医学心悟》归纳了"保生四要","戒嗔怒"为其中一要,说明保健养生与七情调节有关,注意精神修养,节制自己的情感,维持心理平衡能促进健康。因此,学会平和各种不良情绪,将有利疾病的预后及健康长寿。护理人员可以利用五行音乐、运动、舞蹈等疗法帮助患者平和七情。

（1）五行音乐疗法（five elements music therapy）:对于七情所致疾病,音乐所起的作用独特。音乐作为一种人类心理活动的产物,是人的内心世界与物质世界的表现,通过表现、抒发和寄托感情而起到调节情绪的作用;同时也可以通过生理机制来影响机体的健康状态。近年来,越来越多的医务人员利用各种不同的音乐形式来干预疾病,成为一种治疗疾病的辅助性手段,中医五行音乐便是其中的一种,它通过不同调式的乐曲,"雪其躁心,释其竞心",追求"淡泊宁静,心无尘翳",影响机体体内气机运化、平秘阴阳、调理脏腑,从而促进身心健康。五行音乐疗法目前已经广泛运用于抑郁、焦虑等情志失调的护理之中。

宫、商、角、徵、羽五音是古人在自然的声音中汲取的五个基本音阶,《黄帝内经》记载:"天有五音,人有五脏。"将五音的基本调式与人体的脾、肺、肝、心、肾等五脏及忧、悲、怒、喜、恐等情志密切对应在一起(表 15-1),并与天人合一、阴阳、五行等理论相结合,逐渐形成了五行音乐疗法的理论基础和思想体系。

表 15-1　五行与五脏、五志、五音配属

五行	五脏	五志	五音
木	肝	怒	角
火	心	喜	徵
土	脾	思	宫
金	肺	悲	商
水	肾	恐	羽

不同的音调可以对人的脏腑、情志发挥不同的作用。

1) 角音与怒:角调(即音阶 3-Mi),为春音,属木,主生,通于肝,能促进体内气机的上升、宣发和展放,具有通肝解怒、养阳保肝、补心利脾、泻肾火的作用。肝气虚者听角音可使体内气机上升,肝气调达;肝气实者听角音可使过实的气机疏泄,而不至郁滞于内伤害身体。

2) 徵音与喜:徵调(即音阶 5-So),为夏音,属火,通于心,能促进体内气机流通,加快血液循环,促进有氧代谢。喜能使人精神兴奋,心情舒畅,气机通利,但过喜时反使人精神涣散,心气弛缓,出现心悸、失眠、甚至神志失常等病症。徵调曲具有振奋心阳、宣发肺气、调和气血的作用。

3) 宫音与思:宫调(即音阶 1-Do),为长夏音,属土,主化,通于脾。宫调曲能调节中气的协调与稳定,中气强则脾胃之气强。脾属土、土生金,脾气胜可起到调节肺气的作用,使肺气宣发正常。

4) 商音与忧:商调(即音阶 2-Re),为秋音,属金、主收,通于肺,其声悲凉哀怨。正调式商音能协助肺发挥宣发肃降的功能,使肺脏更好地发挥调节全身气机的作用。商音以收敛为主,可提高肺的通调水道功能,防止痰饮的生成。

5) 羽音与恐:羽调(即音阶 6-La)为冬音,属水、主藏,通于肾。羽调式曲音缠绵婉约,曲意悱恻幽深,具有收涩气机作用,可以增强肾的藏精和纳气功能。肾主骨生髓,养脑益智,故听羽调式曲可健脑益智,有防止记忆力减退和抗衰老作用。

依据五行相生的五音疗法根据五音配五脏的思想,中医有"顺其脏腑施乐法"。怒伤肝,可用角调式音乐补之。喜伤心,可用徵调式音乐补之。思伤脾,可用宫调式音乐补之。忧伤肺,可用商调式音乐补之。恐伤肾所致失眠,可用羽调式音乐补之。肝属木,怒为肝之志,过

怒则伤肝,故选用悲切之商调式音乐来治疗因怒极而致神情亢奋、狂躁之病症。心属火,喜为心之志,暴喜则伤心,故选用恐惧之羽调式音乐来治疗因过喜而致心气涣散、神不守舍之病症。脾属土,思为脾之志,思虑太过,则气结于脾,可用鲜明、舒畅、激亢之角式音乐来治疗思虑过度而神情低沉之疾病。肺属金,忧为肺之志,忧悲过度则伤肺,应选用热烈、欢快的音乐来治疗因悲哀过度而致精神萎靡不振、时时哀叹饮泣之疾病。肾属水,恐为肾之志,恐惧过甚则伤肾,可选用敦厚、庄重之宫调式音乐来治疗因极度恐骇而致情绪不宁,甚至神志错乱的疾病。

(2)"形神合一"的运动与舞蹈疗法:中医学强调形与神俱,心身合一,历来重视情志在生命活动中,在健康和疾病的发生、发展过程中的作用。中医学认为人是形神的统一体,强调养神不忘养形,养形必须调神。因此,中医养生观中的运动并非单独肢体的运动,而是"形神合一"的运动。太极拳、八段锦、五禽戏等是我国民众比较喜爱的运动,这些运动动作轻柔,自然流畅,形体优美,不仅能锻炼肢体,而且能愉悦身心,在"形神合一"的指导下,达到身、心的康复。

太极拳是以中医阴阳学说和经络理论为基础,吸收了古代哲学、医学、武术、吐纳导引等学说,形成的一套独特的健身方法,刚柔相济,动静结合,讲究意识、呼吸与动作的紧密配合。

八段锦是我国古代的一种传统医疗保健功法,因有八节运动,故称八段锦。八段锦融合了中医的阴阳五行和经络学说,分为坐式与站式。坐式练法恬静,运动量小,一般以习站式为多,其术式分为:双手托天理三焦,左右开弓似射雕,调理脾胃须单举,五劳七伤向后瞧,摇头摆尾去心火,两手攀足固肾腰,攒拳怒目增气力,背后七颠百病消。

五禽戏相传是由东汉后期著名医学家华佗根据"虎、鹿、熊、猿、鸟"五种动物的形态动作所创编。五禽戏非常巧妙地把动物的肢体动作运用到人体的运动当中,主要是模仿虎的前肢扑的动作、鹿的伸缩和转动头颈、熊的扑捉和站立、猿的上下跳跃、鹤的展翅动作。它不仅能使人体的关节和肌肉得以伸展,而且对于人体的心肺功能有很大的益处,并且在练习时呼吸需要均匀、平稳,使人们在做动作时会自然地形成正确的腹式呼吸,从而加大了腹部的运动幅度,使腹肌收缩有力,对于内脏器官以及心肌供氧量都有很多的益处。

第三节　中医人文护理实践应用

"以人为本"的贵生思想、"仁爱救人"的崇高品格、"济世救人"的善行以及"治未病"的养生术等体现了中医护理人文精神,其核心是对人的尊重与关怀。蕴含丰富的人文精神的中医护理知识体系是指导中医临床护理实践的宝典,它对促使护士有目的地接受与创造性发挥中医特色,促进护理专业化水平发挥了重要作用。

一、病情观察

观察病情应根据中医"未病先防、既病防变"的理论,指导护理人员工作有的放矢。根据中医描述疾病"旦慧,昼安,夕加,夜甚"的规律,也就是病情波动与昼夜节律关系,指导护理人员关注重点患者。中医认为人体气血的变化规律是心功能于午时(11~13时)最强,子时(23~1时)最弱,心脏病患者一日之中以早晨病情较稳定,晚上病情加重,心源性哮喘、心律失常、心力衰竭多发作于夜间。由此提示,对这类患者在发生病情变化的高峰时段应注意监测,尤其是夜间加强巡视,避免意外情况发生,随时准备好急救药品,以备不测之需。

二、环境管理

1. **管理环境**　可以根据患者症状的特点和中医"八纲辨证"的理论进行环境管理。在患者刚进入医院住院时,护理人员要对其进行全面性的评估,如果患者处于阴盛阳虚的状态,则要将患者安排在温暖、光线充足的病房中,如果患者阴虚阳亢,则要将其安排在光线暗、凉爽的病房中。

2. **管理患者的起居作息**　可以根据中医"天人合一"的理论进行作息制度管理。《素问·四气调神大论》中提到四季起居养生要点:春三月,要"夜卧早起,广步于庭";夏三月,要"夜卧早起,无厌于日";秋三月,要"早卧早起,与鸡俱兴";冬三月,要"早卧晚起,必待日光"。《素问·生气通天论》提出了平旦、日中、日西三个时间段需要按时劳作歇息,尤其在日暮黄昏时,要尽量避免过分的室外活动,不能冒犯雾露之气,否则就会发生疾病,身体憔悴。护理人员要告知患者顺应这些生命节律来进行起居作息。

三、患者管理

患者管理方面可以根据"三因(因人、因时、因地)制宜"和"同病异护、异病同护"的思想提供个性化护理。根据"药食同源"学说,食物的"四性"(即寒热温凉)和"五味"(即甘苦酸辛咸)原则,为不同体质、不同病情的患者制订饮食护理方案,给予合理的饮食指导。根据中医"动静结合"原则,进行活动与休息管理。根据中医"七情致病"的理论,重视心理护理。将中医情志喜、怒、忧、思、悲、恐、惊7种类型,结合《黄帝内经》的"怒伤肝、喜伤心、忧伤肺、思伤脾、恐伤肾"等原则,测其情、顺其志、移其气、施其术、收其气,解决患者心理问题。

四、用药护理

中医认为人体气血随着宇宙天体的运行,也像日出日落、月圆月缺那样有盛有衰。把凡是人体内定时出现的生理病理节律性变化皆纳入时间范围内进行探讨,从而得出"人与天地相参也,与日月相应也"的结论(《灵枢岁露论》)。因此,用药护理管理方面可以根据中医"天人合一""子午流注"的理论,提供时辰药疗护理。例如,肝在丑时(1~3时)把血液推陈出新后,将新鲜血液提供给肺(寅时,3~5时),通过肺输送到全身("肺朝百脉"),肺将充足的血液布满全身,紧接着促进大肠经(卯时,5~7时)进入兴奋状态,此时大肠气血最旺盛,脏腑吸收功能最强("肺与大肠相表里")。因此,对需要中药保留灌肠的患者可以在卯时(6时)进行灌肠以充分发挥药效。

五、健康教育

健康教育管理方面可以根据"三因制宜"和"同病异护、异病同护"的思想采取集体或个性化健康教育方式。根据"治未病""预防养身"的思想进行健康教育内容的选择和方案设计。将中西医护理知识进行融会贯通来实施健康教育。例如,在夏季,气温很高,老年人血液循环加速,心率增快,可能比较难以适应这种天气,现代医学会解释为老年人心脏功能不足,心脏缺血缺氧,部分老年人会感到胸闷、气促、口渴。护士这样向老年人解释他身体上的不适,可是老年人可能会比较难以理解。护士也可以从中医角度去分析和解释。夏天从中医角度讲,属于暑热,属于火。"火"在夏日成为主要的病邪,为防暑降火,可以建议老年人在家里备一些十滴水、藿香正气丸等方便易用的中药,或者建议老人饮用菊花茶、薄荷凉茶,胸闷时可捏捏手,有助于疏通心气。这样的解释或许更能为老年人接受。当然,护士还可以结合西医理论跟老人解释说,晚上一夜睡眠,血液循环比较慢,心率也比较慢。天热人体出汗较多,血液黏稠度高,早上起来要适当喝点水。不能一早起来就出去锻炼,喝点水,隔一段时间再出去锻炼。夏天人体血液循环加快,锻炼也不要太频繁。

中医护理学植根于中国传统文化之中,其哲学思想、思维模式、价值观念以及发展规律与中国传统文化一脉相承,有强烈的人文属性,并贯穿于中医护理理论体系的各个方面。中医护理以其浓厚的人文主义特色、古老而又科学的护理理论、简便实用的操作技术、先进的养生方法,在当今和未来的人类健康和社会发展中,无疑具有重要的贡献度和极大的发展潜力。

(徐桂华　金胜姬)

第十六章

社区人文护理

社区护理是将公共卫生与护理知识技能相结合,依托社区医疗卫生机构及其他有组织的社会力量,以社区为基础,为个人、家庭及社区提供初级卫生保健、健康教育、疾病预防、社区康复、慢性病患者居家护理、专科护理等,以促进和维护社区全人群、全生命周期的身心整体健康。本章将介绍社区人文护理的概述、社区老年人的人文护理、老年人的家庭关怀与人文护理、社区特殊人群的人文护理、长期护理保险与人文护理等内容。

第一节　社区人文护理概述

护理工作的范畴从医院拓展到社区、家庭和个人,社区医疗卫生机构分布广、覆盖面大、数量多、与患者联系最密切,其收治和管理的患者中,以慢性病患者、老年患者居多,这些患者由于长期受病痛、心理、精神压力的折磨,生活质量与生命质量不尽如人意,亟待医护人员给予有效的治疗、护理和人文关怀。社区护理给人文护理提供了广阔的实践领域。

一、社区人文护理相关概念

社区(community)是构成社会的基本单位,是集聚在一定地域范围内的人们所组成的社会生活共同体,由众多家庭、社会团体组成。

社区护理(community care)是应用护理学、公共卫生学的知识和技能,以社区为基础,以社区人群为服务对象,以初级卫生服务为中心,将预防、保健、医疗、康复、健康教育等融入护理学中,提供综合的、动态的及连续的护理服务,以促进和维护社区人群健康。

社区人文护理（community humanistic nursing）是指在社区护理中，护理人员以人道主义的精神对患者的生命与健康、人格与尊严、权利与需求的真诚关怀和照护。

二、社区人文护理的意义

社区人文护理体现于社区护理工作的每个环节，其核心在于对人性的体恤和对生命价值的尊重。人文护理有利于构建社区护士与社区居民的和谐关系，赢得社区居民的信任，顺利地开展社区护理、健康宣教等卫生服务工作，提高社区卫生服务质量，完善社区医疗保健体系，助力健康中国建设。

三、社区人文护理的基础建设

（一）物质层人文护理文化建设

Browall 指出，应"以患者为中心"，维护患者的社会心理环境和病房的物理环境的和谐，构建满足患者需求的关怀服务环境。社区医疗卫生机构应加强护理服务的"硬环境"建设，促进人文关怀的落地与实施。在良好的工作环境里，护士能发挥出最大潜能，在为社区患者提供优质服务的同时，也能感受到工作的愉悦，促进美好职业愿景的实现。人性化的医疗卫生服务和舒适的就医环境还影响着社区居民的实际体验，消除护患之间的陌生感，增强患者对医护人员的信赖。为此，社区医疗卫生机构要尽可能保持空气清新，光线明亮、温度和湿度适宜，物品整洁，各功能科室标识清楚；在公共区域还可以摆放适宜的室内植物和花卉，张贴书画、名医铭言，适时播放舒缓的轻音乐。

（二）制度层人文护理文化建设

各级医疗机构应深化以患者为中心的服务理念，体现人文关怀，提高服务质量。好的政策与"以人为本"的人文护理理念需要具体地落实到医疗卫生保健系统的服务行动中，需要将社区人文护理从抽象的概念转变为可操作的实践行为，如制订相关的标准或指南。

1. 制订社区及家庭人文护理标准　社区各级行政机构，应重视社区居民、组织、社团的精神文明建设，抓好社会公德、职业道德、家庭美德、个人品德、核心价值观念、人文精神的教育，提高全民的人文素养水平和社区文明氛围，为社区开展人文护理创造良好的"软环境"。

虽然我国的社区护理在一些大城市取得了一些成绩，但整体发展不平衡，目前尚未建立社区及家庭人文护理标准，我国仅有少数学者从某一方面制订了人文护理的相关规范、标准和指南，且主要集中于医院住院部、急诊、门诊等，对人文护理需求大的科室，较少涉及社区。然而社区护理服务对象以及护理服务模式有特殊性，无法采用住院患者的服务标准，因此需要从国家层面组织制定社区及家庭人文护理标准，以制度、规范、指南来指导社区护理人员的专业行为，提高社区护理质量与居民就医体验的满意度。

2. 建立健全社区医疗卫生机构人文护理规章制度　人文护理规章制度是在社区医疗卫生机构护理管理制度中非常重要的内容，是以制度来规范护士对患者实施人文关怀的具体要求，但目前，部分社区医疗卫生机构的规章制度内容主要体现在所制定的职责、多聚焦于制度基本要求，除缺乏以人为本的理念外，还较少关注护士开展人文护理过程中的规章制度。因此，医院的管理者应注重护理服务的"软环境"建设，制订适用于社区医疗卫生机构的人文护理行为准则和相关规章制度。

四、社区护士人文素养的培育

社区护士工作范围广,专业内涵复杂,护理干预中的个人独立决策自由度相对较大;社区护士往往要深入社区和家庭访视,与护理对象进行沟通,开展护理评估及身心护理。这不仅需要社区护士具备丰富的临床经验、娴熟的全科护理操作技能,而且对其慎独精神、职业道德、人文素养提出了更高要求。

（一）培养良好的职业道德

护理职业道德与患者的健康、生命安全息息相关,制订"社区护士职业道德规范"对于构建护理组织的人文氛围、提升护理组织形象、培育社区护士的社会责任感具有良好的引导作用。因此,社区医疗卫生机构应加大护理人员职业道德培养的力度,通过介绍优秀社区护士的感人故事、推荐相关优秀文学作品、讲好身边的人和事等方式,培养护理人员的职业情感、道德情感调节能力,增强其自我教育、自我管理、自我约束、自我发展的能力,激发其自尊、自信、自强,使护理人员在维护患者利益至上时勇于负责,敢于担当。经过润物细无声的长期陶冶,培育和形成社区护士的职业精神。

（二）培养以人为本的护理理念

随着护理模式的转变和整体护理的全面实施,以人为本、以患者为中心的护理理念深入人心。在开展社区护理中,护士应做到换位思考,关注社区居民的生存需求、人格与尊严,生命质量、健康行为、身心状态等,致力于提升社区居民的健康素养。社区护士向社区居民提供体贴入微的护理人文关怀,根据居民不同的文化程度、心理状态、生活方式、文化信仰、经济状况及病情,以人为本地制订有针对性、个性化的护理计划,将人文关怀落实到护理行动中,让居民感受到护士的人文关怀,体验到被尊重、被关爱、病痛得以解除、幸福度得以提升。同时,护士的专业价值得以彰显,专业认同度得以提高。

（三）提高人际沟通能力

社区护理服务是护士与社区居民的互动过程,该互动是护士评估居民健康问题、拟定护理问题及计划、实施护理的途径,其目的是促进与维护居民健康。这种互动的建立与维护需要护士具备良好的人际沟通能力,要求护士的言谈既要有通俗性、科学性、情感性和艺术性,又要符合职业道德和护理专业规范。恰当的语言能起到"药未用到病先好三分"的妙用,更能诠释护理人文关怀的内涵。可通过设计案例情境进行情境模拟,有意设计不同社区情境下"缄默不言""固执己见""难以沟通"的患者,培养护理人员的人际沟通能力,真正将人文护理落到实处,推动社区卫生服务不断创新发展。

（四）开展系统的人文护理知识培训

端庄的仪表、和蔼的态度、精湛的技术和踏实严谨的作风是评价社区护士专业形象的重要标准,也是社区护士在居民心中的形象的直接影响因素。当前社区护士多为临床护士转行,在加强公共卫生知识、社区护理操作技术等方面系统培训的同时,还应加强护理人文精神、护理人文关怀能力的培养。因此,应鼓励护士结合社区卫生服务实践,系统学习人文知识,注重人文护理实践,提升人文关怀能力。可利用多媒体课件、云课堂、微课等多元化教学手段,灵活地运用经典案例、新闻、小故事等多种素材,采用情景教学、以问题为主的床旁教学,并以小组讨论、训练、示范演示、网络课程等教学方法,促进护士的人文素养、人文护理能力及专业水平的提升,让"大医精诚"和南丁格尔精神内化于心,外化于行,为社区居民提供以人为本的整体护理。

第二节　社区老年人的人文护理

按照联合国的规定,当一个国家或地区 65 岁及以上的老年人口数量占总人口的比例超过 7% 时,提示这个国家或地区进入老龄化社会。按该标准,我国在 1999 年即已进入老龄化社会。截至 2021 年末,我国 60 周岁及以上人口达 2.67 亿人,约占人口总数的 18.9%,其中 65 岁及以上人口达 2.01 亿人,占人口总数的 14.20%。同时,我国老龄化具有速度快、基数大及高龄化加剧、未富先老与未老先衰并存、空巢老年家庭迅速增加等特点,这给我国的社会、政治、经济与文化等领域带来极大的影响。老龄化是每个个体必然经历的人生过程,老年群体在生理与心理等方面存在许多客观问题,必须得到全社会的关怀与支持。因此,对老年人的关怀,不仅是国家核心价值理念的体现,而且是社会文明进步的重要标志。

一、我国老年人的基本特征

衰老是所有生物种类在生命延续过程中的一种生命现象,是随时间的推移而表现出来的形态和功能不断衰退、恶化直至死亡的过程。人类在衰老面前同样表现出机体在结构、功能、心理上发生进行性与不可抗拒性的一系列慢性、退行性变化。

（一）老年人常见的生理心理特点

1. 生理变化　主要表现在器官组织逐渐退化,身体功能与生活能力逐渐减弱。其程度会因个体差异、年龄和生活环境等的不同而有所差异。老年人由于感觉系统(视觉、听觉、味觉、触觉、嗅觉)的敏感性降低,导致在看、听、说、读、写、记忆等方面能力的退化,加上疾病的困扰,其适应调节能力大大降低。

2. 心理变化　老年人由于各种生活、适应、调节能力的减弱或丧失,以及易患疾病,会导致他们产生敏感、焦虑、抑郁、自卑、孤独等心理,加上逐渐丧失的社会角色和地位、成就感和被需要感,以及各种生活变故,会加重上述的心理变化,表现为依赖感、孤独感、自卑感增强,以及注重追求安全感和自尊感。

（二）老年人常见的疾病特征

1. 多系统疾病共存　老年人中平均每人患有 6 种疾病。多疾病共存必然注定老年人的临床表现复杂多样。如老年人双下肢无力,既可能是腰椎、颈椎增生对神经的压迫,也可能是脑部疾病带来的运动功能障碍,还可能是下肢肌肉和骨关节本身的病变,给诊疗带来一定困难。

2. 起病隐匿,发展缓慢,并发症多　老年疾病明显呈现慢性、隐匿性与迁延性,如动脉粥样硬化、骨质疏松症及糖尿病等,但一旦发病,病情已较严重。老年人同时容易并发其他疾病,如心力衰竭、心律失常、精神异常等。因此,关注老年人的异常行为和可疑变化以及定期检查显得十分重要。

3. 疾病的临床表现不典型　一是疾病的特异性症状大多表现为非特异性,如老年心力衰竭可表现为精神症状、腹胀、腹痛、味觉异常等。二是多种疾病相互影响,使症状不典型。三是许多疾病呈现无症状(亚临床型),如老年人无痛性心梗占 20%~80%,老年人糖尿病无症状者占 52.8%,老年人下尿路感染常无明显症状。

4. 病情变化快,猝死率高　老年人由于各脏器功能和内环境稳定性明显减退、免疫功能和应激反应能力以及对药物的敏感性均降低等,导致一些疾病一旦没有及时诊治或诊治不力均可引起病情迅速恶化,并可能引发并发症以及其他共患疾病的发作,容易危及生命。

5. 用药不良事件多,顺应性差　老年人由于感觉系统的敏感性降低以及身体功能的减退,容易出现误服、漏服、多(或少)服药物的情况,以及服药后容易出现不良反应,从而引起不良事件,甚至危及生命。因此,关注老年人的用药情况,提高其用药的顺应性是一项不可忽视的工作。

6. 发病方式独特　有报告显示,75 岁以上的老年人,无论是何种疾病发作,都可能出现跌倒、不想活动、大小便失禁、生活能力丧失、精神症状等表现。年龄愈大,这些症状表现得愈明显。因此,密切注意老年人上述表现,及时发现隐匿疾病并及时救治十分重要。

每个老年人身体在结构、功能、心理上会发生进行性与不可抗拒性的一系列慢性、退行性变化,给老年人的身心健康、生活能力与适应能力以及社会功能等带来一系列的困扰,这些需要国家、社会、家庭和个人给予更多的关怀和支持。

二、对失能老人的人文护理

(一) 失能老人概述

失能老人(disabled elderly)是指由于年老虚弱、残疾、患病、智障等多种原因导致生活自理困难,日常活动受限,必须依赖他人照料的老年人。失能程度可划分为轻度、中度及重度失能。由于生理功能日益退化、日常生活能力部分丧失,加上长期病痛折磨和老年群体特殊的心理特点,失能老人身心健康状况不容乐观,需要长期照护服务。在我国,对失能老人长期照护供给模式主要有居家照护、社区照护及机构照护。

(二) 失能老人的特点、照护现状

1. 失能老人的特点

(1) 失能老人生理特点:失能老人按其生理障碍不同可分为 5 类。

1) 视觉障碍:包括全盲、视力异常、色盲、青光眼和白内障、部分视力受损,视觉障碍导致无法有效认识环境和使用环境,影响失能老人日常生活。

2) 听觉障碍:包括失聪、重听、听力异常,听觉障碍导致失能老人认识和适应环境困难。

3) 肢体障碍:可分为上肢障碍和下肢障碍,肢体障碍导致失能老人行动不便,需乘坐轮椅或使用其他助行工具。

4) 认知障碍:如阿尔茨海默病患者。

5) 睡眠障碍:失能老人由于大脑皮层的调节功能下降,在各种不良的情绪及心态的影响下,容易出现失眠、惊梦、多梦等现象。

(2) 失能老人的心理特点

1) 自尊心强:一般而言,失能老人比正常老年人的自尊心更强,他们希望得到和普通人一样的待遇,渴望爱和关怀,不希望被特殊对待。

2) 自卑:失能老人长期遭受慢性疾病折磨,身体功能衰退,对生活的态度悲观,产生自卑心理。

3) 无价值感:重度失能老人因吃饭、穿衣、洗澡、排便等都需要他人帮助,他们认为自己

是家庭和社会的负担,感到自己毫无存在的价值。

2. 失能老人的照护现状

(1) 国内现状:有研究显示,当前国内失能老人最希望得到的服务依次是日常生活照料、保健护理、精神慰藉,机构提供的照护总体上能够满足老年人的需要,但在部分项目上存在着供需错位问题。失能或半失能老人比身体健康的老年人更加敏感、固执、自卑和无助,对洗澡、购物等日常生活照料、医疗康复及精神慰藉等方面的需求比较大,不同失能程度的老年人对生活护理服务项目需求差别明显。由于失能老人对服务项目的需求具有多样性,需要政府、家庭和社会密切合作,提供多样化照护支持。

(2) 国外现状:美国长期照护机构基于马斯洛需求理论,将老年人的照顾进行分类。对于罹患重大疾病的失能老人而言,更需要接受护理专业培训的人员来照料,为其提供护理、康复、心理慰藉。

失能老人的照护需求可分为日常生活照护需求、医疗护理需求、心理照护需求。失能程度不同,需要的服务内容也不同。失能老人已获得的护理服务项目与需求之间尚存较大缺口,而作为新时代的护理人员,更加强调人道主义精神和护理人文精神。护理人员以善良、悲悯之心,尽可能利用一切可用的资源,为失能老人提供有针对性的优质护理服务。

(三) 失能老人的人文护理实践

1. 失能老人的多元化护理

(1) 依托国家长期照护保险制度,提供多元化、个性化生活照护:我国自 2016 年启动长期护理保险制度的试点,为长期失能人员提供基本生活照料以及相关的医疗护理。各试点城市积极探索长期护理保险的保障范围、参保缴费、待遇支付、护理需求认定、等级评定、过程监管等,根据失能老人的失能程度及照护需求,提供个性化的照护服务及经费支持,保证失能老人的生活质量。

(2) 赋予失能老人自主感,重视失能老人生活质量:协助失能老人完成日常生活活动,加强自理能力的训练,包括进食训练、个人清洁卫生训练、穿脱衣物训练、膀胱功能训练、大便功能训练等,鼓励老年人独力执行日常生活活动,如训练由床移至轮椅的转移等。良性的照护互动使失能老人在享受人文照护的同时,也更好地提升其生命质量。

(3) 重视失能老人特殊心理,维护和尊重失能老人的人格尊严:照护人员言行举止都应让老年人感受到被尊重、有尊严。如实施每项操作前都应耐心地解释,使老年人有安全感;营造相互关怀的氛围,减少老年人的陌生感及孤独感;失能老人往往因病情反复和病程漫长而失去治疗的信心,要多给予鼓励,减轻其对疾病的恐惧,使其主动配合治疗及护理。

2. 失能老人的护理用具选择　人性化的护理不仅体现在护士的护理行为上,还体现在护理用具的选择上。护理用具承载着对老年人的尊重和关怀。一些护理用具已在人性化设计上做了大胆的尝试。一些口腔护理用的棉球,做成各种花香或水果味,老年人可根据自己的喜好选择。长期护理产品要符合失能老人的生理及心理特点,促进失能老人活动机体的意愿,使其更有尊严地生活。护理用具选择的原则如下:

(1) 舒适性原则:应从失能老人特殊的生理、心理及社会需求角度出发,为失能老人提供舒适的护理用具。如材质选择方面,可以选择木质、柔性织物为主的舒适用具。

(2) 安全性、健康性原则:失能老人的机体反应能力低于常人,不能及时对危险情况做出反馈,容易造成伤害,所以在设计护理用具时,应确保在护理用具使用过程中老年人的身心安全,杜绝磕碰、跌倒、擦伤、摔伤等状况,如脚蹬、踏板、手把套上应有有效的防滑设计。

（3）美观性、亲切性原则:一方面,护理用具应满足失能老人的情感和心理需求,注重其形式及美感,如过于刺激、对比强烈的色彩与失能老人心态不符,易于造成视觉疲劳,因而很少被采用。另一方面,基于失能老人处于对死亡的恐惧以及中国文化背景,应避免黑色、白色、灰色等无色系色彩的使用。此外,护理用具应该与家庭环境相融合,不可过于突兀,应让人从心理上忽略其特殊性,降低家庭成员的心理压力。

3. 改善照护环境

（1）设计个性化居住环境,利用有形设施营造"家"的感觉:考虑失能老人的特殊居住需求,设计符合失能老人生理特点、照护级别的人性化居室。在有形设施方面应体现人文关怀,为失能老人营造"家"的感受,满足失能老人的情感需求。如针对老年人听觉衰退的特征,尽力弥补其听觉方面的不足;针对使用轮椅的失能老人,应确保洗面台下方有足够的空间,从而避免对膝盖和脚的碰撞。

（2）设计多样化户外空间,增加失能老人运动欲望:根据老年人的失能程度分区域设置不同的康复活动项目。在老年人活动场所的设置方面,根据环境 - 行为关系理论中的适应水平理论,以及各类失能老人的特点,提供满足老年人需求的活动场所。

4. 对失能老人家庭照护者提供社会支持　家庭是人们最重要、最核心的精神家园,照护失能老人除了遵循法律规范,还有几千年的"孝"文化伦理作为强大支撑。从我国失能老人照护现状看,无论是在农村还是城市,家庭照料是最主要的照护形式。为了强化家庭的照护能力,英国、荷兰等国家专门出台了家庭支持政策,涉及照护者技能训练、家庭经济援助及喘息服务等。我国可参考这些国家的经验,制订家庭支持政策计划,为家庭照护者增能和提供人文支持。

第三节　老年人的家庭关怀与人文护理

在我国,家庭养老有着极深的历史渊源,是最适合与最能发挥养老功能的基本单元。但在社会、经济发展等多因素的影响下,我国家庭观念、家庭结构和家庭功能等方面发生了极大的变化。如何针对这些变化,弘扬与创新家庭的养老功能,特别是给予老年人更多的人文关怀,成为了我国应对老龄化的重要课题。社区护士要了解随着社会发展变革,我国老龄化、家庭形态、家庭功能全方位的转变,以及养老的理念、形式和发展趋势等现状,有利于更好地理解和利用家庭、社会资源,发挥护理专业的独特功能,促进社区与家庭养老相得益彰。

一、我国老年人家庭转变趋势

家庭关怀主要指家庭的其他成员为某个人（如父母）所提供的帮助,是满足和支持老年人需求的一种非正式资源。它包括经济支持、生活照料和情感关注三种形式。

家庭是以婚姻关系为基础建立起来的,以血缘关系为纽带,传宗接代、情感延续的最主要单元。目前,我国家庭正经历着从传统向现代的转变,主要体现在家庭观念和家庭功能的转变以及家庭结构的变化上。

（一）家庭观念的转变

家庭观念的转变主要表现为传统的家庭中心正在被现代家庭观念所取代。随着家庭人口数量的逐渐减少,人们的家庭责任感也在减弱,甚至把照顾老年人的责任寄望于家庭之外。

（二）家庭功能的转变

1. 家庭的生育功能日益萎缩 数据显示,我国 1970~1975 年的总和生育率为 4.86,2000~2010 年的总和生育率降为 1.73 左右,2020 年的生育率平均为 1.3。2020 年,我国出生人口从 2019 年的 1 465 万减少到 1 200 万,30 岁以下妇女生育数量同比降幅达 23.6%,该年龄组生育的一孩数和二孩数同比分别下降了 22% 和 26%。如今城市里的年轻人推迟结婚生子或自愿不育的现象较为普遍。

2. 家庭的社会功能发生转换 单身、"丁克"家庭的出现,表明了家庭人口生育功能正逐渐被现代年轻人所忽视。本应由家庭承担的养育子女及赡养老年人的责任向市场和社会转变。

3. 家庭的养老功能不断弱化 随着子女的减少及家庭小型化的转变,家庭对老年人的赡养责任有所萎缩,出现了"同居养老"及"轮换养老"等新现象,"空巢家庭"比例不断加大,且呈现不可逆转的趋势。

（三）家庭结构呈现小型化和多样化变化

一般而言,社会生产方式的根本变革,迟早会引发家庭性质与家庭结构的变动。国家统计局数据显示,在过去几十年间,我国家庭结构呈现迅速小型化的趋势。2015 年中国家庭人均仅为 3.01 人,较 1973 年的 4.81 人下降了 1.80 人。同时,也出现了诸如再婚式家庭、单亲式家庭、空巢家庭和孤寡独居家庭等多样化趋势。这些家庭转变,给老年人在居住环境、生活照料、精神慰藉、经济来源、医疗保健等方面带来了极大的困扰。

二、老年人的家庭关怀与照护

作为一个多层次、多特征的群体,老年群体的需求是多方面的,满足需求的程度将实实在在地影响到老年人的生活。有学者将现阶段我国老年人在物质生活、健康保障、精神文化生活和社会参与等方面的需求,总结为"六个老有":老有所养、老有所医、老有所为、老有所学、老有所乐及老有所教。其中,"老有所养"是基础,能满足老年人衣食住行的基本需要,是老年人健康生存的物质保障;"老有所医"是条件,能实现老年人的医疗保健与积极老龄化需求,保证其无病康养、有病医治;"老有所为"是重点,体现老年人参加社会发展、造福社会及家庭的一种自我实现式的需要;"老有所学"和"老有所教"是动力,使老年人参与与时俱进的学习;"老有所乐"是目标,使老年人参加适合他们特点及爱好的文体活动,丰富其精神文化生活,满足其高级需要。

同时,大量资料显示,绝大部分老年人都希望与家人共居,并从家人处得到更多的关怀及帮助,可见家庭的人文关怀对老年生活的重要意义。因此,要满足我国老年人"六个老有"的需求,社区护士在推进老年人人文护理时,必须以高度重视和参与家庭关怀为核心,以社区为依托,以政府的政策体系为保障,来充分发挥政府、社会、家庭在"家"这一平台上各自不同的作用。

（一）构建养老、孝老、敬老政策体系和社会人文环境

构建养老、孝老、敬老政策体系和社会人文环境是我国应对人口老龄化的指导方针,其赋予的内涵与要求博大精深。这里仅从与家庭关怀相关方面进行阐述。政策体系方面,

可以借鉴美国、德国、日本等老龄化程度较高国家的一些做法,包括养老公积金、老年护理保险、老年住宅、老年教育和就业等方面。如推行严格的养老公积金和老年护理保险制度,为老年人提供经济保障;对老年住宅在建造、修复或改造时获得低息或无息贷款;美国还对接受照顾老年人的家属发放津贴;为老年人提供再就业和继续教育的机会等。社会环境方面,主要是通过宣传与教育,将孝敬长者、赡养老人这一传统美德发扬光大,使晚辈意识到对长辈的赡养与照料是天经地义的分内之事和应尽的法律义务,为家庭关怀奠定牢固的思想基础。

（二）建立以社区为依托的老年人保障体系

首先,社区要利用展板和互联网等形式宣传维护老年人的合法权益,增强社区居民敬老、爱老及助老意识,帮助老年人学法、懂法、守法,依法维护自身合法权益;对没有尽到赡养、照料长辈义务的个人进行追究,营造全社会助老、尊老、孝老的和谐氛围。其次,落实好老年人各项优惠或帮扶政策,完善针对老年人,特别是独居、孤寡老人的定期走访制度,建立老年人帮扶快速响应机制。再次,建立老年人家庭信息档案,及时协调和处理家庭存在问题,以充分发挥家庭关怀的作用。最后,社区要针对"六个老有"开展具体的服务项目。

1. 完善老年人救助和服务保障体系　社区要动员各方面力量（包括慈善机构、社会团体、志愿者等）,构建与完善老年人救助和服务保障体系,既提供物质、精神上的援助,也提供涉及生活、医疗、心理等服务,让老年人"老有所养"。

2. 逐步建立多层次的医疗保障体系　丰富与改善老年人的医疗保健条件,如完善社区医疗卫生机构或护理服务站等,使老年人小病在社区就能得到诊疗;定期为老年人提供医疗保健服务,举行老年人健康咨询服务、健康知识讲座及体检等活动;积极发展多形式的补充医疗保险,实现老年人"老有所医"。

3. 丰富老年人的闲暇生活　成立诸如老年健身队、舞蹈队等,开展老年太极拳、八段锦、健身操等训练活动。还可通过开设老年阅览室、书画室、棋牌室、康复室等,供老年人娱乐,实现老年人"老有所乐"。

4. 构筑老年人学习教育平台　开展诸如互联网、养老养生等方面的老年教育培训,或开设老年大学,或与高校联系开设老年人学位,提高老年人的精神文化生活质量,实现老年人"老有所学""老有所教"。

5. 构筑老年人夕阳红平台　组织成立诸如乐器队、书画协会、武术队、讲师团等老年组织,开展竞赛、表演等活动,特别是进中小学校园活动,实现老少同乐、老少同学、老少同进步,提高老年人的价值感和成就感,实现老年人"老有所用"。

（三）建立以家庭关怀主体为核心的关怀体系

家庭关怀主体包括家属成员、亲戚以及朋友和邻居。他们是老年人最亲近的人群,可以为老年人提供全天候、及时到位的支持与帮助。他们在人文关怀方面所发挥的作用是其他任何机构或形式所不能替代的。

1. 配偶和子女　他们最了解老年人的生活习惯和兴趣爱好,给予的关怀是最到位的。对于配偶而言,"老来伴"道出了老年配偶的作用,他们彼此间"知根知底",可以在生活照料和情感支持等方面给予无可替代的帮助。对子女而言,平时的沟通可以让老年人体会到生活的乐趣;有事时（如生病）的及时到位和精心照料,可以消除老年人无助恐慌的心理,得到精神、情感上的慰藉;子女自身的成功或"懂事"会给老年人带来成就感和满足感;让老年人力所能及地帮助和支持家庭成员(如帮忙照顾孙子或孙女),会让老年人获得存在感和价值感。

2. 亲戚　目前的老年人仍十分看重亲戚关系和彼此间的往来。对老年人来说,亲戚所表现出来的尊重会带来满足感;亲戚的走访与交流会给予老年人情感上的慰藉,丰富老年人的生活。

3. 朋友和邻居　日常的关爱与交往可以让老年人的信心和自我认同得到提高;通过灵活、及时的帮助可有效解决老年人的日常生活问题,从而使老年人获得心理与社会的依靠和安全感;朋友和邻居可以扮演一种沟通和协调的角色,能有效解决一些家庭成员和家属所不能解决的问题;同时,与朋友和邻居的交往还可以有效促进老年人与社会的融合,提高老年人再社会化的程度。

因此,尽管我国在应对老龄化方面存在许多现实问题和挑战,但只要充分发挥国家和社会这一"大家庭"在政策体系、社会环境和保障体系等方面的保障、引导和支持作用,以及家庭关怀主体这一"小家庭"的全方位帮扶作用,是完全可以实现"六个老有"。可以说,只要"家庭"存在,我国老年人就能安享晚年。

三、"失独家庭"老年人的人文护理

独生子女家庭结构在各种风险事件面前十分脆弱,当不幸降临时,便产生了独生子女死亡家庭,即"失独家庭"。

(一) 失独家庭概述

1. 失独家庭的相关概念

目前学术界对于失独家庭的定义尚未给出统一的意见。本文将其界定为:由父母和唯一的子女构成的家庭,由于疾病、自(他)杀、自然灾害、交通事故等原因,造成子女死亡,且父母未再生育或领养的,只有父母没有子女存活的、残缺的家庭结构。

2. 失独家庭的基本概况　目前,对失独家庭的数量尚未有专门的报告。国家统计局的"全国人口统计"(2015)称我国的失独家庭为 97.48 万个。"失独家庭"已经成为一个庞大且特殊的社会群体,并且在未来相当一段时期内会持续存在,亟需政府及社会的关注。

(二)"失独家庭"所面临的困境

大量资料显示,失独家庭成员存在身心脆弱、家庭冲突频发、社会交往困难、经济紧张、养老保障缺乏等实际困难。

1. 经济来源和日常生活保障程度降低　其原因如下:一是随着失独父母精神支柱的丧失,其创造财富的动力逐渐减小;二是因病致贫的例子不在少数(约占 48%);三是部分子女死亡时其父母年事已高,仅靠为数不多的退休金等来度日。许多失独家庭的生活并未达到当地居民的平均水平,其日常生活不能得到根本上的保障。

2. 情绪消极和精神慰藉缺失　哈兹里特说过:"死亡是最大的祸害,因为它断绝了希望。"伴随着独生子女的离去,其父母的生命意义与希望可能从此缺失。同时,那些依靠孩子来维系家庭关系的家庭,孩子的离开也导致了父母双方的分开。

3. 社会支持不足和社会融入困难　一方面,社会上仍有部分群体对失独家庭成员表现出冷漠甚至是歧视的态度;另一方面,失独家庭成员的自我定位也会影响他们融入社会。

4. 权益保障法律缺位　目前对失独家庭权利保护的唯一法律是《中华人民共和国人口与计划生育法》。该法所规定的救助标准仅是一个指导性文件,导致执行情况不尽如人意;未明确规定救助金发放的责任主体,存在资金不到位的问题;缺乏专门的救助金发放监督机构,可能出现救助金少发、漏发、不及时发放的现象。

(三) 失独家庭与人文护理实践

社区护士必须认识到:失独家庭的问题不仅是家庭问题,更是一个社会问题。因此,为有效解决失独家庭普遍存在的诸多诉求,必须从法律政策保障、政府保障、社区保障、亲人和朋友保障以及自我支持"四位一体",来构建完善的失独家庭人文关怀系统。

1. 法律政策保障　生育政策的调整会在一定程度上缓解失独家庭的出现,但要有效解决失独家庭问题,仍需完善以下法律政策保障。

一是制度设计方面,需要国家在物质帮扶、心理疏导、医疗保障和养老等方面做出更符合国情和失独家庭的顶层设计;建立和完善针对失独家庭的心理疏导机制和制度,以及减轻他们医疗费用和帮扶养老等方面的一系列制度。

二是经济救助方面,修订补助标准,将补助标准与社会发展水平、城市最低生活保障制度等相衔接;要明确失独家庭的主管部门以及社区服务的扶助主体、内容、形式、标准和效果评估的实施细则;明确并落实各级政府资金分担比例,设立专项经费和监督部门,使失独家庭的关怀有法可依、有章可循。

同时,有必要放宽失独家庭收养孤儿制度,允许他们在自愿的条件下收养年龄大于14岁的孤儿,在其收养子女的抚养费用及日常开支方面给予一定的扶助。

2. 政府保障　主要是为失独家庭构建一个以政府为主导的,提供基本的生活资料、必要的制度保障,以及沟通社会救助体系及社区自助体系的多元化救助服务体系。

3. 社区保障　首先,社区应营造和引导社会舆论与关爱大环境,改善部分人群对失独家庭的态度;其次,成立失独家庭日常关爱机构,长期为他们提供专业的心理关怀,提升他们的精神自养能力;再次,要建立"一(多)对一"的帮扶机制,为他们提供生活照料、医疗陪护、家政等;最后,健全志愿者服务机制,帮助他们建立相应的社团组织,让他们在人际交往和文化娱乐中获得内心的愉悦感和归属感,并重新融入社区生活。

4. 亲人和朋友保障以及自我支持　通过社区的牵线搭桥,将失独家庭的家属、邻里、朋友凝聚起来,为失独家庭提供及时、有效、贴心的关怀与帮助。其中,配偶相互的扶持是最核心的支持保障;独生子女留有的后代或者是直系家属后代的介入,都可以成为失独父母的感情替代;家属的支持是较为稳定、到位的一种支持;邻里的支持可以弥补家属支持时间和空间上的不足;朋友的支持更显社会的温情与人性的力量。

在失独家庭的自我支持方面,一是要帮助他们树立自我支持的观念,提高其能动性。二是促进他们成立自己的组织。这些组织既是失独家庭的避难所,又是失独家庭极端事件的"灭火器",让他们通过"抱团取暖"与"同命人"敞开心扉,互帮互助反哺新的失独家庭,最后回归社会。在这方面,社区要为他们提供便利与支持。

总之,失独家庭问题还会在相当长的时间内带来一定影响,必须引起全社会的高度重视,通过构建包括法律政策保障、政府保障、社区保障、亲人和朋友保障以及自我支持"四位一体"的失独家庭人文关怀系统,来有效解决相关问题,这也是社区人文护理重大的实践领域,在各级政府机构、组织的领导支持下,需要社区护士持续学习、思考、探索、研究需要迫切解决的现实问题,充分发挥社区人文护理特有的专业价值。

第四节　社区特殊人群的人文护理

社区人文护理对象涵盖了社区所有儿童、妇女、成年人、老年人群,本节将重点探讨当前社区医疗与社区管理中的热点与难点问题,力求使社区人文护理贴近社会、贴近家庭、贴近居民,为民众谋福祉。

一、社区精神疾病患者的人文护理

(一)社区精神疾病患者概述

1. 精神疾病(psychiatric disorders)发病率高,影响社区安全　据世界卫生组织(WHO)估计,全球约有 4.5 亿。我国流行病学数据显示,精神疾病总患病率为 13.47‰,其中重性精神疾病患者人数达 1 600 万人以上。重性精神疾病患者发病时丧失对疾病的自知力或行为控制力,可能出现危害公共安全、自身或他人人身安全的行为。

2. 精神症状与歧视排斥　现阶段有些精神疾病患者在社区仍然受到歧视和排斥,甚至有个别患者露宿街头。有些患者由于疾病的原因而犯罪,需长期在精神疾病医院治疗,社会功能缺失越来越严重,人际沟通能力欠缺,难以回归社会及家庭。有些精神疾病患者由于各种原因,被担心发病时伤己伤人,长期被关在房子里,甚至采用约束肢体的方法,不但失去了尊严,还失去了治疗及康复的机会。

3. 躯体疾病问题　部分精神疾病患者由于长期服用抗精神疾病药物,往往合并高血压、糖尿病、冠心病等多种躯体疾病,造成生活不能自理、饮食不规律、营养缺乏等,如果没有定期体检及治疗,会延误和加重躯体疾病。

4. 精神疾病患者的人文负担　主要集中在:患者的生活质量、抑郁程度、药物副作用、家庭或照顾者负担、认知功能、社会功能、病耻感、暴力行为等多个维度,并存在层叠关系。患者的人文负担不仅关乎患者本人,还涉及其照顾者、家属、朋友、邻居以及其他人等。精神疾病的高复发率及高致残率是导致患者及其家庭因病致贫或因病返贫的直接原因,给患者家庭和社会带来了沉重负担。

(二)精神疾病患者社区康复新进展

既往精神疾病患者长期在精神疾病医院住院,而新的模式是,急性期患者入住精神疾病医院,缓解期患者由社区医生监管,为精神疾病患者提供多元化的社区精神卫生服务。

1. 重性精神疾病患者的社区管理　精神疾病专科医院确诊后及时报病,在社区建立患者档案;社区护士对患者定期随访,指导和督促患者用药;社区组织协调,对患者进行康复训练;开展社区精神疾病患者及家属的联谊活动,相互给予心理及情感支持,有助于提高患者及家属战胜疾病的信心。

2. 精神疾病社区三级预防

(1)一级预防:预防精神疾病的发生。创造和谐的家庭氛围,特别是有精神疾病家族病史的孩子,要培养其应对压力和挫折的能力。

(2)二级预防:早期发现和早期治疗。广泛开展精神卫生的宣传教育工作,提高社区群众对精神问题的识别能力,定期进行社区精神心理健康的检查,早期发现患者,及时治疗,争取良好的预后。

(3) 三级预防:减少残疾。对社区精神疾病患者进行规范的全病程干预,注重患者生活能力及职业技能的康复训练,以减缓疾病的进展,减少残疾的发生。

3. 以患者为中心的综合康复 提高患者的自我管理能力和治疗依从性,从"以疾病为中心"向"以患者为中心"转变。社区精神卫生服务强调服务的连续性及综合性,鼓励患者及其家庭主动参与。目前,发展了一些新的服务模式,如由医生、护士、社工、心理治疗师共同参与的多学科团队服务模式,以患者为中心的个案管理模式,适用于患者康复的居家康复、社交技能训练、职业康复、自助社团等。这些服务模式强调人文关怀、人文康复,促使患者积极主动参与治疗。

(三) 社区精神疾病患者的人文护理实践

1. 以同理之心对待精神疾病患者 护理人员在与患者交往和互动过程中,要与患者建立信任关系,给予患者理解、鼓励、尊重和关心,使其重新唤起对周围事物的关注和兴趣,增强生活的信心,激发对美好生活的向往。护理人员要有同理心,真诚地对待患者,认真地听其诉说,尊重患者的想法与感受,尊重其人格及权利,不歧视患者。护理人员要及时、准确和全面地了解患者的需求及患者对医护人员的态度,改善其生存状态,提供有利于患者康复的人文关怀。

2. 保持良好的沟通方式 精神疾病患者由于疾病的影响,不愿意与人沟通,有时沉迷于幻觉、妄想之中,有时只是以非语言或象征性的表达方式来表达自己。护理人员应对患者保持友好的态度,认真倾听,不要过多干涉和解释,更不要与患者争辩,可以适时指出自己没有同样的感受,说明这种感受可能是疾病的症状之一,同时要注意患者说话的音调和态度,以评估危险的行为。当患者出现情绪激惹,接触时要注意用稳重坚定的态度予以接纳,使其慢慢降低焦虑感,增加安全感。当患者出现敌意时,了解原因,尽量淡化敌意,不要羞辱和指责患者。当患者提出过分或无理要求,甚至出现攻击性的言行以达到目的时,应当适当隔离保护,以免患者伤害自己或其他人。

3. 消除或减轻精神疾病患者的病耻感

(1) 病耻感的来源:精神疾病患者普遍社会地位低、收入低、职业水平低,这可能是精神疾病的社会危险因素。当被诊断为精神疾病,患者往往有耻辱感。由于部分精神疾病患者的行为具有不可预测性、奇特性和攻击性,更加深了人们对精神疾病患者的恐惧和偏见。患者一旦被诊断为精神疾病,便被烙上了深深的烙印,可能受到社会的排斥和歧视,进一步阻碍了患者的康复。病耻感使患者延误诊治,中断治疗,难以回归社会。疾病负担重,社会的排斥,使部分患者难以自食其力,不得不长期依赖家庭和社会,增加家庭情感和经济负担,进而影响社会和谐。

(2) 减轻与消除病耻感:通过评估和有针对性的宣传教育,提高目标人群对精神疾病的知晓水平。通过歧视主体目标人群与被歧视人群的接触,帮助歧视主体目标人群对精神病患者真实生活、面貌和处境进行了解。舆论媒体要致力于转变公众对精神疾病患者的负面态度。精神病患者的合法权益受法律保护,禁止歧视和侮辱患者及其家庭成员;禁止虐待和遗弃精神疾病患者。帮助雇主认识和了解精神疾病患者的行为和能力,使他们更宽容地接纳精神疾病患者,提供学习和就业机会,使其融入正常的社会交往之中,被社区和家庭所接纳,享受正常的家庭及社会生活。

4. 专业评估和照护

(1) 精神症状的评估和照护:患者由于精神症状的影响,存在危害自身或他人人身安全的可能,要定时随访,落实安全评估,每年至少随访4次,评估患者的精神症状和自知力;根据评估的结果进行分类干预。由经过精神科专业培训的社区医护人员对患者进行评估,危险性评估等级分为0~5级,共6级:危险性0级且无其他异常,继续现有治疗方案;危险性1~2级,病情波动或药物疗效不佳,应调整药物,每2周随访1次;危险性3~5级或精神症状明显、有急性药物不良反应,应对症治疗,并建议转诊入院治疗。

(2) 躯体疾病的评估和照护:精神疾病患者除了因病情导致生活欠自理和服用抗精神疾病药物出现的副反应外,往往合并躯体疾病。有时患者身体不适时没有主诉,只是表现为行为紊乱和不合作,有时会被认为是精神症状复发而忽略了躯体疾病。护理人员要注意观察患者躯体疾病情况,定时体检,并注意检查患者有无危重情况发生。

5. 精神症状的治疗及护理

(1) 药物治疗:按照医院制订的治疗方案对患者进行药物治疗,控制发病期的精神症状及维持治疗,由经过精神科专业培训的社区医护人员定时进行家访、发放药物,同时观察药物的疗效及不良反应。抗精神疾病药物往往有不良反应,这是导致患者服药依从性差的原因之一,应及时处理药物不良反应,落实健康教育,使患者明白坚持服药的重要性。药物需要家属保管,并按时按量督促患者服药,注意观察患者有无藏药,以避免患者因漏服药物导致病情复发,或一次大量服药导致生命危险。

(2) 心理治疗:积极鼓励患者自尊自爱并坚持治疗。社区设心理咨询门诊,医生定期对康复期患者进行解释性、支持性心理治疗及健康教育,帮助患者分析有关发病的因素,提高患者对精神疾病的认识能力,使患者树立战胜疾病的信心。鼓励患者参加力所能及的劳动及社会活动,指导患者正确对待生活、家庭及工作中遇到的问题,增强患者对社会心理问题的承受能力及适应能力,促进患者的心理康复。

6. 精神康复与关怀

(1) 利伯曼精神康复技术:包括药物管理训练、常用症状的识别及处理训练、职业康复及社交技能训练、回归社会训练。接受利伯曼康复技术训练,可减少患者的负性情绪,减轻病耻感,提高社会功能,改善生活质量。患者病情稳定后重新走向社会,除了坚持服药及定期复诊外,康复技能训练也非常重要。对病情较稳定、尚有部分劳动能力的患者,指导他们做一些力所能及的工作,如手工操作、养花和做家务等。有条件的社区可开设福利工厂、康复活动中心、工娱治疗站等康复训练场所,提高患者适应社会的能力。

(2) 以患者为中心的人文康复:强调人文关怀、人文康复,多学科的个案管理模式可以更好地促进精神疾病社区防治。该模式通过调动患者的积极性,促使患者主动参与治疗;通过相关精神卫生知识的宣教,进一步提高患者、家属及其他人对精神疾病的正确认识,有效减轻患者的心理负担,降低病耻感,提高患者自我照护能力;通过有效控制精神症状,使患者主动参与自身精神疾病的康复,提高对环境和现存情况的认知与判断,促进社会功能的恢复,改善生活质量。

7. 发挥精神疾病患者特殊的个人能力　　有的精神疾病患者有某些天赋与才华,如音乐和绘画等。而音乐和绘画等艺术治疗既可缓解患者的精神症状,又可发挥其才华。传统的精神疾病管理模式过分强调精神疾病所带来的缺陷和功能损害,忽视了患者的个人才能,而优势个案管理模式则比较关注患者的才能和社区支持。优势个案管理模式的原则是:有精神疾病的人是可以康复及改变生活的,他们有能力去学习、成长和改变;聚焦于个体优势而不是病症;在康复过程中将患者作为主导。

8. 精神疾病患者家庭的人文关怀

(1) 精神疾病对其家庭的影响:精神疾病患者的症状会给其家属带来精神压力,他们躯体疾病的发生率也高于常人。

1) 对患者父母的影响:当子女患有精神疾病,患者的父母会产生极大的挫折感,长期承受压力,出现内疚、焦虑、抱怨甚至绝望。

2) 对患者子女的影响:家庭环境对儿童精神健康有持续且重要的影响。最常见的致病影响因素是子女经常直接暴露于父母不友善的或攻击性的行为中,影响子女的个性发展。

3) 对配偶的影响:患者由于疾病影响,家庭经济负担重,患者精神疾病发作时可能发生家庭暴力。患者配偶可能出现怨恨、焦虑、抑郁、恐惧等情绪。

(2) 家庭干预

1) 应把精神疾病患者的家庭作为一个整体加以关注:如积极关注患者、子女、配偶等,因家庭是个体健康成长的基本保证,是无法替代的有利资源。

2) 要关注其家庭成员,重视他们所受到的影响:患者家属应该得到专业的咨询、指导和关照。护理人员应给家属提供一个详细的指南,告诉家属如何同精神疾病患者相处,怎样帮助患者以及如何保护他们自己的精神健康。

3) 对患者的家庭施行干预:将药物治疗、家庭教育及危机干预等巧妙地结合起来,帮助患者家属克服因患者的精神疾病所造成的生理和心理影响,使家庭成员恢复或建立正常的情感表达关系。一旦患者的疾病复发,可通过家庭干预使家庭成员有能力正确处理面临的问题。

4) 实施心理疏导:由于存在精神症状并可能遭受社会歧视与偏见,患者常表现为抑郁、自卑、悲哀等,应引导家属理解、关爱患者,启发及帮助患者认识病态行为。

5) 同情和理解患者家属:理解家属照护患者的辛劳,患者住院和药物治疗带来的经济压力,指导家属申请相关社会救助,疏导家属的不良情绪。

精神疾病患者的人文关怀是进行精神疾病社区三级预防的重要干预措施,有助于促进患者的精神康复,降低其病耻感,增进其社会功能,提高其生活质量。

二、社区慢性病患者的人文护理

(一) 慢性病概述

1. 慢性病的概念 慢性病(chronic illness)是慢性非传染性疾病的简称,是对一类起病隐匿、病程长、病情迁延不愈、缺乏确切的传染性生物病因证据、病因复杂或病因不明的疾病的概括性总称。WHO 在 2005 年发布的《预防慢性病:一项重要的投资》中指出:慢性病具有致病因素隐匿且潜伏期长,患病后需要长期系统治疗,危险因素可以预防的特征。慢性病包括心脑血管疾病(主要是心脏病和脑卒中)、癌症、慢性呼吸系统疾病和糖尿病、其他慢性健康问题和疾病(如精神疾病、视听觉损伤、骨与关节功能紊乱、口腔疾病及遗传性疾病)。

2. 慢性病的特点

(1) 病因多种多样,错综复杂:慢性病病因大多是多种因素共同作用所致,如身体活动不足、不合理饮食、烟草的使用和过量饮酒等。

(2) 发病隐匿,潜伏期长:慢性病患者早期症状大多容易被忽视,当患者器官和功能损伤逐渐加重,直至疾病急性发作或症状较为严重时才能被发现。

(3) 病程长,难以治愈:慢性病病程较长,可达数年、数十年甚至是终生。因为发病机制不清楚,以对症治疗为主,主要是减轻症状、预防并发症和伤残。

(4) 需要长期治疗和护理:慢性病虽然难治愈,但如果坚持用药治疗、加强自我健康管理和护理,可以改善症状,提高生活质量。

(二) 社区慢性病患者人文护理需求与现状

1. 社区慢性病患者人文护理需求

(1) 患者的日常生活和活动能力下降:慢性病患者常因为各种原因出现食欲减退,可导致营养物质缺乏,如蛋白质、铁、钙等摄入不足,患者身体虚弱,使日常生活如如厕、洗澡、穿衣等活动受限。此外,由于机体的抵抗力较低,容易导致感染,出现排泄功能改变,如便秘、尿潴留、大小便失禁等,也可能影响其自理和活动能力。由于慢性病可导致患者出现一系列并发症和伤残,如脑卒中引起的肢体功能障碍和肌肉萎缩、慢性阻塞性肺疾病引起的胸闷和呼吸困难等,可能导致患者日常生活及活动能力下降,对他人依赖程度增加。

(2) 存在或潜在的心理问题

1) 失落感和失控感:慢性病患者长期接受治疗或者遵循疾病在饮食、活动方面的限制,可使其需求受挫,加上病情好转、恶化常交替出现,甚至常常濒临死亡,导致患者感觉自身被操纵,产生失落感和失控感,从而滋生焦虑、抑郁、疲乏的心理。有些患者可能会因此放弃治疗,从而影响对疾病的控制。

2) 罪恶感:某些慢性病患者看到自己带给家庭的影响,如由于夫妻一方患病而分居或离婚,因为患病不能照顾子女或者影响了亲子关系,由此产生了罪恶感,形成沉重的心理负担与压力,而患者的配偶、子女常常因为工作、生活等原因,无法提供相应的心理疏导及关怀陪伴,从而进一步影响患者的生存质量与心理健康。研究表明慢性病可导致患者出现抑郁症、自杀等情况。

3) 孤独感和隔离感:孤独感是一种特有的心理建构,主要由痛苦、压抑的情绪构成,这种情绪来自于缺乏或者感知缺乏所期望的人际交往,一些特殊的慢性疾病如心血管疾病、癌症、骨关节炎等可以导致老年人某些功能丧失,从而妨碍了患者参加社会活动,使患者产生包括孤独感在内的不良情绪。研究表明孤独感可以加剧慢性病病程,并使患者感觉疾病恶化。此外,对于社区慢性病患者而言,疼痛、衰弱和活动能力的下降使得他们不能正常履行家庭、工作和社会生活的角色,家庭责任的重新划分可能使患者感觉情绪上被隔离,也会使其产生隔离和孤独感。

4) 自尊的改变:慢性病可对患者个人经济、社会和心理的独立造成影响,使患者的自我概念和人生看法改变,丧失自信心与自主性,导致患者产生孤单无助与无价值感,表现出自尊降低,患者也可能认为别人的关心和照顾使自己显得无能而出现过度自尊的表现。

(3) 存在或潜在残障、经济问题:美国慢性疾病委员会指出,慢性病是一组具有永久性病变,会造成残障,具有不可逆的病理变化,需要特殊的康复和长时间的治疗及护理的疾病。

慢性病患者医疗费用的支付是长期甚至是终身的,将会给家庭及社会带来巨大的经济负担。另外,由于患者及家属工作受到疾病的影响,家庭收入减少,而患者所需的营养费和护理费等费用增加,更加使得慢性病患者的家庭经济陷入危机。

2. 社区慢性病患者人文护理现状 人文关怀是护理的核心和本质。华生认为,疾病可以通过治疗而痊愈,但是如果缺乏人文关怀,健康则难以最终实现,她指出护理人文关怀的实质是一种充满爱心的人际互动,其目的是帮助患者达到生理、精神及社会文化的健康。研究表明,慢性病患者的护理人文关怀需求程度较高,但对不同护理人文关怀的内容需求程度存在着差异,此外,护患双方对患者的护理人文关怀需求的观点不尽一致。

(1) 慢性病患者护理人文关怀需求的国外研究现状:Boscart 等发现,慢性病患者对护理人文关怀需求主要有:护士对患者的关注和关心、护士对患者的了解程度及提供帮助的及时性、护士的责任心、选择的认可和支持方面的需求、个人独特性的支持需求程度。有研究者发现,在评价慢性病患者的护理人文关怀需求时,患者与护士的结果不一致。此外,从患者自身角度了解其对护理人文关怀的需求是十分重要的。

(2) 慢性病患者护理人文关怀需求的国内研究现状:目前国内对慢性病患者的护理人文关怀需求研究主要集中在癌症患者,赵燕等从护士角度分析了癌症患者心理、生理方面的护理人文关怀需求,结果显示:生理需求体现在环境、缓解疼痛、舒适和营养支持等内容上;心理需求主要包括建立信赖的护患关系、得到尊重等。另外,有研究者对盆底功能障碍康复治疗患者的护理人文关怀需求进行调查,结果显示:良好的专业知识、尊重、保护隐私和良好的服务态度需求程度最高。

(三) 社区慢性病患者的人文护理实践

1. 慢性病患者人文护理实施现状 目前护理人文关怀理念已被广泛应用于慢性病患者,如肿瘤、脑卒中、糖尿病、慢性肾脏疾病等患者的护理实践中。研究证实,护理人文关怀的应用可改善慢性病患者焦虑、抑郁等不良情绪,减轻疼痛,提高患者的满意度。

目前,国内慢性病患者的护理人文关怀质量在逐渐提高。研究表明,在晚期癌症患者中使用正念减压、叙事护理、舒缓治疗等方法可提升患者生活质量和生命尊严。此外,研究者发现以患者为中心的舒适护理模式可以改善老年慢性病患者抑郁、焦虑情绪,提高患者治疗依从性,提升护理质量。此外,为慢性病患者创造舒适就医的环境,运用通俗、科学、生动、安慰性的语言主动与患者沟通交流,护理操作中注意保护患者尊严,应用认知治疗技术引导患者重建认知等措施有助于缓解患者的负性情绪,促进其早日康复。

2. 慢性病患者护理人文关怀尚存在的局限

(1) 护理人文关怀的实施与患者的需求之间存在一定的差距:不同特征的慢性病患者人文关怀需求存在一定的差异,而有些护理人员没有真正了解患者的需求,把对患者的人文关怀理解为做好生活护理和心理精神支持,尚未真正做到以患者为本,因此护士应全面了解患者的需求,给予个性化的护理,并应及时了解患者的体验,从而改善护理措施。

(2) 护士人文关怀知识和能力有待提高:社区护理人文关怀的实施需要护理人员意识到人文关怀的重要性,只有激发护理人员内心关怀患者的本质,才能更好地为患者实施关怀护理。研究表明,社区护理人员的人文关怀知识和能力有待加强,为了提高患者的护理人文关怀质量,护士应不断提高人文关怀素养及人文关怀能力,注重患者的人文关怀,维护和促进慢性病患者的健康。

三、社区残障人员的人文护理

残障人员既是社会的特殊群体,也是弱势群体,为残障人员营造一个关爱的氛围,及时提供心理疏导,让以人为本的护理人文关怀贯穿于护理工作的始终,对促进残障人员身心康复、重新回归社会具有重要作用。

(一) 残障人员概述

残障(disability)是人类社会的一种普遍现象。2011 年 WHO 发布的《世界残障报告》中,将残障定义为涵盖残损、活动受限及参与局限的总括性概念。我国最新国家标准《残疾人残疾分类和分级》将残障界定为身体结构、功能的损害及个体活动受限和参与的局限性。残障强调活动及参与时的障碍,却不一定由个体疾病因素引起,故残障也就是传统意义上的残疾。《中华人民共和国残疾人保障法》指出,残疾人是指在心理、生理、人体结构上,某种组织、功能丧失或者不正常,全部或者部分丧失以正常方式从事某种活动能力的人。

对于残疾患者,实施人文护理能为其提供全面、专业、优质的整体护理,提高护理服务水平,更能体现护理学专业的价值、地位和作用。为残障人士提供护理服务需要更多的人文关怀,在知识、态度、耐心、信任、真诚、尊重、支持、沟通、同理心等多个方面对护士均有较高的要求。

(二) 残障人员的人文护理现状

我国残障人群人数众多。第二次全国残疾人抽样调查发现,全国共有残疾人 8 296 万人,占总人口比例的 6.34%,是一个庞大的弱势群体。各残疾等级人数分别为:重度残疾 2 518 万人,中度和轻度残疾 5 984 万人。残疾人功能上存在的缺陷,给个人、家庭、社会和国家带来巨大的负担。

1. 身体残疾者的人文护理　给予患者人文护理,应从患者的需要角度去思考,树立关心人、尊重人的理念;以热情、亲切的话语进行沟通,充分理解残疾人。将人文护理渗透到残疾人常规护理工作中,做到以人为本。

(1) 一般护理:身体残疾者的护理评定指标有五项:进食,翻身,大、小便,穿衣、洗漱,自主行动。因此,安静、整洁、舒适、优美、安全的环境尤为重要,合理控制居室内的温湿度,确保地面、床旁无障碍物,保持患者床铺清洁干燥,病床设置护栏,卫生间张贴防跌倒标识,走廊安装扶手。良好的居住环境能使患者保持愉快的心情。

(2) 心理护理:除了以良好的环境积极影响患者外,还需要强化对肢体残疾患者的心理护理。及时了解患者的心理状况,进行心理疏导。列举肢体残疾患者坚持康复训练后获得良好康复效果并积极面对生活的例子,使患者做到身残志坚,配合医护进行康复,尽快从悲观失望的情绪中走出来,树立新的人生目标。

(3) 功能锻炼:患者需进行主动及被动的运动练习。被动训练包括坐起训练、翻身运动、移动训练、坐位平衡训练、站立训练、轮椅操作技巧练习以及支撑减压,通过这些训练扩大患者自身关节活动的范围及增强肌力。上述操作均应在康复训练师指导下完成,或在社区服务中心及社区服务站设置的康复处完成,若是肢体残疾患者自身伴发内科方面的疾病,还需内科医生诊治。除此之外,患者还要在护理人员的指导下进行生活技能训练,如刷牙、解大小便以及洗脸等,此过程需要患者家属的参与,以及护理人员对并发症的密切观察。

2. 精神残疾者的人文护理　2004 年国务院颁发了新的《军人抚恤优待条例》,新增加了精神残疾。精神残疾是一类以大脑功能损害所致的社会功能缺损或障碍残疾,在残疾等级评定中护理依赖是重要的评定指标,甚至是决定一个残疾者命运的指标。

对于精神残疾患者,需要给予适应的康复护理技术,最大限度地减轻其精神症状,恢复正常精神状态;使患者适应社会环境和集体生活,保持或增加脑力和体力活动,恢复精神健康;防止患者冷淡、孤独、衰退和人格改变;尽可能使患者恢复病前的工作能力,基本上能够自食其力,减轻家庭、社会及国家的经济负担。此类患者常见的人文护理方式如下:

(1) 患者管理:组织丰富的文娱体育活动,培养患者独立生活能力,给予劳动技能训练,实施半开放式管理。

(2) 人际训练:鼓励患者参加适当的社会活动,帮助患者恢复原有的兴趣爱好,使其逐渐树立自我价值观念,在活动中得到快乐,提高人际交往和社会适应能力。

(3) 职业训练:提高慢性精神疾病患者的自我处置能力,使其能够像正常人那样维持正常的工作及学习,提高社会适应能力,适应出院后的职业岗位,保持经济独立。

(4) 心理疏导:主要内容有读报、学习时事、听广播、讲解精神疾病的知识,使患者树立战胜疾病的信心,正确对待自己等。心理疏导除对意识不清者、精神运动性兴奋者不适宜外,适应于各级精神残疾患者。

（三）我国残障人人文护理面临的问题与对策

1. 资源短缺、管理滞后、重视不够等问题　我国医疗康复机构面临着资源短缺、管理滞后、重视不够等问题,残疾人员的康复照护工作周期相对较长、工作强度较大、工作情况较为复杂,需要配置足够的护理及康复人才。

2. 康复医疗与康复服务的问题　目前我国残疾人医疗康复的专业机构主要集中在大城市的公立医院及私立医院。公立医院价格相对较低但医疗资源有限,私立医院有相对闲置的医疗资源但价格较贵,残疾人员对社区康复服务需求远远未能得到满足。

上述问题的解决,需要各级行政机构关注残障人群的生存状态,做好顶层设计,加大专业医疗机构与社区康复机构的有机结合,发挥社区康复机构距离近、价格低、网点多的优势,加强社区康复机构的建设,使社区康复机构在残疾人群康复中发挥更大的作用。

第五节　长期护理保险与人文护理

我国人口老龄化问题严峻,失能老人多,老年人的长期护理带来巨大的经济压力和照护压力,失能老人的长期护理演变为突出的社会问题。2016 年,我国部分省市开展了长期护理保险(long term care insurance)的试点工作,逐步建立和完善长期护理保险制度,并将带动长期护理服务体系的完善,促进护理人才的培养。本节仅讨论长期护理保险。

一、长期护理保险概述

长期护理保险是指被保险人由于年老、罹患各类慢性病、遭遇意外伤害事故等诸多原因,部分失去或全部失去生活自理能力,需要在家中或养老护理机构接受长期治疗或护理,对此期间产生的护理费用给予补偿的一种健康保险。长期护理持续的时间较长,从几个月到几年不等,有的甚至长达数十年,由此产生高额的护理费用。长期护理保险是解决长期护理费用超出个人和家庭支付能力的有效办法。失能老人是长期护理服务需求的主要群体。

长期护理保险根据责任主体的不同可分为长期护理社会保险和长期护理商业保险。长期护理社会保险是由政府主导，通过颁布法律来强制实施，该保险的代表国家有德国、日本和韩国等。长期护理商业保险的筹资来源于个人缴费，是通过市场调节，由保险公司提供相关产品和服务，并接受政府监督和管理，参保人自愿参保，根据自身经济状况选择合适的投保项目，与保险公司建立契约关系。

二、长期护理保险国内外概况

国外发达国家和地区比我国更早迈入老龄化社会，经过长期实践建立了较为完善的长期护理保险制度及与之相适应的养老服务体系，其经验值得我们学习和借鉴。

（一）国外长期护理保险制度概况

长期护理保险具有国家强制性、普适性、社会互济性、福利性和公平性的社会保险基本特征。发达国家如美国、德国、日本、意大利、瑞典、法国、英国等国的长期照顾政策上有较大差异，但存在以下共同点：构建连续性长期照护体系，强化服务间的整合，让老年人在居家、社区中就可获得个体化的服务，提升照护品质，减少机构化；让民众对于服务提供者有更多元的选择；中央对地方政府提供较多财务补助，以降低获得服务的不公平性；各国都努力减缓长期照顾支出增长速度，都共同面临迫在眉睫的长期照顾财务永续性问题。下面简要介绍德国、日本长期护理保险的概况。

1. 德国　1994年，德国颁布《长期护理保险法》，从此长期护埋保险成为继养老保险、医疗保险、失业保险和工伤事故保险之后的第五大社会保险支柱。德国实施长期护理保险的具体情况如下：

（1）服务对象：长期护理保险的参保对象为18岁以上全体国民，按照"护理保险跟随医疗保险"原则，凡参加社会医疗保险者必须参加社会长期护理保险，该保险已覆盖德国92%的总人口。

（2）失能程度及护理需求评估：长期护理保险受益资格的评定依据是失能状况。德国根据服务等级评定机构的评级标准对参保人的护理需求进行评估，根据护理需求程度和护理类别将护理需求分为三个等级：评定为等级Ⅰ（中度）的参保人，每日需要至少1次、90分钟的日常生活照护服务；等级Ⅱ（重度）的参保人为每日需要至少3次、达3个小时的日常生活照护服务；等级Ⅲ（特重度）的参保人为需要24小时不定次数、至少5个小时的日常生活照护服务。

（3）服务类型及服务内容：护理服务类型包括居家护理和机构护理。居家护理服务可由家人、朋友或护理专业人员提供非正式或正式护理服务，机构护理则是在护理院接受专业护理服务。长期护理保险法规定，被护理者需要的护理等级不同，享受护理服务的时间和补贴标准有差异。待遇给付内容包括被保险人和护理人员的给付，对被保险人以现金、服务或混合的给付方式，对护理人员给予护理培训、护理假期及社会保障。

2. 日本　2000年，日本政府开始实施以《介护保险法》为基础的介护保险制度，为老年人照护服务提供费用支持。具体内容如下：

（1）服务对象：长期护理保险法规定，参保人分为两类：第一类被保险人是年龄在65岁及以上的居民，有护理需求者均可申请护理服务；第二类被保险人则是40~64岁的医疗参保人员，只有在患有老年性痴呆、心脑血管疾病等15种疾病时才能申请护理服务。

（2）失能程度及护理需求评估：参保人获得长期护理服务前,需要经过全国统一标准的一系列程序进行申请。首先,基层地方政府（日文为市町村）在接到申请后,派调查员到老年人家中访问,调查员通过 73 项基本调查项目（申请人基本信息、现在的生活状况、自理程度、健康问题、接受外界服务的情况,以及家庭主要照顾者的状况等）及 12 项特别医疗调查（疾病及医疗状况等）对老年人、照顾者及家庭环境进行评估。然后,将调查结果输入电脑,用特定软件进行分析,推算出需要护理的时间,并按"要支援 1~2 级"及"要护理 1~5 级"共 7 个级别来制订护理计划,并提供相应的护理服务。

（3）服务类型及服务内容：服务类型主要分为居家护理、机构护理及社区护理。根据服务的具体内容可分为预防性护理服务和长期护理服务。预防性护理服务包括预防性长期护理服务、预防性长期护理支援服务、基于社区及家庭的预防性长期护理服务；长期护理服务包括居家服务、居家护理支援服务、生活服务设施方面的服务、基于社区及家庭的长期护理服务。居家护理服务内容包括访问护理服务（洗澡换衣、做饭喂食、打扫卫生等）、日间护理服务（接送老年人到社区老年护理中心,提供康复训练、身体检查等服务）、短期托付服务（家属临时外出时,将老年人托付给社区养老院,仅接受短期护理服务）和社区贴紧型服务（提供失能失智老人日托护理、夜间上门服务和多功能型居家护理等社区服务）等类型。待遇给付方式以服务为主,现金为辅。

（二）我国长期护理保险制度概况

1. 我国建立长期护理保险制度的背景　我国人口老龄化问题严峻,且呈现高龄、失能、多种健康问题并存、家庭结构小型化及空巢化等特征,照护需求具有高度复杂性和特异性。传统的家庭养老功能弱化,老年人的长期护理带来巨大的经济压力和照护压力,使老年人的长期护理成为突出的社会问题。我国在青岛、长春等城市率先启动长期护理保险,对失能老人的长期护理费用给予补贴,继而在国内 15 个城市开展试点,逐步建立健全长期护理保险制度,与此同时,带动长期护理服务体系的完善及护理人才的培养。

2. 我国长期护理保险制度的试行情况　面对我国严峻的老龄化趋势以及不断增加的长期护理需求,青岛市、长春市和南通市已先行试点实施长期护理保险。2012 年青岛市出台《关于建立长期医疗护理保险制度的意见（试行）》,在国内率先试行长期医疗护理保险制度,并于 2015 年通过颁布《青岛市社会医疗保险办法》将护理保险延伸至农村。

2016 年 6 月中华人民共和国人力资源和社会保障部正式出台了《关于开展长期护理保险制度试点的指导意见》,提出在 15 个城市正式开展长期护理保险制度试点,逐步建立健全长期护理保险制度。与此同时,完善多元化长期照护服务体系,开展居家、社区和机构养老服务。目前,上海、成都、广州等地已经出台了试点办法和方案。2016 年,上海市政府正式发布《上海市长期护理保险试点办法》。到 2021 年,我国长期护理保险试点城市扩大到 49 个。例如,广州市 2017 年起实施为期两年的长期护理保险试点工作,对有职工医保的重度失能人员给予补贴；截至 2021 年底,广州市累计 8.4 万人享受长期护理保险待遇,全市长期护理保险定点服务机构达 282 家,登记提供服务的护理员工 64 888 人。

（三）我国长期护理保险制度实施过程中存在的问题

我国提出构建"居家为基础、社区为依托、机构为补充、医养相结合的养老服务体系",该体系处于不断完善之中。目前长期护理服务供给能力与需求尚不匹配,社区居家养老服务难以满足老年人就地安养的需要。其中,长期护理人才短缺问题突出,成为长期照护体系构建的瓶颈。养老护理员大多为农村进城务工人员和城镇失业人员,存在数量不足、文化程度低、工作压力大、付出与收入不成正比、流动性大、缺乏护理专业知识与技能的培训等问题,护理服务质量有待进一步提高。因此,如何有效应对人才短缺现状,建立全方位、多层次、专业化、可持续的长期护理人才体系,成为长期护理保险实施背景下亟需解决的重要课题。

从我国长期护理保险先行试点城市的经验来看,长期护理保险制度处于探索阶段,在以下方面需不断完善:

1. 规范流程,加强质量监控　长期护理保险试点城市下一步需完善长期护理服务项目特别是居家服务项目的内涵及频次,居家护理人员的培训(非正式护理人员如家人、保姆的培训等),护理计划制订、实施和评价,注册护士回访,上门服务风险防范等流程均需要规范。推进长期护理保险移动服务平台的建设,加强居家护理服务的质量监控。

2. 统一护理需求分级制度及评估标准　护理需求分级制度和评估标准是长期护理保险制度运行的关键环节,是确定保险给付的条件。有必要建立全国统一的护理需求分级制度及评估标准。

3. 统一护理标准及收费标准　目前我国护理行业没有执行统一的护理标准及收费标准,应尽快建立统一的老年护理服务分级体系,推进长期护理社会保险规范发展。第一,尽快制订全国统一的护理服务分级标准。第二,尽快建立统一的失能人员失能水平评估体系,包括失能评估工具和评估标准,对老年人失能程度以及康复后生活自理能力进行评估。第三,建立护理服务分级与保险给付相衔接的费用补偿机制。

三、长期护理保险的实施意义

(一) 减轻失能人员家庭及个人的负担

青岛、长春、南通等试点城市的实践都显示长期护理保险使失能人员及其家庭的经济及照顾负担得以缓解。青岛将以往的老年护理、家庭病床和医疗专护服务统筹为长期医疗护理服务的支付范围,调整医疗保险筹资结构,并对护理基金单独核算,专款专用,有效缓解了"社会性住院"的问题。长春及南通则通过定点机构对失能群体提供日常照料或医疗护理服务,从护理保险基金相应给予补助,减轻家庭的经济和照料负担。此外,长期护理保险的实施能够促进家庭和谐及社会和谐。

(二) 预防失能老人日常生活自理能力的下降

失能老人接受长期护理保险待遇后,可在认知状态、行为、情感、身体功能等健康结果方面发生变化。及时获得专业的长期护理服务,能有效预防日常生活自理能力的下降,并提高老年人的生活质量。

四、长期护理保险与人文护理实践

(一) 形成全方位社会人文照护体系

长期护理保险的实施促进以居家为基础、社区为依托、机构为补充、医养结合的养老服务体系不断完善,使社区人文护理服务水平及资源利用率得以提高。首先,长期护理保险定点机构的照护专业化水平得到提升,护理方式从粗放的日常生活照料向精细化、专业化、正规化的长期护理服务转变,提高了服务质量。其次,推动长期护理服务产业化发展,扩宽护理服务市场,形成强大的就业需求。再次,长期护理保险的实施还提高了资源利用效率和基金的使用效率,失能群体能够回归家庭或到机构享受长期护理服务,有效缓解过度占用住院床位导致的医疗资源紧张现象,以及医疗保险支出居高不下的问题,从而减轻国家的财政负担。

(二)建立健全人文护理教育体系

长期护理保险的实施,加快了家庭养老转向社会化养老的进程,促使社会对长期护理的专业性、正规性、综合性等提出更高要求。目前,养老机构(nursing home)、社区护理、居家护理所需的注册护士、护理管理人员、养老护理员数量不足,养老护理员护理知识与技能相对薄弱,成为制约我国养老服务产业发展以及实施长期护理保险的关键问题。养老服务专业人才的培养成为我国长期护理保险实施阶段亟需解决的重要问题,而护理教育体系建设是影响长期护理人才教育培训及队伍建设的首要因素。教育部发布了老年服务与管理专业的中职及高职专业目录,2004年及2010年分别颁布《普通高等学校高职高专教育指导性专业目录(试行)》《中等职业学校专业目录》。2014年6月,教育部等九部委联合印发《关于加快推进养老服务业人才培养的意见》,要求到2020年,应基本建立以职业教育为主体,应用型本科及研究生教育相衔接,学历教育和职业培训并举的养老服务人才培养培训体系。因长期护理人才短缺,亟待扩大各层次护理专业办学规模,这也成为各级教育行政主管部门的共识。同时,民营资本及外资投资兴办的养老机构、医院、护理院校和培训机构是对护理服务及护理教育资源的补充。

截至2016年底,全国共有143所高等职业学校开设老年服务与管理专业。政府及教育部门应大力鼓励中职、高职学校开设养老护理、长期护理等专业,促进中职、高职的教育相衔接,加强职业教育与高等教育的融通。同时,培训机构及院校应当密切联系,实现技能培训与学历教育接轨,并提供学业深造的机会,实现多层次长期护理人才的综合培养,有利于向长期护理服务一线输送高技能人才。

部分高校也重视本科及研究生层次养老服务人才的培养。从2003年至今,中国人民大学、东北师范大学、华中师范大学等院校相继建立了老年学、老年护理服务管理等相关专业。护理院校结合行业需求,注重对护理学专业本科生老年护理及康复护理知识与技能的培养;研究型养老护理人才的培养也受到重视,不少院校设立了老年护理专业研究方向,培养长期护理服务行业所需要的研究型人才。

护理院校、养老机构、社区卫生服务机构及社会力量不断完善养老服务人才职业技能培训,开展养老护理员培训,提高其照护知识与技能水平,培养其人文素养,提高其关爱能力。社区护士参与失能老人家属的照护知识与技能培训,有力开发正式照护者的长期护理潜力,缓解人才短缺的困境。

(三)提升社区人文护理实践水平

我国长期护理保险的实施,有助于完善长期照护体系的顶层设计,整合国家、社会、社区、机构、居家等养老资源,从家庭传统养老过渡到社会养老阶段。养老服务不单是家庭的责任,更是国家和社会共同应对的社会问题,长期护理保险制度则深刻体现顶层设计中"以人为本"的人文关怀理念。

严峻的人口老龄化趋势,警示着国家、社会、市场等多个主体需关注老年人的养老保障问题。老年人为国家、社会发展贡献一生后,应当受到全社会成员的关怀与照料。长期护理保险的出台,使亟需养老保障的老年人和备受照护压力煎熬的家属得到帮助。长期护理保险把老年人长期护理风险从家庭转移到社会,不仅减轻了家庭的经济、照顾压力,而且能够引导养老服务产业在人文护理方面的发展。

我国长期护理保险在家庭、社区、机构中开展,并结合社会力量共同实施。长期护理保险的实施引导养老产业从机构走向社区、家庭,并且能够根据老年人的个人需求,提供人性化的家庭护理服务,贯彻"以人为本"的理念,促进我国人文护理的实践与发展。此外,以服务为主的长期护理保险待遇有利于养老行业增强为老年人服务的意识,增加对老年人群体的关怀和爱护,提高养老护理服务的质量水平。但高水平、多层次的养老服务并不是一蹴而就的,需要资金筹集、社会工作、养老人力资源、老年护理教育、科学研究等多方面不断探索、融会贯通,才能使长期护理保险发挥作用。

(周 英 卢根娣 谢培豪 黎丽燕 李新辉 柳家贤)

第十七章

安宁疗护与人文护理

安宁疗护是医学与人文的有机结合,秉承以患者为中心的理念,强调将对人的关心、关怀和尊重作为工作重点与价值导向。实施人文护理,提供情感支持,实现有温度的照护是安宁疗的重要环节。本章提炼出了安宁疗护相关理论与临床实践方法,为规范以人为本的人文护理服务并提升安宁疗护质量提供了理论指导。本章重点介绍安宁疗护概述、安宁疗护与医学伦理学原则、安宁疗护在不同文化背景中的实践、安宁疗护与人文护理实践以及对丧亲者的人文护理。

第一节 安宁疗护概述

安宁疗护从人文的角度出发,为患者及家属提供身体、心理、社会、精神四位一体的综合照护,是人性温度和专业技术的有机融合,兼有自然科学与社会科学的属性。践行人文关怀,有利于丰富安宁疗护内涵,改善患者住院体验,推动医疗卫生事业发展和社会文明进步。

一、安宁疗护的概念及内涵

(一) 安宁疗护的概念

安宁疗护(palliative care),源于英文 hospice,通常译为"临终关怀",是为患有不可治愈疾病的患者提供的特殊的服务方案。1967 年,桑得斯博士在英国创办"圣克里斯多弗安宁疗护院",该疗护院成为世界上首个正式、规范的安宁疗护服务组织。在此之后,美国、法国、日本等 60 多个国家纷纷学习效仿,开办了安宁疗护的相关服务机构。

1988 年,天津医学院安宁疗护研究中心成立,从此拉开了我国安宁疗护事业发展的序幕。北京、上海、沈阳、南京、西安、长沙等城市也相继开展安宁疗护服务。

WHO 对安宁疗护的定义:安宁疗护是一种通过痛苦症状的早期识别、严谨评估与有效管理来改善面临威胁生命疾病的患者及家属生活质量的系统方法。我国《安宁疗护实践指南(试行)》提出:安宁疗护实践以临终患者和家属为中心,以多学科协作模式进行,主要内容包括疼痛及其他症状控制,舒适照护,心理、精神及社会支持等。安宁疗护在我国香港被称为"宁养服务",在我国台湾被称为"安宁照护"。

（二）安宁疗护的内涵

1. 安宁疗护的理念　安宁疗护控制疼痛及心理精神问题,维护生命,将濒死看成正常过程,不加速也不拖延死亡,提供支持系统以帮助家属处理丧事并进行抚慰。安宁疗护是运用适宜的方法和技术,为患者提供症状管理,促进舒适,以及满足患者心理、精神、社会方面的需求,最终使患者拥有最佳的生命末期生存质量,同时也帮助患者的家庭减轻丧亲的痛苦。

2. 安宁疗护的目标　安宁疗护之母西西里·桑德斯博士提出的安宁疗护目标主要包括以下几个方面:

（1）减少患者的痛苦:通过科学有效的症状控制,缓解症状给患者带来的身体和心理的不适,减轻患者的痛苦,提高患者的生活质量。

（2）维护患者的尊严:通过尊重患者对生命末期治疗的自主权利,尊重患者的文化和习俗需求,采取患者自己自愿接受的治疗方法,并在照护过程中,将患者当成完整的个人,维护患者的尊严。

（3）帮助患者平静离世:通过与患者及家属沟通交流,了解患者未满足的需要、人际关系需要及在生命末期想要实现的愿望,竭尽所能帮助其实现,使其内心平和、精神安宁。

（4）减轻丧亲者的负担:通过安宁疗护多学科团队的照护,减轻家属的照护负担;给丧亲者提供居丧期的帮助和支持,帮助丧亲者度过哀伤阶段。

3. 安宁疗护的原则

（1）人道主义原则(humanitarianism):生命末期的患者有知晓自己疾病的权利,有参与进一步治疗讨论的权利。因此,安宁疗护工作者对于终末期患者应给予足够的理解、同情和爱心,并且尊重患者,满足每个患者不同的临终要求。

（2）以照顾为主的原则(take care):安宁疗护服务于终末期患者,主要以提高患者末期生命质量为目的,尽量按照患者及家属的希望来照护,而不是设法延长患者的生存时间。

（3）全方位照护原则(comprehensive care):为患者及家属提供 24 小时全天候照护,包括对终末期患者生理、心理、社会、精神等方面的照护与关怀。

4. 安宁疗护的服务内涵　安宁疗护最重要的服务内涵是"五全照顾"服务。

（1）全人照顾(whole holistic care):终末期患者在生命最后阶段往往会出现疼痛、呼吸困难、咳嗽、恶心呕吐、腹胀等常见的不适症状,也会伴随有抑郁、焦虑等心理情绪方面的不良反应。家庭、社会等方面的支持可能也达不到患者的预期,最终导致患者出现对生命价值感的怀疑和缺失,出现心理上的危机,从而出现精神崩溃,甚至自伤自杀等危险行为。因此,对于终末期患者,不仅仅给予症状控制、舒适照顾,还需要给予社会支持及精神的慰藉。

（2）全家照顾(whole family care):终末期患者最后会走向死亡,在照顾终末期患者时,由于照顾时间长、照顾技能缺乏等多方面因素,家属也会出现身体、心理等多方面的问题。所以除了照顾患者之外,也要照顾患者家属,协助他们解决相应问题。

(3) 全程照顾(whole process care):安宁疗护不仅局限于住院终末期患者,从患者入住安宁疗护病房直至患者死亡(包括住院及居家照顾),安宁疗护工作人员要全程对患者进行管理,同时也要对患者家属进行管理,尤其是亲人离开后家属的哀伤辅导。

(4) 全队照顾(whole team care):安宁疗护团队成员包括医师、护理人员、社工师、志工(义工)、营养师、心理师等。在团队中,每个成员都各司其职,承担终末期患者照顾的某方面工作,如医师负责症状控制,心理师负责心理辅导,社工师、志工(义工)提供相关社会支持,护理人员提供相关的护理技术和精神照护等。

(5) 全社区照顾(whole community care):安宁疗护需要全社会参与。作为安宁疗护工作人员,应积极帮助患者寻求、连接、协调和利用各种社会资源,动员全社会力量共同参与对终末期患者的照顾,使患者能得到连续的、可及的、全方位的照顾服务。

5. 安宁疗护的服务内容

(1) 症状控制(symptom control):终末期患者往往伴有多种医学症状,如疼痛、咳嗽咳痰、呼吸困难、恶心呕吐、厌食、吞咽困难、水肿、便秘、疲乏、谵妄等。因此,终末期患者症状控制及护理是安宁疗护的核心内容,是心理、社会、精神照护的基础。有效的症状管理能缓解终末期患者的痛苦,最大程度地提高患者的生活质量,这也是安宁疗护最基本的内容。

(2) 舒适照护(comfort care):随着病情进一步进展与恶化,终末期患者症状更加严重,如呼吸困难、痰鸣音、神志不清、指甲苍白或发绀、出冷汗、四肢厥冷等,这些症状严重影响患者的舒适感。舒适照护的内涵包括生理舒适、环境舒适、社会舒适、心理/精神舒适四个维度。

(3) 心理支持(psychological support)和精神抚慰(spiritual care):安宁疗护工作人员应主动、积极与患者进行沟通,运用心理疏导,了解患者内心的真实想法、选择和偏好,缓解患者情感上的不安与不舍,使其平静等待临终期的到来。同时通过倾听、同理、冥想、正念等方法对患者进行精神抚慰,缓解其精神方面的压力与困惑,包括进行生命回顾,领悟生命意义与爱的力量;转换生命价值观,重新探索自己面对世界的态度,重新构建生命价值观;协助患者妥善处理各种日常事务,完成未了心愿;重新建构新的人际关系等。

(4) 死亡教育(death education):死亡教育是安宁疗护人文关怀的重要环节之一,只有患者和家属能正确面对死亡,理解与认知死亡的意义,才能消除对死亡的恐惧。通过死亡教育普及正确的生死观,增加人们对死亡的思考与探讨,正确看待死亡这一生命不同阶段的自然过程,接受死亡这一生命发展的必然趋势,坦然看待死亡,直面死亡。

(5) 哀伤辅导(grief counseling):安宁疗护工作人员应与家属交流沟通,聆听家属的诉说,鼓励和引导其宣泄情感,做好患者的生活起居,料理好患者遗体等。在患者去世后,安宁疗护工作者可通过电话、邮件或探访的方式,与家属保持联系,通过哀伤辅导技术帮助他们摆脱丧亲痛苦,尽快恢复正常生活。

二、国内外安宁疗护发展现状

(一) 国外安宁疗护的发展

1. 英国安宁疗护发展　英国护士西西里·桑德斯于 1967 年在伦敦创立了世界上第一

所临终关怀机构——圣克里斯多福宁养院,使垂危患者在生命的最后一段旅程中得到需求满足和舒适照顾,开启了人类安宁疗护的新纪元,桑德斯也成为了现代安宁疗护的先驱。英国安宁疗护的发展一直处于领先地位,这源于他们很早便关注"死亡"的问题,并且开展了关于死亡的教育,这有助于民众广泛思考"死亡"这一问题,并且提高了民众对死亡的认知和接受度,有助于形成正确的"死亡观","死亡"的意识得以普及,进而促进了相关法律制度的建立和完善。1988年,英国成立缓和医疗专科医学,旨在为患有不可治愈疾病的患者提供生命末期积极、全面而富有人性的整体医疗与护理。2016年底,英国已经建立了提供安宁疗护服务的医院约220所。

2. 美国安宁疗护发展　美国安宁疗护开始于1974年。1982年美国政府颁布了《老年人的卫生保健计划》,正式将安宁疗护的内容纳入医疗保险的范围。这项政策的出台为安宁疗护在美国的发展提供了财政支持,同时也促进了安宁疗护在美国的普及和完善。由于政策支持,各州相继成立了安宁疗护服务机构。此后美国的安宁疗护服务在处理复合性疼痛及症状管理方面得到了增强,安宁疗护组织由小的自愿组织发展到正规的营利或非营利性机构。1996年美国晚期癌症患者中接受安宁疗护的比例已达到43.4%。如今,美国国家安宁疗护组织在50个州运行,美国大多数的医院都能提供安宁疗护这一项医疗卫生服务,并且成立了美国国家安宁疗护和姑息护理认证委员会(The National Board for Certification of Hospice and Palliative Care Nursing,NBCHPN),进行安宁疗护专科护士的认证工作,促进了安宁疗护专科培训在美国的发展和完善。

3. 澳大利亚安宁疗护发展　早在19世纪初,澳大利亚提出国家慢性病和姑息治疗策略,同时建立慢性病自我管理系统。在1994年出台了澳大利亚临终关怀标准,为安宁疗护的推广提供了政策支持。全人服务是澳大利亚慢性病安宁疗护最大的特点。2000年,澳大利亚提出的《国家缓和医疗战略》得到了广泛的支持,2010年《国家缓和医疗战略》进行了更新,使安宁疗护在澳大利亚的发展有了更广的覆盖。接下来为了进一步提升安宁疗护的服务质量,2006年,推出了《缓和医疗结局协作》,旨在提供患者的结局指标,进行质量评价和改善的工作。2006年,运行了国家缓和医疗自我评估项目,旨在进一步改善安宁疗护的服务质量。健康老龄化是澳大利亚国家政策基础,2012年,澳大利亚联邦政府资助了名为"living longer-living better(活得更长,活得更好)"的老年照护改革计划,该计划中就提出了开展老年缓和照护咨询服务,目的是深入挖掘患者未能得到重视的安宁疗护需求。此外,澳大利亚基于循证和需求,制订了《癌症疼痛指南》安宁疗护相关指南,开发了相关评估工具。这些较完善的政策和制度极大促进了澳大利亚安宁疗护的发展。有数据显示,2011年澳大利亚的死亡人口中有70%的人受益于安宁疗护。

4. 日本安宁疗护的发展　在亚洲,首先进行安宁疗护国家的是日本。1990年,日本山口红十字会医院成立了安宁疗护研究会;随后于1991年成立了安宁缓和医疗协会并设立专门的安宁疗护病房。为了满足社会发展的需要,2000年,日本实施了《护理服务保险法》,该法律适用于65岁以上生活需要照护的老人和40岁以上生活不能自理的病患,病患经过统一的鉴定后,才能享受该项保险服务。2007年日本颁布了《癌症控制法案》,推动了安宁疗护的发展。相关的研究生教育正通过医生的继续医学教育管理与评价陆续开展,已有超过3万名内科医生参加了"舒缓医学症状处理重点项目"(PEACE项目)的培训。2001年,日本、新加坡、马来西亚等15个国家和地区成立了"亚太安宁缓和医学学会"。

（二）中国安宁疗护的发展

安宁疗护的主要服务对象为各种疾病的终末期患者,服务内容包括为他们提供症状管理、舒适护理、心理和社会支持等,将关心人、尊重人作为基本的价值准则。安宁疗护也得到相关政府部门的支持,如上海市政府于 2012 年将"病房和居家舒缓医学"列为政府要完成的与人民生活密切相关的民生实事项目,在内容安排、资金筹措、准入标准、经费补贴等方面给予了一定的支持,在提高晚期癌症患者临终生命质量、促进医疗资源合理利用、提升城市的文明水平有较大影响力。

在医院安宁疗护模式中,多家医院相继开设安宁疗护病房,在不断探索和实践之后,形成了适合我国国情的晚期癌症患者安宁疗护全人照护模式。近几年国家颁发了相关政策和文件,推动了我国安宁疗护事业发展。2016 年中共中央、国务院印发的《"健康中国 2030"规划纲要》提出,"实现从胎儿到生命终点的全程健康服务和健康保障,全面维护人民健康";2017 年国家卫生计生委发布了安宁疗护相关的指导性文件,为我国安宁疗护的发展指明了道路。2017 年 9 月,我国启动首批全国安宁疗护试点工作,选定了 5 个试点:北京市海淀区、上海市普陀区、吉林省长春市、河南省洛阳市、四川省德阳市,将其作为医改的优先项目。2018 年 7 月,国家卫生健康委员会等 11 个部委联合印发了《关于促进护理服务业改革与发展的指导意见》,提出接下来的工作重点包括进行安宁疗护的普及,改善安宁疗护的服务质量。多个部门联合推动安宁疗护工作开展,体现了安宁疗护在我国迅速开展的迫切性。2019 年 9 月,国家卫健委、国家发改委等 8 个部委联合制定的《关于建立完善老年健康服务体系的指导意见》中明确提出了机构设置、项目收费、准入标准、服务模式、试点经验和稳步扩大试点等安宁疗护试点工作任务。2019 年 11 月,中共中央、国务院印发的《国家积极应对人口老龄化中长期规划》将安宁疗护作为应对人口老龄化的具体工作策略。《中华人民共和国基本医疗卫生与健康促进法》的第三十六条规定,各级各类医疗卫生机构应当分工合作,为公民提供预防、保健、治疗、护理、康复、安宁疗护等全方位全周期的医疗卫生服务。安宁疗护入主国家健康体系,从此有法可依。安宁疗护正式被国家和政府承认并立法,这是国家和社会进步的标志,也是文明和社会进步的体现。

20 世纪 80 年代初,中国台湾开始了安宁疗护的相关实践。1983 年,康泰医疗教育基金会成立安宁居家疗护,为安宁疗护发展打下了基础。1990 年在台北马偕医院成立了首个安宁疗护病房。成功大学医学院附设医院于 1998 年开设安宁病房,有病床 12 张,2012 年扩增为 20 张,又称"缘恩病房",为终末期患者提供住院安宁疗护服务,同时,开展安宁共同照护,让有安宁照顾需求的患者,即使因主客观因素没有转入安宁照顾科室,也能接受安宁照顾。目前中国台湾地区推广的安宁疗护的服务模式主要为四位一体模式,包括社会参与、行政机构重视、医院积极推广、民间基金会和专业社团全力配合。

安宁疗护在中国香港开展较早,始于 1982 年的香港天主教医院,他们建立了第一个舒缓医学小组,当时共有 6 张舒缓医学病床,主要接收癌症晚期患者。1983 年舒缓医学机构开始了家庭舒缓医学服务,其中包括为死者家属提供居丧服务。1986 年香港成立了善终服务促进会,积极采取措施开展安宁疗护知识的推广和普及,提高民众的知晓率和接受度,此外,善终服务促进会帮助医院建立安宁疗护小组或病房,并对医护人员进行培训。1987 年,香港创立了善终服务会。1997 年,九成的香港安宁疗护对象为癌症患者,而在癌症患者中有 45% 的患者获得了善终服务。在香港,安宁疗护护士有一个别称为"握手护士"或"握手姑娘"。

第二节　安宁疗护与医学伦理学原则

在实施安宁疗护实践中,出于患者原生家庭、文化背景、风俗习惯、信仰、价值观、教育背景诸多不同的因素,会有不同的伦理困惑甚至伦理冲突,安宁照护遵循医学伦理学原则,作出正确的伦理决策,确保安宁疗护的顺利实施。

一、安宁疗护中的医学伦理学原则

(一)安宁疗护中的医学伦理原则概念与内涵

安宁疗护是人道主义精神及爱与尊重的体现。安宁疗护的宗旨不是追求生存时间的延长,而是以减轻痛苦(包括肉体、心理等)为出发点;以患者为中心,而不是以疾病为中心;以症状控制、舒适促进、需求满足与全面照护为主,而不是专注于疾病治疗、生命支持性治疗;重视患者的尊严,更加关注生命的宽度、广度、深度。这是安宁疗护伦理的重要原则,也是构建安宁疗护道德规范最根本的伦理依据。

1. **尊重与自主原则**　指在安宁疗护实践活动中,医务人员与患者双方应得到人格的尊重,同时,患者应享有独立的、自愿的决定权。尊重自主原则的实现有其必要的前提条件:一是要保证医患双方人格受到应有的尊重;二是要保证医务人员以合适的方式为患者提供适宜的疾病诊疗、护理的信息;三是要保证患者有正常的自主能力、情绪表现能力,并且具有理性决策的能力;四是要保证患者自主决策不危害他人和社会的利益。

2. **有利与无伤害原则**　又称无伤原则,即医务人员在安宁疗护工作过程中首先考虑到和最大限度地降低对患者的可能伤害。医务人员在安宁疗护实践中应树立有利而不伤害的思想理念,时刻为患者考虑避开伤害,为患者争取最优的效益。

3. **知情同意原则**　是处理医患关系的基本伦理准则之一。安宁疗护实践中医务人员与患者、患者家属之间对患者病情进展、治疗方案等方面的信息进行沟通,尤其是对于存在利弊分析选择的信息,要详细告知患者与家属,尊重患者的理性思考和自主选择,在得到患者的认可和同意后,才能对患者采取相关的治疗措施。

4. **公正公平原则**　公正公平在医学伦理学基本原则里已经做了阐述,在此不再复述。这里强调的是:在安宁疗护实践中,由于种种原因,公正公平原则的内容与实际内容存在差距,现实的安宁疗护伦理原则正在追求理想中的公正公平原则的路上稳步前行。

5. **人道主义原则**　是指以解除患者病痛、救治患者生命、尊重患者的权利、以患者人格为中心的医学道德的基本原则之一。以关怀人、尊重人作为观察问题、处理问题的准则。在安宁疗护实践活动中,要求医务人员要有敬畏并尊重生命的意识,尊重每一名终末期患者,为患者提供身体、心理、社会、精神全方位的照顾及对患者家属的哀伤辅导。

6. **行善或有益原则**　行善或有益原则的基本精神就是选择好的医疗护理行为,不出现与安宁疗护伦理相违背的言行。这一精神实质就是要求医务人员在安宁疗护实践中,无论是出于人道主义还是对生命的尊重,都要善待终末期患者,遵循终末期患者利益至上的原则。

（二）安宁疗护医学伦理作用与意义

医学伦理的基本任务是医护人员对所有的患者包括新生儿、老年人等具有提供良好医疗护理的伦理责任。医学伦理是工作行为的准则，为一切工作的可行性提供了伦理参考。医学伦理学在安宁疗护中的具体作用为促进并规范医德，指导安宁疗护实践。

安宁疗护医学伦理的基本任务就是为终末期患者减轻终末期痛苦和不适症状，选择适宜的安宁疗护技巧服务患者及其家属，尊重患者及其家属，进行符合伦理原则的决策和治疗。

掌握医学伦理知识，可使安宁疗护专业人员认清自己的道德立场，在照护患者及家属时，不至于因个人偏见而影响安宁疗护照护的品质。安宁疗护伦理顺应了社会发展的需要，是现代医学发展的人文体现，是伦理道德的进一步延伸。

二、安宁疗护中的伦理问题及对策

（一）安宁疗护中的伦理问题

1. 安乐死（euthanasia）　终末期患者实施安乐死的过程中面临以下几点伦理困惑与冲突：传统以"治愈"为最终目标的医学模式和安宁疗护"优逝"观念的冲突；保护性医疗中家属对患者实行的病情保密等措施与知情同意原则的冲突；以家庭决策为主的中国家庭传统观点与现代决策自主的冲突；传统的"重量轻质"生死观思想与现代化"重生命质量"思想的冲突。

安乐死是用人为的医学方法加速死亡过程以结束患者痛苦。由于安乐死涉及复杂的医学、社会、伦理、法律等问题，我国还没有对安乐死立法，在我国实施安乐死是违法的。

2. 生前预嘱　生前预嘱（living will）是人们在健康或意识清楚的情况下，事先自愿签署的，说明在不可治愈的疾病末期接受或不接受某些维持生命的医疗护理措施的法律文件，可以让人们通过自主选择实现临终尊严。

（1）生命伦理：我国传统的生死观与生前预嘱的冲突。受传统文化的影响，我国形成了独特的生命观、生死观，传统的生死观包纳了许多文化观点，尤其深受儒家思想的影响，许多中国人甚至忌讳谈论死亡。生前预嘱是直面死亡，让人们在尚未丧失决策能力的时候审视自己的内心，确认自己的价值观和临终时的偏好，而对自己的临终医疗进行理性选择。

（2）医学伦理：生前预嘱在中国是对传统的"救死扶伤"精神的挑战，从医者被要求一切以挽救患者的生命为出发点，平等地对待患者，尽可能地治愈疾病，延长患者生命，而缺乏对救治意义的考量，在这一观念的指引下，生前预嘱是与医者的天职相矛盾的，是背道而驰的，从而与传统的伦理观念产生了重大的冲突。

（3）家庭伦理：中国人推崇"百善孝为先，百德孝为首，百教孝为始"，尤其注重人之间的感情、人之间的团聚，将自己亲友的生命摆在优先地位，愿意不顾一切、倾尽所有地挽救亲友的生命，即便是已经知道亲友没有治愈的可能，由于受到文化和内心的双重矛盾，也很难作出放弃治疗的决策，往往不考虑后果地选择为亲友延长生命的治疗，但是却因为缺乏与亲友关于死亡的沟通，而可能违背了亲友的真实内心意愿，从而忽视了生命的尊严和质量。

3. 心肺复苏　对已经处于终末期的患者，心肺复苏的成功率将大大降低。在患者明确要求进行心肺复苏时,可实施相关措施。

进行心肺复苏与不行心肺复苏之间存在矛盾,但患者有选择不行心肺复苏的权利,只是需要充分的讨论和交流。由于是否行心肺复苏是一项极具争议的公共卫生问题,是众多终末期患者治疗中的一项内容,因此需要规范的书面文件记录。不行心肺复苏治疗意味着相应的治疗终止。英国的一项指南指出,在住院期间的患者可以自主决定拒绝进行心肺复苏。因为在特定的环境下,心肺复苏并不能挽救患者的生命,并且存在医疗资源的浪费。

（二）安宁疗护的伦理对策

1. 积极倡导死亡教育,推广安宁疗护理念　安宁疗护的核心理念在于放弃有创的无效治疗,不执着于生命的延长,也不干涉生命的消亡,关注生命的质量,让生命自然地转归。要想真正推广安宁疗护,转变患者及家属的死亡观念尤为紧迫。因此,推动死亡教育的普及十分必要,借由死亡教育,帮助人们更好地理解生命的本质、生命的过程,更加珍视生命,创造生命的价值,最终自然而坦荡地面对死亡,为生命画上一个完美的句号。作为安宁疗护服务提供者,医务人员更需要尽早正确认识死亡,树立正确的死亡观,既尊重生命,也理解死亡,并且通过自己的工作,更好地引导患者及家属平和地看待死亡这一生命的必然结局,客观地、理性地进行决策。

2. 转变家属固有伦理观念　推广安宁疗护,让临终患者及家属意识到,减少痛苦,无遗憾、高质量地度过临终期的生命才是对生命的一种尊重。

3. 完善我国安宁疗护伦理理念、法律法规　只有社会广泛认同,国家政策保障,安宁疗护才得以深深扎根于我国,随着我国老龄化的到来,安宁疗护对生命最后阶段的健康维护至关重要。最终依赖于完善的伦理原则和法律规范,安宁疗护的事业才能在我国枝繁叶茂。

第三节　安宁疗护与人文护理实践

本节旨在通过对安宁疗护与人文护理实践的介绍,为专业人员提供患者身体、心理、社会以及精神方面的照护实践指南,提升照护质量。

一、安宁疗护人文护理理念与职责

（一）安宁疗护人文护理理念

人文护理理念的核心在于人本和人道,由人的文化、人的自然情感、人的道德情怀、人的利益需要和人的社会关系等基本要素所组成,其核心在于肯定人性和自我价值。随着社会的进步,人文在护理实践中的关注度越来越高,人文是优质护理的灵魂所在。人文护理在不同的领域,特别是在安宁疗护中正经历从理念、理论延伸为实践和行动的过程。

人文护理是哲学、社会学与护理学的结合。安宁疗护中的人文护理不仅是对患者的人文关怀,也是对护士的人文关怀,即相互关怀（mutual care）和自我关怀（self care）。安宁疗护护士每天面对承受着疾病痛苦、心理压力和沉重经济负担的患者及家属,因而处于一个践行人文护理的天然位置。同时,安宁疗护护士的相互关怀和自我关怀能使安宁疗护护士更好地实施对患者的关怀。

安宁疗护着重于终末期患者的症状管理、舒适照顾、社会支持与精神抚慰四位一体的全人照顾。在安宁疗护护理过程中,护理人员实施人文关怀等护理手段,能增强症状控制效果、增进舒适、获得支持的力量及心理与精神的安宁,因此,人文护理在安宁疗护中占据了十分重要的位置。

（二）安宁疗护护士人文护理职责

1. 具备关怀理念,树立利他主义价值观。

2. 培养自己为患者提供人文护理的意识和能力。

3. 充分意识到人文护理是基础而重要的本职工作。

4. 确保人文护理在安宁疗护的全过程中得以实施,比如礼貌称呼、主动与患者沟通、与患者建立关怀性关系、评估患者关怀需求、及时提供患者所需要的服务、让患者满意等。

5. 关注患者家属的需求,实时做好家属的人文护理。

6. 关注同事间的人文关怀。

二、安宁疗护人文护理实践方法

（一）以"人"为本的人文关怀

1. **意义与价值**　意义疗法认为人拥有肉体、精神及心灵三个层面:潜意识的精神层面是一切意识之本源,一切良心、爱、美感都被引发出来。人拥有自由:人可在各种境遇中选择自己的态度,可超越生理、心理及社会情境,甚至自身以外,在残酷的环境中内在精神是自由的。通过意义治疗了解自己的责任、意义及价值体系,不注重过去,努力向前,注重此时此地,向着有价值之目标迈进,在因疾病受苦和即将死亡中发现生命的价值,指引患者走向有意义、有较高的自我价值的目标。

2. **宽恕与抚慰**　临终患者往往期待平和地告别世界,如果心中存在怨恨和心结,就无法做到临终时的心境平和。因此,只有化解怨恨,解开心结,才能帮助患者度过高质量的临终期。护理人员应运用倾听的技术,了解患者心中的愤懑不平,通过积极的沟通,主动地寻求外界帮助和介入,抚平患者的愤懑,消除患者心中的遗憾,鼓励患者勇敢面对家人的道谢、道爱、道别,以及接受他们的爱,使患者释然心中的牵挂,安心等待最后时光的到来。

3. **和解与如愿**　了解患者心中牵挂的事务,并且协助患者和家属达成患者的心愿,让患者无遗憾、无牵挂。患者最后的愿望通常涉及以下方面:希望和家人达成和解,关系和谐;死亡时没有痛苦;希望回到家中去世;希望被看作一个完整的人;告知死亡情境时希望家人如何做;对自己逝去后的安排;对临终时给予的医疗处置的意愿;进行器官或者遗体的捐赠。

4. **面对与释然**　疾病和死亡是患者必须面对、无可逃避的。护理人员要帮助患者以坦然的心态去应对离世,帮助患者重新审视生活价值观,真正实现心灵的自由。

（二）温馨舒适的人文环境

1. **打造家庭式病房的人文环境**　70%的临终患者对安静舒适的病房环境有要求。护理人员应为患者打造温馨、充满人文气息的病房环境,让患者在住院时也能体会家庭的温暖和舒适。

2. **打造温馨安全的空间**　室内空间是人类活动营造出的室内活动场所,空间的大小和空间的围合是其构成元素。在设计中,要使患者获得心理上的稳定感和安全感。关于患者所处的环境,空间过于高宽显空荡缥缈,使人有渺小孤冷之感;空间过于低窄则显绷紧束缚,会让人产生压抑、窒息的感觉。病房要保持合适的亮度、湿度、温度,使人感觉通透、舒适、干净,墙壁可以采用温馨的色调,并且选择一些高雅、素淡的装饰,可以摆放适量的家庭照片等,使患者感受到家庭氛围;可以通过屏风、布帘、病床及物品的布局,以及将环境中的光线、色彩与材质最终融为一体,塑造出和谐协调的室内空间环境。病房可配备雨伞、轮椅、平车等便民出行交通设施,提供"爱心行李寄存柜""爱心电源"等,让患者行李寄存便利、手机充电便利;创建"爱心书屋",为患者提供阅读便利;安置便民箱,让临终患者及家属生活便利。从环境、设施等细微之处体现人文关怀。保持室内和室外的空间联系,使患者能感知到外界的变化,增强患者对生命的感知。

3. 布置温度适宜的环境　病室的温度以 18~22℃为宜,使患者感觉皮肤干燥、舒适,减少身体的能量消耗。身体虚弱、年纪偏大的患者可以适当将温度提高,并且安排在有阳光照射的房间;腰椎间盘突出症的患者,尽量避免长时间处于空调环境。有研究显示:北方冬季寒冷,一楼室内温度较其他楼层室内温度偏低,且探视人员直接由寒冷的室外进入室内,身体所带的凉气也会影响室温。从患者的年龄和性别来看,老年女性由于体内激素、神经、血管、血液等原因,血液循环速度可能会降低,导致局部或全身发冷。因此,建议医院尽量不将一楼设置为病房;若一楼为病房,应考虑入住患者的年龄、性别,并做好各项御寒措施。

4. 布置湿度适宜的环境　使患者舒适的病室湿度应该保持在 50%~60%,如果湿度过高,会阻碍皮肤排汗散热,患者会感觉到胸闷、头晕;而湿度过低,患者会出现口干、皮肤干燥、干咳等不适症状。病室内湿度不适宜可能与病房患者多,使室温升高、空气中的湿度降低有关。建议管理者在病房增加提高病房湿度的相应设备,如加湿器等,或在湿度的调控方面权衡患者的整体感受。

5. 提供温馨的便民服务　向患者介绍医院的情况、就诊的相关流程等,避免患者及家属不熟悉流程而进行不必要的多余工作。在患者进行辅助检查前,做好相关的知识宣教,并根据不同的检查项目为患者提前做好准备,促进患者舒适:比如患者进行 B 超检查时,提前将耦合剂加热,避免耦合剂的温度刺激患者,引起不适;做磁共振等有噪声的检查前准备好耳塞,保护患者的听力,并降低患者检查时的不安感;在检查床上放上脚垫,根据实际情况装配爱心扶手,避免患者弯腰穿脱鞋、费力起床等;提供网络查询检查信息、就医信息等服务。这些便民服务都践行着人文关怀的理念。

(三) 有温度的护理人文行为

1. 优化形象,提供优质安宁服务　医护人员应树立良好的职业形象,做到仪表大方、言行得体、态度温和、言语耐心,能和患者建立和谐信任的沟通关系;除了具备专业知识和医疗护理技术外,还需要做到为患者考虑,发现患者的需求,主动为患者解除烦恼,注重患者的内心体验,尊重患者的人格,保护患者的切身利益,增强患者对医院的信赖,为患者提供优质的安宁服务。

2. 拓展范围,优化医院服务流程　护理人员应对医院的服务范围进行延伸和拓宽,从患者的角度出发,综合考虑分析患者各方面的需求,主动为患者提供全方位的服务。根据人文关怀需求,优化相关服务流程,减少繁琐而无意义的环节,提高护理服务的效率,既满足患者的人文需求,又为患者提供更优质的服务。同时,护理人员还要提供就医前、中、后的全程的人性化护理服务,加强志愿者、社工的管理工作等。

(四) 规范的护理人文制度

1. 健全人文护理制度　将人文理念渗透到医院护理制度、病房护理制度、护理管理制度的建立中,建立一套完善的护理制度体系,体现制度为人服务的目的,是人文关怀在护理实践中的实体化、规范化。护士依照 PDCA 循环,把制度细化到现实中,将操作标准融入临床中,并且在方方面面引入人文关怀的概念。护理管理者应该践行柔性管理,提高护士群体的集体荣誉感、凝聚力,创造医、护、患三者和谐相处、相互尊重的病房氛围,并且建立基于护理人文精神、护理人文关怀的护理评价标准,确保人文关怀在各个科室的实施推广,建立相关制度,满足临终患者的需求,分析安宁疗护的服务质量,重点关注患者体验的满意度,将患者的诉求、感受作为护理质量评价的指标和标准。

2. 将人文关怀融入核心常规　临床管理中的各个环节的规章制度(如核心制度、患者安全管理目标)需兼融到制度文化建设之中。以人文关怀必备的"5C"素质为指引,即同情(compassion)、良心(conscience)、责任(commitment)、信心(confidence)、胜任(competence)。将人文护理培训嵌入在职教育培训,提高护理人员人文关怀能力。在护士操作过程中,规范护理行为,将护理人文关怀融合到护理程序的评估、诊断、计划、实施、评价的每个步骤,提高护士发现问题、判断问题的能力,同时,使护士更加关心患者的需求,尊重患者的价值。

三、安宁疗护人文护理实践技术

将安宁疗护和人文护理相结合,以精湛的护理技术、温暖的人文精神,借助安宁疗护的相关措施,为患者实现生命末期的高质量生存。在安宁疗护中融入芳香疗法、艺术治疗等形式能帮助患者舒适、安宁、有尊严地离开人世。

(一)芳香疗法

1. 芳香疗法概念　芳香疗法(aromatherapy)属于自然疗法的范畴,是植物疗法和植物医学的一个分支,是一种减轻、预防或治疗人体某些疾病的辅助方法。通过以不同的方法如按摩、吸入、沐浴、热敷等让精油作用于人体,以达到舒缓精神压力、调解情绪、促进健康的目的,能有效缓解患者疼痛、焦虑及抑郁水平,提高睡眠质量,减轻部分药物所带来的副作用,让患者身心得到舒缓、安适。

2. 芳香疗法常用方法　20ml 由植物、坚果或种子提炼的基础油,按摩时以手掌手指完全贴覆于皮肤,按摩方向由下往上,促进血液、淋巴液、组织液回流心脏,每天 2 次,每次 30 分钟,促进精油分子刺激机体某些部位和穴位,可以疏通经络,活血化瘀,调节脏器气血功能,促进淋巴、血液循环以及皮脂腺分泌,加速组织的代谢,排除代谢废物,发挥舒缓神经的作用。

(1)精油冷热敷:将精油滴于少量热水或冷水中,再用毛巾水敷于患处,通过精油与皮肤接触,使精油发挥效用。精油热敷可以缓解胃肠不适,而冷敷则有助于缓解头痛等。

(2)精油沐浴:将精油 4~8 滴滴于沐浴盆中盆浴,协助全身肌肉放松,缓解疲劳。

(3)精油嗅吸:将 6~8 滴精油置于香薰器中,精油的香味分子吸入鼻腔嗅觉细胞组成的鼻上皮,刺激大脑的嗅觉区,调控和平衡自主神经系统,从而产生镇静、放松、愉悦或者兴奋的效果。缓解焦虑不安、促进睡眠可选用薰衣草、甜橙精油置于熏香器中持续熏香;除臭和净化空气可选用茶树、薰衣草、柠檬精油;患者痰多、黏稠可用生理盐水加茶树精油 1 滴行雾化吸入,协助痰液的排出。

(4)精油漱口:将 1~2 滴精油加入 120~200ml 温开水或凉茶水中漱口,达到改善口腔感染、治疗牙痛的目的;口腔溃疡患者可选用薰衣草、茶树精油加入水中漱口,能缓解溃疡不适,促进溃疡愈合;去除口腔异味可将柠檬精油加入一杯茶水中漱口除异味。

(5) 精油伤口护理:将具有抗炎作用的精油直接涂抹于伤口表面,如将纯薰衣草精油涂抹于静脉炎表面皮肤上,或使用茶树精油促进伤口结痂。

(二) 放松疗法

1. 放松疗法(relaxation therapy)概述　通过一定的练习程序,帮助患者有意识地调身(姿势)、调意(呼吸)、调心(意念),从而达到"松、静、自然"的放松状态,从而降低机体唤醒水平,调整机体紊乱,帮助恢复体力、稳定情绪,是一种非药物性的治疗干预措施。

2. 放松疗法原理与实践　放松疗法建立在一个最简单的假设之上,那就是人不能同时处在紧张和放松两种状态。当预感到有压力源存在时,人以交感神经系统兴奋为主,伴以一定的生理反应,表现为呼吸变浅、瞳孔散大、心率加快和肌肉紧张,出现注意力不集中、食欲减退、烦躁失眠等症状,还同时伴有情绪变化。如果压力源持续存在,将导致机体的防御系统崩溃进而发生疾病。放松训练的作用结果是增强机体的副交感神经系统的兴奋性,减轻机体的应激反应以保护和促进健康,从而使人的身体、心理、精神重新恢复平衡和协调。

目前放松疗法被国内外学者广泛用于临床,以缓解失眠、焦虑,使安宁疗护患者获益。

3. 放松疗法准备

(1) 患者思想准备:患者愿意接受放松训练,理解放松疗法的意义和目的。

(2) 环境整洁安静、光线柔和、温度适宜,避免干扰因素。

(3) 排空大小便,进餐三十分钟后进行。

(4) 着宽松衣物,解除所有束缚身体的物品如皮带、手表、眼镜等,脱掉帽子和鞋。

4. 放松训练介绍

(1) 渐进式肌肉放松训练:患者取坐位或平躺,微闭双眼,指导其进行收缩 - 放松的交替训练,每次肌肉收缩 5~10 秒,然后放松 20~30 秒,做一次深而长的吸气,保持吸气末的状态几秒钟,慢慢地呼气;再做一次深而长的吸气,同时把足趾向上翘,收紧大腿和小腿的肌肉,体会紧张感;呼气,放松紧张的肌肉再进行重复吸气和呼气练习,配合依次收紧和放松手臂和肩部、面部、腹部和颈部、全身肌肉,最后呼气,全身放松。

(2) 整体放松练习:患者平躺,双眼轻闭,用鼻吸气后呼气,呼吸缓慢、平稳、深入,让气息自然流动,吸气与呼气之间不要停顿,身体保持静止,用意念关注自己身体的各个部位,依次放松头顶、额头、眉毛、眉心、眼球、眼皮、脸颊、鼻子,完整地呼气和吸气,横膈膜呼吸 4 次,伴随着呼气,依次放松嘴部、下巴、下颌、颈部,放松双肩、上臂、小臂、手腕,放松双手、手指、指尖,感觉呼吸从指尖开始,经由手臂、双肩、面部到达鼻子,然后呼气,感觉气息回到指尖。完整地吸气与呼气 4 次,放松指尖、手指、双手、手腕、小臂、上臂、双肩、上背部和胸部,将注意力放在胸部中央位置。完整地吸气与呼气 4 次,放松上腹部、下腹部、下背部、臀部,放松大腿、膝盖、小腿,放松足踝、足掌、足趾,呼气和吸气的时候感觉整个身体都在跟着呼吸,吸气的时候感到舒适与放松,呼气时释放紧张、担心和焦虑。完整地吸气与呼气 4 次,放松足趾尖、足掌、足踝、小腿、大腿、膝盖、髋部、下背部、下腹部、上腹部、胸部,将意念集中在胸部中央。完整地吸气与呼气 4 次,放松上背部、双肩、上臂、小臂、手腕、手掌、手指、指尖。完整地吸气与呼气 4 次,放松指尖、手指、手掌、手腕、小臂、上臂、双肩、脖子、下颌、嘴部、鼻腔。完整地呼气与吸气 4 次,放松脸颊、眼皮、眼球、眉骨、两眉之间的眉心、前额、头顶,保持呼吸轻柔、平缓,持续 30~60 秒,轻柔地睁开双眼,拉伸身体。

（3）横膈膜呼吸放松法

1）平躺仰卧：用一个薄垫子垫在头部和颈部下方，两腿分开，双臂分开离开躯干，掌心向上。闭上双眼，让身体静止下来。放松胸腔部位的肌肉，直至胸部和肋骨可以稳定。反复观察呼吸的流动和每次呼吸时腹部的起伏，让腹部随着横膈膜的运动自然起伏，吸气感受横膈膜下降，腹部自然上升，呼气时感受腹部下降，气息在每一次呼吸之间没有停顿，保持5分钟的关注。呼吸结束时保持放松。

2）鳄鱼式俯卧：两小臂叠加置于头顶下方，将额头放在手臂上，双腿可以并拢，也可以分开，脚趾可以向内，也可以向外。闭上双眼，放松整个身体。观察呼吸的流动，在每一次呼吸过程中感受背部的起伏，吸气时背部上升，呼气时背部下降。观察胸腔两侧的运动。吸气时肋骨扩张，呼气时肋骨收回。吸气时，感受腹部贴向地板，呼气时，感受腹部收回。关注身体的呼吸，关注整个躯干的运动，包括背部、胸腔两侧和腹部，保持5分钟的关注。呼吸结束时保持放松。

3）直立坐姿：让身体静止下来，放松胸部肌肉，放松下背部和腹部，腹部和下背部肌肉需要保持必要的紧张，保持直立的坐姿。闭上双眼，放松整个身体。观察呼吸的流动，感受吸气时下腹部扩张，呼气时下腹部收缩，注意呼吸时躯干两侧、前侧和后侧的扩张与收缩，注意这些部位之间的平衡关系，关注呼吸5分钟。呼吸结束时保持放松。

（三）艺术疗法

1. 艺术疗法的概念　艺术疗法（art therapy）是一种以艺术为媒介的非语言心理治疗方法。从狭义上理解，艺术治疗是指利用如绘画、雕塑、拼贴等艺术行为的媒介来帮助治疗者获得身心调节的一种心理治疗方法；而广义上的艺术治疗则指利用音乐、诗歌等听觉形式及视听结合的舞蹈、心理剧、戏剧甚至游戏等更为广泛的艺术作品为媒介的心理治疗方法。

2. 艺术疗法的原理　艺术治疗的理论基础是心理投射理论。心理投射是一种类似自由意志物在个体意识层面的反映，是一种主动的、无意识的表现活动。不同的心理投射的产物不仅仅以艺术创作的形式存在，人的梦、幻觉乃至妄想都可以看作是心理投射的表现方式。心理学家荣格认为，在潜意识中一定存在着和人的情感、记忆、思维等相关联的各种情结，任何触及这些情结的词都会引起相应的心理与行为反应，通过情结可以找到心理疾病的原因。

3. 艺术疗法的形式

（1）文学疗法：包括阅读疗法和创作疗法，前者是指经由阅读文学作品，引发患者对生活、对生命产生新的理解和认知，通过价值升华，帮助患者解决心理困境。后者是经由文学创作，患者本人实现了某种潜意识的澄清和投射、情绪的宣泄等的一种心理治疗方法。

（2）美术疗法：包括绘画、雕塑、摄影等表现形式，其中以绘画疗法最为常见，使用也最方便。绘画疗法是让绘画者通过绘画的创作过程，利用非言语工具，将潜意识内压抑的感情与冲突呈现出来，并且在绘画的过程中获得纾解与满足，从而达到诊断与治疗的良好效果的一种艺术治疗方法。

（3）沙盘游戏疗法（箱庭疗法）：利用各种沙具和沙子，在沙箱中制作一个场景以展现求助者的潜意识，促进意识与潜意识的交流与融合，进行心理分析。通过将潜意识的原型表现在沙盘中，使原型进入意识层面而促进原型的发展来实现心理治疗。

（4）剪纸贴画疗法：该方法是让患者从多种多样的材料中选择、裁剪画像，在特定的纸张上拼装、重组,拼凑成一个艺术作品的治疗方法。剪纸贴画可以多人同时创作,也可单独创作。这种方法由于携带方便,不像箱庭那样需要很多的玩具和装沙子的箱子,因此,用起来很方便,而在解释和治疗方面其原理类似于箱庭疗法,因此,称为便携式箱庭。

(5) 心理剧:它是通过特殊的戏剧形式,让参加者扮演某种角色,以某种心理冲突情景下的自发表演为主,将心理冲突和情绪问题逐渐呈现在舞台上,用角色交替的方法来达到治疗目的的一种治疗方法。心理剧可以使患者在虚构的现实场景中体会另外一种人生,在虚构的世界中解放自我,把另一部分埋没的自我挖掘出来,达到虚构与现实的沟通,以宣泄情绪,消除内心压力,从而达到自然痊愈。

(6) 舞蹈疗法:舞蹈疗法是通过自我沟通、与他人沟通,从而达到自我控制、发泄和调整情绪的目的,该方法可以用于集体治疗和个人治疗。美国舞蹈治疗协会(ADTA)把它定义为"一种运用舞蹈或动作过程以促进个体情绪、身体、认知和社会整合的心理疗法"。它并不强调动作技巧,也不是减重塑身,它追求的是在身体舞动、情绪表达与互动中得到身心整合、心理调整。

(7) 音乐疗法:音乐疗法是以心理治疗的理论和方法为基础,通过音乐感染生命末期患者的情绪,通过共情或以情胜情,调节终末期患者焦虑、抑郁等负性情绪,起到缓解紧张和疼痛的效果。根据患者不同病情、病因、性格和心理状态选择不同的背景音乐。中国传统音乐分为宫、商、角、徵、羽五种民族调式音乐,其特性与五脏相对应,直接或间接影响人的情绪和脏腑功能,可以根据五种民族音乐的特性与五脏五行的关系及患者的不同心理状况来选择对应的曲目。

生命终末期的患者不需要积极的治疗手段,有效的安宁疗护技术能缓解患者身心的不适,通过不断调整患者的身心状况,帮助患者认知自我,改变认知体系,改变舒适状态,从而帮助终末期患者进入一个宁静、舒适的境界中,提升洞察力,加深理解和认识世间的事物关系,树立正确的生死观。

第四节　对丧亲者的人文护理

面临至亲的死亡,家人悲痛万分,产生生理、心理、行为等方面的哀伤反应(grief reaction),给予丧亲者(bereaved)哀伤辅导(grief counseling)及人文关怀,能够帮助其接受丧失亲人的事实,逐渐平复情绪,回归正常的生活。

一、丧亲者概述

丧亲者包括丧失丈夫的女士、丧失妻子的男士、丧失配偶的长者、丧失子女的父母、丧失父母的子女、丧失亲人的儿童等。丧亲者在亲人离世后,既要安排逝者的各项身后事,又要处理自己的情绪,尽力平复哀伤反应。中国香港学者陈维樑将哀伤(bereavement)定义为:任何人在失去所爱或所依恋的对象(主要指亲人)时所面临的境况,这种境况既是一个状态,也是一个过程,其中包括了哀伤与哀悼的反应。约翰·詹姆斯(John W.James)认为哀伤反应没有特定的分期,哀伤性质和强烈程度取决于个体自身的感受和个体的独特经历。许多与生死离别无关的事件也会导致哀伤情绪,如离婚、深爱的人患病、失去健康、对躯体的控制感减弱。

哀伤经历对丧亲者生理、心理、社会、精神方面均有重大的影响,由于个体性格等方面的差异,哀伤在不同的人身上有不同的表现。哀伤一般会持续一段很长的时间,但是往往会随着时间而逐渐淡化,然而部分人会出现持久、强烈、无法平复的哀伤反应,即延长哀伤障碍(prolonged grief disorder)。延长哀伤障碍是一种由重要他人离世引发的病理性的哀伤反应,主要表现为:在亲友去世时间超过 6 个月后,个体对逝去亲友的思念仍渗透在生活中的时时刻刻、方方面面,这些哀伤的表现甚至影响到了个体的社会功能;个体对死亡表现出愤怒、回避、害怕等负性反应,而且哀伤的反应还与个体周围的社会环境和文化显得格格不入。

二、丧亲者的哀伤反应

丧亲者的哀伤反应包括生理、心理、精神、行为及认知等方面的反应。精神恍惚和麻木是哀伤的典型反应。

(一) 生理反应

丧亲者的生理反应包括睡眠障碍(失眠或嗜睡)、头痛、食欲不振、体重减轻、精力不足、心悸、消化不良、免疫功能下降、内分泌系统功能失衡。

(二) 心理反应

丧亲者的心理表现为内心极度痛苦,出现精神恍惚,反应迟钝,注意力不集中,记忆力下降;感到麻木,这种麻木可以是身体上的麻木,也可以是情绪上的麻木。丧亲者产生被遗弃感、失望、易怒、沮丧、哀伤、焦虑、抑郁、自责、内疚等情绪反应。哀伤的人可能会对家庭成员、医疗保健提供者或机构愤怒和不满,情绪不稳定,有的人产生不知所措、心如乱麻的感受,渴望向他人表达自己的失落。当亲友死亡时,哀伤者会抱怨世界不公平,有内疚、自责、负罪感,强烈希望恢复与逝者的联系,如闻到逝者常用香水的气味会刺激丧亲者扫视房间寻找逝者的笑脸,看见貌似逝者的行人,会驻足细看。随着时间的推移,丧亲者的独立意识和自信心会逐渐增加,仍然会怀念逝者,但不再唤起哀伤。没有平复的哀伤会耗费丧亲者的精力,阻碍其做到心身一致。

(三) 行为表现

在行为表现上,丧亲者没有太多的思考,是否感到麻木及麻木感持续的时间因人而异,但麻木很少会持续几个小时以上。有的人会产生逃避哀伤的行为,表现为对逝者用品的痴迷,保留死者用过的东西。如一位母亲丧子 5 年多,坚持每天打扫儿子的房间,房间的东西和摆设一点没有改变,仿佛她的儿子从未离去。还有一些人深陷哀伤的情绪不能自拔,他们会不停抱怨生活中的不幸,纠结于细枝末节,避免去曾与逝者一起前往的地点或参加的活动,保留或想要丢弃逝者的物品和财物。护理人员可通过举行仪式活动减轻其精神痛苦,如与逝者对话、祭拜逝者等。有些人滥用药物或酒精,有些人可能存在自杀的极端反应。随着哀伤反应的减轻,哀伤者能参与对自己有意义且令其满意的活动,能重新定义生活的意义,寻找新的活动和人际关系,逐步恢复对生活的美好感受。

三、对丧亲者的人文护理实践

(一) 应对哀伤

詹姆斯认为:人们大多学习过如何获得想要的东西,却没有正式学习过无法避免的丧失所带来的痛苦和混乱。他人常常会用"节哀顺变""木已成舟""不要让你的情绪影响到其他人"来劝说哀伤者,建议哀伤者应该将不好的感受分散或转移,这些劝说实际上作用甚微。哀伤者更希望别人能够关心他,倾听他的真实想法。

丧亲以后,丧亲者会表现出一系列哀伤反应,如果丧亲者正常的哀伤被压抑或被阻止,可能在无法控制的状况下出现难以处理的复杂哀伤。因此,护士首先应理解哀伤的表现形式和程度各不相同,阶段也不尽相同,并应当及时评估丧亲者的需求和哀伤的程度。有的丧亲者可能会出现一些寻找行为,希望回到熟悉的场所,重新体会与逝者生前共同度过的时光。这时,护士应尽量满足丧亲者的要求,在这一阶段,护理的目标不是被依赖,而是调动丧亲者自我疗愈的能力,使其能够面对和处理生命中的问题,与逝者进行一场真正的告别。需要注意的几点如下:

(1) 失去亲人后的前几天,丧亲者经历着哀伤的痛苦,痛苦的程度和表达方式各不相同,护士应能够识别正常的哀伤反应,帮助哀伤者尝试聆听自己的心声及感受,接受自己的情绪。

(2) 医护人员应鼓励丧亲者充分表达感情和感受,指导丧亲者找到合适的情绪宣泄方式,进行可以让自己全身心投入的活动;指导其学习和使用放松的技巧,如深呼吸、冥想等;也可以鼓励丧亲者通过消耗一定体力的方式来发泄愤怒和哀伤;适时开导丧亲者,指引其找到新的动力,用更好的方式来缅怀自己的亲人。

(3) 恰当应用非语言共情技巧,陪伴、倾听和鼓励丧亲者表达哀伤,以同理心回应他的情绪反应。找一个合适的时间和地点,让其尽可能回忆与亲人相处的美好片段;按照自己的步伐,逐渐恢复原来生活的规律和活动;鼓励他们做一些自己认为有意义,能表达对亲人思念的活动,如拜祭;照顾好自己;阅读同路人从痛苦中恢复过来的故事,从中获得启发及力量;参加专为丧亲家属提供的哀伤辅导小组,发挥成员间互相支持的作用。

(二) 哀伤辅导

1. 哀伤辅导的定义   国外学者将哀伤辅导定义为促进丧亲者对丧失的适应并继续自己的生活,通过确定个体的哀伤风险级别给予相应的干预,从而阻止哀伤向非正常哀伤(即延长哀伤障碍)演变。国内学者将哀伤辅导定义为专业人员协助丧亲者或即将离世的患者在合理时间内产生正常哀伤,以使其增进适应环境的能力,重新开始正常的生活。

哀伤辅导的目标是通过陪伴和鼓励,让丧亲者接受现实,告别逝去的亲人,管理好自己的情感,通过适应现实回归自己的生活,最终丧亲者能够将悲伤情绪收拾起来,坦然地投入现实的生活。

2. 哀伤辅导的方法和主要内容   接受哀伤辅导的对象不限年龄,但根据年龄的不同,在方式的选择上会有针对性的差异。对于年幼者,可以采取面谈或绘画来寄托自己的思念和祝愿;对于年长者,可以采取个人面谈或参加集体追思活动等。国外进行哀伤辅导的形式主要有个人心理治疗、同伴支持干预、团体支持干预、在线干预等。提供辅导的人员可根据丧亲者的哀伤风险进行选择,可以是亲友、经过培训的志愿者、社区团队,也可以是医生、护士、心理咨询师等医疗保健专业人员。开展地点可以在医院、社区、疗养院等,也可以进行线上网络干预。

目前国内哀伤辅导模式主要有心理动力模式、认知行为模式、家庭系统模式等,大多是以症状的治疗和伤痛的愈合为视角。哀伤的转化对于个体处理负面情绪、适应新生活具有积极意义。

为丧亲人士提供的支援主要包括以下方面：

（1）个体反应差异较大，应从逝者、丧亲者、人际关系及疾病与死亡四个方面的特征评估发生居丧不良结局的风险，根据居丧风险探索实施适合的随访模式，既能让居丧随访发挥有效作用，又能实现资源的合理使用。

（2）辅导的主要形式包括个体辅导、在线支持、家庭哀悼、团体哀悼等，但不仅限于此，可以结合支持性资源采取不同的形式对丧亲者进行悲伤支持和辅导。

（3）在丧亲者特殊的日子里应提供主动问候，表达关心和支持：如逝者的生日、忌日及某些特殊的节日（比如西方的感恩节、圣诞节，中国的春节、中秋节），丧亲者会格外思念自己亡故的亲人。当有人记得这个日子，并不惜时间"与自己联系"，聆听他的生命故事和逝者对自己的影响时，丧亲者认为这是真正的支持。这些特殊的日子，无论是医护人员还是社工的主动随访尤为重要。

（4）鼓励丧亲者参与社会活动：作为表达悲痛的方式，葬礼和其他一些悼念仪式为丧亲者提供了社会支持，帮助丧亲者接受亲人死亡的事实，结束分离的痛苦感觉，开始尝试着融入新生活中。但对于一部分丧亲者，在处理逝者后事的过程中，在家族成员的陪伴下，悲伤的情感还没有来得及表达，等到所有的事情都结束了，亲朋好友都离开后，在内心静默孤独时，往往会感受到更深刻的痛苦感和绝望感，感觉到生活的苦闷、无意义。有些人可能会采取回避的应对方式，将身心投入到工作、酒精等事物中，试图消遣时间，回避哀伤。在这一过程中，社会支持自始至终都是重要的力量。在此阶段，应当鼓励丧亲者参加各种社交活动，多与亲朋好友等亲近的人联系，开展一些郊游、聚餐之类的活动，将内心的想法表达出来，得到他人的心理抚慰，将情感从痛苦中解救出来，投入新的生活，建立新的关系。当居丧的个体重新投入到新生活时，需要自信，也需要他人的鼓励和支持。对于丧亲者来说，社会的支持至关重要。

（5）居丧支持可以由支持性团队完成：组建由临床护理专家、社会工作者、护理服务指导者为成员的居丧服务小组，帮助丧亲者处理好居丧事宜；通过参加逝者的葬礼、电话随访、访视、发放悲伤抚慰的短信等形式，与丧亲者保持联系，给予恰当的支持和辅导，帮助他们顺利度过正常悲伤期。

（6）发展有组织的支持性团体，发挥同伴支持作用：丧亲者可以参与到有组织的支持团体中去，分享彼此的故事。大多数这样的支持团体中的成员都经历了类似的丧失之痛，他们将这种丧失融入生活，走到一起彼此来交流感受。例如"丧亲家庭组织（bereavement family organization，BFO）"，为失去父母或兄弟姐妹的儿童、青少年等群体提供帮助，通过一些分享活动，促使丧亲者的悲痛体验正常化，帮助丧亲者从对逝者的感情依恋中解脱出来，帮助他们燃起希望，与他人建立心理亲密性，恢复正常情绪。有的小组成员全部由有类似丧亲经历的人组成，有的小组成员由训练有素的专业人员组成，还有一些网络咨询组织等，有利于引导丧亲者重新开始新的生活。

（谌永毅 刘翔宇）

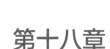

第十八章

患者体验与人文护理

伴随着医学进步和患者对医疗健康期望值的不断提高,传统经验型护理服务质量管理的思维方式和手段方法已无法满足人民群众日益增长的护理服务需求。为此,我国亟需建立创新型护理服务质量评价思路与现代护理管理管理体系,让护理事业发展成果惠及患者和广大人民群众,使其能够真实体验到"公平可及"和"系统连续"的全生命周期护理服务。随着健康中国战略的推进,对护理发展提出了新任务、新要求,从"以治病为中心"转变为"以健康为中心"启示我们要将护理服务内涵和外延与人民群众健康需求密切对接起来,把提供全方位优质护理专业服务与改善患者护理体验作为共同任务目标;要从疾病临床治疗向孕产保障、慢性病管理、长期照护、康复护理、安宁疗护等拓展;要让患者和人民群众在疾病预防、健康促进、诊疗康复、照护关怀的全过程中充分体验和感受到高质量的专业服务能力和人文关怀。为适应国内外护理发展的新形势和新需求,围绕患者体验(patient experience)开展护理管理、护理质量、护理服务等方面的评价、监测及持续改进,已成为现代护理管理体系的重要组成部分和研究方向。基于患者体验的护理质量评价结果已成为患者就医选择和持续改进服务质量的重要参考。本章重点介绍患者体验概述、护理服务中患者体验的评价方法与研究、患者体验在人文护理中的实践。

第一节　患者体验概述

本节重点讨论患者体验的概念、患者体验的演变过程、患者体验在国际和国内的发展现状与趋势、患者体验与人文护理的关系、基于人文护理视角的护理管理研究等内容。

一、患者体验的概念及内涵

(一) 从"顾客满意"到"患者满意"

满意(satisfaction),是人对于某种产品或所接受服务的主观评价或心理状态,是需求被满足后产生的愉悦感。满意度是通过可量化指标评价测量得出的表示满意程度的概念。1965 年,Cardozo 把"顾客满意度理论"引入营销学的研究领域。满意是对一个产品或服务可感知的效果或结果与其期望值相比较后形成的愉悦或失望的感觉状态。Cardozo 认为,服务对象的满意可能会影响其是否产生再次选择的行为。1950 至 1960 年,美国心理学家赫兹伯格对当地十余个各类规模的商业机构做了近十年的调研后,提出了"顾客满意理论"和"双因素理论"。直到 20 世纪 80 年代初,美国市场竞争日趋激烈,美国电话电报公司(AT&T)为强化竞争优势,开始了解顾客对公司提供服务的满意情况,并以此作为服务质量改进的依据,取得了明显效果。80 年代中期,美国政府设立了"马尔科姆·鲍德里奇国家质量奖"(malcolm baldrige national quality award),注重评价企业是否建立以"顾客满意"为中心的全面质量管理与衡量体系,推动了美国企业的质量提升,并促进了美国医疗机构的管理水平提升和服务质量改进。90 年代中期,顾客满意度调查被引入到中国的大中型企业和服务行业中被运用起来。1996 年我国多部委联合下发了以推动企业全面质量管理为目的的《关于实施"用户满意工程"的通知》,由此顾客满意度调查和管理在我国各类企业中得到大力推广。

此后,"顾客满意度"的管理理念和调查方法应用到医疗卫生服务领域之中,围绕医疗机构为社会提供包括救治生命、疾病预防、提升健康质量、改善健康等所需的病情鉴定、病情评估和诊断、治疗和护理、随访等服务特点,逐步形成了患者满意度的概念,并初步探索出了一些评价和管理方法。但医疗服务包含诊断、治疗、护理、服务、教育和研究等,服务或工作情况复杂,并且患者个体生理和心理等因素差异性较大,患者满意度调查涉及范围点多面广,评价难度很大,需要有更加客观和科学的理论基础和技术手段保障,才能使其为医疗机构的发展提供帮助。

(二) 从患者满意到患者体验

20 世纪 40 年代,人本主义心理学家马斯洛提出了"需求层次理论"。他认为,人的需求层次是一层一层逐级向上的,即满足其较低的需求后,人会寻求上一级层次的满足。20 世纪 70 年代,随着体验经济的到来,服务对象除了追求产品或服务的基本价值,对过程中的情绪、知识等方面的感知评价需求也日益强烈。由此也产生了多种体验学说,如流体验说、体验二元说、体验双因素说、体验情境说和战略体验模块说。伯尔尼·施密特在《客户体验管理》中强调,通过售前、售中及售后服务和支持全周期的系统整合,用以强化服务对象对商品及服务价值的认可度和忠诚度,并最终提升企业的市场价值和盈利能力。随后体验理论被逐步应用到医疗卫生的相关行业,从患者满意度调查开始转向患者体验管理。

这个转变具有以下特点:一是患者体验在医疗卫生行业的应用是社会进步和经济发展的必然;二是医学模式从"以疾病为中心"向"以患者为中心"转变的必然,医务人员既要关注患者的疾病,还要兼顾患者的心理因素、环境和医疗卫生费用支付等方面;三是以人为本观念普及的必然;四是医疗机构提升管理和获取资源的必然。随着一些发达国家医疗市场竞争日趋激烈,医疗技术、人才建设、服务能力、设施设备和管理水平等综合实力之间的差距不断缩小,保险机构支付转变为以患者为中心的价值医疗的全新模式,患者在选择医疗机构时更加注重良好的全过程感受。于是医疗机构争相探索在医疗服务领域评价和改善患者体验的方法与经验,以便可以为医疗机构缔造更优的患者体验,在激烈的竞争中脱颖而出。美国 Susan B.Frampton 博士提出用"患者体验"取代"患者满意度"研究。患者体验包含安全医疗、高质量医疗、高价值医疗和患者满意。英国国家医疗服务体系 NHS(National Health Service)的绩效评价框架对组织功能的医疗服务质量和财务两个关键维度进行评估,其中医疗服务质量是绩效评价体系的核心部分,它包括患者体验、服务有效性和患者安全。英国国家医疗服务体系 NHS 所倡导的患者体验包括尊重、信息与交流、情绪支持、获得护理等方面。2007 年 WHO 欧洲区域办公室公布了医院质量与绩效评估体系,涵盖的指标中亦包括"以患者为中心的服务",即通过尊严、自主性、保密性、选择性、及时关注、社会支持和基本实施质量 7 个方面表现对患者的尊重,构建形成了患者体验的表达基础。

患者体验(patient experience)是患者就医期间与提供服务的医疗机构之间理性与感性的全方位、全过程的互动经历和感受,以及患者对自身状况、功能状态、症状变化、用药感受和健康相关生命质量等方面的自主感知和判断。它是患者的感官、情感、思考、行动、关联五个方面特征的综合体现,包括患者自身的感知、经历、观察、满意程度、心理情绪和传播意愿等构成要素。患者体验是由医疗机构的文化理念、组织管理、学科建设、人才队伍、技术能力、诊疗结果、财务状况、服务水平、设施设备和后勤保障等共同客观塑造和综合集成。患者满意度是患者将就医过程的预期感受与实际就医过程中对医疗服务感受的对比,在内外部复杂环境和多种影响因素的作用下,对护理服务的主观感受和评价。而患者体验则是患者对护理服务全过程、全方位的感受和经历,包括医疗机构的护理文化理念、护理组织管理和护理人员自身的人文关怀、品行、专业知识与技能等综合集成。故围绕患者体验的人文护理,需健全现代医院管理制度,建制度、强保障、优服务、重管理。

二、患者体验国内外发展现状和趋势

(一)患者体验在国外的发展概况

国外学者对患者体验、测评工具、研究方法和结果应用等方面进行了深入的探索和研究。在测量工具应用的研究上,Abellah 等人于 1957 年发表了首个用于护理服务质量评估的患者满意度测量工具;Risser 于 1957 年研制了初级卫生保健诊所患者对护士和护理工作满意率的测评工具,此后,Hinshaw 和 Yellen 对测评工具的各项问题细节进行了完善和优化。Carey 等人于 1993 年研制了服务质量监测量表,Grogan 等人于 1985 年研制了通科诊所服务的患者满意度量表,Anderson 等人于 1995 年将 Parasuraman 等人最初研制的满意度测评量表引入医疗卫生服务领域。美国 Susan B.Frampton 提出了"患者体验"的理念,其研制的评价量表围绕患者就医的院前 - 院中 - 院外全流程各个细节,即从患者就医的亲身经历出发,通过对患者就医全过程各个细节的关注与追踪,找出医疗服务中的短板问题进行针对性的改进。借鉴经典理论和经典测量模型,越来越多的学者将患者体验测量运用到医疗管理工作中,麻省总医院急救部基于患者体验进行医疗服务的优化,有效提高了急救服务能力和急救资源利用率;美国德克萨斯大学西南医学中心将患者体验用于结肠成像检查等。目前国内学者引入较多且较典型的量表主要有欧洲 Picker 研究所基于住院患者开发的患者体验量表、美国的住院患者医疗服务评价体系、由法国 Fos Labarère 等开发的住院患者体验调查问卷、澳大利亚的患者满意监测量表等。

1. **美国和英国的患者体验实践运用发展现状**　在测评工具逐渐走向成熟规范及广泛适用的同时,患者体验测评结果已逐步成为用来考评卫生绩效水平的重要指标。

2001 年美国国家研究公司允许使用 Picker 研究所研发的患者体验调查工具包,并与该机构的测评工具进行整合,用于每年医疗保健和医疗救助中心对医疗付费与医院管理的工具。美国医疗服务中心和美国卫生保健研究与质量管理局合作开发的一系列患者体验测量工具包括患者对医疗服务体验的评价、住院患者医疗服务体验的评价、非卧床患者对医疗服务体验的评价、患者家庭保健体验评价。

20 世纪 40 年代,英国为了普及全民医疗服务,成立国家卫生服务体系。英国国家医疗服务体系 NHS(National Health Service)绩效评估三个维度包括临床治理(clinical governance)、绩效评估框架、国家服务框架。其中绩效评估框架为各类医院提供了最佳实践指导框架,对医院规划、服务提升和地方示标监测都有巨大价值。绩效评估框架分为 6 个绩效维度,患者体验即是其中之一,其余 5 个维度分别为健康促进、公平诊疗、服务效率、提供适当有效的医疗服务、医疗效果。英国国家医疗服务体系 NHS(National Health Service)患者体验调查根据调查对象不同,分为门诊患者、急诊患者、住院患者、产妇、精神健康服务、基层医疗服务和救护车服务调查等。问卷共包含 7 个维度,涉及信息与教育、服务协调性、身体舒适、情感支持、尊重、家庭或朋友参与、服务连续性等,该调查在英国卫生质量委员会监管下在英国全国范围内开展。

2. **其他各国患者体验实践运用发展现状**　20 世纪 90 年代后期,澳大利亚维多利亚州借鉴 Picker 研究所患者体验理念,开发了"患者满意监测量表",该量表的 6 个评价维度涵盖医院服务的可及性、尊重和尊严、住院时情况、信息和教育、参与决策以及出院和随访,并于 2000 年开始在澳大利亚维多利亚州所有公立医院投入使用。法国使用的住院患者体验调查问卷的 7 个评价维度包括医疗信息、护理质量、住院环境、出院管理、协调性、医生工作质量、在医院就诊是否便利等。挪威、瑞典等欧洲国家相继在 Picker 研究所的前期研究成果的基础上建立了患者体验医院绩效测量体系。可见,很多国家均已使用标准的患者体验评价工具进行医疗机构医疗卫生服务质量的评估,并基于患者体验结果进行绩效评价、医疗保险付费、医院质量管理、医疗卫生服务质量改进等运用。

(二)患者体验在国内的研究现状与趋势

20 世纪 90 年代中期,满意度评价通过跨国公司的广泛推广正式进入我国,但国内患者体验研究相对滞后,且基于患者体验的有关研究相对偏少。综合文献研究可知,现有很多高校、研究机构和医疗机构对患者体验开展了大量研究。例如:北京大学医学部研发了"住院患者体验和满意度"监测工具(PKU-VPSM);黄森等学者根据国际上较为成熟和通用的评价量表,开发了中国医院住院患者体验和满意监测量表(CHPESM);常煜博等学者则根据"患者经历与体验"理念,开发了包括"可及便利体验""服务态度体验""情感支持体验""环境后勤体验""技术质量体验""疾病交流体验""感知价值体验"7 个维度的住院患者体验量表(IPEQ);甘瑁琴等学者根据中国住院患者的文化特点以 Schmitt 战略体验模块为框架,从"感官体验""情感体验""思考体验""行动体验""关联体验"5 个维度开发出了新的评价表;谭玉兰、张云美等学者结合国内和国际上患者体验的多项研究,将患者就医体验分为心理体验(焦虑、不确定感、依赖)、疾病和诊治体验、医患沟通体验3个方面,并指出医务人员"重技术轻关怀""忽视和低估患者的信息诉求""有效沟通技巧不足"等问题是影响患者满意度常见的问题;谭华伟、陈菲等学者调研了重庆当地20家民营医院,从医疗护理服务质量的有形性、响应性、保证性、可靠性、移情性、经济性6个维度设计评价问卷,并对评价量表的信度、效度及影响因素进行了深入的讨论;王晓望基于深圳市级公立医院患者体验调研进行了门诊服务改进研究等。但是,这些研究在患者体验的测评结果应用方面落后于国外,基本不向社会公开,再加上缺乏标准统一且广泛使用的测评工具及权威的测评机构,监测结果的可靠性饱受质疑,同时跨部门的数据因无法对比分析而使得测量工具结果难以推广和应用。

伴随医学模式和改革发展需求的变化,患者就医被认为是一种特殊的消费行为,以患者需求为导向的服务理念已成为当今医院改革与发展的核心观念。通过不断的探索和认识,我国各项卫生医疗政策已逐步向"以患者为中心"靠拢。《医院评审评价准备指南》(2015年版)将社会评价作为四个评价维度之一,社会评价维度的核心是对"患者满意度"的测量和评价。住院或门诊患者在接受医疗服务的过程中所产生的体验和感知,一方面充分体现为"以患者为中心"的医院服务价值观,另一方面通过数据分析来发现医疗和护理服务过程中的质量问题,促进医院持续改进。《进一步改善医疗服务行动计划》(2018—2020年)坚持"以患者为中心",以创新举措切实增强人民群众的获得感;2019年国务院《关于加强三级公立医院绩效考核工作的意见》将满意度评价改善就医体验作为考核的四个维度之一,通过满意度评价衡量患者的获得感。目前,患者体验已逐渐替代患者满意度,成为评价医疗水平的重要指标。

目前,国内患者体验实践运用较为成熟,拥有丰富案例和数据支撑的是我国公立医院患者体验指数评价模型。该模型依据等级医院评审和国际医疗卫生机构认证联合委员会的医院评审标准,通过对患者就医流程中的关注点和影响因素的层层分解,梳理出2 150项可选指标。经过组织多轮次共计24 000余名业内专家和患者群体对可选指标进行打分评议后,遴选出影响患者就医体验最大及最重要的核心指标,设立指标权重判定模型,创建"满意度"加"内在质量指数"患者体验双螺旋计算模型,最终形成了以"患者就医过程的经历与体验"为主题的评估体系,并依据各项指标结合Likert 5分量表量身设定调查题目。

2013年,北京大学人民医院联合第三方独立测评机构,运用"公立医院患者体验指数评价模型"对中国28个省份562家医院的患者体验数据进行了连续五年的持续性标准化监测。这是中国首次对中国就医人群开展的标准化、大规模、持续性的居民就医体验现状调查。2017年9月,北京大学人民医院牵头成立"国家卫健委医患体验研究基地",探索运用大数据建立现代医院管理和公立医院绩效考核的新思路,标志着国内患者体验研究新的里程碑。2018年,该患体验研究基地牵头抽组核心人员,成立医患体验专项研究团队,融合医学、药学、护理学、管理学、社会学、心理学、伦理学、统计学、信息学等多学科专业优势,建立医患体验标准化第三方测评流程(SOP)体系并通过ISO9001认证;同时提出了医疗机构患者体验第三方独立评价的数据采集的要求、统计分析的要求及结果应用的建议,建立了《医疗机构患者满意度第三方评价要求》标准。同时在患者体验模型中融入大数据、云计算和人工智能等前沿领域技术,实现医疗机构服务品质全息画像构建与精准问题查找,并将此患者体验数据用于等级医院评审、患者满意度调查、医疗机构内部绩效考核、医疗机构患者就医体验和患者满意度提升改进等工作。

三、患者体验与人文护理的关系

(一) 南丁格尔精神是人文护理理念与实践的基石

弗罗伦斯·南丁格尔开创了现代护理事业。南丁格尔之所以伟大,是因为她终身身体力行,致力于护理事业临床实践,在于她选择教育途径让护理专业薪火相传,更在于她的精神是贯穿人文护理理念和实践的基石。身为现代护理学的奠基人,南丁格尔认为护理是医学和艺术两者的融合,它包括照顾患者的身体、精神及智力。她要求护理要做到"用爱心、耐心、细心、责任心对待每一位患者"。即护理要把患者当作一个整体,为了保持或恢复健康,围绕环境、关怀、心理、治疗、信任、专业等全方面地对患者加以照护,并指导患者满足自身的需要,使患者处于舒适的状态。这是南丁格尔精神,是每一位南丁格尔人至高的信仰。

(二) 患者体验与是南丁格尔人文精神在新时代的传承

人文护理的核心理念是由具备人文素质的护士为护理对象提供全生命周期、全维度的高质量护理实践活动,旨在提高护理对象的生命质量和生活质量,促进护患关系和谐。南丁格尔赋予护理的人文理念和实践意义,是护理的"以人为本"。从南丁格尔开创现代护理开始,随着体验经济时代的到来,通过检索大量文献发现越来越多的医疗机构管理者、研究者和医务工作人员开始重视"患者体验"的研究及实践运用。护理质量也早已从"零缺陷"的护理质量管理延伸到使患者满意的质量管理,强调评价内容不仅是护理技术、护理流程,而是要拓展到能反映患者护理结果、心理指导、健康宣教、环境舒适等内容中,并且要紧跟时代发展需求,综合考虑不同护理团队的差异性、不同患者就医需求等因素,有针对性地进行评价内容的适当优化迭代,满足护理服务的高质量、低成本要求。这正是南丁格尔精神在历史更迭中的传承和发扬。

四、基于人文护理视角的护理管理研究

在临床护理服务中,由于患者与护理管理者之间对疾病、需求、期望和感知的不同,患者眼中的护理服务与护理管理者认知的护理服务有着较大差异,即视角偏差。视角偏差是心理学与经济学的融合产物,视角偏差往往受不同主体及客观因素的制约。传统的护理是建立在"理性人"的基础上,基于专业、理论、理性为患者提供治疗、康复等专业服务。患者作为接受临床护理服务的关键对象,是临床护理服务的核心体验者,护士作为临床护理服务的提供者,是临床护理服务的专业技术支持者。随着医学模式的转变,临床护理管理者越来越重视患者的感知和体验,旨在基于患者的角度,获取患者对临床护理服务的体验感知数据,了解患者的需求,从患者的视角获取患者偏好,进而得到患者的关注点、患者的实际体验感知以及了解患者的期望,以此作为护理管理和护理品质提升的重要依据和参考,更有利于满足患者的需求,提升患者的满意度。

第二节　护患体验评价方法研究

患者体验评价以患者为评价主体,根据患者对医疗机构的患者预期、诊疗质量、服务过程、权益与安全保障、医院环境、感知价值、患者满意度、患者忠诚度等主要因素,通过建立科

学模型计算获得的反映医疗机构综合服务能力和质量的数值。患者体验评价是由患者和关联方主观承载和评价体验,客观反映医院内在品质,有效衡量患者在医院体验到的整体质量负载(RATER 指数),帮助医院精准查找管理中的短板和缺陷,提升管理质量、效能和效益。

国际一些著名的医疗机构通过开展患者体验评价,帮助指导人文护理工作的质量管理和改进并取得了显著的效果。日本东京大学附属医院成立了护患体验管理部门,医院根据体验反馈对护理服务环节进行改进。美国约翰·霍普金斯大学附属医院根据患者及家属对护理服务的体验意见,加强了护理服务的管理决策支持。梅奥诊所、克利夫兰诊所对患者体验进行大数据分析,并将分析结果应用到护理质量的持续改进中。本节主要结合团队的理论研究和实践经验,重点讨论患者体验评价与人文护理的关系,在医疗机构中开展基于患者体验评价的护患体验管理的必要性。

一、开展基于患者体验评价的护患体验管理的必要性

根据国内外相关政策、标准、学术研究结果以及前期研究发现,患者体验评价是了解患者满意度和评价护理服务质量的必要方法,包括就医环境、等待时间、服务态度、护理技术、护理效果等诸多环节,是现行采集和反映患者体验和服务评价的唯一客观数据来源。

借助国际上成熟的理论和实践运用,近年来我国患者满意度评价的应用越来越广泛。《医院等级评审评价准备指南》中将医患体验和满意度评价作为四个重要的核心评价维度;《进一步改善医疗服务行动计划(2018—2020 年)》提出用"互联网 +"和大数据等手段建立患者满意度管理制度;国务院《关于加强三级公立医院绩效考核工作的意见》指出,将满意度评价改善就医体验作为考核四个维度之一,并与干部选拔、薪酬绩效挂钩;《"健康中国2030" 规划纲要》强调要不断增强患者就医的获得感,加强医疗服务过程的人文关怀,构建和谐医患关系。患者满意度评价可以为护理质量的改进提供重要的数据支撑;人性化护理对提高手术室患者的护理服务满意度有较大的临床推广实践的价值。临床实践证明,患者满意度评价对护理安全、护理质量、服务现状有很好的改善作用,能够帮助护理团队提升服务理念、健全管理体制、提高服务质量、改善护患关系,患者满意度评价也是监管护理服务团队建设和发展的有效工具。患者体验评价数据的价值,并运用不同的方法对患者体验评价数据实施了采集和应用,在护理服务领域建立一套完备的患者体验评价理论体系、方法和技术支撑。

二、护患体验管理核心理论研究

在开展医疗机构患者体验研究时,分别从护士和患者之间的体验度量差异;护士和患者的视角偏差;基于患者体验的护理服务、管理、持续改进等各个方面,挖掘基于患者就医视角的全流程、全周期体验感知要点,提炼出基于患者体验的核心理论,为护患体验管理研究奠定了坚实的基础。

1. 护患体验度量理论　患者体验是一种兼具质性思考与量化分析的新型数据概念,是囊括所有护理直接参与者与间接参与者的全部理性判断与感性思考的系统性数据集,研究者以患者体验指数(patient experience index)来表示,即以患者为评价主体,根据患者对护理服务的预期、服务质量、服务过程、权益与安全保障、医院环境、感知价值、患者满意度、患者

忠诚度等因素,建立模型来计算获得的反映护理综合服务能力和质量的指数。

护患体验度量的内容与患者及其行为或态度有关,个体差异性和适应性也有很大不同,为此需要找到一个科学的方法,以便对护患体验进行智能度量和持续利用(图18-1)。

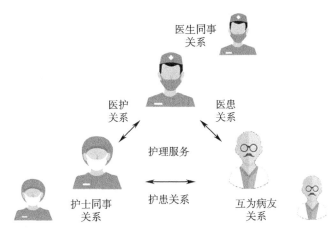

图18-1　患者体验度量

2. 护患视角偏差理论　有学者曾做过相关调研,让护理管理者和患者分别将护理服务中涉及的关键词按照自己心目中的重要性排序。结果显示,绝大多数护理管理者的排序依次为:学科、人才、科研、安全、质量、培训等;而患者则认为重要性依次为:疗效、服务、价格、质量、环境、膳食等。护理管理者与患者对护理质量的认知存在较大差异。例如,护理管理者眼中的护理质量是围绕静脉穿刺操作全流程的感染控制、查对、操作流程等内容,而患者认为的护理质量或许仅仅是穿刺的疼痛感、穿刺的成功率、此次药物使用的注意事项等。因此,二者的认识差异会诱发护理服务品质、工作流程、医院品牌、执行效能、决策导向等方面出现潜在问题,并将护理服务导入盲区(图18-2)。为此,护士要基于患者视角获取患者对临床护理服务的体验感知数据,提升护理管理品质。

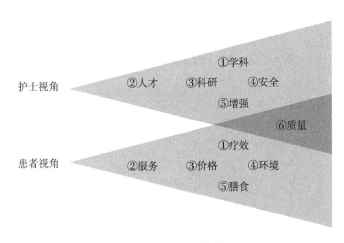

图18-2　视角偏差

3. **改进效能互换理论**　在患者体验的实践运用中,有学者发现护理管理者的管理和患者的管理是截然不同的,两者无法达成思想上的有效统一。让护理管理者迷惑不解的是,在护理管理者眼中某些较为优秀的环节,在患者的评价中接受度不高;某些护理管理者不关注的点,患者评价反而较好。护理管理者和患者之间的思维差异,导致护理管理者往往耗费大量人力、物力、财力,亦不容易提升患者体验感知。结合前期千余家医疗机构护患体验数据的研究结果显示,只有围绕患者体验评价,利用患者体验评价数据观察现象挖掘本质,建立起护理工作管理者的管理和患者的管理间的信息沟通和传递的桥梁,才能实现最优管理效能,建立完整的 PDCA 循环,实现"以患者为中心"的护理管理(图 18-3)。

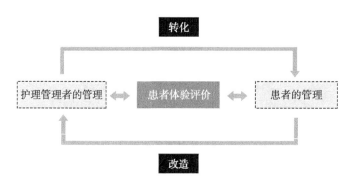

图 18-3　改进效能互换

4. **护患体验聚合理论**　在早期的患者满意度或患者体验实践活动中,患者体验数据结果分析维度较单一,仅有简单满意率的计算来评价患者对某个方面的满意程度。如今患者体验指数评价模型的建立、推广和广泛运用,研究者可以采用结构方程模型的指数计算方式进行患者体验评价。但是患者满意度代表的是患者将自身期望与实际就医感受对比,在内外部多重因素的协同作用下,对获得的护理服务的主观感受和评价。而患者体验指数是通过建立模型计算获得的反映护理综合服务能力和质量的指数,能真实地反映患者对护理服务质量的感知和评价。故患者体验的管理,不是简单的患者满意度的管理或者单纯的患者体验指数的管理,而是分别从患者满意度和患者体验指数结果两个维度进行分析和管理。如果将护理品质的管理比喻为一把大的雨伞,那么患者满意度和患者体验指数结果就是支持护理品质管理这把大伞的伞骨,而患者体验管理则是支撑这把大伞的伞柄,二者协同作用,护理服务品质才能在改善患者体验中得到全面提升(图 18-4)。

5. **护患体验矩形理论**

横轴(X):患者感知象限

纵轴(Y):患者期望象限

矩形周长(C):单一患者特性($C=2X+2Y$)

矩形面积(S):患者满意程度($S=X \times Y$)

有学者认为,患者体验可以用二维坐标系进行分析,针对同一患者,规定患者特性为固定数值,即矩形周长 C 恒定不变。在该条件下,当患者感知无限接近于患者期望时,才能达到患者满意程度的最大值,即当 X 与 Y 无限相等时,矩形面积 S 无限接近于最大值。由此可得出,当患者感知无限接近于患者期望时,才会达到患者体验管理的最大效能。

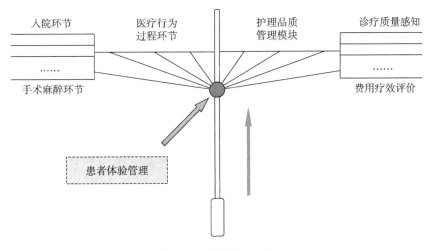

图 18-4　护患体验聚合

当 X 与 Y 无限融合时,矩形无限接近于正方形,患者满意度达到最大值 S_{max}(图 18-5)。

6. 优先改进选择理论　优先改进选择理论将护理品质管理模块自动智能设定区分坐标,划分出四个主要象限:优先改进区域、其次改进区域、维持优势区域和现有优势区域(图 18-6)。

优先改进区域的各因素是患者在就医期间较为关注的,同时是患者满意度评价较低的。护理工作管理者将重点关注这一区域的各个因素并进行持续的改进,以提升患者对护理服务的满意度。

其次改进区域中的各因素所获得的患者满意度评价较低,这些因素属于次要因素。因此,在临床护理服务资源客观受限的情况下,这些因素并非当下亟待改善的因素。

现有优势区域和维持优势区域是获得的患者满意度评价较高的因素,代表了患者对相关方面护理工作的认可,护理工作管理者应总结经验并加以保持。

在实践运用活动中,护理管理者通常运用优先改进选择理论进行患者体验感知的问题查找和品质提升,能帮助护理团队有效提高患者的体验感知。

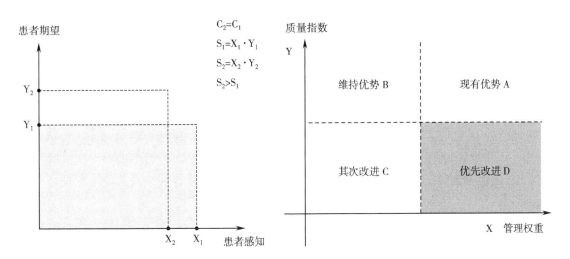

图 18-5　护患体验矩形　　　　　　　　　图 18-6　优先改进选择

三、护患体验评价的组织实施

基于患者体验数据的人文护理需要在实践中不断完善。下文将结合我国护理政策发展、临床实践、患者需求等实际情况进行评价范畴及对象、评价要点、采集方法、评价流程的介绍。

（一）评价范畴

《健康中国行动（2019—2030 年）》提出为人民提供全方位全周期的健康服务，基于患者体验的护理服务评价，评价的范畴包括医疗机构的护理服务、社区护理、家庭护理。医疗机构指依法设立的卫生机构，包括但不限于各类医院、卫生院、疗养院、专科疾病防治所、卫生保健所、门诊部、诊所、急救中心、临床检验中心、体检中心等。故在健康全方位全周期的范畴中基于患者体验的护理服务皆属于评价范畴。

（二）评价对象

护理服务的接受对象包括需要治疗的患者、预防疾病的人、保持或恢复健康的人，以及相关人员的家属，这些均是患者体验评价的对象。在患者体验评价中，为排除人为等因素的干扰，保证数据的真实性、可靠性，尽量采用评价对象自主答题的形式进行数据采集。除非有例外情形，原则上患者体验的评价对象不包括：①意识不清晰的精神病患者；②昏迷患者；③低于 18 岁的未成年人；④情绪不稳定的对象。

（三）评价要点

满意度调查引进国内后，根据不同时期的患者就医需求、调查目的、调查数据的应用实践等不同类型、不同发展阶段的需求，满意度调研从"服务落实度调查""感知质量调查""满意度指数模型调查"到数据挖掘深度的历史演变，经历了调研的 10 次迭代。

目前国内患者体验评价要点，依据国内外权威医院建设标准要求，等级医院评审标准、《护士守则》及《临床护理实践指南（2011 版）》、优质护理服务等政策要求；参考《医疗机构患者满意度第三方评价规范》等相关标准；结合国内外患者体验研究成果，围绕护理服务质量、患者安全、隐私保护、服务效率、服务态度等多方面核心评价要点，设置评价指标体系，建立适合国内实际情况的结构方程模型，运用人工智能算法深入挖掘患者体验数据，结合基于患者体验的多源异构和多维结构数据进行患者体验感知的知识图谱（knowledge graph）建立、患者体验及护理服务质量全息画像。知识图谱是显示知识发展进程与结构关系的一系列各种不同的图形表现形式，运用可视化技术描述知识资源及其载体，显示患者体验知识及护理服务过程等内外部或内部之间的相互联系，可用于护理服务的患者体验持续改进。

（四）采集方法

为了满足不同场景下患者体验数据的采集，国家卫健委医患体验研究基地已总结当下八类较为常见的数据采集方式，并根据不同需求和场景进行采集方式的选择，主要包括：

1. **智能采集终端**　即由培训考核合格的专业调查人员手持智能采集终端到现场完成数据采集工作。

2. **短信推送**　即通过短信推送系统平台，将患者体验评价问卷链接以短信的方式推送至患者手机。

3. **微信推送**　通过微信公众号，将患者体验评价问卷链接推送至患者微信。

4. **二维码采集**　通过在现场张贴数据采集二维码,引导测评对象扫描二维码进行相应测评,完成数据采集工作。

5. **网站测评**　测评对象登录医院官网,填写问卷完成数据采集工作。

6. **公众号测评**　测评对象进入医院公众号,填写问卷完成数据采集工作。

7. **电话测评**　患者就医后通过人工电话坐席或人工智能语音坐席给患者打电话的方式完成数据采集工作。

8. **自助终端**　患者就医后通过医院挂号、缴费等自助终端设备完成满意度调查数据采集工作。

（五）评价流程

护患体验数据是站在患者的角度,始终以人文护理核心理念为基础,结合人工智能技术,通过患者自助作答、云平台实时封闭数据上传,排除人为干扰产生的非抽样数据误差;并通过科学的技术手段进行数据质控,包括人脸识别、身份认证、图像识别、轨迹跟踪、现场清洗、逻辑验证等手段,保证所有入库的数据均是有价值数据,结合区块链技术确保数据客观真实和不可篡改,运用智能算法进行护理服务品质全息画像、诚信全维评估、质量行为监管、风险预警防控和决策效能提升等,为护理服务管理提供智能决策辅助及决策效能提升。

第三节　患者体验在人文护理质量管理中的实践

国家公立医院高质量发展要求服务要人文化,管理要精细化,而质量的精细化管理是人文护理工作的核心目标之一。以何种方法来评价质量是护理管理者长期探索的课题。20世纪70年代的美国卫生保健组织鉴定联合委员会提出了质量控制的管理理念。该理念强调规范统一的运作标准,但同时也忽略了照顾患者的感受。90年代中期,护理质量管理领域推出了持续质量改进的理念,强调应围绕患者临床护理的全周期、全方位的质量和感受,最终目的在于增强患者的就医体验,同时提升护士执业感受。如梅奥诊所等国际顶级医疗机构不但利用患者体验相关数据帮助医院对人文护理质量进行评价和质量持续改进,更前瞻性地关注到护士执业感受对患者体验和护理质量的影响,并强化了护士对护患关系的认知。可见,患者体验可以帮助医院站在患者的角度对人文护理质量进行补充评价,而护士执业感受则是人文护理质量稳定的基础。本节结合国家卫健委医患体验研究基地研究团队的研究总结和理论实践,从评价对象、评价方法和评价效果三方面,介绍患者体验在人文护理质量评价、质量持续改进效果评价和护士执业感受评价等方面的实践。

一、患者体验在人文护理质量评价中的实践

患者体验在评价人文护理质量方面有显著作用。Boulding 研究发现患者体验指标更能反映护理质量的不同维度,收集、分析及加强患者体验,甚至比遵守临床指南能带来更好的结果。Ann Kutney Lee 等人根据医疗保健提供者的医院消费者评估和系统调查平台 HCAHPS（Hospital Consumer Assessment of Healthcare Providers and Systems Survey, HCAHPS）的数据,对 430 所医院的护理与患者体验的研究发现,患者对护理工作的评价有助于改善护理质量和患者结局。用患者体验调查结果来反映护理质量是管理的有效方法。

（一）评价对象及内容

基于患者体验评价人文护理质量的对象是患者，内容包括基础护理、健康宣教、病房环境、护理礼仪、护理安全等。北京大学人民医院的学者基于住院患者体验的护理服务质量评价进行了深入的研究，对800余人进行了调查分析，弥补了该医院常规人文护理质量管理的缺失。

（二）调查方法

1. 样本数量　根据调查科室数量、床位数量、住院患者数量等情况确定采样样本数量。

2. 调查问卷　调查问卷包括基础护理、病房管理、护理礼仪、健康教育和患者安全5个维度共14个标准点，分别有患者着装、床单位整洁、定时翻身、门禁管理、杂物管理、护士着装、护士仪表、护士在岗、健康教育实施与记录、患者知情同意、宣教项目完善、感染预防、跌倒防范、身份识别等。每个标准点赋予5~10分，问卷总计100分。

3. 调查形式　由质量督查人员利用纸质调查表或数据采集终端，根据样本量要求现场随机抽查住院患者。

（三）评价效果

依据人文护理学的内涵，随着人文护理的深入开展，上述调查问卷的维度和标准细则还将不断补充完善。采用"患者体验分析系统"中的分数计算数学模型，对采集数据进行汇总分析，分数计算数学模型符合统计学相关要求。运用大数据人工智能技术辅助护理质量管理，实现从督查工作计划、安排、现场督查、统计分析、反馈和持续改进监测全流程的闭环管理。利用人工智能分析及时编写督查报告，反馈给相关人员，即时查找重点问题，大大提升了护理质量管理效能。

二、患者体验在人文护理质量持续改进中的实践

国内外学者已利用患者体验帮助护理管理者持续改进人文护理的质量。患者是人文护理实践的核心对象，在护理前调查患者的需求发现，患者常对护理工作抱有较高的期望，容易使护理质量持续改进无从下手。反之，若在护理活动后收集患者体验，则更易为护理质量持续改进提供具有参考价值的信息。Rantz等建立了护理质量改进评估工具，主要涵盖了护理服务氛围、病房环境、家庭成员沟通、护士特征等内容。Pemberton等学者在此基础上根据患者体验构建护理服务改进模式，并提升了患者的护理体验。

（一）评价对象和内容

在护理服务持续改进的实践过程中，住院患者及家属是评价的对象。以对护理服务接触面广、可测评性强的患者为主要研究对象，评价内容包括基础护理、护理操作、疼痛管理、服务效率、服务态度、诊疗沟通、隐私保护、权益保护、人文关怀、用药指导、病区环境和生活设施11项。

（二）调查方法

1. 样本数量　根据调查科室数量、床位数量、住院患者数量等情况确定采样样本数量。

2. 调查问卷　针对护士巡视病房、饮食及心理健康指导、操作技术水平、用药指导、隐私保护、服务态度、工作纪律、服务及时性等内容设置十一项测评指标。指标建立后，组织各领域专家，运用Delphi法对患者在接受护理服务过程中的关注点及影响因素进行层层分解，并赋予不同的选项内容。

3. **调查形式**　利用移动终端,由医院护理部派出经过培训的人员深入临床各科室按计划样本量随机调查住院患者。征得患者或家属同意之后,根据事先设定好的甄别内容选定符合测评条件的测评对象,将专用移动测评终端交给患者或家属进行不记名的自助式点选作答,正式作答之前移动终端会弹出书面知情同意告知信再次征求患者意愿,或由患者自己扫描调查二维码后单独作答。作答过程中,调查人员只能解释或说明相关调查指标,不能给予答案提示,全程不记名作答。调查结果自动存储并上传至云平台。

(三) 评价效果

将患者体验元素加入人文护理质量持续改进工作,不但能提高患者的满意率、忠诚度和认同度,通过借助大数据技术手段,还能为管理者提供更全面的质量画像、改进辅助决策、患者偏好、历史趋势等信息,通过对基础护理、患者安全、知识宣教、整体护理等多维度和院-科-护理组等多层级的分析,查找护理服务中的问题短板并进行持续跟踪。

三、护士执业感受在人文护理提升患者体验中的实践

护士具有良好的人文知识与态度、人文关怀能力与方法、人文精神和品行、护理专业知识与技能等是人文护理的坚实基础。护士对护患关系的认知、自我定位以及思想情绪波动可能影响人文护理质量。我国病患人口基数庞大、护理资源不足,护士常处于高劳动强度的工作状态中。护士超时高压的工作造成其体力和精神上的疲劳,不仅影响护士的工作体验,降低职业归属感并由此催生倦怠和不满意情绪,还可能导致护士萌发离职思想。提升护士的职业感受不但能降低离职率,还有助于提升患者体验及护理质量。当护士感到被尊重时,患者和护士的总体满意度也很可能有所提高,护理质量较历史记录呈现上升趋势。

(一) 评价对象和内容

护士执业感受的评价对象主要以本院护士群体为主,内容包括压力感知、发展前景、就业选择、专业培训、能力发挥、人力配备、薪酬福利等22项。

(二) 调查方法

1. **样本数量**　根据督查科室和护士人员数量,由人工智能抽样模型确定样本数量。

2. **调查问卷**　包括社会人口学信息(包括但不限于评价对象的性别、年龄、收入情况、来院理由、费用支付类别等)。正式评价问卷包括22项指标:压力感知、人力配备、薪酬福利、硬件支撑、卫生环境、学科建设、职业安全、感控管理、纠纷处置、人际关系、岗位设置、部门协作、人员流失、专业培训、晋升机制、职业发展、职业认同、发展前景、能力发挥、工作成就、流程管理等。每项评价指标根据李克特5分量表("Likert 5分量表")设定很满意、满意、一般、不满意、很不满意5个等级(从5分到1分不等)。

3. **调查形式**　以护士独立回答纸质或电子问卷的自评形式为主。

(三) 评价效果

护士的离职流失让全球所有医院感到头痛,通过分析护士自我效能感、协作能力、工作满意度和工作投入对医院护士离职倾向的影响进而掌握护士离职的真实动机和原因是解决护士离职流失的有效方法。通过问卷定期收集和评价护士执业感受,能及时反应护士的工作状态,及早发现护士离职倾向,能帮助管理者及时干预和管理,使护士离职对人文护理质量的影响减少到最小。

患者体验在人文护理质量管理中的实践,分别从患者体验对护理质量和持续改进效果

的评价以及护士执业感受评价等方面,补充了人文护理质量管理的内涵。无论在国际还是国内,已经有众多医疗机构或学者认可患者体验对人文护理质量管理的积极作用。在我国医院高质量发展的大背景下,运用基于患者体验的新理念、新方法、新技术,能进一步完善人文护理质量评价体系,实现精细化管理,增强人民群众健康获得感。

(周峰　王政　冉旭　刘洋　钟鸣)

第十九章

人文护理管理

现代管理学理论的发展,经历了以泰勒为代表的"科学管理"(即刚性管理)到以梅奥为代表的行为科学"人际关系理论"、马斯洛的"需要层次理论",再到多种管理学派并存的"人性化管理"(即柔性管理思想)的演进,越来越显示出对人的精神因素和精神资源开发的关注和重视。正如美国管理大师彼得·德鲁克所言:管理将逐渐成为一种需要重新肯定"人性"、使"人性"发挥作用,以及为此而采取相应措施的学问和实践的活动。

护理管理理论和实践的发展,随着社会发展与管理学、护理学的自身理论和方法的发展而变革创新。本章将从人文护理学的视角重点讨论人文护理管理的概念、目标与内涵,护理领导者的人文素养,护理团队文化建设与管理,护理人际冲突管理艺术,人文护理质量管理,护理志愿者服务,探索在现有护理管理基础上人文护理管理理念和实践模式的融合创新。

第一节　人文护理管理与护理领导者

人文护理学的形成发展,伴随着从人文护理学的基本理念、内涵在护理学的各个实践领域的探索、应用和研究的兴起,将促进现代护理学理论和实践模式的创新和繁荣。在现代护理管理概念的框架下,如何构建人文护理管理的概念、目标、内涵和护理领导者必须修炼的人文素养,是现代护理管理学的重要内容。护理领导者在人文护理管理活动中发挥着重要作用,提高护理领导者的人文素养是做好人文护理管理的必备条件,将直接影响甚至决定着人文护理能否真正落实并满足民众健康的需求。

一、护理管理的概念

我国护理管理理论、方法的形成和发展受西方护理界的影响较大。随着现代管理学与管理思想的创新和护理学自身的发展,护理管理理论、理念和实践方法不断冲破传统的经验管理而变革创新。护理管理是为了提高人们的健康水平,系统地利用护士的潜在能力和有关人员、设备、环境与社会活动的作用过程。潘绍山等学者认为:医院护理管理是指研究医院护理工作的特点,找出其规律性,对护理工作的诸要素(如人员、技术、设备、信息等)进行科学的计划、组织、控制、协调,实现系统最优化,为患者提供最优护理。护理管理主要包括护理行政、业务、教育与科研管理等。

二、人文护理管理概述

（一）人文护理管理的概念目标与内涵

人文护理管理(humanistic nursing management)是指将人文学科、人文精神、人文关怀融入护理管理理论和实践中,探求在护理行政、业务、教育、科研等方面的管理理念与方法,以获得最大管理效果和效能,促进护理事业和谐全面发展的护理管理活动。其核心是以人为本。

1. 人文护理管理的目标　是指在良好的科学管理和医院历史文化建设的基础上,建设具有良好的护理人文精神、护理人文关怀能力和护理专业技术胜任能力的高素质护理队伍,为护理对象提供人性化的优质护理服务,全面提升护理质量,促进护理事业健康全面发展。为护理对象和护理人员创建良好的人文环境,让护士体面而有尊严地工作,有安全感、获得感和幸福感;构建和谐、愉悦、多赢的护理人际关系。

2. 人文护理管理的内涵　人文护理管理的主体是护理管理者,客体是管理对象,主要是护士和患者。人文护理管理的内涵强调"以人为本",在护理各个实践领域的人本管理、价值观管理、情感管理、人格管理等。护理管理思想既要体现"以患者为中心",又要体现"以护理人员为中心"。护士与患者是人文护理管理的客体,也是护理管理的核心。人文护理管理提倡尊重人、理解人、关心人、帮助人,注重情感投入、文化熏陶、精神感化,培育护理人员的同理心、责任情感、事业情感和职业精神。

（二）人文护理管理的基本要求

护理领导者在掌握当代管理科学理论和方法的基础上,要做到以下几个方面:①坚持维护人的生命尊严和人格尊严;②自觉培育理性、情感、人格魅力等职业素质;③重视与护理人员的沟通,引导护理人员对共同价值观、组织文化的认知、理解与内化;④遵循人的心理和行为规律,注重情感入心的管理;⑤重视培养护理人员的自我管理及学习能力,关心其职业生涯发展;⑥充分发挥启发性、引导性或支持性管理方法、技术与工具在管理活动中的作用;⑦不主张对人的行为强制控制。此外,护理管理者要采用情感投入、关心体贴、心理沟通、激励尊重、人性感化等不同形式的管理方法,与护理人员产生内心情感的共鸣,让护理人员从被动接受"要我做"转变为主动选择"我要做",认同共同的价值观,形成组织或团队的整体合力,从而提升管理效率和效能,实现共同的管理目标。

三、护理领导者的人文素养

(一) 护理领导者

领导者是一种社会角色,特指从事领导活动的行为主体。领导者可以是上级任命的,也可以是自发产生的。领导者不一定都是管理者,但是大部分的管理者同时又是领导者,最理想的情况是所有领导者都是管理者。

护理领导者是指在护理组织中担任领导职能,肩负领导责任,带领护士以更有效的方式、方法实现护理管理目标的个人。在医院三级护理管理体制中,护理部主任、科护士长、护士长都是护理领导者。

(二) 护理领导者应具备的人文素养

做好现代医院的人文护理管理实践,仅仅依靠传统的经验管理,依靠职位或者法定权力等事务型领导方式已远远不能适应要求,需要领导者在掌握良好的现代管理科学的理论、技术、方法的基础上,有良好的人文素养和管理艺术。护理人员渴望优秀的导师型、感召型的护理副院长、护理部主任和护士长。护理领导者应该努力培育和修炼必需的人文素养,能胜任现代医院护理管理、自身职业生涯和人文护理管理实践发展所提出的新要求。护理领导者需要修炼的人文素养包括以下几个方面:

1. 遵循伦理,恪守护理领导者的道德资本　道德资本(morality capital)是西班牙学者西松提出来的。他在《领导者的道德资本——为什么美德如此重要》一书中质疑了管理学中流行的"经济人"假设,并从"人格与道德"的角度来解释道德资本的含义,即人的行动是道德资本的基础货币,习惯是道德资本的复利,性格是道德资本的投资股,无论个人或组织要取得成功均是如此。道德资本可以被定义为卓越优秀的品格或者是拥有各种美德。与知识和金钱相比,道德资本将人作为一个整体进行全面完善,如"诚信",即一种让人值得依靠和信赖的人格上的健全性和稳定性的品质。道德资本不会使人必然取得成功,但却可以使人变得更加优秀。

护理领导者的职业道德是决定护理管理成功与否的重要因素,是实施人文护理管理实践的重要基础。南丁格尔是最早关注护理道德的领导者之一,她曾指出护理管理者的道德准则是诚实、公平、中立,尊重员工的需求,并对员工的特征有广泛的认识。当代护理管理领导者除了要有良好的社会公德、职业道德、家庭美德、个人品德修养外,更要注重在管理活动的实践中遵循管理道德的基本内涵,即:坚持集体至上,谦虚谨慎;忠诚正直,以身作则;大公无私,廉洁自律;公平正义,赏罚分明;敢负责任,敢担风险;积极进取,追求卓越等。据此,护理领导者要不断地以德修身,以德兴护,以良好的道德影响力在护理人员的心目中树立起自己的道德形象,形成护理领导者的道德权威影响力,以创造一种基于道德领导、道德表现、道德勇敢和勇于伦理决策的人文氛围和执业环境,形成推动各项护理管理活动可持续发展的不竭动力。

2. 责任担当,铸造护理领导者的感召力　责任感是指护理领导者在管理行为中,始终有自觉做好份内应做好的工作的想法和意愿。敢于担当是领导者责任心的延伸,是一种对行为及其后果的问责。敢于担当是一种勇气、气概或感召力。感召力是一个领导者必备的能力和特质,是感动他人和号召他人的能力。领导者应有能力吸引下属的追随,并让他们在工作中感到成长,获得收获,觉得开心。感召力主要包括坚定的政治信仰和崇高的人生目标,如护理领导者立志在护理岗位成才,终身追求护理事业与家庭幸福和谐发展的理想;具有良好的人格、品德情操和高度的自信;具有代表一个群体、组织、价值观的管理道德修养;有宽阔的胸怀、格局和丰富的阅历;不满足于现状,乐于挑战,对所从事的事业充满激情。

责任与机会总是紧密相连,"成功"的"机会"总是藏在"责任"的深处,敢于担当就等于抓住了机会。护理领导者面对下属员工在工作中出现的问题,不寻找借口,不相互推诿责任,而是敢于承担自己的领导者责任和管理者责任,采取综合措施有理有节圆满地解决。这种勇于承担责任的气概,不仅使下属员工有安全感,而且更能得到下属员工的爱戴和信任,激发他们心甘情愿追随领导者积极工作的热情。

3. 公平正义,铸造护理领导者的权威力　公平正义是做好领导工作的必备条件,是价值观、原则和制度三者的辩证统一。公平正义是价值观,是人们关于自身权益公平正义的思想认识和价值诉求;公平正义是原则,是必须坚持社会价值平等享有的原则,包括权利平等原则、机会平等原则、规则平等原则;公平正义是制度的正义,制度也是社会公平正义的重要保证。护理领导者担负着计划、组织、指导及评价等管理职能,而护理人员家庭、资历、性格、专业水平等千差万别,管理者需要把公平正义作为管理的核心价值追求,创建权利平等、机会平等、规则平等的管理模式,客观公正地对待护理人员。护理管理者既要认真履行自己的"领导"与"管理"的使命,敢于坚持原则,办事果断;又要真心实意地尊重了解下属,有一颗推己及人之心,能够站在下属的立场看问题,理解下属的心理活动和行为,保护其隐私,帮助其解决实际问题。这样才能让护理人员产生公平感,感受到领导者值得信赖和依靠。具备这样人文管理思想和实践能力的护理领导者才可以带出一个高效率、高凝聚力的团队。

4. 忠诚善良,培养护理领导者的亲和力　亲和力是指人与人之间相处所表现出的亲近行为的水平和能力,是亲切和易于被别人接受的一种力量。一位优秀的现代护理领导者,除了具备筹划和决策能力、组织协调能力、人际交往能力、灵活应变能力、改革创新能力外,还必须具备亲和力,即一种亲近、关爱他人的能力。优秀的护理领导者应该总是充满激情和热情,保持忠诚善良的心,处处体现出"对工作的关心"和"对下属的关爱"。有学者提出未来领导者需要具备三种"商":智商(IQ)、情商(EQ)、爱商(LQ)。智商高的人不容易失败,情商高的人机会很多,但只有"爱商"高的人才会受人尊重。

护理领导者应主动培养亲和力,修炼忠诚、善良、谦和的心态,做有自然亲和力的人,容易与人相处,善于减少对团队成员的压力。当护理人员遇到人际冲突或难以处理的问题时,护理领导者要保持友善的态度和言行,让护理人员从内心感受到领导可亲、可信、可敬,有良好的安全感、归属感以及亲切感,从而产生向心力和信心,愿意跟随领导者一起行动。

美国成功心理学专家拿破仑·希尔博士有句名言:"真正的领导能力来自让人钦佩的人格"。领导者的人格魅力影响着其管理能力,同时这种亲和力必须努力体现在管理行为和实践中,让护理人员处处感受到恰如其分的亲近感、温馨感、真实感,进而产生向心力、凝聚力和感召力。亲和力是最有向心力、凝聚力、感召力和人格魅力的一种管理能力,它会给团队带来无穷的动力,使团队成员心甘情愿自动自发地追随领导者,为实现既定目标努力奋斗。护理团队和科室护理单元充满这种和谐融洽的人文氛围和人际关系,就会给护理人员有"护士之家"的良好感知,使团队成员在一个舒心的人文环境中得到健康、和谐、持续的发展。

5. 作风踏实,提升护理领导者的执行力　护理领导者的工作作风踏实严谨、雷厉风行、讲规矩、守纪律、重规范,在护理技术操作管理中精益求精,这就是良好执行力的前提。执行力是组织实施完成任务的能力,执行力的衡量标准是按质、按量、按时、圆满完成工作任务,好的执行力就是完成目标任务的实际程度高。执行力的变现系数取决于管理者的个人意愿和团队的传递效率,没有执行力,就没有竞争力。护理领导者要以身作则,注重自我执行力的修炼,并把这些体现到护理管理的每一个环节和每一道流程中。

良好执行力的最主要来源是一个人从内心激发出来的力量意愿。外在的力量能快速有效地促进短期任务的完成,但不是持久的动力,而内心的力量往往是行为的持久动力。作为护理领导者,要有第一次就把事情做好的意识和能力,带着敬畏之心,把做好每一件事情当作使命来完成,这样就会让自己努力去学习,去钻研,然后调动每一个护士的热情,发挥他们的智慧,让每个成员都主动去发挥自己的能力。各项护理决策能否执行到位是直接决定着护理管理工作质量的核心,护理领导者是护理管理体系中执行力最直接的承担者,其执行力的强弱关系到护理决策的落实与护理质量的高低。作为护理领导者既是医院决策意见和意图的执行者,也是基层护理人员的指挥者和协调者,是连接医院管理层与科室护理人员之间的纽带,有着承上启下的重要作用。护理领导者既要听从上级决策者的指挥,接受上级下达的任务;又要管理任务实施的进展及效果,并向上级反馈。因此,客观、科学地评价并采取针对性措施来提高各级护理管理者执行力,有利于健全护理管理人才的培养机制,提高护理管理质量,调动护理人员的工作积极性,提高工作效率,为护理对象提供安全、优质、高效的人文护理服务。

6. 追求卓越,提升护理领导者的核心竞争力　卓越就是非常优异,不断创新,追求一流业绩,这是护理领导者的一种积极进取的自我超越。让自己和团队具有良好的竞争力,这是培养护理人才、发展护理事业不可或缺的一种人文素养和实力。有管理学者提出,新时代领导者应具备的九种能力:核心竞争能力、战略主导能力、互动影响能力、自我调控能力、创新意识能力、动态决断能力、多元思考能力、人力资源管理能力、现代流通调配能力,而其中核心竞争能力是首要的能力。护理管理者已认识到一个护理团队在专业上没有创新精神,在组织管理上没有团队独特的护理文化,也就失去了团队自身的特点和核心竞争力。护理文化是护理组织在长期的护理实践中形成的共同思想信念、价值观、道德准则和行为规范等精神因素的总和。护理人员的人文精神、人文关怀能力,以及护理组织或团队的品牌、美誉度是护理文化的外在体现,一旦化为护理实践行为,就会产生巨大的能量,它决定了医院护理工作的核心竞争力。

护理领导者必须从构建护理团队的价值观入手,适时适宜地确立护理团队的共同愿景,建立一套行之有效的人文护理管理规范,打造一支有务实创新精神的护理管理骨干队伍,追求卓越,不断提升核心竞争力,共同探讨,构建适应现代医院不断发展新需求的人文护理管理新方法、新模式。

(潘绍山　李映兰　辛霞)

第二节　护理团队建设与管理

护理管理的组织职能如何融入人文护理管理要素,这是人文护理管理实践必须要探究的重要内容。当代医院护理组织结构由过去单一的护理部和临床医学专科为标志的护理单元,变得越来越多元化,特别是团队组织的出现,极大地改变了传统组织管理的理念、结构、形式和方法。

一、护理团队概述

护理团队(nursing team)是由护理人员和管理层组成的一个共同体。如一个护理单元、医院静脉治疗小组、造口护理小组、脑卒中康复小组、男护士工作委员会、跨学科护理团队等,都可以称为团队组织。一个组织要成为一个团队,须具备形成团队的要素,即成员们有着共同的目标、使命、价值观,各成员之间互相依存,有团队意识和归属感,共同分担任务,勇于承担责任,追求卓越,创造一流业绩。优秀的护理团队领导者倡导并创造和谐开放的人文工作环境,积极营造协作和学习的良好氛围,鼓励每个团队成员将自身理想、知识、技能和智慧融入团队共同目标,通过团结协作、资源共享,让每个护理团队成员获得更多自我提高和实现个人价值的机会,体现了"以人为本"的人文护理管理理念,有利于促进护理组织及其成员的发展。

二、护理团队精神与构建

(一) 护理团队精神

护理团队精神(spirit of nursing team)是指护理团队的成员为了实现团队的利益和目标而相互协作、共同奋斗的精神状态和工作氛围。良好的护理团队精神主要表现在团队的凝聚力强、合作意识强、持续开放学习、士气高昂、业绩优秀。这种团队精神依靠的不只是单个人的强干精明,而是群体的合力。护理团队精神是全体护理人员价值观和态度的高度统一,对团队发展、团队目标、团队规则有着高度一致的理解和认同。团队成员要相互尊重、相互欣赏、相互包容、相互信任,开放、整合各种可用资源,竭力发挥个人与团队的能力,高标准实现团队目标。

(二) 护理团队精神构建与培育

为实现团队共同目标,加强护理团队精神建设,提升团队战斗力,增强团队凝聚力,构建培育护理团队精神十分重要。护理团队精神构建与培育的人文要素包括以下几个方面:

1. **高度忠诚**　忠诚是指诚心尽力、赤诚无私。护理领导者要采用多种形式培养护理人员对团队强烈的归属感和荣誉感,当个人利益与团队利益相冲突时,个人利益服从团队利益。护理人员应忠于团队,忠于职守,学会和睦相处,与团队同舟共济,荣辱与共,全心全意,诚实可信。这种忠诚是高层次、高境界的忠诚,即以患者利益至上,以促进护理服务、医院建设与护理事业发展为前提。优秀的护理团队领导者会以良好的互动影响力开展工作,由衷地表达自己永远忠诚于维护患者的利益、护士的权益,忠诚于护理事业。护理领导者优秀品质的率先垂范能有效促进护理人员相互之间,以及各级领导者、管理者与团队成员之间要精诚团结,风清气正,关系和谐愉悦,自觉维护团队利益,彰显团队精神。

2. **相互信任**　信任是一种高尚品质的内心体验,是指人与人之间相处不怀疑、不猜测,能给对方安全感,相互关系诚信可靠。信任是团队合作的基础和前提,高效护理团队的突出特点是团队成员之间的信任。美国管理学家罗宾斯将"信任"划分为四个维度。①正直:指正义公平敢担当、廉洁奉献可信赖;②能力:指良好的专业技术能力、知识能力、处理人际关系能力;③忠实:指忠诚老实,表现为有稳定性的品质,言行可靠,行为可以预测,不朝三暮四;④开放:指心态开朗、开放,能与人倾心交流、共享信息。罗宾斯还指出,一个人是否值得他人信任所表现四个品质的梯度依次为:正直＞能力＞忠实＞开放。而正直程度和能力水平是一个人判断另一个人是否值得信赖的两个关键特征。关于信任感的培养,有学者指出:团队领导者和团队成员应该做到和创造一种信任感的人文氛围,在开展每一项新的工作或遇到要解决共同难题时,领导者应该以身作则,敞开心扉、开诚布公,充分听取各方意见,维护团队和成员的共同利益。对人对事公平公正,做到直言不讳、和睦待人,任何时候说话做事保持前后一致,不做多面人,保守团队和成员的机密和隐私,这些品质就构成了具有相互信任内涵的团队精神。

3. 相互尊重　尊重是以一种有尊严、光明正大的态度待人。尊重是遵循人本原理的首要原则,是决定护理团队管理成功和构建培育团队精神的最重要原则之一。护理团队成员相互尊重包括两个方面:一是护理团队内部的每个成员之间能够相互尊重、彼此理解、忠诚团结,互相信赖;二是护理团队的领导人或管理者能够创造一种相互尊重的团队氛围,确保护理人员有一种完成工作的自信心。护理人员能够尊重彼此的技术、能力、观点、个性、爱好,尊重彼此对组织的贡献,创建求同存异、取长补短、和谐共赢的团队氛围。

4. 充满活力　充满活力是指团队成员的积极性和一切有益的创新愿望能得到尊重、创新活动得到支持、创新才能得以发挥、创新成果得到肯定,从而使个人或团队富有朝气,充满精气神和奋斗精神。护理领导者要定期与团队成员商讨、修订、构建团队目标,基于团队目标,结合护理人员自身实际,采用不同的激励方法,让护理人员看到目标意义重大,不畏艰辛、敢于担当,与团队成员同心协力,攻坚克难实现团队目标。

一位护士长在科室忙碌一天,在护士们纷纷洗手、更衣准备下班时,突然接到当天要值夜班护士小兰的电话。小兰爱人出差,孩子突然出现高热、腹痛等症状且无人照看,需要请假。这时护士长亲切地说:"小兰,你赶快照顾孩子,我会通知今天休息的小李去帮助你,夜班我顶上。"年长的孙主管护师说:"护士长,我来上,你明天还有更重要的工作。""我来上,护士长和孙老师都别上,我家里有老爸老妈在家,一切都放心。""我来上!""我来上!"……一个声音比一个声音响亮。当护理管理者遇到问题时,护士们主动为其排忧解难、共担风险,说明团队凝聚力强、士气高昂,展示了护理团队良好的团队活力。

5. 积极进取　在移动互联网、云平台、大数据、人工智能等高科技云集的今天,当代护理遇到了过去从未有过的许多新问题,如面对海量的信息流、知识流、资本流、人才流,以及由此给组织和个人带来的一些管理、个人职业生涯与家庭等诸多问题,需要护士积极思考与学习,不断进取,勇于迎接挑战与机遇。每个护理领导者、护理人员都必须修炼自己多元思考能力、创新意识能力、现代流通调配能力。面对这些高新技术带来的系统性问题,如何让组织和个人进行有效配合已成为团队工作的重要问题,而解决这一问题则需要引入人文管理的理念。美国学者彼得·圣吉倡导的"学习型组织理论",强调团队工作和跨组织边界的网络协作,并倡导"五项修炼",即建立共同愿景、团队学习、改变心智模式、自我超越、系统思考。培养团队成员坚持终身学习的精神,让团队弥漫着学习、交流、互相帮助的氛围;不墨守成规,敢于对外开放,迎接挑战;始终充满对新事物敏锐,胜不骄、败不馁的饱满工作热情;永远保持积极进取之心,创建学习型护理团队,实现组织和个人的可持续发展。

(三) 团队精神的来源——共同目标

团队共同目标是团队存在的基础,是团队决策的前提,是团队的核心动力源泉,是团合作的一面旗帜。护理领导者要善于将团队共同目标与护理人员各自不同需求相结合,并将团队目标转化为团队成员熟悉的规划和个人计划,如制订医院护理工作和科室护理单元的五年规划时,可以基于人文护理学的基础理论将护理人文关怀能力、专科护理骨干的培育、护理科研、人文护理质量、患者体验与满意度和团队品牌等作为团队重点建设内容。在共同目标框架下,结合每个护理人员不同的实际指导其制订个人计划。如制订新护士毕业后的规范化培训计划、培育护理职业精神与职业理想的坚持;中年护士的子女教育、职业倦怠、专业发展与职称晋升的正确处理;高年资护士的职业荣誉感、成就感及做好传、帮、带等护理人员直接关注的切身利益与人性化的需求等,都是目标管理的内容,处处可体现以人为本的价值观。同时还可以将五年规划分解为每年的年计划,设立团队和个人目标控制系统,用年度评估、年度总结、年度评奖等精神或物质的方式激励团队达成目标。

（四）团队精神的支柱——护理领导者

护理团队的领导者是护理团队的精神支柱,是团队精神的象征,团队精神又是领导者意志的具体表现。正是团队精神支撑着团队的行为与前进的方向,领导者的领导力可以说决定着团队的凝聚力和战斗力。因此,正如本章第一节所述,护理领导者具有相应人文素养和实施科学管理十分重要。

三、护理团队形象设计与管理

良好的护理团队形象意味着美好的公众形象、社会舆论和信誉度,能增强患者对就医文化的体验、适应和信赖,提高护理人员的感召力、凝聚力。有学者提出,护理领导者和管理者要重视铸造和管理护理团队的形象,不少单位也已努力付诸实践,为护理组织和团队树立形象、维护形象、调整形象、控制形象、优化形象,建立起符合时代与人民要求的心灵美、行为美、专业技术精湛的护理团队,并取得了良好的成效。因此,团队形象设计成为现代护理管理中的一个重要课题,也是人文护理管理的重要内涵。

（一）确定团队理念识别系统,建立共同护理价值观

理念识别系统是一个团队识别系统的理念核心与原动力,由这种内蕴动力的作用最后达成认知识别的目的。理念识别系统包含护理宗旨、哲理、理念、使命等护理精神文化的核心价值观。如某医院护理部的护理宗旨为:敬畏生命、崇尚科技、团结奉献、创新进取。某护理培训中心的哲理为:育道德、传知识、培技能、建观点。各护理单元根据专科性质不同,建立相宜的团队护理理念,如某眼科护理团队的护理使命为:专注眼科护理的每一个细节,将呵护患者身心健康做到极致。某普通外科护理团队的护理使命为:人是生物、心理、社会与文化各方面的综合体,因此给患者提供的护理应该包含这些层面的整体护理。护理人员将这些哲理、使命等书写成匾,悬挂墙上,成为护理人员共同的座右铭,共同遵守,相互监督。中国生命关怀协会人文护理专业委员会的宗旨为:"以'文'化人,让'人文'为护理学助力导航,高扬人文精神和科学精神,开创当代中国特色院校人文护理教育、临床实践、护理管理、科学研究的新篇章,为民众健康谋福祉"。

这些理念识别系统是护理团队的共同目标或基本护理信念,是团队成员认定的,在长期实践中应该遵循的根本原则和共同的信念追求。团队理念识别系统规定和指引着护理团队成员的行为和目标的发展方向,有着强大的导向、辐射和激励功能,能使护理团队成员获得巨大的精神动力和内在活力,指导护理团队成员正确面对及处理实践中所面临的复杂价值

取向问题,影响并指引着护理专业决策。

（二）建立团队行为识别系统,规范护理行为

行为识别系统是以明确而完善的价值理念为核心,以护理制度文化和行为文化彰显护理团队内部的管理、制度、教育、道德、行为规范,扩散回馈为服务患者的护理活动。行为识别系统是护理宗旨、理念的具体体现,是护士行动的准则和纲领,是一种护理行为动态的识别形式。如《中国护士伦理准则》第二章护士与护理对象,第五条至第七条的叙述为:"尊重权益:敬畏护理对象的生命权、健康权、身体权,维护生命尊严;尊重知情同意权、自主权、隐私权,维护个体尊严;理解护理对象的原生文化、生活习俗、个性特征,维护人格尊严。关爱生命:悲悯仁爱、感同身受,将救护护理对象的生命安全放在第一位,护佑生命、守卫健康。为护理对象提供具有个性化的关怀和整体护理。安全优质:恪尽职守,审慎无误,坚守良知,避免因不当的护理行为造成不必要的不适、疼痛、痛苦、残疾、死亡等身心伤害和经济负担;在实施有创护理措施时,最大限度做到受益大于伤害。为护理对象提供安全、规范、高效、低耗、优质的专业护理。"这种护理制度文化和护理行为规范的展示,是向社会大众提供符合人文护理服务实践的一种承诺和契约。

护理行为识别系统还可通过各种护理行为规范或专题活动将护理理念有效地贯彻执行。如建立以患者为中心的责任制护理、个案管理的临床护理组织形式;完善临床护理运行机制中的工作流程、规章制度、专科疾病护理指南;护理新知识和新技能培训等。对外可通过参与社会公益活动、灾害护理、健康教育、社区与家庭护理、护士专业礼仪形象和职业规范传播等活动贯彻执行。陶冶和规范护士良好的行为规范,传达护理团队的宗旨、理念,履行社会职责,进而赢得同行和患者群体的认同,鼓舞护理团队的士气。

（三）运用团队视觉识别系统,树立护士美好专业形象

护理视觉识别系统是运用统一的视觉符号系统,对外传达护理团队的价值观念与相关信息,是护理团队系统中最具传播力的要素,接触面广泛,可快速而明确地达成认知与识别效果。随着人们对医疗护理服务的要求日益提高,如何让护理工作在人文关怀、专业技术、服务态度等从每一细节上满足大众需求。为此,护理管理者应从细节入手,树立护士美好的专业形象,将护理服务的实力、信誉、服务传达给社会,是建立视觉识别系统即护理物质文化实施的重任,也是护理理念识别系统、护理行为识别系统的具体体现。

一个优秀的护理团队应有统一的护理人员的职业着装、语言行为规范等。将护理理念文化、操作规范、健康教育等护理内涵转换为有形的方式展示和融合在临床护理实践中,如各专科疾病健康教育内容可以制成画册、视频等展现在合适的场景中,展示护士的美好专业形象,提升人们对护理理念的共识。

在构建护理团队形象的同时,作为团队精神支柱的护理领导者也应重视个人形象的塑造,因为领导者良好的形象是团队无形的资本。护理领导者要以良好的人文素养、领导艺术、个人品质、精湛的护理专业理论与技能、卓越的工作业绩为硬件,建立独特而有示范性的个性视觉形象,更好地带领团队成员为实现团队目标创造卓越绩效,让护理人员、患者乃至社会产生认同感和信任感,提升护理团队与护理服务质量的美誉度。

四、护理团队文化建设与管理

护理团队文化是护理团队精神的来源,是护理团队核心竞争力的重要元素。护理文化

是随着护理组织在医院、社区等医疗机构发展历史进程中形成并将持续发展的。随着现代护理管理理念的发展,护理文化日益得到广泛的重视和传播,护理文化概念普遍应用于现代护理管理活动的各个领域中。

(一) 护理文化的概述

护理文化(nursing culture)起源于人们对文化及其属性、范畴、功能、价值的认识,是护理组织在特定的护理环境下,经历时间的积累,逐渐形成的护理价值观、哲理、信念、专业品质、行为准则、专业形象以及制度规范等载体的总和。护理文化是在一定的社会文化、医院文化基础上形成的以价值观为核心的具有护理专业特征的一种群体文化,是全体护理人员在实践中创造出来的物质成果和精神成果的集中表现。

护理文化的内涵包括护理物质文化、护理制度文化、护理行为文化和护理精神文化。①护理物质文化:是护理组织文化的外壳,是抽象的护理文化与要素体现在社会外观的表露。如医院就医环境、仪器、设备、安全配套设施,以及医护人员的服饰、仪容、仪表、形象等。②护理制度文化:是护理文化的支撑。它包括各项管理制度、标准及程序,是护理人员应共同遵守的行为规范。制度文化是把看不见的价值观念和思维方式变成看得见、摸得着、可操作的制度。③护理行为文化:指护理人员与护理对象和其他医务人员之间相互交往的过程中所产生的行为文化。如护理人员在护理服务过程中以及在医院内部的人际交往活动中的精神风貌、言行举止和知识技能等行为规范所体现的综合素质。④护理精神文化:是护理文化的核心和最高层次,是形成物质、制度和行为文化的基础。护理精神文化包括"以患者为中心"的护理服务理念、宗旨、哲理、使命和价值取向等。

护理文化是护士在医院特定的医疗活动中产生的价值观、道德准则和行为规范,其内涵体现"以人为本"的护理服务理念和管理模式,表现为充满"人性、人情、人文"和以人为本的管理理念及人文氛围。四种护理文化形态的结合,产生了护理文化特有的激励功能、导向功能、约束功能、凝聚功能、协调功能和辐射功能。

(二) 护理文化与人文护理管理

护理文化的本质核心是护理的价值观。价值观管理主要起着引导、提升、协同作用,护理文化是人文护理管理的重要内容,是一种新型的人本管理理念,它肯定了人的价值和主观能动性,以文化引导为手段,是激发护士自我管理的方法。人文护理管理重点是将护理文化丰富的内涵贯穿在护理管理活动的各个领域中,通过护理精神文化、制度文化和行为文化的建设以提高护理管理效能和效果。

首先,护理文化有利于树立护理人员正确的职业认知和价值观。护理精神文化的价值观要求护理团队成员具备使命感、职业认同感和强烈的归属感。将个人的发展和利益与团队集体的发展和利益融为一体,对护理人员和团队具有导向、凝聚、约束和协调的精神文化力量,而这种力量的源泉就来自护理精神文化。护理精神文化影响着护理人员的人生理念、行为方式和价值取向,强调责任感和使命感,重视为患者服务的质量和结果,有利于人文护理执行落实。

其次,护理文化有利于陶冶护士情操,树立人文精神、职业精神和专业形象。护理精神文化加强了护理人员对自身专业价值的认识和重视,将护理精神文化内化于心,外化于行,使护士自觉主动地维护和提升自我形象。自尊、自信、自强的高尚情操,整洁端庄的仪容仪表,亲切和蔼的人文关怀以及娴熟的专业操作技能,踏实严谨的工作作风能给患者带来安全感、被尊重感和人性关怀,给护患之间带来良好的内心感受和生命体验。在长期陶冶中,护理人员的职业精神和专业形象得以提升。

再次,护理文化有机地整合和引导护理人员的态度认知和行为方式。护理制度文化和行为文化促进了护理人员共同的态度认知和行为准则,促进护理团队中原本各不相同的独特个体行为的有效整合,使不同的护理人员为护理团队管理的统一目标而进行相互沟通、协作,形成共同体,引导护理人员选择符合本行业价值观的态度认知和行为方式,从而形成合力,为共同目标努力工作。

最后,护理文化有利于提升护理人员的综合素质,促进护理人才成长。在实施护理制度文化和行为文化管理时,管理者通过制订和贯彻落实护士伦理准则、护理行为规范、专科疾病护理指南等,将护理人员的职业道德、敬业精神、护理人文关怀能力、护理服务质量、专业技能以及创新能力等作为衡量护理人员德、能、勤、绩的考核指标,并与个人奖惩、晋级、晋职等利益直接挂钩,促使护理人员自觉地加强自我约束和管理,提升了护理人员的人文素养、业务水平和综合素质,促进护理人才的成长,持续改进人文护理质量。

（三）护理团队文化管理系统与持续改进

护理团队文化是对社会大众的一种心理契约和责任承诺。这份契约主要是通过相互交换或共享的信仰、价值标准、期望值和患者体验与满意度等来衡量,是护理人员提供高质量护理服务的基石,是人文护理实践的基础。

护理价值观管理是实现高效人文护理管理的基本条件。文化信仰和价值观是人们内化的态度,并通过人们的行为加以表现。价值观决定护理人员的思维模式和生活、工作方式。随着社会与时代的变迁,护理模式的转变（如整体护理、人文护理的开展）,强调"患者满意"与"护士满意"两方面管理目标并重,不可偏倚。因此,各级医疗机构要建立符合时代要求的以人为本的护理文化,建立相适应的护理服务标准和服务流程。以人为本的护理文化价值观还要求管理者要尊重、关爱和维护每个护士的人格尊严、价值观和职业生涯发展,不断提升他们的幸福指数,激发他们把职责和义务内化为责任感,外化为实践行动。

护士职业行为准则涉及到了患者的权利、护理人员对患者的责任、对专业和社会的责任,体现在尊重人的尊严、价值和独特性,维护他人利益及遵守道德、法律和人道主义原则。有学者指出:护理机构内拥有和谐稳定一致的价值观,能保证护理服务部门的稳定,并为护理机构的发展提供方向。因此,护理文化管理系统既是一个相对稳定的客观管理系统,但随着社会的发展变化,又是一个具有动态变化的护理价值管理系统,需要随着相关因素的变化而持续改善。护理文化博大精深,团队文化的形成需要日积月累的沉淀才能形成独有的厚重文化。通过人文护理管理实践的应用、传承、弘扬和创新,护理文化必将会显示其独特的管理能量。

（潘绍山　贾启艾　卢敬梅　辛霞）

第三节　护理人际冲突管理艺术

日常生活中,人际冲突无处不在。人际冲突也存在于护理工作的始终,能否妥善处理人际冲突不仅直接影响人文护理环境,也会直接影响护理服务质量和效率。因而,掌握护理人际冲突管理艺术是护理领导者的必备人文素养之一。

一、人际冲突概述

(一) 人际冲突的概念

冲突 (conflict) 是指组织中的成员之间的意见分歧、争论或对抗,使彼此的关系出现紧张状态。冲突是普遍存在的,它可能发生在人与人之间、个人与群体之间、群体与群体之间。人际冲突可源于目标不一致、认识不相同、情绪变化与情感不合等多种原因。人们对冲突概念的认识大体有以下三种观点。第一,传统观点认为,所有的冲突都是不良的、消极的,并具有破坏性,常让人联想到暴乱、破坏、对立等,因而应尽可能避免或消除冲突。第二,人际关系观点认为,冲突不可避免地存在于所有人群中,但其性质不一定是坏的,有可能对群体工作绩效产生积极影响。因此,冲突的存在有其合理性,应该接受冲突。第三,相互作用观点认为,冲突可以成为组织内部工作的积极动力,是推动组织发展必不可少的因素。过于融洽、平和的合作容易忽视变革的需要,使组织安于现状,而适当的冲突能使组织保持团队活力,易于接受变革。这种观点不仅接受冲突的存在,而且鼓励发生调动人员积极性的建设性冲突。

(二) 人际冲突的分类

人际冲突有多种分类方法,根据人际冲突对组织工作绩效的影响分为破坏性冲突和建设性冲突。

1. 破坏性冲突 (destructive conflict)　是指由于双方认识不一致,资源和利益分配不均,导致成员之间发生相互抵触、争执甚至攻击等行为,对组织绩效和发展具有破坏性的冲突。

破坏性冲突的特点:①争论不再围绕解决问题展开,人身攻击的现象时常发生,双方极为关注自己是否取胜。②不愿听取对方的意见,千方百计陈述自己的理由。③互相交换意见不断减少,甚至完全停止。

破坏性冲突的消极作用:造成组织内成员的心理紧张、焦虑,成员之间相互排斥、对立,涣散士气,破坏组织的协调统一,削弱组织凝聚力和战斗力,阻碍组织目标的实现。

2. 建设性冲突 (constructive conflict)　是指冲突各方的目标一致,但对实现目标的途径、方法有不同观点而产生的冲突。建设性冲突可以充分暴露组织中存在的问题,促进不同意见的交流和对自身弱点的检讨,有利于促进良性竞争。

建设性冲突的特点:①冲突双方有共同目标,有解决现有问题的意愿,争论的目的是寻求更好的方法解决问题。②冲突是以问题为中心,双方愿意了解对方的观点。③在争论中增加彼此的信息交流,有利于问题的解决。

建设性冲突的积极作用:①有利于组织发现存在的问题,采取措施及时纠正。②促进组织公平竞争,提高组织工作效率。③防止思想僵化,提高决策质量。④激发成员的创造力,使组织更好地适应不断变化的外界环境。需要注意的是,尽管建设性冲突有很大的积极作用,但如果冲突太多,或过于纷杂,或过于激烈,则可能危及组织的正常工作秩序,同样会带来负面作用。

(三) 人际冲突处理策略及方法

破坏性冲突和建设性冲突并非绝对不变的,而是在一定的条件下相互转化的。正确地认识和处理不同冲突是管理者的重要工作任务之一。

1. **处理人际冲突的策略**　常用的人际冲突处理策略包括回避、妥协、顺从、强迫和合作五种方式。

（1）回避（avoidance）：是指冲突发生时，对双方的争执或对抗的行为采取冷处理方式。当冲突没有严重损害组织运行，或管理者的实际权力不足以处理冲突，或各部门自主性较大时，管理者可以采取回避方式处理冲突。

（2）妥协（compromise）：是指冲突双方互相让步，以达成协议的结局，或放弃部分利益，以满足对方的部分诉求。妥协通常是双方谈判的重要技巧之一，也是易于被人们接受处理冲突的策略。但需要注意的是，无原则妥协有可能危及组织运行，或对其中一方不公。

（3）顺从（compliance）：是指在紧张的冲突局面下，尽量弱化冲突双方的差异，强调双方的共同利益，降低冲突的紧张程度，着眼于冲突的感情面，能起到临时性效果。当冲突双方处于一触即发的紧张局面，或需要在短时间内避免分裂，必须维护协调和解局面时，均可采取此方法。但顺从往往容易被对方认为是软弱或是屈服的表示，因此不少人难以接受。

（4）强迫（compel）：是指利用权力，迫使对方服从。一般情况下，强迫的方式只能使冲突的一方满意，如管理者使用调离、降级、解雇、扣发薪水等手段处理与下属的冲突。强迫策略可提高工作效率，而常常受到集权型管理者的青睐。不过，强迫策略往往会使成员缺乏安全感，降低对管理者的信任。

（5）合作（collaboration）：是指当冲突双方都愿意了解对方的心理，有意愿分享信息，在满足自己利益的同时也满足对方的诉求，协商寻求双赢结局的化解冲突的方法。多数情况下，合作是处理冲突的最佳方式，实施参与式管理的组织易于采用合作策略。

2. **处理人际冲突的方法**

（1）结构法：结构法常用的具体方式有三种。第一，运用裁决法发出指示，在职权范围内解决冲突。第二，运用隔离法来减少部门之间的依赖性，尽可能分开组织内各部门的资源和获取途径，以减少部门之间发生冲突的机会。第三，使用缓冲法缓解冲突，具体包括 3 种方法。①以储备做缓冲：通过在组织内部设计适当的储备部门，以缓冲各部门之间的冲突。②以联络员做缓冲：当两个部门之间存在冲突时，组织安排了解各部门工作情况的联络员来协调各部门的工作。③以部门做缓冲：设立专门的协调部门，负责对部门间的冲突进行协调。

（2）谈判法：当双方对某事意见不一致且希望达到一致时，双方将会同意谈判，为冲突的处理提供机会，具体包括 2 种方法。①分配谈判：对于一份固定利益谁应分得多少进行协商，即一方所得利益恰为另一方所付出的代价，但需要在双方的愿望重叠范围内找到一个利益分配平衡点。②综合谈判：谈判双方的利益也可能存在利益共同增长的结局。综合谈判不容易引发更大争端，也显得更为有效，有助于双方建立长期的合作关系，但应注意避免危及其他人的利益。综合谈判需要具备坦诚相待、相互尊重、相互信任、信息公开、灵活处理等前提条件和人文环境，实践中多有难度。

（3）促进法：是指以缺乏"足够"的冲突为假设，通过提高冲突的等级和数量，有意暴露矛盾，使冲突进一步明朗化，以便更有针对性地处理冲突的方法，具体包括 2 种方法。①辩证探究法：真理不辩不明，通过两组或多组相异观点的辩析，在"辩"中求得正确、合理的认识与决策。②树立对立面法：有意为拟采纳决策设计对立面，并对该对策进行系统化批评，使其更加完善，更趋合理。促进法一般用于处理认识性冲突，可以帮助组织成员拓宽思路，激发创意，避免思维固化和小团体思想。

二、护患冲突及其管理艺术

护患冲突是指护士与患者之间基于护患关系而形成的矛盾状态。实践中,护士是与患者直接接触机会最多,彼此冲突难以避免。护患冲突多数是破坏性,也有建设性的。护理管理者应该针对不同的情况采取不同的冲突管理方法,努力将破坏性冲突转化为建设性冲突,促进护患关系和谐。

(一)护患破坏性冲突及其管理艺术

护患破坏性冲突主要是由于护士与患者站在各自立场,过多地考虑自身利益而引发的护患矛盾状态。多数情况下,护患破坏性冲突会直接或间接地影响护理工作与护患关系,是护理管理者处理人际冲突的最重要内容。能否及时发现并处理好该类冲突,是判断管理者及护士人文精神和人文关怀能力的重要依据。护患破坏性冲突的类别及处理方法主要有以下两个方面:

1. 患方诉求不当冲突　患方诉求不当冲突是指由于提出超出医学技术和护理服务能力限制的诉求,护士无法满足其诉求而引发患者及家属的冲突。引发该类冲突的原因有很多,如由于患方缺乏医学知识或文化水平限制等原因而对某些治疗措施和生理、病理、心理反应不理解,医疗护理服务效果未达到患者的期望值等。同时,患者对医疗管理体制、医保制度、服务价格、医疗资源分配、医院管理制度等方面的意见也很容易转嫁到护士身上,诱发护患冲突。在处理这类冲突时,经常出现两种错误做法:一是采用强迫策略,简单、粗暴地批评护士态度不好,解释不耐心。二是直接指责患者或其家属。正确的做法是,管理者一方面应理解护士,他们工作任务繁重,很难保证有足够的时间和精力解释所有患者及家属的不合理要求。另一方面,在向患方解释清楚其诉求,平息其情绪后,应指导护士在面对患方提出不合理要求时,要考虑是否合情。"不合理"但"合情"的诉求应采用合作或顺从策略,给患者耐心解释,避免发生冲突,毕竟多数患者及家属缺乏足够的医学知识。因此,应处理好"合理"与"合情"之间的关系,以减少破坏性冲突的发生和降低冲突的负面影响。

2. 护士履职不当冲突　护士履职不当冲突是指由于护士未能严格执行规章制度、操作规程和工作纪律,或技术水平低、服务态度差等原因而引发的护患冲突。冲突发生时有可能相伴发生护理不良事件,损害患者的权益,对医疗机构和科室的声誉也会带来消极影响。管理者在处理这类冲突时,首先应当及时采取措施避免不良事件给患者造成损害或更大损害,严防冲突升级,并采取补救措施安抚患者。其次应采取适当方法查明原因,合理有效地处置事件和当事人。如果事态严重,可采用根本原因分析法进行事件分析并改进,避免类似事件及冲突再次发生,但应慎用强迫策略处理当事护士。

(二)护患建设性冲突及其管理艺术

护患建设性冲突是指护士与患者基于取得更好的护理服务质量和效果的目的,在确定护理方式和方法、制订护理服务方案过程中存在不同意见而引发的冲突。患者参与护理决策或改善患者安全文化、尊重患者自主性等人文举措均会减少护患建设性冲突发生的概率。这类冲突有助于提高护理服务质量和效率,维护患者合法权益,促进护患和谐关系的构建。护患建设性冲突的类别及其处理方法主要有以下两个方面:

1. 患者维权冲突　护理实践中,患方有权维护自身的权益,护士有义务为患者维护自身权益提供指导与支持,但由于患方缺乏医学知识和法律知识,可能在维权内容和方法方面存在局限性,尤其是当患者与其家属意见不一致时,管理者应该引导护士采用促进法等适宜方法,主动为患者提供足够的维权知识、意见和建议,必要时为其提供技术、方法支持,确保患者的知情同意权、身体权、名誉权、公平权等不受损害。

2. 护理服务冲突　临床实践中,患方可能对护理服务的内容、方式、方法等提出不同意见。这时护士除了给患者做出耐心、合理的解释外,还应该主动征求患者的意见、建议,尤其是面对癌症终末期患者、经济条件差的患者,或者有特殊性格、特殊需求的患者时,护士应采用合作策略,尽可能与患者达成共识,比如面对患者不遵医、依从性差等现象,要以对患者负责、尊重患者生命和人格尊严的态度,尽量让患者感受到护士的爱心、耐心和关心,做好解释、劝说和专业服务,必要时可适当妥协,这样可以有效地防止建设性冲突转化为破坏性冲突。

三、同伴冲突及其管理艺术

这里的同伴是指在医疗护理实践中与护士有各种工作关系的同事,包括其他护士以及医师、技师、药师、康复师、营养师、行政后勤人员等。同伴冲突(peer conflict)是指护士与护士之间、护士与其他同事之间基于工作关系而形成的矛盾状态。强调护理工作的专业性、加强医护合作、倡导多学科合作的快速康复模式,会增加护士的话语权,而同伴冲突也相应增加。这些冲突既有建设性冲突,也有破坏性冲突,正确识别并及时妥善处理好同伴冲突对确保医疗护理服务质量与效率具有重要的现实意义。

(一) 同伴破坏性冲突及其管理艺术

同伴破坏性冲突主要是指在医疗护理实践中,由于护士及其同伴的个人业务素质和修养素质、竞争和利益关系引发的矛盾状态。这种冲突往往具有破坏性,对团队建设、组织凝聚力、成员工作积极性、组织声誉等方面产生消极影响,进而影响医疗服务质量和服务效率。因而,护理管理者能否提前识别并及时正确处理同伴破坏性冲突,将直接影响到组织文化和组织发展。该类冲突的类别及其处理方法主要有以下几类:

1. 同伴利益冲突　同伴既是工作协作者,同时也是多方面的竞争者。同伴利益包括经济利益、工作岗位调整、排班、奖励、进修机会、职务和职称晋升机会、责任担当等与个人有关的责、权、利。同伴利益冲突既可能发生在护士与其他医务人员之间,也可能发生在护士群体与其他医务人员群体之间。趋利避害是人的本性之一,是人之常情。同伴之间在面对各类利益时发生冲突属于正常现象。但这些冲突处理不好,极易使冲突升级,甚至发生羞辱、谩骂、诽谤、人身攻击等极端行为。因此,管理者应注意及时发现同伴利益冲突的苗头,分析冲突背景和冲突可能导致的程度,本着公平公正、兼顾各方的原则,采用合作、妥协策略和结构法、谈判法,及时疏导和处理,切实解决冲突各方的思想问题,将冲突导致的负面后果降低到最低程度。

2. 同伴技术冲突　同伴技术冲突是指在医疗护理实践中,冲突各方为了维护自己认知的正确性和技术的权威性,各执己见,拒绝接受甚至诋毁对方的意见或建议,工作中不予配合,进而可能导致医疗不良事件的矛盾状态。这类冲突尽管不多见,但一旦发生,不仅很难保证医疗护理质量,甚至会给患者带来不应有的伤害。鉴于此,管理者应尽量引导冲突各方坚持患者利益至上,将破坏性冲突转化为建设性冲突。

3. 同伴素养冲突　这里的同伴素养主要是指同伴中每个成员具有的思想道德修养和

行为规范素养。一般来说,若一起共事的不同个体的世界观、人生观、价值观不同,人与人之间发生冲突将在所难免。每个医疗机构都有多种岗位、多种专业、多个群体,其成员有着不同的成长环境和教育背景,发生破坏性冲突的可能性加大。面对这类冲突时,护理管理者要适时采取合作、妥协等策略,以及结构法、谈判法等方法,既要晓之以理,又要正视现实,从而确保组织的正常运转。

4. 同伴性格冲突　人的性格是有差异的,性格相同或相近的人,有些人可以很好地和平共事,且工作效率很高,但也可能互不相容,相互抵触;而性格迥异的人,有些人同样可以和平共事,成为典型的"互补型"团队,但也可能发生"性格不合",互不认可。所以,不同性格或相同、相近性格的成员能否在一起和平共事,是难以给出确切答案的。如果同伴之间因为"性格不合"发生破坏性冲突,很可能会影响医疗护理服务质量和效率。因此,管理者应适时分析冲突的程度、双方对待冲突的态度,不可贸然指责某些人性格鲁莽、脾气古怪,而应选择妥协、顺从或合作等策略,通过结构法和谈判法及时化解冲突。同时,针对实际问题,开展相关人文专题教育,引导各方认识性格差异,尊重他人的性格、能力、爱好、志趣,可以和而不同、和谐共处。实在难以配合共事时,可以适时调整某些人的岗位,从而降低和避免冲突导致的负面影响。

5. 同伴跨文化冲突　随着当今社会人才流动的便捷和频繁,医疗机构尤其是大城市医疗机构的医务人员和管理人员有着不同的成长环境、教育背景、民族或地域风俗习惯、宗教信仰。同伴间的观念及思维方式、处世方式、行为方式有差异,使得同伴跨文化冲突很难避免。而跨文化冲突一旦发生,尤其是冲突达到一定级别时,对冲突双方造成的伤害往往是根深蒂固的,还可能波及患者的诊治康复过程和结果,甚至严重影响整个组织的社会声誉。因此,在处理该类冲突时,管理者首先要了解跨文化管理的相关知识和冲突双方的文化背景,理清各方的文化差异;其次要适时采取妥协、顺从策略和结构法,忌用强迫策略,倡导各方遵循多元文化的人文关怀,避免跨文化冲突升级,以及由于冲突危及患者的诊疗过程和效果。

(二) 同伴建设性冲突及其管理艺术

同伴建设性冲突主要是指护士与同伴出于共同的治疗、护理、管理、科研等目的,但由于各自的专业特长、对疾病的认识和习惯处置方法等方面存在差异而形成的矛盾状态。随着现代医学的发展,护、医、技、药等不同专业人员的关系已逐步趋向于"交流、协作、互补"型关系,同伴工作既相互独立、各有分工,又高度协作、互为补充。在此过程中,各方虽出于共同目的,却很可能在认识和方法方面出现意见分歧,甚至是较大的分歧。这类冲突大多属于建设性冲突,有助于充分发挥同伴工作的积极性和创造性,增强团队活力,提高组织凝聚力,进而降低医疗护理风险,提高医疗服务质量和服务效率。该类冲突主要表现为同伴认知冲突和同伴竞争冲突两大类。

1. 同伴认知冲突　护理有其专业特点,护士是有独立思想、独立认知、独立执业方法和行为的专门技术人才。同时,护理的专业性也越来越强,逐渐将医疗、康复等专业的护理内容剥离出来。然而,治疗疾病是一个整体协作活动,护士便有了与其他医务人员平等的对话地位和发言权。责任护士基于自身的认识,完全可能提出与同伴不同的观点,导致护护、护医之间等意见相左。管理者应采取合作策略和促进法,引导冲突各方说明各自的理由,认真分析各方观点,权衡利弊,抓大放小,必要时可以邀请高级专家指导或参与讨论,最终形成更为科学、适宜、可行的决策。但在特殊情况下,护士服从医生提供的优化方案,采取妥协、顺从甚至强迫策略也是必要的。需要特别注意的是,同伴认知冲突原本属于建设性冲突,但如果处置不当,也可能转化为破坏性冲突,这是管理者和当事者都需要高度重视的。

2. 同伴竞争冲突 同伴竞争冲突是指护士与同伴之间基于工作方面的竞争而形成的矛盾状态。一般来说,缺少竞争的组织工作氛围往往也是死气沉沉、缺乏生机和活力的,难以形成创新性成果。临床实践中,这些竞争大多表现在临床工作绩效、科学研究、学习带教、技术竞赛等方面。竞争的结果是共同进步,实现共赢,提升团队的整体水平和社会声誉。因此,鼓励竞争并制订出配套的激励制度和操作方法是所有医疗机构应该采取的战略性决策。在此过程中,管理者应适时采取合作策略和促进法,倡导竞争,鼓励竞争,引导竞争。但同时也应注意,竞争往往存在输赢、先后、高低之分,可能会加重当事人的心理负担。所以,引导成员正确对待竞争,避免建设性冲突转化为破坏性冲突,同样应引起管理者的高度重视。

总之,冲突存在于所有的人群中,这些冲突既有破坏性冲突,也有建设性冲突。护理管理者要能及时、正确地识别冲突的性质,采取适宜的人性化策略和方法处置冲突。既要努力避免、降低破坏性冲突的负性效果,又要积极引导建设性冲突取得更佳业绩,确保医疗护理服务质量与患者安全,促进医学科学发展,做好同伴冲突的调解员、指挥员和教练员。

(魏万宏 李洪峰)

第四节 人文护理质量管理

护理质量管理是指按照护理质量形成的过程和规律,对构成护理质量的各个要素进行计划、组织、协调和控制,以保证护理服务达到规定的标准和满足服务对象需要的活动过程。人文护理是护理学的精髓,与一般护理质量管理相比,人文护理质量(quality of humanistic nursing)管理同样很重要,但限于人文护理的理论和实践处在探索阶段,本节将从现有临床护理实践现状和文献检索相关概况做简单介绍,以抛砖引玉,让更多的护理同行关注这一领域。

一、人文护理质量管理的理论依据

人文护理质量管理的理论与实践研究比较少,我国系统的理论框架还没有形成。现关于人文护理质量管理的理论依据有以下几种观点:

(一)利益相关者理论

利益相关者理论是指,能够影响一个组织目标的实现或者受到一个组织实现其目标过程影响的个体或群体。该理论认为要做出一个理想的决策,实现组织的目标,必须综合平衡考虑组织中诸多利益相关者之间的利益冲突,保护各类利益相关者的权益。它最早应用于企业管理,后被国内外应用于政治、社会事业、管理等众多领域,其在卫生政策分析及卫生机构管理中也得到了充分利用。国内学者在人文护理中应用的结论是,在人文护理质量管理的过程中,不能单单从护士和患者两个方面来分析考虑问题,要综合考量与界定各个方面的相关利益者,强调多方利益者的参与,为人文护理的质量管理提供新思路。

(二)质量-关怀模式

质量-关怀模式(quality-caring model)是 2003 年由 Duff 等学者提出,它是一个混合的理论框架,认为关怀关系能够影响患者及其家庭、医疗服务人员以及保健系统,达成积极的健康结局。该框架包括结构、过程、结果三个方面。结构是指质量-关怀模式中的主要参与者,即提供健康服务的医疗系统、医疗服务人员及患者或家庭;过程是指护理过程,是医疗服务人员提供的干预或专业实践,该过程是以关系为中心,以关怀要素为基础。该关怀要素包括共同解决健康问题的目标、对患者的尊重、细心的安慰、鼓励方式、肯定生命独特的意义、治疗性环境、归属的需要、人类基本需要。结果是人文关怀的结局,包括中间结果和最终结果。质量-关怀模式重视护理人际关怀,并将其作为护理专业实践的基础。有学者实践该模式后认为,在医务人员与患者的这种个人关系中,信息得到充分交流,关怀得以分享,同时为患者提供干预并取得很好的成效。质量-关怀模式的应用使护理人员有了更高的工作满意度和组织承诺。

(三) 关怀科学理论的关怀要素

关怀科学理论的关怀要素(ten carative factors)是由华生提出的,具体包括:建立人道主义-利他主义价值系统;灌输信心和希望;对自我及他人关怀意识敏感性的培养;建立帮助、关怀、信任性的关系;鼓励并接受服务对象对积极与消极情绪的表达;系统运用问题解决方法做出决策;促进人际关怀的教与学;提供支持性、保护性、纠正性的心理、社会、精神的环境;协助满足人的需要。

该理论在临床应用很普遍,并获得高度认可,不仅可以应用于患者的人文关怀,还可以应用于对护理人员自身的人文关怀。关怀要素既可作为关怀实施的框架和关怀行为具体化的指引,也可作为评价关怀实施效果的框架,从而制订人文护理质量评价标准。

在此基础上,希望有更多的学者结合人文护理的概念、目标、内涵,参与人文护理质量管理的理论研究与实践,形成具有中国特色的人文护理质量管理的理论框架,共同促进我国人文护理的发展。

二、人文护理质量评价的内容及方法

护理人文关怀是人文护理实践的核心内涵,其实施是否达到预期目标,需要医疗机构建立评价体系定期测量,并根据评价的结果不断改进。20世纪60年代末,Donabedian主张用结构-过程-结果的三维质量评价模式对医疗护理服务的质量进行评价。人文护理质量评价也可借鉴结构-过程-结果的三维质量评价模式。

(一) 结构评价

对护理人文关怀结构进行的评价可包括对护士人文护理知识、护士人文关怀品质、护士人文关怀能力及医疗机构人文关怀氛围等的评价。

1. 护士人文护理知识评价　①护理人文关怀知识:包括关怀基础知识、关怀护理知识、生命伦理知识及社会人文知识等。具备护理人文关怀知识是实施人文关怀的必要基础,其测评可通过口头提问或试卷问答的方式进行。②人文护理相关知识:人文护理的概念、内涵、要素等;伦理学、法律、哲学、社会学、人类学等方面的人文社会科学理论知识。

2. 护士人文关怀品质评价　护士人文关怀品质是指护士经过特定文化教育形成的带有稳定性倾向的,能够通过护理人文关怀行动体现出来的专业禀性,包括护士的关爱情感、社会责任、人道主义思想、价值观念、意识、意志、知识、能力等专业特征的组合。原第二军医大学课题组设计的护士人文关怀品质测评量表,包括人文关怀理念、人文关怀知识、人文关怀能力、人文关怀感知4个维度,共29个条目。关于护士人文关怀能力的评价,Nkongho 教授研制、我国许娟等汉化的关怀能力量表(caring ability inventory,CAI)应用较多;我国江智霞教授及其团队构建了以"仁"为精神内核、以"礼"为实施载体、以"信"为行为准则、以"和"为价值取向的护理人文关怀能力问卷。两个量表的评价方式均为自评,通过护士自评是否具有与人文关怀相应的想法及行为来衡量其关怀能力。

3. 医疗机构人文关怀氛围评价　医疗机构的人文关怀氛围是实施人文关怀护理组织环境的重要组成部分。可采用护士组织气氛感知量表对其进行评价,如侯爱和等人以 Stone 的组织气氛模型为理论框架自行编制而成的量表,包含资源保障、团队行为、管理支持、质量管理、人力资源管理、循证护理支持6个维度,共37个条目。

(二) 过程评价

人文护理过程评价是对人文护理是否落实以及落实的程度的评价。过程评价可采取多种形式。

1. 人文护理常规督导　护理部可采用检查表的形式,对临床人文护理落实情况进行督导。例如,了解人文护理培训是否落实、关怀性沟通的落实情况,护士是否遵守礼仪规范、是否遵循伦理准则、是否履行关怀职责;护士长对护士关怀措施的落实,等等。另外,还可以用量表作为督查的工具,如 McDaniel 设计的关怀行为列表(caring behavior checklist,CBC),它是用来衡量护士护理过程中是否存在专业行为,该量表包括12个条目。同样,护士长应每日对护理人员落实人文护理的情况进行督导,可以通过询问患者、观察护士的行为等方式实施。

2. 护理人文关怀查房　人文关怀查房是指在查房活动中突出人文关怀的内容,目的是护理管理者通过个案或多个案例护理了解临床护士对患者实施人文关怀的情况。查房时,首先由责任护士报告对患者人文关怀的评估、措施及效果;查房人员一同到患者床边查看患者,与患者沟通,了解患者感受到的关怀;查房人员讨论并提出今后如何加强对患者的关怀。参加查房的人员还可以讨论关怀过程中的疑点。人文关怀查房宜融入常规的护理查房和教学查房中,将人文关怀视为护理必不可少的一部分。

3. 护患关怀关系评价　良好的护患关怀性关系对护患双方来讲意义重大。学者 Quinn 等于2003年设计了护患关系问卷(nurse-patient relationship questionnaire,NPRQ),用于测评护患之间建立关系过程中的护士人文关怀行为,即患者评价护士对其从相互认知开始到关怀的全过程,可间接反映人文护理的质量。

(三) 结果评价

人文护理结果,即过程所带来的结局表现,目的是评价人文护理的实施是否成功及成功的程度。人文护理的结果可以从服务对象结果评价、护理人员结果评价及医疗机构结果评价三个方面实施。

1. 服务对象结果评价　护理人文关怀结果评价可以从患者对护理人文关怀的满意度、患者的生活质量、患者的心理状态等方面进行。

(1) 患者对护理人文关怀的满意度:患者人文关怀满意度可以为患者基于在健康、疾病、生命质量等诸方面的要求而期望护理人员能表现出让他们感受到关怀的态度和行为,并评价自己所经历的关怀服务情况是否达到自身期望的程度。可选择一些问卷进行调查。这些问卷既可用以调查在院患者,也可调查出院患者;调查频率可自行确定,并根据满意度结果进行调整。①关怀满意度问卷(care/satisfaction questionnaire,CARE/SAT):Larson 和 Ferketich 挑选出患者和护士认为重要的条目而发展出关怀满意度问卷。此问卷采用视觉模拟评分法,共 29 个条目,分为六个维度:可及性;安慰;期望;建立信任关系;监督及支持;解释及帮助。②患者对关怀感知量表(client perception of caring scale,CPC):由 Anna Mc Daniel 设计,有 10 个条目,用来度量患者对护士关怀行为的反应,需与过程评价中的关怀行为列表(CBC)同时使用。③整体关怀量表(holistic caring inventory,HCI):由 Christine Pollack Latham 设计,有 4 个维度,包括身体、解释、精神、敏感,共 40 个条目,用于评价整体关怀和患者对关怀的感受。④Methodist 卫生保健系统护理关怀工具(Methodist health care system nursing caring instrument,MHCSNCI):由 Methodist 卫生保健系统下属的护理质量指标关怀小组设计,用来调查患者对护理的满意度。该工具有 20 个条目。

(2) 患者的生活质量:患者的生活质量可作为测量患者感受人文关怀的一个远期指标。相关问卷已较为成熟并广泛应用。

(3) 患者的心理状态:心理护理是人文护理的重要组成部分。有效的人文护理能改善患者的心理状态,可采用焦虑量表、抑郁量表等进行测量。

2. 护理人员结果评价

(1) 护士工作满意度:护士工作满意度是指护士所表现的喜欢护理工作的程度,或其评价自己的工作或工作经历所产生的情绪反应。护士工作满意度与人文护理管理密切相关。国际上有较多关于护士工作或职业满意度的调查问卷。陶红研制的护士工作满意度评定量表由 8 个维度(管理、工作负荷、与同事关系、工作本身、工资及福利、个人成长及发展、工作被认可、家庭/工作的平衡)及 8 个条目构成。此量表可为护士工作满意度的影响因素及干预策略等系列研究提供现实依据。

(2) 护士工作环境满意度:护理工作环境(nursing work environment)是一种通过授权使护士拥有更多的自主性、对工作的控制权和责任感的工作环境。良好的护理工作环境能最大限度提高护士的健康及幸福感、患者照护品质。国内外使用得较多且权威的问卷为"盖洛普工作场所调查"问卷(Q12 问卷),该问卷由基本需求、团队合作、自我成长、护士长支持四个维度构成。学者叶志弘将该问卷引入国内护理领域用以测量护士对工作环境的满意度。

(3) 护士离职率和护士离职意愿:护士离职是指护士离开医院工作环境的过程,包括主动离职和被动离职。护士离职率高,可引发一系列问题,包括护理人才的流失、护理人员紧缺,并会影响护理质量和患者安全。研究表明,影响护士离职行为的因素有角色冲突、期望匹配度、工作满意度、工作压力、角色模糊等。护士离职率的数据比较容易获得。目前,更多学者提出用护士离职意愿代替离职行为,评估护士的离职意愿能较好预测哪些护士将要离职,这样医院可根据测量时所收集的影响因素积极改善。离职意愿的评估可采用由 Michael 等 1982 年编制,经李栋荣等翻译并修订后用于中国员工的离职意愿量表,该量表共有 3 个维度,6 个条目。

3. 医疗机构结果评价 除以上从患者及护士角度评价护理结果外,还有医疗机构的一些量化指标可以用来评价人文护理结果,例如患者平均住院日、患者再次住院率等指标。

三、人文护理质量管理的思考与展望

1. 科学构建人文护理质量评价指标体系　完善评价体系,优化评价方法,促进人文护理质量的快速提高,实现护理技术与人文关怀的有效融合发展。在评价指标体系的构建方面,既要包括医疗机构的门诊、住院病区的共性人文护理评价标准,也需要考虑不同的专科特点,尤其是急诊、ICU、手术室、老年科、儿科等专科的评价指标体系。

2. 人文护理质量的持续改进　人文护理质量持续改进的具体步骤有:①将人文护理质量纳入护理质量的常态化管理中;②构建人文护理质量管理的组织架构,成立人文护理质量管理小组,有利于护理人文关怀制度的制订、人员的培训、质量的评价与监督;③实施人文护理质量从护理部-片区单元-护理单元的三级护理质量控制;④定期组织督查,并对督导结果进行分析、讨论,提出可行性改进措施,并督导反馈改进效果。对于特殊问题的改进,可采用质量管理工具,如 PDCA 循环、品管圈、失效模式等。另外,护理人文关怀质量意识影响工作态度及行为。在护理人文关怀管理中,应重视全员参与,营造良好的质量安全文化氛围,不断发现新问题并不断改进护理质量。

3. 人文护理质量管理的展望　人文护理质量管理是构建和谐医患关系的必然要求,关系到整体护理的质量和医患满意度评价。质量管理不仅需要制定制度、流程、规范、培训计划,更需要监控质量管理落实的程度及效果。在我国,多数护理人员缺乏人文护理学理论和人际沟通等实践领域相关知识的系统培训。因此,在护理院校教育阶段应增设人文护理学课程,普及人文护理学课程教育。在职教育中,加强有关人文护理新理论、新方法的继续教育,创新关怀教学形式和方法,多阶段多层次培养关怀型护理人才。

人文护理研究方兴未艾,时不我待。国内有些单位和机构相继开始推进人文护理相关工作,如建立人文护理示范基地,合作研究和推广护理人文关怀研究,推动人文护理临床、教学、管理、研究一体化的新局面,人文护理新理论、新方法和实践模式、数据库建立、国际交流正在行进中,同时借助跨学科、多学科的研究方法,建立和规范人文护理质量标准评价指标体系等,将会大力推动有中国特色的人文护理质量管理理论和实践模式的建立和完善。

(李映兰　刘义兰　卢敬梅)

第五节　护理志愿者服务组织与实施

国外志愿服务萌发于古罗马时期,而现代志愿服务兴起于 19 世纪初的西方工业革命时期。其后,欧美国家的志愿服务快速步入了组织化、系统化和规范化轨道。我国自先秦时期"仁""义"伦理范畴中就蕴含了志愿服务精神。我国现代志愿服务则开始于 20 世纪 80 年代,主要由政府部门推动。经过 40 多年的发展,志愿服务已经成为我国构建和谐社会的重要力量。在汶川大地震、北京奥运会等期间,我国数以百万计的志愿者践行了"奉献、友爱、互助、进步"的志愿服务精神,也彰显了我国社会主义现代化建设进程中志愿服务的重要作用。在民政部等机构的推动下,我国护理志愿组织于 2000 年首次在上海东方医院推出,其后逐渐发展壮大,其中南丁格尔志愿者服务队形成了较强的专业辐射与影响。本节主要介绍护理志愿服务相关概念、护理志愿服务的组织与实践、护理志愿服务的展望和人文思考。

一、志愿服务相关概念

志愿服务的相关概念多是西方的舶来品,但其中也体现了我国传统的互助友爱理念,尤其是儒家的"仁爱"、墨家的"兼爱"和道家的"善人"思想。

1. **志愿者与护理志愿者**　根据我国《志愿服务条例》,志愿者(volunteer)是指利用自己的时间、知识、技能、体力等从事志愿服务的自然人。护理志愿者是指具备相应护理专业理论知识、专业技能的志愿者。

2. **志愿服务(volunteer service)与护理志愿服务**　《牛津高阶英语词典》对"志愿服务"的解释为"不付报酬的工作"。学者丁元竹则将志愿服务定义为:任何人在不为物质报酬的前提下,自愿贡献个人时间和精力,为助贫济困、推动人类发展、社会进步和社会福利事业而提供的服务。护理志愿服务可定义为:护理人员在不为物质报酬的前提下,通过运用自己的护理专业知识、体力、技能和财富,自愿贡献个人的时间和精力,参加由医院以及其他社会机构组织的为病患及其家属、医院、社区等提供相关服务和帮助的活动。

3. **志愿服务组织(voluntary service organization)与护理志愿服务组织**　志愿服务组织分正式和非正式两类。正式志愿服务组织是指依法成立的,以开展志愿服务为宗旨的非营利性组织。非正式志愿服务组织是指未经政府登记认可,在一定范围内从事志愿服务活动并获得社会认可的志愿服务组织。护理志愿服务组织也分为正式和非正式两类,护理正式志愿服务组织是指经政府登记认可的从事护理志愿服务的组织,中国南丁格尔志愿护理服务总队就属于正式护理志愿服务组织;一些院校或医院自行组织的护理志愿服务组织,未经政府登记,属于非正式护理志愿服务组织。

二、护理志愿服务组织

我国护理志愿服务起步相对西方国家较晚,20世纪80年代,国家民政部门积极推进社区志愿服务,护理志愿服务也应运而生。国外护理志愿组织多由民间自发组织形成,我国护理志愿组织多由政府部门、企事业单位、院校以及地方性协会组织形成。最具有代表性的是红十字会组织的护理志愿服务组织,2000年1月江西省成立了红十字志愿护理服务中心,2007年7月中国红十字总会批准并命名了中国南丁格尔志愿护理服务总队。经过十余年的发展,中国南丁格尔志愿护理服务总队已经拥有全国31个省市538支分队三十余万护理志愿者。另外,各家医疗单位和护理院校也纷纷组建护理志愿服务组织。

三、护理志愿服务实践

随着民众生活水平的提高、疾病谱的改变,人们对健康的需求越来越高,护理志愿服务已成为满足人们健康需求的重要社会力量。

1. **护理志愿服务组织管理制度**　我国护理志愿服务组织发展历程较短,但组织的管理日趋规范。各志愿服务组织在参考国家颁布的《志愿服务条例》以及地方志愿服务章程的基础上,制订适合本组织的护理志愿服务的管理制度、工作章程等。

2. **护理专业志愿服务主体**　从事护理志愿服务组织的主体为南丁格尔奖章获得者、护理院校学生、在职护理人员、退休护理人员、社会各界爱心人士。各医疗单位的护理志愿服务组织主体多为在职护理人员。扎实的专业技能、无私的奉献精神、健康的体魄是从事护理专业志愿服务的坚实保障。护理大学生学习了相关的专业理论知识,他们心怀热情、活力四射,是各护理院校的护理志愿服务组织的主体,同时志愿服务也为护理大学生提供了实践平台,能培养其社会责任感。退休的护理人员有丰富的专业经验,也拥有相对充足的时间,他们可以是各护理志愿服务组织的主体。护理志愿服务的主体不仅是护理专业人员,还包括社会各界的爱心人士。

3. **护理志愿服务的对象**　护理专业服务于健康,所以从广义上说凡是有健康需求的个人、家庭和社区都是护理志愿服务的对象,但目前我国护理志愿服务的对象主要是对健康有迫切需求而且满足健康需求能力不足的人,如社区空巢老人、农村留守老人、慢性疾病患者、发育迟缓儿童、孕产妇,以及各类灾害事件中的受伤人员等。

4. **护理志愿服务的场所**　护理志愿服务的场所越来越广,社区、学校、各企事业单位、养老院、福利院、大型社会活动、突发公共卫生事件的灾难现场等活跃着护理志愿服务的身影。

5. **护理志愿服务的内容**　中国南丁格尔志愿护理服务总队规定志愿服务的内容包括:

(1) 普及自救互救知识与技能:主要通过开展急救知识小讲堂、面对面急救技能传授,普及生活中紧急健康状况处理的知识和技能。如指导使用海姆立克手法解除噎食所致窒息,指导判别突发心搏骤停并正确使用心肺复苏术等。

(2) 普及健康生活知识:可以通过现场指导、电话随访以及微信平台等现代通信技术进行。

(3) 开展上门入户志愿护理服务:志愿者到养老院、孤儿院、精神病院去接触需要关爱的特殊群体,建立社区、家庭慢性病护理的模式,为促进慢性病患者的康复发挥重要作用。

(4) 积极开展医疗机构内志愿服务活动:志愿为群众进行预约诊疗、健康体检、健康教育、健康咨询,协助患者门诊检查及住院就医等公益服务;为孤寡老人免费提供护理服务及社会科普活动;为临终患者及家属提供照护。

(5) 配合红十字会开展健康相关的社会公益活动:结合"5·12"国际护士节、中国科协全国会员日、肿瘤防治日等特殊活动日到农牧区、火车站、广场、社区、院校等人员密集场所,设定不同的主题和内容,进行科普知识宣传及志愿服务。

(6) 开展国内外志愿护理团体的交流:积极组织并参与中国与国际红十字会等机构组织的大型护理志愿者公益性活动。如义诊、大型活动医疗保障、社区健康讲座、突发灾害事件的医疗救助等。

其他护理志愿服务组织的主要服务内容和中国南丁格尔志愿护理队相似,也是针对不同人群进行健康咨询、健康促进,指导康复锻炼,进行生活照护,提供心理支持等。

6. **护理志愿服务中存在的问题**　我国志愿服务发展较晚,社会对志愿活动的认识还不够充分,与志愿服务相适应的法律法规还不完善,也缺乏长效激励机制。

(1) 社会认识不充分:我国志愿服务组织发展较国外晚,护理志愿服务也是新生事物,人们对护理志愿服务还有拒绝、怀疑或观望的态度。一些专业护理人员也将志愿服务简单地理解为做好事,没有真正理解志愿服务的专业内涵。

(2) 相应的法律法规不完善:2017年国务院颁布的《志愿服务条例》,明确了志愿服务开展的相关规章制度。护理志愿者参与活动依靠的文件多为地区性的政策文件,仍缺乏立法保护,导致护理志愿者有畏难情绪,在一定程度上阻碍了护理志愿服务的开展。

（3）资金短缺：护理志愿者团队的资金主要来源于企业单位、社会、个人的一些不定期的捐款,活动所需的器材等一般是由个人所在医院提供,缺乏稳定的资金来源,志愿活动举办常因资金缺乏而受限。

（4）缺乏长效机制：目前我国系统化的志愿服务多以国家的重大活动或事件为导向,如奥运会、世界博览会或重大卫生事件,志愿服务针对性强、效果好,但缺乏志愿服务的长效机制。

四、护理志愿服务展望

1. 加强社会认知,为护理志愿服务提供良好的社会环境　相当一部分人对护理志愿服务的看法还很片面,如认为护理志愿服务就是免费劳动,就是完成政府或单位的任务,就是为写总结做宣传而走的形式等。这些片面的看法会影响护理志愿者的积极性。为此,护理志愿服务组织可以通过媒体宣传、讲座等方式向公众传递护理志愿服务精神的本质和目的,做好护理志愿服务活动的组织,最终形成有利于护理志愿服务发展的良性社会氛围。

2. 积极拓宽资金来源,为护理志愿服务提供物质保障　护理志愿服务组织应积极呼吁政府做好顶层设计,可采用新的融资方式,积极争取政府拨款、企业捐赠、社会募资等多元主体参与合作的方式来满足志愿服务所需的物质条件和社会支持。

3. 努力推进志愿服务立法,为护理志愿服务保驾护航　政策法规的保障能从根本上解决护理志愿者的后顾之忧。护理志愿活动存在一定的风险,尤其是护理人员在执行一些专业性操作的时候,会存在各种突发状况,如果没有政策法规的保护,护理志愿者人身安全和切身利益得不到保障,会严重削弱护理志愿者参与的积极性。建议及早立法,或将志愿服务纳入社会保障体系,保障志愿者的合法权益。

4. 规范护理志愿服务管理,保证护理志愿服务有序开展　科学有效的管理是维护护理志愿者队伍稳定、促进护理志愿服务可持续发展的保障。护理志愿服务组织可以通过吸纳专业的管理人才对志愿者队伍进行规范的管理,建立一整套护理志愿者的招募、培训、考评、激励制度,明确护理志愿服务的目的和内容,规范护理志愿者的行为。

5. 完善激励机制,保证护理志愿服务可持续发展　适当运用激励机制,能够提高志愿者的主观能动性和积极性,使志愿活动更加的持久化、规范化、角色化。志愿者激励可以分为组织内部激励、社会激励、志愿者自我激励,根据服务时间和质量评定不同星级的志愿者,不同星级可以享受不同的福利;社会激励可以通过评选“优秀志愿者”、实施储存（将来可享受志愿服务时间）到“志愿服务时间银行”等方式进行;志愿者通过自我反思,总结在志愿活动中的收获,体验自我价值实现的程度,从内在提升自己、激励自己。通过激励机制,吸引更多的人员参与,保证护理志愿服务可持续发展。

6. 充分利用信息化,创新发展护理志愿服务新模式　在 21 世纪大数据、云平台、人工智能的移动互联网时代,医疗护理模式不再仅仅局限于传统的现场服务,这给护理志愿服务也带来了新的机遇。充分利用网络优势,护理志愿服务可以发展互联网＋新模式,护理志愿者可以利用网络平台开展健康教育,可以通过网络视频进行健康指导,也可以通过智能护理产品的监测发现服务对象的健康问题,及时给予被服务对象建议或者处理措施。互联网＋的护理志愿服务方便了服务对象,也节省人力物力,提供全面、便捷的帮助和服务。

五、我国护理志愿服务的人文思考

志愿服务源于照护,欧美西方国家的志愿服务最早起源于家庭会所的照护,服务内容主要是无偿照顾老弱病残。志愿精神也是中国传统文化的传承,自古儒家便有"恻隐之心,仁也""老吾老以及人之老,幼吾幼以及人之幼",以及墨家的"兼爱非攻"等理念。护理志愿者参与志愿活动,传承发扬了中国优良传统文化。我国具备了形成有中国特色的护理志愿者队伍的沃土。

护理志愿服务能有效体现护理人文精神、培养护理队伍人文素养。南丁格尔说过,护士必须要有同情心和一双愿意工作的手。护理人员参与志愿活动,去帮助有需要的人,使个人价值得以体现,也促进了自身的成长。正如管理学家彼得·德鲁克所说,志愿者主义使知识分子从成功走向有意义。护理志愿服务亦是每位护理志愿者信仰的推动和追求,志愿者精神与南丁格尔精神相碰撞,激扬出属于这个时代人文情怀的火花。研究表明,护理志愿者为老年人服务,不仅能够满足老年人的基本照护需要,有效缓解老年照顾需求,减轻了社会负担,还培养了护理队伍大爱至善的人文情怀。

护理人文素养是护理志愿服务的基础。红十字会要求护理志愿者需要有"奉献、友爱、互助、进步"的人文情怀,传递奉献理念,谱写博爱篇章。展望未来,广泛推进护理志愿服务,凝聚护理精英成为护理志愿者,辐射护理志愿服务的社会效益,积极推进我国护理志愿者队伍的全面建设。

(赵生秀　李惠玲　崔恒梅　杨晔琴)

第二十章

在职人文护理教育

人文关怀是护理的本源。在生物-心理-社会医学模式下，护士的人文护理执业能力与护理专业能力同样重要。但与知识和技能快速更新相比，护士人文护理能力的培育远远不能满足社会民众的需要。人文护理能力培育应当成为临床护理教育的重要内容，贯穿于护士职业生涯的始终，涵盖护士在职教育的方方面面。本章重点讨论在职人文护理教育的概述、护士职业精神的培育、护理人文关怀能力的培养和护士创新精神的培养。

第一节　在职人文护理教育的概述

人文护理学的形成与发展，将推动护理人员在职教育的内容、形式、考核和实践应用的创新。本节介绍护士终身教育模式、在职人文护理教育的概念与内容、在职人文护理教育的组织与管理，为人文护理在护士职业生涯培育中奠定相关基础和框架。

一、护士终身教育模式的提出与发展

（一）终身教育模式的提出

1956 年，终身教育（lifelong education）的概念第一次出现在法国的立法文件。1965 年，法国教育家保罗·朗格朗向联合国教科文组织国际成人教育委员会提交了关于终身教育的提案。终身教育第一次成为了国际化议题，随后引发了一场从思想到行为的教育革命。1979 年 5 月，中国派代表参加了在墨西哥召开的第一次世界继续教育工程教育大会，随后终身教育的思想开始在我国传播。当前，随着社会的发展、知识更新加快、新兴专业层出不穷，继续教育（continuing learning)已成为当今社会的一种基本要求,甚至成为一种基本的生活习惯。

（二）我国护士终身教育模式的形成

1984 年,全国护理学专业教育座谈会达成了共识:要逐步建立培训和继续教育制度。此后,各医院开始探索与国情相适应的护士终身教育模式。各单位对继续护理学教育的概念、范畴、形式、内容、考核、管理等进行了不尽相同的探索。1996 年原卫生部继续医学教育委员会护理学科组相继发布了《继续护理学教育实施办法》《继续护理学教育学分授予试行办法》《毕业后护理学教育试行办法》三个文件,第一次从国家层面对毕业后护理学教育、继续护理学教育的概念、对象及任务、组织管理、内容与形式、学分授予办法及考核等进行了规范,明确了毕业后教育与继续教育的概念:毕业后教育是指护士在完成学校基本教育后接受的本学科规范化的专业培养,是护理专业所特有的教育阶段。毕业后教育的任务是通过对临床护士规范化的培训达到《卫生技术人员职务试行条例》规定的护师基本条件。继续护理学教育是对取得护师以上专业技术职称的人员,以学习现代医学与护理学发展中的新理论、新知识、新技术和新方法为主要内容的一种终身性的护理学教育。至此,初步形成了院校基本教育、毕业后教育(后改称为规范化培训)和继续教育三个性质、目的、内容互不相同又相互衔接的护士终身教育模式。护士在完成规范化培训取得规定学分晋升护师后,进入分阶段、分专业的继续护理学教育。按照护士职称或所在的层级不同,继续教育分为护师、主管护师、副主任护师、主任护师四个阶段的继续教育,每个继续教育阶段的目标都是为了使受教育者达到上一级职称的任职标准和临床任职能力。

（三）我国护士终身教育模式的发展

通过二十余年的发展,我国继续护理学教育不断发展完善。

1. **继续教育的法治建设不断完善** 各省、自治区、直辖市及原国家卫生部在相关文件中规定:护士连续注册必须提供继续教育学分证明,各级卫生和人事部门也把任期内修满规定的学分作为晋升上一级职称的必要条件,使继续教育管理与护士个人成长紧密相关,确保了继续护理学教育的临床实施效果。

2. **护士规范化培训制度逐步在全国各大医院得到落实** 2012 年原卫生部制定了《临床护士规范化培训试行办法》,明确了本科、大专、中专护士规范化培训的年限与培训大纲,并通过各级卫生部门授权于各省、自治区、直辖市护理学会落实,促进了护士规范化培训的落地。

3. **管理手段信息化** 以广东为试点,电子学分代替了纸质的学分管理,学分管理手段更加科学、公平。此后,国家卫生健康委员会远程医学教育中心建立了全国继续医学教育综合管理平台,以建立健全卫生健康专业技术人员终身学习的档案、实现全国继续医学教育的互通互联和学分电子化,同时也为实施个性、精准化的继续教育提供大数据云计算的支撑。

4. **继续教育项目空前繁荣** 各级护理学术团体重视发展各专业委员会,各专业委员会举办的继续教育项目的针对性、专业性更强,为广大护理人员提供了更多的专业培训,有效地促进了护理专业发展。

5. **继续教育与护理岗位管理紧密结合** 随着护理人员核心能力、分层培训及岗位管理试点的开展,分阶段的继续护理教育与护士层级的核心能力培训结合,继续教育的针对性更强。

二、在职人文护理教育的概念与内容

(一) 在职人文护理教育的概念

在职人文护理教育(in-service humanistic nursing education)是以提高护士人文素养为目标,分阶段、分层次、有计划地开展与人文护理相关的理念、知识、技能与方法的培训,使护士能始终提供满足患者生理、心理以及精神上的体验所需求的满意服务。人文知识与人文精神要内化成为个体稳定的品格必须经过长期的环境熏陶和学习积累。护理管理者及临床护士,其所接受人文护理相关的培训需要加强。人文护理执业能力应成为护士规范化培训与继续教育的重要内容,应进行持续职业生涯的终身培训。

(二) 在职人文护理教育的内容

在职人文护理教育的内容广泛,一切能提高人文护理素养的内容均属于在职人文护理教育的内容,主要包括:人文护理概念和内涵、护理职业价值、护士职业情感与职业精神;护理伦理,职业道德与护理伦理决策;护理美学,护士职业形象与行为规范;人文关怀能力,医疗护理相关法律法规;心理护理,人际沟通与冲突处理;护理工作模式,护理观察体验与健康教育能力、领导力与团队合作和管理;演讲与社会交往能力;个体情绪管理、自我心理健康维护与职业防护;社会责任与社会学卫生经济学;护理创新与自我发展能力等。哲学、文学、历史、社会学、法学、艺术等人文社会学科都是在职人文护理教育的重要内容。

三、在职人文护理教育的组织与管理

在我国,在职人文护理教育多数是融合在护士规范化培训与继续教育的总体方案之中,在职人文护理教育的组织管理模式主要如下:

在国家行政管理层面,国家卫健委继续教育委员会下设立的护理学科组,负责规范化培训实施情况的检查指导和全国继续护理学教育计划的制订,以及项目的审定、公布、检查、指导、评价与推广等。各省、自治区、直辖市继续医学教育委员会成立相应的护理学组,负责该地区继续护理学教育项目的征集、上报、公布和各项活动的开展。

国家与省市层面在职人文护理教育的组织与实施,最早开始是由在人文护理实践中有先行经验的医院负责组织的,这些医院依托优势申报并举办人文相关的继续教育项目,发挥医院的教育辐射作用。2015 年中国生命关怀协会全国人文护理专业委员会成立。该专委会由管理学组、教育学组、理论学组、临床学组、培训学组、跨学科学组等多个学组组成,承担了部分全国性的人文护理学术交流与培训,是全国首个人文护理专业组织,其开展的人文护理示范基地的评审与建设对我国人文护理培训模式进行了积极的尝试。此后,一些省、自治区、直辖市也相继成立了人文护理或人文关怀专业委员会,负责承办本地区人文护理继续教育工作。

在职人文护理教育更多的是在医院层面组织与展开的。我国医院护理在职培训的组织管理通常有以下四种模式:一是由护理部负责,在职人文护理教育融入护理部日常护理培训管理工作中;二是成立独立于护理部的护理教育部,由教育部主任总协调全院护士的在职培训工作,护理教育部主任直接向院领导汇报,这种模式下护理人员在职培训更加专业化;三是护理部下设护理培训中心、护理教研室或临床技能中心,在护理部的领导下由培训中心或教研室承担部分或全部护士在职培训工作;四是护理部成立医院人文护理专委会或类似的兼职专业组织,由该委员会负责全院护士人文护理在职培训的组织、实施、考核、评价与改进。为了达到更好的培训效果,一些医院会在每个科室选拔专科带教组长(或教学秘书)、总带教来协助护理部、护士长完成科室的在职培训工作。

无论是哪种在职培训的组织模式,要实现人文护理在职培训的目标,需要把以下工作纳入培训的管理任务之中:

1. 成立在职教育考核领导小组　院级考核小组由分管院长担任组长,护理部、科护士长及人力资源中心领导参与组成;科室考核小组由主任或副主任、护士长及相关骨干参与组成。要把人文护理执业技能纳入考核管理,确保护士在职培训率达100%,并实现培训、管理、使用、晋升一体化。

2. 建立明确的在职人文护理教育宗旨　以护理部的以人为本的管理宗旨和以全人关怀为中心护理服务宗旨为依据,通过征集、讨论、修改、讨论、共识的过程,形成医院人文护理教育的宗旨。如某医院护理中心制订的"育道德、传知识、培技能、建观点"十二字的培训宗旨,言简意赅地指出了在职培训的使命和任务。

3. 把在职人文护理教育内容纳入护士分层核心能力培训大纲　护士岗位分层核心能力培训是护士规范化培训与继续教育的重要内容。美国学者 Lenburg 提出护士核心能力框架包括评估和干预能力、交流能力、评判性思维能力、人文关怀和人际能力、管理能力、领导能力、教育能力和知识综合能力。从这框架概念中可以看到,人文护理是护士的重要的核心能力。因此,把不同层级护士需要掌握的人文护理理念、知识与能力要求纳入相应层级的护士核心能力培训大纲,是指导护士人文护理在职培训的依据。

4. 培养在职人文护理教育师资队伍　教师自身的人文素养会潜移默化地影响护士。当前承担教育组织、管理与培训任务的人员都是临床资深的护理骨干,因此,不但要加强他们对教学评估、教学实施与教学评价的系统培训,也需要对他们进行人文护理知识的培训,不断强化其把人文护理融入护理在职培训的意识与能力。当前在职人文护理教育缺乏教材,不断总结完善人文护理教育实践经验,编写人文护理教材也是人文护理师资培训的重要内容。

5. 制订人文护理实践指引　培训方式多种多样,最能潜移默化的方法是把培训的要求转化为对护士的行为实践要求,最后内化为护士的行为习惯。制订人文护理实践指引,一是要关注患者从入院到出院随访全过程护理环节的人文护理实践要求;二是要关注每项护理技术操作的人文护理与伦理要求;三是培育建设人文护理示范病房,为人文护理在职培训提供更加生动的教育与实践平台,成立护理志愿者服务组织,为广大护士提供志愿服务平台也是有效、有益的措施;四是要建立与实践指引相对应的人文护理实践评价指标体系,把人文关怀纳入评价指标,不断强化护士的行为养成。此外,加强护理文化建设等也是在职人文护理教育的重要方法。

(谢红珍)

第二节　护士职业精神的培育

护士职业精神是护理人文精神的升华,是护理学实践的灵魂。理解、传播、弘扬护士职业精神,是取得患者信赖的基础。良好的职业态度、行为以及对护理职业持之以恒的坚持,体现了护士的职业精神,是在职护理人文精神培育的核心内容。

一、护士职业精神的概念与核心内涵

(一) 基本概念

两千多年前,罗马 Scribonius 首次在医学领域提出了职业精神(professionalism)概念,即对苦难者施以共情或怜悯的承诺。这个定义将职业精神与希波克拉底誓言的内在表达联系了起来。随着医学的发展,成立了专门的医学组织,形成了规范其成员行为的道德准则。现在的研究者多从职业的定义入手去分析职业精神的定义。Star 在其《美国医学的转型》一书中的定义:职业是一种通过系统的严格训练和行为规范来实现自我调节的专业,它以专业知识为基础,是一种非利益取向的服务,这种服务根植于其伦理准则。职业精神就是职业人履行其与社会达成的契约和职责时的态度和行为组成。在医学与社会形成的契约中,社会赋予医学一定的特权,如医学理论知识的运用、高度的实践自主、职业的声誉与地位等。同时,社会要求专业人员的行为符合特定的原则和职责,如遵守特定道德与伦理标准的责任、维护专业团体成员自律的责任、站在个体或集体的立场维护其医疗需要的责任等。简而言之,护士职业精神就是护士职业与社会约定达成的适应社会的专业行为及其专业行为所需要的意识、价值理念、行为规范和职业追求。

(二) 核心内涵

职业精神植根于不同的文化与民族传统之中,其核心内涵体现了民族文化特性。如西方医学职业精神强调的是尊重个体生命的自我选择;强调患者的知情权、隐私权。中国传统的医学职业精神,强调仁、智、廉、不欺四种美德;强调"仁爱";强调对生命的敬畏与尊重等。职业精神也受医学模式、患者、社会大众、政府、保健系统甚至媒体的多重影响,因此在同一文化背景下不同代际间,医学职业精神的核心特质是动态变化的。Sylvia R.Cruess 认为现代医学职业人员的职业精神核心内涵包括关心与共情、洞察力、开放性、尊重患者的康复功能、尊重患者的尊严与自主、专注、胜任力、担当、保密、自主、利他、廉正、恪守道德、诚实、自律与责任感、团队合作。这些核心特质同样适用于护士。

国内外不同护理学术组织发布的伦理准则、守则、誓言、规范等均反映了不同国家对当下护理职业精神的理解。如我国护理学术团体颁布的《护士守则》《中国护士伦理准则》等,都强调护士要尊重人的生命价值和人格尊严,对护士在执业过程中要保持的职业理念、价值标准、道德行为等进行了规范。

二、护士职业精神培育的意义

(一) 护理学科的内在要求

护理是饱含人文精神的学科。一方面,由于受长期功能制护理模式的影响,护士更多的是关注任务的完成,而忽视整体人的需求。另一方面,社会经济快速发展,民众有了更多的关怀需求,供求之间产生了矛盾。人文精神的缺乏会导致职业的不良行为,甚至突破了道德底线。为改善广大患者的就医感受,2011 年起,原国家卫生和计划生育委员会在全国范围持续推开的优质护理服务活动中,特别强调护理服务要体现人文关怀。2014 年发布的《优质护理服务评价细则》中,要求护理人员在履行专业照顾的过程中,要体现"护理专业内涵与专业价值"。护理回归人文本质,是患者的需求,也是学科自身发展的要求。

(二) 科学技术发展的必然要求

生物与科学技术的快速发展使医疗护理过程变得更加高效、安全,有更好的预测性和可及性。但是当医学被仅仅当作一种应用性技术,一种标准化的服务,而忽略了对患者的人文关怀,"技术至上论"就会让医生把注意力转向寻找致病原因,只见病不见人,重技术处理轻伦理和社会思考。护士的注意力则越来越多地放在患者身上的各种管道、仪器设备和信息的观察与管理之中,护理缺乏温度。与此相呼应的是,不少护理管理者在评价护士的能力素质时,自然而然地把掌握高新技术作为优于沟通等人文素质的评价指标,护士的人文素养培训被忽视或弱化。智能护理时代,唯有护理人文精神不可替代。重建护理人文精神是当代护理人员的共同责任,也是智能护理时代护士的核心竞争力。

(三) 市场经济发展的社会要求

随着社会的发展,生活水平的提高,患者更加注重自我权利的维护。患者群体不但希望医护人员训练有素、学识渊博、值得信任,还希望医护人员能对其需求积极回应,富有同理心,共同战胜疾病。随着市场力量介入医疗卫生行业,功利主义、个人主义、拜金主义等负性价值观也影响着年轻一代医护人员的职业价值观:一是与老一辈护理人员把履行救死扶伤、无私奉献的社会责任放在第一位相比,年轻一代更加追求工作与个人生活的平衡;二是面对付出与回报之间的反差,医学职业受市场经济的影响越来越大,尤其当仪器、设备、药品、耗材等与市场化、商业化过度结合,医德医风问题也越来越受到社会的关注;三是医疗资源缺乏、看病难、看病贵,患者对医疗结局的过高期望与医疗技术的局限和疾病本身的不确定性等,加之法律法规的不完善,医护人员的防御性医疗与患者的信任危机,导致医患关系紧张。因此,在市场经济下,为维护医学对社会的承诺,医务人员必须重塑职业精神,重建和谐信任的医患关系。

(四) 稳定护理队伍的现实要求

近年来,我国护士队伍数量快速增长。截止到 2020 年底,我国注册护士总量已经达到470 万人。这个庞大队伍呈现了以下几个特点:一是队伍结构年轻化,护龄 5 年以下的护士占了近一半;二是离职队伍的年轻化,68% 的离职护士护龄在 5 年以下,其中护龄 1 年以下护士离职占了总数的 50%;三是在职人员离职意愿调查不容乐观,一些接受调查的护士表示不会再次选择护理专业,一些护士认为,时机成熟会改行。薪酬待遇、团队氛围、工作压力、家庭婚姻、职业危险、社会支持等都是护士流动的重要原因。轻护士成为流动的主体,说明培养年轻护士对护理职业的承诺非常重要。职业承诺是个体因为对职业的认同与喜爱而愿意从事该职业并愿意付出个人的时间与精力的程度。当护士对护理职业产生认同后,就会强化对职业的承诺,长期的坚持就形成了护理职业精神。因此关注护士职业精神培育是稳定队伍、促进学科建设的重要手段。

(五) 提升护士岗位胜任力的自身要求

岗位胜任力分为基准胜任力和鉴别胜任力。基准胜任力是指显性的专业知识与技能,是易于改变、完善的,但它不能将绩优者与绩平者区分开来。所在医院的等级、个人学历、职称、任职时间、重症监护病房工作经历等因素都会影响护士的基准胜任力。鉴别胜任力是指个人的人格特质、动机和自我概念等潜在的素质,是较难测量与发掘的,但它是鉴别绩优者与绩平者的关键因素。护士的职业精神通过改变或影响个人特质、动机与自我概念,从而对鉴别胜任力产生影响。护士职业精神是护士岗位胜任力的重要内容,也是影响岗位鉴别胜任力的重要途径。提升护士岗位胜任力,必须关注护士职业精神培育。

三、护士职业精神培育的模式

护士职业精神培育的模式有显性教育(dominant education)与隐性教育(implicit education)两种。显性教育是指通过有组织的、有计划的、直接的、外显的教育活动使受教育者自觉地受到影响的有形的教育。隐性教育是教育者依据一定的教育目的,通过一定的载体(如环境、服务、文化、情景、管理、活动),以一种自然的、潜移默化的教育方式向教育对象渗透道德、知识、理念、情感、价值观,它更加适合护士职业精神的培养。对护士职业精神的培育,应把显性教育与隐性教育统一起来,使两者相辅相成,从而达到最佳效果。

(一) 护士职业精神隐性教育模式

对护士职业精神的隐性教育可从认知、行为、态度三个层面进行有计划的长期渗透。

1. 认知渗透　认知渗透的重点是不断强化护士职业价值感的教育过程。建立贯穿护士职业生涯的职业精神感知通路是确保护士职业精神培育渗透到职业每个阶段的重要措施。

(1) 建立反思渗透通道:在护士不同的职业生涯,根据护士所在层级的核心能力要求,设计不同的反思实践活动。如实习阶段实习护士可撰写反思日记,责任护士撰写临床护理工作体会,带教老师撰写教学体会,专科护士撰写个案护理体会,护士长撰写团队建设体会,通过撰写与分享来自护士自身实践经验的体会,无论是分享者还是聆听者,都能对护士职业的价值、人文护理的内涵等产生更为感性和直接的认识与感动。

(2) 建立活动渗透通道:以活动为载体,让护士在专题实践活动中感受护理价值。结合护士各个阶段的成长特点,有针对性地设计与护士职业成长过程相贴切的人文护理专题实践活动,如志愿者服务活动、讲述身边好护士故事活动、做有温度护士活动、读一本好书活动、人文护理查房等,让护士在这些活动中不断强化职业价值感、固化人文理念。

(3) 建立文化渗透通道:通过组织、开展以护士节为核心、以我国传统节日为主线的形式多样、内容丰富的护理文化活动,让护士在护理文化建设中展示专业形象、人文素养,感受团队精神、职业价值,从而发挥文化这个新型管理理念的软性管理功能,让护士在潜移默化中与医院、与护理职业签订心灵契约。

2. 行为渗透　行为渗透是把对人文护理的要求列为护士日常行为规范进行管理,通过行为渗透不断强化人文关怀照顾能力的过程。将护士职业精神要求融入护士团队形象的设计与管理,是一种有效的行为渗透方法,它包括以下三个方面:

(1) 建立理念识别系统:理念识别系统的核心就是建立护理团队的共同价值观。护理团队共同的价值观应该包括以患者的需求为中心的护理理念和以团队荣誉为核心的集体价值观。医院通过围绕共同的团队价值观讨论并提炼形成护理部、科室各级组织的服务理念与团队精神。同时对于在工作中受到表彰的护士,引导她们在充分理解科室服务理念与团队精神后写出自己的工作格言并分享给其他成员,不但让个人与团队的价值观有机融合,而且有效地把医院、护理部、科室的价值观体现到护士的具体工作中。

(2) 建立行为识别系统:行为识别系统是以明确而完善的价值理论为核心,通过团队的制度、管理、教育,转化为团队成员为患者服务的护理行为识别系统。把抽象的人文护理要求及团队精神转化为具体的制度要求与行为指南,是建立行为识别系统的有效方法。作为管理者,当医院根据团队服务理念建立并实施了相应的制度要求和行为指南,科室的每个成员都能在各自岗位上自觉践行这些要求与指南时,就建立起了单位的行为识别系统。如武汉协和医院把华生的人性照顾十要素转化为具体的工作制度;苏州大学护理学院提出全生命周期的人文护理模式;南部战区总医院基于马斯洛需求层次论,建立相对应的人文护理指引框架。

(3) 建立视觉识别系统:视觉识别系统是运用系统视觉符号,向外传达团队的价值观念。建立视觉识别系统,不仅包括团队成员要有统一的着装及走、坐、站、语言的基本礼仪要求,还应该包括更能体现护士专业内涵的行为规范要求,如娴熟的专业技能、对患者从入院到出院每个关键护理环节的服务规范、用心做好工作的亲切态度和对护理职业的坚持与热爱等。

3. 态度渗透　态度渗透是指通过营造立体的护理职业精神情感教育氛围,培养护士对护理职业、所在科室、所在医院的认同。当护士对职业和团队产生了认同,就能逐渐强化对职业的热爱与坚持。当护士对职业形成了发自内心的热爱时,人文关怀就有了更好的实施基础。

(1) 培养对护理职业的认同:除了在认识层面帮助护士时刻体验护理工作价值外,健全护士职业生涯发展路径和完善相应职业生涯管理机制是引导护士形成职业认同的另一重要手段。如通过建立护理绩效评价指标体系,让护士知道工作干好干坏是不一样的;通过明确护士的职业生涯发展规划,让护士知道对职业坚持的时间不同,获得发展的机会是不一样的;畅通参加院内外护理学术组织的通道,让不同资历的骨干成员加入到相应的学术团体中。研究表明,上述措施可以让护士有更多的职业成就感。建立贯穿护士职业生涯的护理表彰激励体系,让护士知道对护理职业的坚持不同、贡献不同,所获得的荣誉也是不同的,可以让护士始终保持向上的工作热情与积极性。

(2) 培养对科室的认同:科室,是为广大伤病员提供服务的地方,也是为一群有共同理想、共同目标的人提供的干事业的良好平台。一个科室要有好的吸引力,管理者除了必须去建立并维护以人为本的管理氛围外,也要不断引导护士去发现、维护、宣传科室的历史、学科特点及团队文化优势。当每个护士都能主动、自觉地发挥科室代言人的作用时,一个科室的吸引力自然而然就产生了。在培育护士对科室的认同时,必须高度重视带教老师群体的作用。带教老师对新成员的影响作用大,因此,除品德与能力外,对科室是否有足够的认同应作为科室带教老师准入的重要评价标准。

(3) 对医院的认同:护理部是主管医院护理工作的机关部门,承上启下,工作点多面广。无论具体工作有哪些,护理部的核心职责之一就是强化护士对医院的认同。要做到这点,就要在繁忙琐碎的工作中坚持做到:始终把坚持为每个护理单元、每个护士搭建专业发展平台作为核心工作,让大家感到在医院是有发展的;始终把促进以临床为中心的保障机制与支持体系的完善作为重要的本职工作,努力为广大护士创造舒心的工作环境;始终努力传递、宣扬并不断创造医院关心、重视护理工作的文化氛围,让大家感到在医院是受尊重、被关心的。

(二) 显性教育模式

1. 集中培训　集中培训是目前运用最广泛的培训举措,也是培训成本投入与效益最大化产出的最佳选择。邀请专家、学者、一线教师开展专题讲座是集中培训的主要形式,它在内容安排上兼顾了专家理论讲述和一线教师经验分享的优点,但同时也存在着"灌输式"教学所带来的课堂互动性活动少、学员学习参与度较低、兴趣难以激发等弊端,教学效果往往不理想。课程设置往往是集中培训能否成功的关键,因此在设计与开发职业精神培育课程体系时,授课者需根据不同培训对象的职业素养情况设置培训内容,因材施教。

2. **榜样示范法**　榜样示范法是指通过典型的、具有榜样意义的人或事的示范引导作用,提高人的思想认识,规范自身行为的方法。榜样示范法的实施包含树立榜样、宣传榜样、学习榜样和培养榜样四个阶段。在护士职业精神培育过程中,培训者需先塑造出一个具有感人事迹和丰富内涵的榜样形象,利用通报嘉奖、报纸期刊、网络媒体等多种方式对其事迹进行宣传,学习者在对榜样的优秀事迹进行学习后,一方面体验到榜样的现实存在感,获得情感和心理认同,激发学习热情;另一方面体会榜样精神从而提高自身职业素养,形成正确职业价值观。榜样来源主要有两类:一类榜样是南丁格尔等闻名中外的历史名人,在培训中适当安排学生搜集伟人事迹,有利于帮助学习者在具体案例中逐渐领悟榜样的优秀品质;另一类榜样是同事、领导等同辈群体,同辈群体因更贴近学习者日常生活,在促使学习者自觉反思、规范自身行为方面更有优势。

3. **反思日记**　反思日记是被培训者以日记的方式对实践中所学知识和所获得的经验进行反思、归纳和总结的一种教学方法。被培训者通过书写反思日记,重温当时的场景,重新发现在该事件中自身存在的不足及改进措施,培养评判性思维,获得对职业精神的感悟和认识,树立正确的职业态度。

4. **体验式学习**　体验式教学模式由切身实践、观察反思、抽象概念及付诸实践四个阶段构成,最早用于提高军人和学生户外生存能力的训练,现已成为常见的教学模式。直接的实践体验是反思观察的前提,护士在精心设计的情景和活动中,通过参与、反思、分享等环节深化对职业精神的感悟和理解,并将心得体会转化为实际行动投入到护理工作中,这种“从实践中来,到实践中去”的培训方法使学习者真正成为课堂的主角,让学生产生学习的冲动,自愿地全身心地投入学习中。

5. **叙事护理**　叙事,意为对故事的描述,是人们将经验组织成具有现实意义事件的基本方式。它借助叙事素材的教育性、激发性和感召性,让学习者通过积极的榜样示范和反思实践积累“故事”,在接触真实或虚拟的案例后丰富和完善“故事”,并通过讲述故事疏导情绪、提升个人感悟,启发学习者从多角度思考故事,从而培养职业精神。

6. **情景模拟演练**　情景模拟演练是让学习者在所设计的逼真工作场景中,按照一定的要求,完成一项或一系列任务,从而锻炼或考察其某方面工作能力的培训方法。其实质是将知识纳入情境之中,让学习者在情境中主动参与,积极反思。这要求培训小组成员在分析护理职业精神内涵后精心设计,将护理职业精神融入演练场景,进行情景演练,让学员在真实体验中领悟职业精神要领。

7. **档案式学习**　档案袋是对个人“作品”的系统收集,职业精神学习档案袋是学习者职业精神学习成果的汇集,记载着其职业精神培育的全过程,具有不断更新的特点。档案袋开发需遵循以下五个步骤:第一,学习者要明确开发档案袋的目的;第二,收集反映个人在本专业领域的进步与成长的有关材料;第三,通过对相关材料进行分类、排序等方式来组织管理档案袋;第四,根据已整理的材料撰写反思性说明;第五,通过档案袋展示或分享等方式完善档案袋内容。档案式学习让个人在不断反思中加深对职业精神的理解。

8. **工作坊**　工作坊是一种参与式、互动式的学习模式。在1名经验丰富的主持人指导下,10~20名小组成员围绕某一问题,通过演讲、角色扮演、讨论等多种方式,在探讨问题时,启发、引导小组成员思考的一种学习模式。这种培训方法不同于传统的被动灌输式的学习方法，它以学习者为中心，主题鲜明、时间紧凑、形式灵活，深受教学双方认可。

9. 艺术与视频的运用　随着信息化教学模式的兴起，视频等教学工具的应用不断冲击着传统教学，极大地拓展了原有的教学组织形式。有研究显示，人类在接受新的信息时，视觉感官的接收能力是最强的。将枯燥的理论课程以视频及动画等方式呈现，视觉、听觉等感官被充分调动，消除了传统教学模式听不清、看不清的弊端。尤其是针对临床问题拍摄微视频组织学员统一观看讨论，不仅能及时纠正学习者的错误，还能充分激发学习者的求知欲，在形象生动的教学中达到学习目标。

10. 目标指引（职业规划）　职业规划是对职业生涯进行持续的系统的计划过程，包括职业定位、目标设定和通道设计三个要素。作为护理管理者，要制订好医院护士的职业生涯发展规划，在帮助护士了解护理职业发展远景的同时，指导护士确定好与岗位任职相适应的阶梯式发展目标，提供相应的职业发展通路，让护士在目标的实现中激发工作热情，增强职业认同感，提高职业的满意度，形成正确的职业精神。

11. 护士职业精神的自我锤炼　职业精神培育的最终目标是将其内化为护士的品质、外化为护士的行为，在强化教育外律作用的同时，强化护士主动自觉的自律行为。因此护士职业精神培育的着力点最终应放在自我教育上。

（1）强化职业意识：对护士职业精神的培育，首要解决的是护士自身要强化对护理职业的认同、热爱和坚持。而要做到这一点，除了要有一个好的社会环境氛围之外，更关键的是护士自己能在内心深处真正把护理工作当成一门专业，不断学习并乐此不疲。日本管理学家大前研一先生在他的专著《专业》一书中写道，当"专业"成为一种信仰，一个人及其组织将会无往不利。许多护理大家之所以能有不同于常人的成绩，最根本的一点就是无论面临怎样的困难与诱惑，都能始终如一地坚守在护理岗位。

（2）培养敬业精神：敬业精神是职业精神的首要内涵。敬业不但是一种精神，更是一种能力。所有的能力只有通过敬业才能体现它的价值。敬业就是专心致志以事其业。敬业精神所表现出的勤劳真诚、积极上进、一丝不苟、求实创新的工作态度是现代人必须具备的品质，它是成大事者不可或缺的重要素质。敬业精神源自对工作的信仰。当护士感知到护理工作价值后，就会对自己的职业舍得付出时间与精力，并在工作中做到慎独。

（3）培养敬业精神：事事追求卓越是一种态度，是一种更高层次的敬业表现。高尚的医德必须通过精湛的技术才能为患者解决痛苦。随着我国对专科护士培训与使用的不断完善，护士岗位管理改革的不断深入，尤其是经过专门培训的专科护士回到临床后，解决疑难护理问题中的意识与能力越来越强，专科护士的职业成就感与自豪感越来越强，患者、医生及社会对护理工作的印象也在发生变化。在护士职业精神自我锤炼的过程中，坚持是第一步，勤奋敬业是第二步，精业则会让护士更真实地感受到职业价值。

（4）培养乐业精神：这里讲的乐业，就是在工作中做到不抱怨，尽情享受工作的乐趣，做正能量的传播者。护士工作是神圣高尚的，因为面对的是健康与生命。但实际情况是，护士除了要接受日常护理工作的平凡琐碎外，还常常要面对患者、家属的不理解，面对许多无力解决的护理问题，面对家庭与工作的冲突等，这时，抱怨是最自然的表现。但抱怨是最消耗能量的无益行为，抱怨会强化潜在的问题，消磨前进的动力。所以面对问题要学会不断地改变心态，要不断地强化换位思考的意识，相信随着社会的发展进步，随着健康中国战略的有序推进,医疗卫生领域的条件会不断改善,直接为人提供专业服务的护理专业价值会日益提升,护理和其他专业一样拥有平等的专业价值,充满着机遇和挑战。

四、护士职业精神的评估

职业精神需要坚持长期的教育与评价。评估是职业精神的教育计划的组成部分。职业精神的评估可以一举多得:不但可以评估职业精神教育是否达到目标,还可以向被教育者传达职业精神的原则、内容与重要性,也有助预防违背职业精神的行为发生,指导护士专业化的健康发展。

（一）评估应遵循的原则

1. 科学性　评价是立足于引导护士树立正确的价值观与评价观。构建的评价指标体系必须能反映护士职业精神培养的目标,要围绕护士职业生涯发展的规律,即要找出各个职业生涯阶段体现职业精神认识、态度、行为的关键因素的评价指标,评价也应是全面而实际的,能反映职业精神的整体性。

2. 导向性　构建的评价指标体系还应为被评价者提供可遵循的具体规范,产生良好的行为约束与激励作用,因此评价应避免抽象,要明确、简练并具体,同时要重点突出,着力解决"做什么、怎么做"的问题。

3. 可行性　构建的评价指标要便于操作,使评价者与被评价者都能接受,因此评价指标无论是内容还是形式都要尽量简化、明确,不过分追求全面。在满足评价指标体系整体性的前提下,必须优化指标的数量与质量。选择的指标也应当是便于观察、测量和比较的。

（二）评估的内容

职业精神评估包括技术性的知识与技能和非技术性的知识与技能。其中非技术性的知识与技能包括职业态度、履职尽责、荣誉感与正直、利他主义、人际关系、沟通技能、尊重他人、社会责任、追求卓越、工作贡献等护士职业精神的核心特质。准确、客观地测量、分析和评价护士的职业精神水平与影响因素,才能采取有针对性的措施提高护士的职业精神,形成更好的护理行为。

（三）评估的方法

评估职业精神的方法可以是定量和/或定性的,主要方法包括:

1. 标准化的临床场景　该方法是在近似真实情况的设定场景里使用客观结构化临床考核方法（OSCE）来评估学习者的职业精神。练习的场景是特定的标准化突发事件,不会事先告知被评估者,让被评估者在标准的临床场景中充分表现出真实的与患者和同事在日常交流中的状态与表现。OSCE可以有效地评估护士各方面的能力,特别是反映真实医疗环境的情况中被评估者的职业道德、沟通能力、人道主义原则与职业行为,它是理想的胜任力的测试方法,缺点是它对资源要求和组织要求高。

2. 高仿真模拟演练　是在创建仿真的临床实践环境中评估职业精神的又一方法。通过模拟危机情况或伦理困境来考察团队工作及专业交流。通过形成的行为清单,就可以知道被评估者在哪些方面需要改进。

3. 档案袋法　是基于成人学习理论,有目的地进行证据收集,由学习者本人收集记录和反映他们在选定领域的进步和成就。档案袋法反映了实践过程和进展,非常适合综合能力和职业精神的评估。档案袋法的独特性是它要求测试者个人自己决定如何最好地展示自己的成就。如果设计得当,档案袋可以促进反思。缺点是对资源的要求高。

4. **反思**　除档案袋法外,反思也是评估职业精神的工具,尤其适合新护士。反思的具体要求是写学习日志。反思是寻找事件意义的一种方法,可以很好地洞悉学习者的态度和对职业身份的感悟以及对职业困境的分析处理。反思不是在职业精神的原则发生冲突的情况下才去寻找正常答案,它更重视决定什么是"最好"的。反思适合形成性评价,不适合终结性评估。

5. **危机事件报告和跟踪观察**　是评估职业精神的有效方法。记录被测评者不符合职业规范的行为,如严重失职、缺乏诚信等,纵向了解危机事件报告,可以预测未来的可能的不道德行为,但是它只能提供一小部分存在不足者的信息,不能反映多数人的职业精神状况。

6. **直接观察法**　管理者或临床带教老师通过收集护士的日常表现形成的印象而作出判断。可以使用等级评定量表,评估护士在真实的医疗环境中的表现。优点是容易设计实施,缺点是所得资料可靠性差,除非有大量观察结果和观察人员、对观察者进行培训、对观察结果进行讨论。

7. **360°的评价**　也称全方位考核或全面评价,360°的评价包括上级评价、同行评价、患者评价和自我评价。通过问卷的调查,以数值或叙述的形式收资料。360°的评价提供了一个比单一来源更能综合评价职业精神的方法。缺点是评价过程的数量大、工作成本大、评估者碍于情面而不能客观评价等。

8. **职业精神测评量表测量法**　国内学者多把职业精神看成个人的素质与能力;而国外学者则更多地将职业精神融入整个护理行业,旨在通过对职业精神及影响因素的研究,提高护理团队的职业精神。因此围绕护士职业精神的认知、态度、行为三个角度研发了许多职业精神量表,如霍尔职业精神量表(HPI)、米勒护士职业精神量表(BIPN)、护士专业价值量表(NPVS)、RNAO护士职业精神量表、Valiga护理概念量表、依赖-自主量表(SAS)、欧洲医护人员职业精神量表(DUQQIE)。

9. **书面检查技术**　包括理论考试、案例分析、影像回顾性分析以及有关道德、法律、职业精神的短文分析都是有效的评估方法。

(四) 过失行为的修正

如上所述,职业精神的评估方法很多,无论是总结性评价的方法还是形成性评价的方法,评估作为职业精神培育计划的重要内容,不仅是要通过对职业精神情况进行分等鉴定,更重要的是要运用好评估结果,评估诊断存在的问题,通过反馈、改进,发挥出强化、激励的作用。评估可以识别不合格的职业精神,尤其是直观观察法和危机事件报告是最常用的识别职业过失行为的方法。早期过失识别对修正行为非常重要,可以避免形成难以改变的不良行为习惯。

行为修正计划的过程包括:辨别行为中的缺失;分析行为失误的严重性、背景和原因;明确哪些具体行为应该修正,如何修正,清晰行为如果没有被修正可能导致的后果;制订行为修改计划与要求,包括通过会议等形式反馈不可接受的行为、给当事者提供回应问题的机会、开展培训、明确的改进的目标和改正的期限、改进过程的监督与反馈机制、矫正合格的标准与不合格的结果。改正的时间进度要明确,尤其是对患者有危害或有潜在危害的情况下,行为必须立即改善。在行为修正中常用的行为矫正技术有反馈干预、动机干预、认识行为疗法。当失误反复出现、情节严重或修正计划被忽略时,更加严格的整顿措施必须启动,包括有限制地工作、暂停工作、终止聘用、取消执业资格等。

五、护士职业精神培育师资队伍的建设

(一) 师资队伍建设的重要性

一直以来,新护士职业精神的培养主要是以教师为榜样的。在社会与职业本身相对单一化的时候,这种榜样示范是保证职业精神代代相传的主要方法。但随着医学实践的日益复杂及面临的道德困境、医疗从业人员以及社会的多样化,单靠榜样示范这个方法已远远不够。职业精神的教育还必须有更加明确化、外显化的培训。教育者要先受教育,身教必须与言教统一起来。但是如何让临床老师认识到职业精神学习与教学的重要性,如何保证临床老师能清楚地表达出作为专业人员的护士的特质与行为特点,如何保证临床老师能有效地教授和示范职业精神,如何评估职业精神教学的效果,临床职业精神培育师资队伍本身的建设就显得非常重要。

(二) 师资队伍的培训目标

临床师资队伍与院校老师不同,绝大多数是属于兼职老师,要发挥好临床老师在职业精神教学的作用,设计与实施临床师资队伍的职业精神培育发展计划就非常必要。培训应最终达到以下目的:

(1) 参与培训的老师能清楚地表达护士职业精神的定义,护士作为专业人员应该具备什么样的特质与行为特点,这些特质与行为特点在不同的社会发展形态是如何变化的。

(2) 要学会职业精神教育的教学方法与评价的策略。与学校教学不同的是,临床老师应更多地学会结合临床案例及实际的场景来展示护士的职业精神的各种属性,体现临床教学的生动丰富及从理论到实践的过程。任何职业精神教育的教学设计都应当包括明确教学目标、确定核心内容、精选教学策略、评估教学成果四个步骤。

(3) 要不断强化师资队伍对自身职业精神学习与教学的热情。

(三) 师资队伍培训的方法

工作坊、研讨会、短期培训课程、角色扮演、网络学习、专题改善项目等方式是常用的培训形式。互动式教学、案例呈现、小组练习、角色扮演、录像学习等带有反思反馈式的情境式体验学习可以起到更好的学习效果。将成人学习所涉及的关键原理融入师资发展计划中,可以提高培训项目的可接受度、适用性。这些原理包括成人是独立自主的;成人对学习持有多种动机,他们对学习目标和教学方法有明确的要求;成人具有不同的学习风格;成人的学习既包括态度改变,也包括技能提升;大多数成人更喜欢通过经验学习;成人的学习动机通常源于个人的自身需要,反馈通常比测验和评价更重要。

(四) 护理文化建设在师资队伍建设中的作用

师资队伍培训目标的实现除了有让临床老师认同的职业精神的培训项目外,医院内组织管理文化也非常重要,如果能在团队内建立良好的"尊师重教"组织文化氛围和管理激励机制,让临床老师感到被尊重、从内心认同教学的价值与意义,可以激发临床老师学习与教学的热情。

(谢红珍)

第三节　护理人员人文关怀能力的培养

护理人员的人文关怀能力是其人文素养的重要组成部分,是关怀理念内化与升华的实践结果。护理人员在具备扎实的专业知识和精湛的护理技术的同时,在关怀责任意识与人道主义的驱动下,还需要具备一定的人文关怀能力,才能在护理实践中为服务对象实施人性化的关怀护理。

一、人文关怀能力的概念

1. 医学人文关怀能力的概念　华生认为医学人文关怀能力是医务人员秉承人性、德性,融体力、智力、知识、观念、情感、态度、意志等为一体的内在素养,外化为自觉的、创造性的服务于患者的实际工作本领和才能。申正付等人认为,医学人文关怀能力是医务人员成功完成关怀照护患者活动所必须具备的个性心理特征,这种个性心理特征外在地表现为医务人员为促进健康,满足患者作为"人"所具有的生理、心理、精神和社会需要而自觉采取各种积极的关怀态度、行为,是在一般能力基础上发展的特殊能力。

2. 护理人文关怀能力的概念　Watson 认为护理人文关怀能力是护士将内在的人文素养外化为服务于患者行为的能力,可将之理解为一种护理工作态度。

二、人文关怀能力的内涵

根据华生的人性关怀的理论框架,查阅相关文献,并借鉴宋克慧"应用型人才能力"的相关观点,将护理人员人文关怀能力的构成要素及其内涵归纳如下:

1. 价值判断能力　即护理人员在与人交往(无论是患者还是其他人)的过程中都能够尊重人的价值和每个个体的独特性,能为他人的利益和状况考虑并由此获得满足感与成就感。

2. 自我身心调试能力　护理人员要对患者产生积极、正面的影响,首先要保证自身拥有良好的身心状态。因而护理人员应具备自我身心调节的能力,即能运用心理学的相关理论和方法,积极调试自我,疏解内心压力,促进自身积极、健康、和谐发展的能力。

3. 人际沟通和协调能力　人际沟通能力即运用沟通技巧,表达、接受积极或消极的情感,与他人交流思想、交换意见,建立和谐人际关系的能力;协调能力指护理人员从满足护理对象关怀需求的角度出发,有效协调自身、护理对象及家庭成员、其他医疗系统相关人员,共同为患者恢复创建一个和谐的人际环境的能力。

4. 灌输信任与希望的能力　护理人员用关爱的情感、温暖的语言、坚毅的品格感染患者及家属,帮助其减轻苦痛,激发其战胜疾患的信心和意志力,使患者对恢复与促进健康充满美好的设想与追求的能力。

5. 帮助他人寻求精神力量的能力　良好护理效果的获得需要患者有趋向健康与和谐的精神动力。在护理工作中,护理人员利用共情,运用现象学方法,了解患者的观点、经历、生活文化背景等,悦纳患者,接受并正确对待其寻求精神寄托和精神支持的行为,融洽护患关系。

6. 科学解决问题的能力　护理人员不仅要善于发现患者存在及可能存在的问题,还要掌握广博的知识与精湛的技术,采取符合护理对象个性特征、生活处境与社会文化背景需求的人文关怀方式,有效地帮助其解决关怀需求方面的问题,促进其整体和谐。

7. 健康教育能力　即为人群提供医疗保健知识,促进其自我照护与保健的能力。

综上所述,护理人员的人文关怀能力不仅是一种心理能力,也是一种社会能力,同时还是一种高于一般能力的持续生存与发展的综合能力。

三、人文关怀能力的重要性

现代护理模式从功能制护理逐步过渡到整体护理,疾病的防控与诊疗不仅仅有赖于精湛的护理技术,更离不开护理人员的关怀与照护,因而对护理人员的人文关怀能力提出了更高要求,护理人文关怀能力的重要性不言而喻。《新入职护士培训大纲(试行)》中明确指出临床护理人员要加强人文关怀能力的培养。2002 年国际医学教育研究所曾提出护理人员应具备 7 种核心能力,其中 4 种都与医学人文素质有关,因而加强护理人员的人文关怀能力势在必行。护理人员必须具备一定的人文关怀能力才能将人文关怀理念付诸护理实践。

四、护理人员人文关怀能力的培养策略

人文关怀能力是由多种因素构成的护理人员的内在素质,可通过后天学习、培养来提升。个人的关怀意识和能力可以在一定程度上从其成长经历、周围环境中逐渐获得,但作为专业技术人员,护理人员的人文关怀能力的提高更重要的是通过系统的教育和学习来培养。

1. 营造良好的人文氛围　人文关怀能力属于护理软技能的一部分,诸多研究均表明:良好的人文氛围及护患环境可以对临床护理人员进行感染和熏陶,提高其人文关怀意识,从而在实践中进一步提升其关怀意愿和能力;师生或同伴之间的关怀氛围可影响彼此之间人文关怀能力,同事关怀度与护士人文关怀品质呈正相关。Simmons 也证实关怀氛围是研究生护士人文关怀能力的最强预测因子。这些都表明关怀能力的发展与人文关环境有关。因而医院及科室应营造健康向上的人文关怀氛围,重视物质文化、精神文化和制度文化的建设,使护理人员感受到关怀,在显性和隐性的关怀文化中陶冶情操,形成正确的关爱态度。如各病房可以根据专业特点,制作人文关怀服务展板,开展丰富多彩的护理文化活动和关怀教育、实践活动等,提供患者、护理人员、家属交流的机会等,以全方位、多渠道的方式营造护理关怀环境。

2. 构建并实施人文关怀培训系统课程　根据诺丁斯的关怀教育理论及华生的关怀理论,关怀能力可以通过关怀课程和临床实践来培养。有学者分别针对医院的护理教育者、护理管理者、临床护士开设了人文关怀课程。美国爱诺华·亚历山大医院的 Herbst 等,基于华生的人性化照顾理论对 108 个护理单元的护理教育者进行了为期三年的关怀培训。这些护理教育者同时将自己的学习内容不断介绍给自己护理单元的护士。医院护理部可以针对性各级各类护理人员制订人文关怀培训的系统课程,如开展各种形式的授课、模拟教学、经验分享等,覆盖全院护理人员的整个职业生命周期(包括岗前培训、常态培训及强化培训),并实施相应的考核,提高护理人员的关怀知识,培养护理人员的人文关怀意识和提高其关怀能力。

3. 大力推行人文护理实践　实践是提升人文关怀能力的重要途径之一,护理人文关怀能力需要通过系统学习来获得,也需要在实践中不断升华。人文关怀能力的提升除了进行

系统的人文理论培训课程外,更重要的是"在做中学,在实践中体验",通过不断的实践、体验丰富和提升自己,让护理人员经历关怀、实施关怀,在内化理论知识的基础上,切实体会关怀的技巧、方式,感受对他人关怀的"乐趣"和成就感,加深对生命的理解,提升关怀能力。如在护理同伴之间开展关怀承诺,采取人文护理查房、护患角色互换情景剧扮演,书写反思日记,积极参加各种社区关怀服务活动等。

4. 强化榜样的作用　关怀学家诺丁斯认为:榜样是人文关怀能力培养的关键因素。Hanson 等于 1996 年研究发现,具有关怀特征的带教老师教学行为体现人文关怀能力,常表现为尊重并耐心倾听学生,拓展学生希望于成功的宏观视野,用人格及学识魅力激励护理人员发挥其人文关怀潜能。临床带教老师的关怀行为是临床教学过程中最重要的。在护理单元内,榜样护士的人文关怀水平同样可对其他护士的人文关怀能力产生积极影响,榜样护士对人文知识的理解以及与患者的交谈方式、观察病情的动作等都对其他护士有潜移默化的影响。科室护士长、临床带教老师也可以通过自己的关爱行为去熏陶护士,让其感受到被关怀,鼓励其在临床实践中去体验、实践与升华关爱,从而提高其人文关怀能力。

五、护理人员人文关怀能力的评价

护理人员关怀能力的评价是对护理人员护理关怀实践进行评价的重要一环。根据评估对象可分为自评和他评,也可以根据评价方法分为质性评价和量性评价。

（一）根据评估对象划分

1. 护理人员自我评价　通过护理人员评价自己是否具有与人文关怀相应的想法及行为来衡量其关怀能力。一般可以通过关怀日记、反思等方式进行,也可以采用自评量表,如关怀能力量表（caring ability inventory,CAI）、护士人文执业能力测评量表进行自我关怀能力测评。

2. 他评　由护理管理者、护理同伴、患者对护理人员人文关怀能力进行评价。患者对护理人员的评价工具有护理对象关怀感知量表（client perception of caring scale,CPC）、关怀评估问卷（caring assessment report evaluation Q-sort,CARE-Q）、护患关怀互动问卷（caring nurse-patient interactions questionnaire,CNPI）。

（二）根据评估方法划分

1. 质性评价　质性评价常通过对护理人员进行质性访谈、行为观察、护理人员的人文关怀故事分享、个人作品呈现、反思日记或组织焦点小组讨论等进行提炼,也可以是护理部或护士长定期组织专人对护理人员人文关怀能力进行督察等方式进行。

2. 量性评价　直接对护理人员关怀能力进行测评的最具代表性的量表是美国的Nkongho 教授于 1990 年发表的关怀能力量表（caring ability inventory,CAI）。我国学者目前通常采用的是其汉化修订后的量表,分为认知、勇气和耐心 3 个维度,共 37 个条目,每个条目采用 Likert7 级评分,从 1（完全不同意）到 7（完全同意）,其中勇气维度的 13 个条目需要反向计分。人文关怀能力总分为各条目计分之和,分数越高表明关怀能力越高,CAI 得分 <203.10 分表示人文关怀水平较低,CAI 得分在 220.30~203.10 分为中等水平,CAI 得分 >220.30 分表示人文关怀能力较强,该量表在国内应用广泛。江智霞团队于 2012 年研制了基于儒家思想的护理人文关怀能力问卷。两量表的评价方式均为自评。

人文关怀能力作为人文关怀品质中的重要组成部分,也可以通过对人文关怀品质的测量来体现,因而人文关怀品质量表(nursing caring characters assessment tool,NCCAT)也可以对人文关怀能力进行测量;同样也可以通过对人文护理效果的测量来间接反映护理人员的人文关怀能力,如使用患者满意度问卷、关怀效能量表、关怀行为评价工具、关怀特征量表、关怀维度问卷、关怀行为问卷进行测评等。

人文关怀能力是护士执业能力的核心能力之一。翟惠敏等2013年起对护士人文执业能力的概念、结构要素、测评工具进行了系列研究,提出护士人文执业能力是护理人员人文理念、知识、技能的外在体现,主要包括人文关怀实践能力、人际沟通能力、自我管理能力、伦理与法律实践能力和心理调适能力5项要素,与护理专业执业能力共同构成护士执业能力,其制订的"护士人文执业能力测评量表"在广东省进行了常模的研制,可用于评价护士的人文执业能力,完善了护理人文关怀能力的量性评价。

(刘义兰　许娟　翟惠敏　陈倩)

第四节　护士创新精神的培养

创新,是民族的希望所系,是当代中国最鲜明的特征。创新精神是人们对创新活动所持有的价值理念。护士创新精神是社会发展对护理专业提出的必然要求,是护士人文护理精神的高层次目标。人文护理的开展,人文护理学的形成,面临一系列的新问题需要面对和解决,"唯创新者进,唯创新者强,唯创新者胜",护士要自觉培养创新精神,深化创新意识,提升创新能力,珍惜机遇,努力开创人文护理新篇章。

一、护士创新精神的概念与意义

(一)创新及创新精神的基本概念

《广雅》中曾提到"创,始也",《魏书》中有"革弊创新",《周书》中有"创新改旧"等。创新(innovation)是指人们为了发展需要,运用已知的信息和条件,突破常规,发现或产生某种新颖、独特的有价值的新事物、新思想的活动。创新过程是人类在现有的思维模式基础上,为了一定目的,遵循事物发展规律,提出有别于常规或常人的思路见解,对事物整体或局部进行革新,并从中获取一定有成效的行为。

中国传统文化价值观中蕴涵着丰富的创新精神与思想内涵,其本质是求新求变。创新精神(spirit of innovation)属于科学精神和科学思想的范畴,是指具有能够综合运用已有的知识、信息、技能和方法,提出新方法、新观点的思维能力和进行发明创造、改革、革新的意志、信心、勇气和智慧。富有创新精神的人勇于抛弃旧思想、旧事物,创立新思想、新事物。南丁格尔一生致力于护理学科发展,带领38名护士走向战场,从最初改善军队的卫生条件,到后来开创护理专业、创办护士学校、形成护理理论、发展护理技术、建立制度体系,她的一生都在探索护理事业的发展和提升。南丁格尔精神的伟大不仅仅局限于无私奉献,她与时俱进的创新精神同样值得尊重和发扬。

(二)培育护士创新精神的意义

1. 护士创新精神的培育是新形势下提升护理学科发展的必然途径　人类文明的变迁中,每一次的时代重大变革都与创新有着密切的关系。创新是专业发展的动力之源。护理学的发展历程是一部勇于探索、不断创新的历史。在护理学发展过程中,从护理理论知识的传播、应用,到护理技术革新、发展均存在创新的机遇与挑战。护理管理模式、服务理念和策略等要适应社会的发展,必须通过培育护士创新精神,提高护理服务质量,促进护理专业的可持续发展。

2. 探索创新是护士成长的必由之路　"功以才成,业由才广"。探索创新对于每一位护士都有着非常重要的意义。创新是护士经历一次又一次学习探索,获得修养与技能,突破自身成长的过程。在全球科学技术飞速发展、大力推进医疗改革的今天,护理的范畴和内涵逐步扩大,旧的护理观念和工作模式也越来越不能适应护理发展的需要,护理新技术、新业务越来越多地应用于临床,这就需要护士在实践工作中勇于创新,抓住机遇,全面提高自身综合护理能力。

3. 培育护士创新精神是提升人文护理的新举措　护理的目标不仅仅是满足人类促进健康、预防疾病、恢复健康和减轻痛苦的需求,也是彰显生命价值、关怀生命质量与尊严的护理人文精神的实践过程。古今中外,护理前辈们在精心护理患者的同时,为了提高护理质量,他们或努力改进护理操作规范和流程,或改进患者的护理康复途径,或改进护理制度,或探索新理论,层出不穷,有效地提升了护理人文氛围。护士只有学习掌握新知识、新技术,不断创新,才能提供以人为本的高质量护理服务,才能体现出新时代护士敬畏生命、崇尚科技的专业价值。

二、护理创新的主要内容

护理创新是在临床实践中将创新理论和技术转化为提高患者生存质量的新理念、新产品、新流程、新方法等。护理创新主要包括护理理论创新、护理技术创新、护理工作模式创新。

(一) 护理理论创新

理论创新是核心与灵魂。一个学科要想保持旺盛的生命力,离不开理论的创新。理论是对自然界及人类社会规律的、系统性的认识。学科发展只有在理论上有所创新,其学术水平才能相应得到提高。护理理论是一系列相对具体的概念、假设或提议,用以说明、描述、预测和控制与护理专业有关的现象。护理理论的创新,可以推动护理实践和护理学的发展。

护理理论在创新过程中不断融合护理人文社会相关学科知识、理论、技术、方法艺术和护理人文精神、护理人文关怀。人文护理学知识体系的改进和发展与护理理论的不断创新密不可分。人文关怀护理理论是护理研究的热点,包括人文关怀理论、关怀照护理论、人性化护理理论,这些理论的创新对护理实践产生了重要的影响。华生提出护理人文关怀理念,她认为护理人文关怀理念是护理学本质的理念,为临床人文护理实践提供了理论框架,使护士关注患者的身体、心理、精神等,从而为患者提供全方位多角度照护。Swanson 关怀照护理论应用于个案护理、重症护理、肿瘤护理、临终关怀等多个护理领域。Paterson 和 Zderad 的人性化护理理论基础是建构"存在现象学",从对话、群体和现象护理三方面为临床护理工作建构了人性化护理理论。人文护理理论的创新对提升护士的理论水平,指导护士临床实践,构建和谐医患关系有着重要意义。

与此同时我们应该认识到,我国护理理论尚处于初创时期,对来自于西方发达国家的理论,受国情、文化和语言的限制,对其的翻译和理解存在一定偏倚。我国护士应以实践为基础,从理论层面入手,不断探索创新适合中华民族文化、习俗的具有中国特色的护理理论与实践模式,努力制订出适合于不同个体、疾病的护理措施和模式,实现我国护理学理论的创新发展。

(二) 护理技术创新

"科学技术是第一生产力"。在人类历史发展的长河中,科学技术的进步不断推动着人类文明的进程。科学技术在医学领域的贡献有目共睹。现代护理技术的创新为人文护理的发展提供了良好的基础。护理技术的革新不仅有助于护士提高工作效率、减少工作负担、增强护士的职业认同感,还可以提高护士的工作积极性。人文护理实践活动在构建良好的护患关系中起积极的作用,有利于护士及时发现问题并针对问题进行深层次的探讨与研究。

护理技术创新的发展之路任重而道远。技术创新的火花来自长期的临床实践、大量的数据积累、广泛的文献阅读与不断的探索等。护理工作中的任何事件都应引起重视,因为任何意外的事件都有可能成为创新的机会。需求是护理技术创新的基础。护理技术创新体现在临床护理操作的每个环节。静脉输液技术这项最常见的操作技术的不断发展,就得益于护临床需求。由于对护士职业安全的需求,发明了安全型留置针,它的临床应用减少了针刺伤的发生,有效地防范了血源性传播疾病的发生。植入式静脉输液港解决了经外周静脉穿刺中心置管(peripherally inserted central catheter, PICC)接口暴露于体外的问题,既能减少感染的发生,也提高了患者的生活质量。将改进的塑形固定方法应用在输液港蝶翼无损伤针的固定中,可有效提高患者的舒适度,延长输液工具的使用时间。护理工具的创新,在保障护患安全、提高质量和护士工作效率的同时,体现了人文护理的目标。

近年,信息技术的发展,护士所引领的技术创新正潜移默化地改变着我们的护理环境。新媒体平台成为一种新兴的护理干预手段,通过手机智能软件不仅为患者提供了一种简捷、持续的、及时的护理干预、健康宣教和随访方式,同时节约了护理人力资源。

(三) 护理工作模式创新

护理模式是指人们对人、健康、环境、护理及康复等护理问题的思维方式和处理方式,是医学模式和护理实践发展中的产物,在不同历史时期,护理模式的形成和发展受到政治、经济、文化、社会价值、管理思想等方面的影响,往往具有显著的时代特色。护理模式创新是指探索和发展新的护理工作模式以满足患者需求并提高护理质量。随着医学模式由"以疾病为中心"转变为"以患者为中心",逐步发展到如今的"以整体人的健康为中心",相应的护理工作模式应运而生,其中具有代表性的包括功能制护理、小组制护理、责任制护理、系统化整体护理、个案护理等。结合国情与护理实际,以这些模式为基础,又发展出一些相关的护理工作模式,如在小组制护理的基础上产生的固定小组护理,在责任制护理的基础上产生的联合责任制护理、小组责任制护理、病例管理模式、医护一体化护理模式等,在个案护理基础上形成的多学科协同的个案管理模式等。护理工作模式创新的主要思路包括更新工作理念、创新管理思维、集聚创新人才、构建科研平台。

1. 更新工作理念 当今护理的核心要求是以人的健康为中心,以患者的需求为工作的出发点,注重患者生理、心理、社会、精神等各个方面的需求;注重患者不同层次合理需求的实现,尊重其生命、人格、个体尊严、关注生命价值和生命质量、生活质量,维护心身整体健康,主动探索新的人文护理模式,为患者提供优质护理服务。

2. 创新管理思维 护理管理创新源于南丁格尔时代,克里米亚战争中积累的护理管理经验使南丁格尔意识到,除了注重护理技术之外,还要从医院整体的管理,包括建立管理制度、职责划分、清洁卫生、患者饮食等各个方面进行有效管理,从而改善护理质量,减轻患者伤痛,这些为护理管理学的发展奠定了坚实的基础。护理管理者要把握时代机遇,站在时代的前沿,结合医院实际情况,秉持创新思维,合理应用 PDCA 循环法、品管圈、流程管理等管理工具,增强循证意识,在人力资源配置、护理信息化等方面建立更为科学、系统、灵活、高效的管理机制,展现更高层次的人文护理与人文管理水平。

3. **集聚创新人才**　创新人才的竞争是护理竞争力的核心。现代护理队伍的建设必须加大人才投入,不断引进国内外优秀人才,优化护理队伍学历结构,建立健全护理教育培训,加强专科护士的培养,掌握先进理念和技术,注重提高创新精神,加强创新型人才的培养,扩大护理精英人才队伍,这是护理学科不断发展前进的重要保障。

4. **构建科研平台**　科研平台的构建是一种有效地节约时间和精力的学习方式,能够提高护理人员的科研学习效果,保证科研工作的顺利开展。

在科学技术飞速发展、知识与理念不断更新、护理对象对人文护理的需求不断提升的当下,护理领域的发展离不开护理工作模式的创新,以提高护理人员的主动性和创造性、提高护理服务质量。当前,护理工作与云计算、大数据、互联网、移动通信等信息技术不断融合,产生了智能护理决策、移动护理巡查、远程教育、虚拟护理示教、精准护理管控等新型护理方式,护理与互联网技术的交叉融合是一种对护理工作模式、应用模式和管理模式的创新,是对护理工作的进一步拓展,值得我们学习与借鉴,值得我们更好地思考和应用人文护理理念、观点和方法与这些现代高新技术结合和融合创新,让人文导航,不断创新人文护理临床、管理、教育、研究的模式和方法。

三、护士创新精神培育的自身要求

随着护理学科的不断发展,护士已不再局限于做医生的助手,而是临床工作的决策者、参与者。培育创新精神,立足学科根本,提升自身修养,是新形势下护士自我实现的重要方法。护士创新精神培育的自身要求主要包括以下几个方面:

1. **开拓意识**　护理工作的创新来源于临床,需要在临床实际中勤于观察,善于思考,大胆探索,勇于开拓,研究新理论、新技术,并在工作中发现问题,解决问题,举一反三。例如,临床上借助胃管给予鼻饲饮食时,由于胃管的刺激患者常感不适,意识不清、老年痴呆等疾病患者常自行拔出胃管,某医院护士改革了传统的胶布或棉绳固定胃管方法,运用形象性思维设计了胃管固定带,虽是小创意,却解决了临床实际问题。

2. **独立思考**　在护理科研创新工作中,拥有独立精神是一切工作的保障。护理工作需要拥有独立思考问题并解决问题的能力,根据事实、所学的护理知识和临床经验进行独立判断,将患者的具体情况与护理实践和创新相结合,深入分析与解决问题。

3. **求真务实**　护理创新要立足于实践,以解决临床实际护理问题为目的,护士要遵循理性、实证的科学精神,杜绝浮躁、抄袭等学术不端行为。作为一名护士,需要学习、掌握护理学和相关人文社会学科、自然科学的知识;需要具备纵观护理全局,发现、抓住创新点的综合能力;要有克服困难、珍惜时间、锲而不舍的科学精神和人文精神;既要立足于客观事实,又要理解现有理论、方法与技术框架,分析其中的内在联系,结合新的临床证据,利用人文护理学跨学科研究方法,形成新的综合理论体系和跨学科研究团队。

4. **奉献精神**　护理事业的创新发展需要每一位护理人的努力奋斗和艰苦付出,既要把护理工作当成本职工作来完成的责任担当,也要把其当作一项事业和信仰来毕生追求,这样才能在岗位上闪光发热,不断提升自我人生价值,活出平凡护士的精彩人生。

四、护士创新精神培育的方法

(一)培养创新思维

创新思维是创新的基本前提,是指打破固有的思维模式,在既往陈旧的思维方式基础上,运用跨学科或可行的思维方式对研究对象进行新的思考,并得出富有创造性的、指导性的意见和方案。培养创新思维是培养护士创新能力的重要内容和首要目标之一。

1. 基本创新思维的训练 思想家爱德华博士说"良好的思维能力是可以通过专门的训练来获得的"。培养创新思维,不仅要求更新观念,树立强烈的创新意识,而且还要求熟练地掌握和灵活运用科学的思维方法。深入细致地观察和了解是创新思维的起点。通过对事物的观察,从而触发联想,提出想要解决的问题,然后进行深入的思考,其次是设想出种种解决问题的办法,最后通过科学的筛选,选出较好的设想再进行缜密的设计。特别重要的是护士应培养思维的独立性。在法律法规与医院规章制度的指引下,结合患者的具体情况和护理临床实践,进行独立性思考和创造性思考,更有助于创新思维的训练。

2. 多种创新思维方式的训练 创新思维具有灵活性、独创性等特征。我们在探寻事物的过程中,要学会尝试运用不同的思维方法,如发散思维、灵感思维、逆向思维、横向思维等来提升自己的创新思维能力,努力做到学以致用。创新思维训练的常用方法如下:

(1)头脑风暴法:《淮南子·主术训》中说:"用众人之力,无不胜也"。头脑风暴法又名智力激励法、集法,主要强调集体思考的重要性,体现在互相激发思考,只提出构想而不加以评价,不局限于空间的奇思妙想,是品管圈活动中常用到的方法。通过鼓励参与者在指定的时间内构想出很多新的意念,并从中激发新的构思。头脑风暴法不仅仅局限于团体方式进行,个人在进行思考问题和探索解决方法时也同样适用。例如,为预防患者手术中出现压疮,召集手术及病房护理人员开展关于预防患者术中压疮的集体讨论会,通过头脑风暴找出患者术中压疮形成的危险因素,并提出具体有效的预防方案。

(2)思维导图法:思维导图(mind map)应用于记忆、学习、思考,可开启人类大脑的无限潜能,是表达发射性思维的一种简单又有效的图形思维方法,有利于人脑扩散思维的展开。思维导图运用图文并重的技巧,把主题关键词与图像、颜色等建立记忆链接,把各级主题的关系用相互隶属与相关的层级图表现出来,协助人们在科学与艺术、逻辑与想象之间平衡发展。组成思维导图的最基本元素就是"关键词"。每一种进入大脑的资料,例如,食物、颜色、文字、数字、符号、节奏等,都可以成为一个关键词,由此向外发散出成千上万的关节点,每一个关节点代表与中心主题的一个连结,每一个连结可以成为另一个关键词,再向外发散出成千上万的关节点,形成了记忆和个人数据库。

(3)移植法:移植法指将某个学科、领域中的理论、技术、方法,应用或渗透到其他领域,从而创造出新产品的创新方法。正如日本文坛巨匠芥川龙之介所说:"我们所需的思想,也许在三千年前就思维殆尽。我们只需要在老柴上加新火就行了"。具体方法包括原理移植、方法移植、结构移植和材料移植。例如材料移植可以起到更新产品、改变性能、节约材料、降低成本的目的。但是移植不是简单机械的复制,而是更加侧重于对原理与方法的移植,并且在移植中进行新的创新。

（4）对照表法：是指用一览表对需要解决的问题逐项核对，从各个角度诱发多种创意设想，以促进创造发明、革新或解决工作中问题的创新技法的产生。利用对照表法，可以产生大量的原始思路和原始创意。对照表法对任何类型的创造活动都有适用之处，又被称为"创造方法之母"。我国学者许立言、张福奎创立的"和田十二法"是对照表法常用的方法，是基于奥斯本检核表的基本原理加以创造提出的一种新的思维方法，它更加深入浅出、通俗易懂以及简便易行。护理领域中的许多发明专利就是运用了"和田十二法"的思维。例如，将医用棉签和碘伏相加，就得到使用上更便利快捷的碘伏棉签；把注射液体瓶从笨重的玻璃瓶换成轻盈的塑料瓶，不但可以节省空间、人力，还更便于回收处理。

3. 系统综合能力的训练　"尽信书不如无书"，突破固有思维模式，需要以高效动态思维取代低效静态思维。创新性思维是以感知、思考、记忆、理解等能力为基础，以探索性、综合性和求新性为特征的高级心理活动。在培养自身创新能力时全面地、辩证地、灵活地运用所学知识去观察问题、提出问题、分析问题和解决问题。习惯于"以前就是这么做的""书上就这么说的"的护士，不仅会失去科学技术的创造性，甚至会在日常护理工作中过于墨守常规，遇到特殊病情不会特殊处理而导致问题与冲突。

4. 努力践行创新思维是成功的关键　护理学科的发展过程中，各种护理新发明、新材料、新产品不断问世，不仅解决了护理临床工作中实际的问题，更是减轻了患者的疾病痛苦和经济负担，提高了护理临床工作的质量，使护理创新有了社会价值。护士不再是进行机械重复的工作，而是在工作流程中善于想象、敢于尝试、勇于创新，成为护理质量提高的不竭动力和源泉。在临床护理实践中，通过成立护理创新团队、建立护理创新基金、健全护理创新奖励机制、开发护理创新网络平台等方式，激励护士在实践中不断激发创新思维，促进护理质量的全面提高。

（二）提高创新能力

要提高护士创新能力，首先要吸取前人经验。任何一项创新都不会是无源之水、无本之木，前人的经验是我们创新工作的基础，更是我们通往成功之路的宝贵财富。通过前车之鉴，我们可以站在巨人的肩膀上更好地去看待问题、考虑问题和解决问题。其次，善于总结前人失败的教训。失败是成功之母，通过总结前人失败的教训我们可以更好地发现问题，尝试用新的方法和途径去解决遇到的问题。再次，要学会借鉴和组合。借鉴可以是思路，也可以是方法，更可以是产品。伟大文学家鲁迅先生的"拿来主义"精神就是借鉴别人好的东西来弥补自己的不足，即"取长补短"。最后，遇到问题时要多角度思考，养成独立思考的习惯并能持之以恒，创新才能在不知不觉中出现。

护士可通过学习新知识对临床实用技术（操作技巧、护理方法、消毒方法、护理观察等）进行改进，提高自身创新能力。如：对有吞咽障碍的患者采取间歇经口管饲法，不仅明显提高了吞咽障碍患者的舒适度，而且降低了吸入性肺炎的发生率，有效改善了患者的吞咽功能；骨科患者常因下肢牵引、石膏固定、严重创伤或长期留置导尿管而无法穿裤子，或只穿一条裤腿，不仅影响患者的形象，同时也给护理工作带来了不便，临床中护士运用逆向型思维研制了一种简便裤，穿脱时裤腿不经过患肢，而且患者可自行穿脱更换，不仅保护了患者的隐私，更方便了临床工作。

（三）培养评判性思维

评判性思维是个体对既定事物进行合理、反思性的思考，表现为对现有理论持怀疑态度,并大胆质疑、分析、评判、否定。人文护理的开展,有太多的未知问题需要探索,对现存问题的探索一定是拥有评判性思维的人,只有敢于突破常规定型模式和超越传统理论框架,才会对现存问题有新的理解和认识。在临床实践中,不仅要对患者的健康状况做一个整体的评价和分析,同时还需要评价护士在实施护理程序中掌握和运用评判性思维的能力,对存在的问题及时地矫正。通过反复的护理评价,使护士能够发挥主观能动性,自觉强化评判性思维在工作中的运用,从而避免在护理工作中机械、僵化地执行常规或标准的护理计划。

(四)重视护理实践

一切创新的根源来于实践,实践是检验真理的唯一标准。创新精神的培育应立足临床实践,重视科学研究。人文护理学科是一门集科学、技术与人文为一体的应用科学,是实践性很强的学科,它扎根临床,服务临床。护理创新离不开临床实践,只有扎根于临床基础研究,掌握常规的护理科研方法和跨学科的研究方法,了解当代人文护理学科现状与前沿发展,才能发现问题、探索研究和解决问题,实践护理创新精神。

护士的创新彰显护理人文关怀,医院为创新行为营造良好的环境和护理人文氛围,能促进护理人员产生创新的动机。"路漫漫其修远兮,吾将上下而求索",护士创新精神的培育是一个系统过程,不是一朝一夕就可以取得明显成效的,需要更多人提高创新认知,树立创新目标,发挥创新潜力,坚定创新意志,推陈出新。

(刘延锦)

第二十一章

院校人文护理教育

　　高等教育界已经就大学生素质教育的重要性达成共识,因此,加强大学生的素质教育,尤其是人文素质教育刻不容缓。为实现这个目标,高等教育应该改变以往的观念与方法,从"工具异化"的教育思想中跳出来,实现"完整的人的教育",从而使大学毕业生在具备熟练的专业知识与技能的同时,也能够具备深刻的人文知识,在追寻科学真理的过程中做到求真,在人文环境中求善、求美、求同存异。作为认识生命、认识自然的学科,护理学自诞生之日起就蕴涵着深厚的人文学渊源。自南丁格尔时代,护理学就格外注重人文精神,人文关怀早已成为现代护理学科必备要素之一。1977 年恩格尔提出了生物 - 心理 - 社会的三维医学模式,打破了人们对健康和医疗护理的固有认知,对于医疗护理服务的要求也从仅仅注重身体健康需求提升到重视三维健康,更加体现了医疗护理的人文特征。基于此,本章将重点讨论院校人文护理教育概述、院校人文护理教育课程设置与师资队伍建设、院校人文护理教育的教学方法与效果测评。

第一节　院校人文护理教育概述

　　1984 年我国恢复了高等护理本科教育,此后的高等护理本科教育的培养目标也已转变为培养符合 21 世纪人类健康需求的高层次护理复合人才。新世纪的护理实践领域特点决定了护理人才应掌握的核心知识不仅体现于对疾病的控制及预防,还进一步延伸至对人及社会的充分认知。1998 年美国护理学院协会提出,关怀及关怀价值观、关怀态度、关怀行为是护理教育的重要组成部分。原国家卫生计生委发布的《中国护理事业发展规划纲要(2016—2020)》中,三次提及"人文"一词,并重点指出在护理教育改革和发展过程中加强护理专业人文教育和职业素质教育的必要性。

作为护理的基本要素和核心内容,人文关怀引导护理人员为患者提供以人为本、关爱生命价值的护理服务,是当今护理人员必须具备的职业道德素质。研究发现,患者对护理工作的满意程度与是否发生了临床护理关怀行为以及其发生频率和程度有着密切的关系。因此,加强护理教育中人文精神与人文关怀能力的培养,提高护理教育者的人文素质,既符合当前科学教育与人文教育相融合的特点,也满足了护理教育模式转变的需要,更是护理教育全方位发展与成长的内在要求。

一、院校人文护理教育的内涵与意义

我国古代"四书"中的《大学》开篇即强调德与善:"大学之道,在明明德,在亲民,在止于至善。"高等教育要通过高等学校来实现,而教育的根本任务是"育人",而绝非"制器",是提高国民素质,而非仅是技术的传授。院校护理教育对于护生来说意义深远,而人文教育则是高等护理教育的内核,致力于探寻人文素质的提升途径与策略,不仅是护理教育全方位发展的需要,是新形势下全面贯彻党的教育方针的重要举措,更是新时代发展的需要。

（一）院校人文护理教育的内涵

1. 人文教育（humanistic education）的内涵　护理专业人文教育将人文社会科学知识与专业知识相融合,培养护理人文精神,提高护理人文素质,是新时代高等护理教育发展的重要标志。自然知识、社会知识和人文知识相互交融,构成了整个人类知识体系。人文知识是人类社会发展以及人类智慧积淀的过程中所形成的关于人类行为、精神观点、生命意义等意识形态知识,而护理学所蕴含的人文知识则包括心理学、伦理学、行为科学、人际学、美学等多学科知识。院校人文教育就是通过向护生讲解人文知识,内化护生的人文素质,塑造护生的健康人格,培养护生的人文精神,并使这种精神得以传承和发展,且能充分体现在护理实践中。这里所讲的人文精神就是以人为本、以人为中心的精神,它的核心是关注人的生存,尊重人的价值,保护人的权利,关注人的发展。现代护理教育提倡"以人为本,德育为先,严谨治学,仁爱创新",就是对人文精神的高度概括。归根结底,人文教育是一种仁爱教育和品德教育,是丰富人的精神世界并使人高尚的一种教育。

2. 科学教育（science education）与人文教育的区别与联系　对人文教育与科学教育的概念界定主要是从教育目标与教育内容这两个方面进行的。人文教育以人文学科知识为主要教育内容,以培养人文精神、完善个体身心发展为目标;科学教育以科学知识为主要教育内容,以培养科学精神、改造和适应自然、促进人类社会和文明发展为目的。

人类文化知识本来是一个整体,但由于科学的迅速发展,为了方便研究而对学科进行了一种简单的人为划分,这种学科划分并不是绝对的。尤其是在交叉学科不断涌现的今天,许多学科并不单纯地仅属于某一领域。比如心理学,若我们关注的是群体及组织中的心理现象与规律,心理学属于社会科学范畴;如果使用实验与生理的研究方法,可将其归入自然科学;如果所用的是纯粹抽象的思辨方法,则又需将其归入哲学中,因此不能简单地认为心理学属于人文学科。

既然人文教育和科学教育的学科划分并不绝对,那它们之间的关系是怎样的呢? 中国科学院院士杨叔子曾强调说："没有科学的人文是残缺的人文,人文中有科学的基础与科学的精髓;没有人文的科学是残缺的科学,科学中有人文的精神与人文的内涵"。科学和人文是对立统一、相互依存、不可或缺的,例如在人类生命孕育过程的学习中,我们能发现生命的奇妙与魅力,学习者可以从中感受到,个体生命的形成过程就像是人类生命进化的缩影——从单细胞到多细胞、从水生到陆生、从低级到高级,由此产生对生命的敬畏,得到美之享受与灵魂之升华,这就是人文教育的感知层次效果。在进行心理学课程的学习时,心理学家往往通过实验设计来揭示人类心理现象,了解人类的智慧之光及科学发展历程。由此可见,人文教育与科学教育并不是两种迥然不同的教育,而是同一教育的两个侧面,科学侧面寻求的是知识与理性,是"以理服人",人文侧面寻求的是情怀与感性,是"以情感人"。

赫胥黎在《科学与文化》(1880 年)一书中说:"单纯的科学教育与单纯的人文教育一样,都将会造成理智的扭曲"。李政道也曾说:"科学教育与人文教育是现代教育共同目标的两个基本方面,如同一个硬币的两面"。科学与人文是护理教育的两个不同方面,不应将科学与人文割裂开来。但很长一段时间以来,护理教育受两分观点的影响,往往认为加强人文教育,就是将科学教育与人文教育浅显地结合,认为只要增设几节人文课程就能够加强人文教育。这种做法往往看不到科学教育中的人文面与人文教育中的科学面,而寄希望于科学与人文之间能够实现单一的结合与拼接,这注定不利于护理人文教育的成效。

在护理教育中,科学教育与人文教育的差异主要是指导思想与教学手段的不同。对于同一学科内容,在不同的指导思想下采取不同的教育手段,便形成了不同类型的教育。所有教育都既具有人文的一面,也具有科学的一面,其中只是在人文与科学的含量方面有所差异。护理专业教师有时会认为,人文教育主要由人文学科课程的教师来负责,与自身没有直接联系,因此在教学过程中更加重视的是本学科的专业理论知识与技能的讲解与传授,对于加强护生的人文素质缺乏思考和实践,从而难以将人文教育与授课内容结合起来。要真正使护理人文教育效果有所增强,应首先使护理教育者及管理者改变想法,认识到科学与人文是护理教育中无法割裂的一体两面,增加人文课程比重只是加强人文素质的基本途径,而非唯一手段;其次,要明确原本就拥有相当深厚的人文意义隐藏于护理教育之中,这些都应成为滋养护生身心的绝佳精神食粮和宝贵财富,比如传授学科或专业发展历史及背景、介绍本学科发展过程中杰出前辈投身科研的感人事迹等,使护生了解所学理论的社会价值;再次,作为一名合格的护理教育者,应意识到只有首先加强自身的人文修养与人文底蕴,才能在教好专业课理论知识的同时,结合本专业实际去挖掘其中所蕴含的人文内涵,在专业教育中精准切入进行人文教育的时机,发挥自身的人格力量,将人文教育渗透到教学的各个环节。

在护理专业人文教学中,只有通过统筹人文与科学,既做到重视科学知识所具有的独特美学与人文价值,又必须关注人文知识所蕴含的科学逻辑与真理,才能够在护理教学教育实践中使人文教育与科学教育相得益彰。

（二）院校人文护理教育的必要性

人文教育与专业教育在教学内容上虽然有所不同,但其目标是一致的——培养高素质护理人才。当人文教育的思想意识层面与专业教育的业务技术层面有机结合,我们就找到了培养新时期高素质护理人才的最佳途径。"全球医学教育最基本要求"提出的医学生必须具备的 7 个方面的知识与能力中,医学知识与技能占 3 项,其余则是关于人文素质的内容,如职业态度、职业价值、伦理与行为等标准。这说明只有在具备基本的医学知识和技能同时,还必须能够具备一定的人文素质,才是一名合格的医学人才。作为以"健康所系,性命相托"为准则的护理专业,护理人员必须懂得人、理解人、关怀人,必须拥有深厚的人文素质。对于护理专业而言,发展人文素质教育有利于培养护生的个性,充分体现护理专业的独特价值,协助护生发展健康的心理素质。对患者而言,护理人文素质教育也是必不可少的,因为良好的人文和精神环境有利于促进患者身心健康。通过在护理教育中开展人文素质教育,对人文学科相关知识进行研习以及接受人文环境的熏陶,将人文蕴藏在自己的人格、气质与修养之中,使其内化为护生相对稳定的内在品格,促使护生主动加强自身的理性、情感和意志等方面的修养,从而使其人文素质得到提升。

2020 年,教育部印发的《高等学校课程思政建设指导纲要》指出,把思想政治教育贯穿于整个人才培养体系,全面推进高校课程思政建设,发挥每一门课程(curriculum)的育人作用。文件中明确指出,培养什么人、怎样培养人、为谁培养人是教育的根本问题,落实立德树人是教育的根本任务。这与护理学科长期以来坚持人文是护理的浓重底色这一观点不谋而合。根据这一纲领性文件的要求,护理学专业要明确本专业课程思政的建设目标和内容要点,科学设计护理课程思政和人文教育体系,论证思政教育与人文素质教育之间的联系与区别,结合专业特点分类推进课程思政建设,进一步将人文关怀和课程思政融入护理课堂教学建设的全过程。

1. 护理学科中的人文学渊源　回溯护理学的发展,可以发现早期的护理与医疗是不可分割的。无论是在哪个国家或地域,医学都具有深厚的人文渊源,例如人类对自身起源、疾病、死亡、繁衍以及梦境等事件的探寻,尤其是采用催眠、心理暗示等方法去除病痛,不仅是早期一些医学文献的开篇之作有相关内容,历史上许多哲学、宗教以及文学的论述也有相关内容。最早的医学院和医院都产生于世界各地的神庙或教会。古印度诗集《吠陀》既是传世文学作品,也是远古的医学书籍。在人类还无法用科学对自然现象和自身疾病或健康情况进行综合判别的时期,医学、宗教、哲学、文化等共同发展、相辅相成,对学科发展及衍化起到了推动作用。我国古代医家认为"医者意也,医者艺也",明确指出医学是一门哲理思辨的具有科学性的技艺。"夫医者须上知天文,下知地理,中知人事""下医医病,中医医人,上医医国"更是将自然科学与人文社会科学进行精准概括,充分显示了古代中国医学对医学本质,特别是对医学学科所具有的人文特性的深度思考。

希波克拉底对医学人文思想的见解独到而深刻,强调医术是"一切艺术中最美好、最高尚的艺术",医生"应当具有最优秀哲学家的一切品质",而且提出"医生是艺术的仆人"的观点。纵观古今中外,医学前辈们的崇论宏议不仅弘扬传授了医学中的人文精神,更加推动了医学在以人为本、珍视生命的道路上继续前行,为后世留下了不朽的医学人文精神。注重人文精神、人文思想和人文知识的融会贯通,已成为医学界一致认可的优良传统。与其他学科相比,医学学科明显地倾向于将深刻的人文渊源与人文素质作为自身学科一路发展的核心。

护理学作为医学的不可或缺的组成部分,则需要更为深刻地反映其人文渊源与底蕴。南丁格尔曾说:"护理学是集科学与艺术于一体的"。在现代护理诞生之初,南丁格尔早期的护理实践活动即深刻地体现了护理所具有的深厚人文精神及人文关怀。如今护理专业的基本任务被概括为认识人、理解人、帮助人,在医学人文回归的 21 世纪,这一总结充分满足了生物 - 心理 - 社会三维医学模式的要求。正是由于医学意识到了它的服务对象是生理上、社会上和心理上的完整的人,医学模式才发生了根本转变。基于此模式的改变,有学者认为护理教育中体现的特色人文课程（humanistic curriculum）是其他医学专业所不具有的，属于护理学的专业特征。与此同时，护理人文学的先驱们也创作了大量文学艺术作品，留下了宝贵的财富，在作品中去谈论死亡、伦理困境，以及如何处理事业和家庭之间的关系。他们著书立说，共同探讨关于人类疾病的个人见解；运用护理人文学的观点，在深度和广度上同时了解患者的病情，使护士在工作中获得更多的帮助和指导。

2. 人文护理教育是医学模式转变的需要　　1977 年恩格尔提出的生物 - 心理 - 社会三维医学模式，被称为"医学的人文回归"，从而使现代护理学思想和观念也发生了转变。护理学的基本思想体现在对人、环境、健康和护理四个核心概念或称元范式的诠释上，不同的护理理论家对这四个核心概念有着不同的阐述和看法。以现代医学和护理学的发展以及我国实际国情为基础，目前国内护理教育界对护理基本概念主要有以下认识：①对人的认识。人是护理专业的研究和服务对象，人是一个动态开放的系统，具有整体性，人有生理、心理、社会和精神方面的基本需要，具有不同的生长发育阶段，并且人具有自理能力。②对健康的认识。健康是人的基本需要得到满足的最佳平衡状态，不仅是躯体没有疾病，也包括具有良好的心理状态和社会适应能力；健康水平是相对的，健康与疾病是一个连续的、动态的过程，可由一种状态向另一种状态过渡；不同的生长发育阶段的健康具有不同的特征和需要。③对环境的认识。环境是人以外的所有因素，包括内环境和外环境，内环境是指人体内部的生理、心理精神环境，外环境是指人体外部的自然环境和社会环境，内环境和外环境都会影响人的健康；人与环境的作用是相互的，人既可以适应环境也可以改变环境。④对护理的认识。护理是医疗卫生保健系统中重要的组成部分，是以独特的理论、知识和技术为基础，帮助满足人的基本需要的、充满人道主义精神的活动；护理的工作对象是个体、家庭和社区；护理的任务是促进健康、预防疾病、协助康复、减轻痛苦；护理贯穿于人生命的全过程，具有科学性、艺术性；护理的工作方法是护理程序，护理专业的发展是以科学研究为基础的。

为培养满足新世纪需要、具备人文素质和人文关怀能力的各学科人才，"育人""育全人"是当下教育中最重要的任务，是全面提高护生的思想文化素质、专业素质和身心素质，是所有教育教学和课程体系改革的最终目标，而课程体系改革则正是各个专业为达到上述目标而采取的具体措施，具体体现在医学模式转变下的护理人才培养和课程体系建设中，则是以护理基本概念和"培养全面发展的人"为指导，在护理课程体系上贯彻"以人 / 健康为中心"这一基本原则。以人为本的整体护理强调以患者为中心，强调患者是具有生理、心理、社会、文化等多种层次需求的整体的人，因而更要格外注重对患病的人的关注，不仅关注患者的生理健康，更要关注患者所处的家庭和社会环境，满足患者心理需求，维持患者人格、尊严的完整。

因此，在当代医学模式中，护士须将医疗护理知识和人文社科知识加以整合、联系后将其应用于被护理者。这要求护理专业人员应该对"人"有深刻的了解和认识，其观念必须从"以器官 / 疾病为中心"转变为"以人 / 健康为中心"。该原则同样也适用于对学生的认识，即在护理课程设置上应做到"以学生为中心"，护理教育者的思想观念要从只把护生当作被动接受知识的教育对象，转变为把护生看作是有思想、有意识、有个性的整体的人，充分发挥护生的主体作用。该原则反映在护理工作中，则是体现在从以疾病为中心转变为以患者为中心，关注于人的身心整体护理，强调社会因素对人的影响，突出心理和精神护理。

3. 人文护理教育是培养全面发展、具有关怀情怀的护理人才的需要　　护理教育发展到今天,不应当再仅仅将护生培养成一个机械的护理技能的操作者,而是要从培养护生的环境意识、道德意识、价值观念以及技能、行为出发,使护生的综合素质得到全面提升。这就要求重视护生人文素质的培养,使护生充分了解社会和历史,开拓视野,提高学习能力,使他们成长为具有较高人文素质、对各种社会现象有较高理解力、认识能力和应变处理能力的全面发展的人才。为了适应从二维到三维的医学模式的转变,护理教育课程的安排和设置上也增加了人文科学和社会科学内容,开设了诸如沟通交流、心理学、人类发展与哲学、逻辑与思维、生命伦理与法规等课程,从而使学生不仅具备丰富的生物医学知识,而且具备良好的社会和人文科学知识。只有一个同时具备专业知识与人文知识的护生,才可能有能力从生理、心理、社会各个方面整体认识人的健康、理解人对健康问题的反应、帮助人满足健康需求,成长为一名具有人文关怀能力的合格护士。

可见,院校护理教育是育人和育才双重统一的过程。护理课程建设工作的核心点在于全面提升人才培养能力,而其成果检验中的特色项目即护理人文精神培养。在全方位院校教育(college education)的过程中,要充分重视课程思政在护理教育中的穿插与融合,围绕政治认同、家国情怀、文化素养、宪法法治意识、道德修养、人文素质等重点优化护理课程体系供给。

(三) 护理学相关的主要社会人文、社会科学课程

20 世纪 70 年代初期,联合国教科文组织出版的《社会及人文科学研究中的主流》认定社会及人文科学研究中的主流学科包括 11 种:政治学、社会学、人口学、心理学、经济学、人类学、史学、语言学、艺术及艺术科学、哲学和法学。医学教育的人文学科一定程度上包含上述学科的知识内容,是指贯穿于医学教育全程的传统人文科学(文学、伦理学、历史、宗教和哲学)和艺术等学科。护理教学的知识体系本身是十分复杂的,包含了与卫生服务相关的大量学科和近代护理学日益兴起的人文关怀理论。

在医学科学的自身分化及其与人文科学的交叉、渗透以及综合的过程中,衍生出许多医学人文课程。如今各大高等医学院校所设置的人文课程除了传统人文课程外,应着重设置医学人文交叉课程。目前护理与人文学科交叉派生出的学科较多,对护理学进行动态的人文学研究,主要考察护理学的发展和规律特征。如护理学导论是护理学的现状学研究,将护理学发展过程中的现代护理阶段从历史的画面中摘取出来,在动态和静态的结合中描述和探索现代护理学的特点及其在历史中的地位。护理社会学、护理心理学类课程则将护理学作为社会现象进行研究,研究社会因素对护理学的影响、渗透和作用。如护理社会学研究护理学中的社会学问题,将疾病、卫生、健康等作为社会的一个方面去加以探索;护理伦理学将护理学中的道德现象和具有伦理价值的行为视为一种特殊的社会现象加以研究,分析伦理道德对护理学产生的影响和作用,帮助护士进行伦理判断和决策;护理思维、认识类学科多是从认识论的角度对护理学中的某些现象进行科学的剖析和总结,同时对护理学思维特征进行逻辑学的归纳和概括。如护理管理学研究护理学体系的逻辑构成,从护理学认识和逻辑的角度提出确立护理管理某种体系的根据;护理研究则将护理学中不同层次的各类方法做详尽的论述,把方法作为认识事物的手段加以研究。护理科学思维则研究护理学的逻辑思维规律,指明逻辑思维在护理学中的特殊表现形式以及一般思维规律如何在护理学思维中运用。

综上所述,护理人文学科是护理学和人文学科的综合、交叉与渗透。如将社会学知识应

用于护理学中,可涵盖的主题有以下几个方面:护患关系、康复护理学、疾病的社会因素、健康与疾病社会学、疼痛与文化、影响医疗和护理资源配置的社会因素、健康与护理组织、不同医疗体系的社会影响、交叉文化与多元文化护理等。这里要特殊说明的一点是,课程思政要融入每一门课程、每一堂授课过程中,思政的观念要内化在每一位教师的育人观里,一定要摒弃只在人文课程中开展课程思政的错误思想。

二、院校人文护理教育的发展历史与现状

(一) 院校人文护理教育的发展历史

1. 国外人文护理教育发展史　美国护理界早在 20 世纪 60 年代就率先意识到了护理人文教育的重要性,并对社会科学和人文科学教育给予了足够重视,兴起了护理人文教育改革的浪潮。1986 年制订的《美国高等护理教育标准》明确要求将人文学科教育纳入护理职业教育中,从中体现了护理专业关怀的本质。从护理人文教育改革至今,西方很多国家除形成了众多护理人文教育课程体系之外,还建立了多样化的隐性课程,如为培养护生的人文素质和能力,美国在护理教育中开展了社会实践活动、咨询活动、文化活动、学术活动等一系列带有人文教育目的的课程活动。此外,为真正达到教学目的,国外护理教育者在授课过程中不仅采用了丰富灵活的教学形式和方法,还循序渐进地开展了独特的护理人文实践教学活动。如芬兰通过在校内实训室开展护理人文实训课,进而安排护生进入养老机构、社区卫生服务机构等护理临床实践场所,在实践基地教师的带领下,护生能够亲自感受到护理人文关怀和护理人文精神,在与患者接触的过程中获得护患情感体验,从而培养护生关心患者、体贴患者、尊重患者、善待生命的职业修养,发展人文精神。国外护理人文实践证明,若要使护理人文教育、护生的人文素质水平得到提高,必须尽可能多地开展护理人文实践教学活动,只有通过实践才能达到有效培养护生人文素质的目的。

2. 我国人文护理教育发展史　我国的人文护理教育开始于 20 世纪 80 至 90 年代,与西方国家相比起步较晚。从我国发表的有关护理人文关怀的文章统计结果来看,在 21 世纪初我国护理界才普遍认识到人文护理教育的重要性。由于传统护理教育模式对我国护理人文教育产生了较深影响,在护理人文实践教育方面我们尚未取得较多的重大突破性研究成果。因此,护理人文教育仍然是我国护理教育工作者应共同关注的重大课题。

在护理教育改革之前,我国大部分本科院校的课程体系中,生物医学科学依然是护理课程的主要内容,涉及社会人文学科的内容很少。护理教育历经十余年的改革后,各大院校的人文课程设置的比例均有所增加,所开设的护理人文课程包括护理美学、人际交往、护理礼仪、社会学、管理学、人类发展与哲学、沟通与交流、演讲与口才、执业护士法、护士修养与行为规范、音乐赏析、中国传统文化概论、逻辑与思维、健康教育、护理伦理学、护理心理学、护患关系学等。

目前,我国护理本科课程设置主要改革的热点包括:①人文学科和护理学科的交叉渗透、综合分析。现阶段我国的护理教育课程设置中依然以学科系统为基础的课程为主,导致护生缺乏对整体知识的把握,因此在课程设置时应注意学科之间的综合分析,使用具有真正护理专业特色的教材。同时,注重加强社会科学和人文学科的教育,完善护生的知识结构以及护生综合素质教育的强化。②增加人文课时比例。从各科课程的开设比例来看,医学基础知识、护理基础知识和专业知识等课程占比较大,而护理心理学、护患沟通等护理人文课

程课时占比较少,从培养"全人"的角度出发,应当适当加大护理人文课程的课时比例。③为适应医学模式的转变,避免人文科学与医学实践脱节,运用启发式、讨论式和社会实践等多样灵活的教学方式,改变以往单一的范畴、理论、体系的讲授方法,从而将思想品德、政治理论课程内容呈现于护理实践中。在以问题为基础的教学中,将人文知识与专业知识结合并应用于病例进行分析,从专业水平提高护生的思想品德,培养护生良好的人文素质、职业素质,满足社会对护理专业人才的需求。最后,可根据实际情况采取翻转课堂的方式,激发护生学习相关知识的兴趣,提高护生的学习积极性,培养护生的自学能力。④加大课程思政的研究和实施力度,科学合理地拓展专业课程的广度、深度和温度,增加课程的知识性、人文性,提升引领性、时代性和开放性,注重学思结合、知行统一。

如今我国的护理教育界已经充分意识到了社会人文课程对护理本科教育的重要性,并对课程设置、教学方法等各方面都进行了相应的改革,全面融入课程思政和人文关怀内容,以适应医学模式发展和护理学科特点,满足人们对健康和社会的需求,达到加强护生人文素质的目的。

（二）院校人文护理教育的现状

1. 国外院校人文护理教育　国外护理专业人文关怀教育课程最早由美国韦伯州立大学于 1953 年设立,课程主要内容是对护生进行关怀实践和理论授课。国外的护理教育课程设置从课程的科目、学时数、学分及课程安排等方面都体现出对护理人文关怀教育的重视。综合国外护理教育中人文课程设置状况,可以总结出以下特点:

（1）专业课程与人文课程并重:人文课程占到国外护理教育中总课程学时比的 1/3,包括管理学、经济学、宗教、哲学与艺术、法律等科目,其中部分人文课程为必修课,如美国的人文学课程以哲学、历史、心理学、人类文化、社会学、沟通交流、逻辑推理、伦理学等为主,均为必修课。

（2）综合性课程教学方法:美国、日本等国家采取整合型课程的教学方法,课程综合度高,护理管理学、护理社会学、地域社会学等课程在护理学人文教育中率先开设。这些课程结合了护理学与人文社会学科,使护生在学习护理学的过程中切身体验什么是社会人文,达到综合传授知识的目的。欧洲国家医科院校的人文艺术课程一般由专职的哲学教师或牧师授课,课程融合了文学、艺术、伦理等内容,如英国莱斯特大学华维克医学院"医学与文学艺术课程"的主要学习模块包括总论和方向、诗体文和学习杂志、文学艺术与医学概论、信息重新获得的方法、有关医生形象的文艺作品、参观牛津现代艺术博物馆、有关死亡和濒死的阅读材料、艺术家的形象、戏剧讲习班、有关抑郁症的文学作品、音乐和心情、影视表演中的伤残、学习模块的最后评议等。

（3）人文课程学习安排有一定的顺序性和原则性:有顺序、有原则地安排人文课程的学习,有利于让护生在刚开始接触护理教育时就接受人文素质的环境熏陶,并且可以根据护生的认知规律使人文素质的培养贯穿于整个护理人文教育始终。如新加坡义安理工大学将心理学安排在第一学年开学之初,将人际沟通学安排在第二学年护理临床见习课程之前,而将管理学、职业发展等课程安排在毕业学年。

2. 我国人文课程现状及存在的问题　由于社会各方面因素的影响,我国护理人文教育课程起步相对较晚,人文教育课程设置还不够成熟。目前,我国护理人文教育课程设置存在以下问题:

（1）课程设置结构不合理：课程设置未真切落实人文课程的重要地位，护生无法充分理解护理人文知识。我国护理教育课程安排中，专业课与人文课程学时比例不均衡，专业课程安排过多而人文课程较少。

（2）课程的逻辑与内涵缺乏有效整合：在实际传授过程中，护理管理学、护理心理学、卫生法律法规、护理礼仪、人际沟通等课程往往更注重各课程内容的理论逻辑完整性，而忽视了这些课程内容的相通性，课程的逻辑与内涵缺乏有效整合。

（3）"纵向式"的课程安排不够合理：专业基础课的安排与人文课程多为平行教学，导致培养护生的护理人文素质缺乏动力。

（4）综合性课程较少，人文课程与专业课程脱节：近年来，国内各护理院校积极借鉴国外护理教学改革经验，针对护理人文素质教育，在护理课程体系中增设人文课程学时数，拓展专业课程模块。例如将人际沟通与护理美学整合为护士人文修养，增设护理形体与礼仪课程，同时优化护理基础课程与人文课程结合程度，构建护理与人文结合的精品课程，使护理人文教育课程改革取得了较好的效果。

（5）课程思政融入课堂教学建设不够：在当前的课堂教学过程中，课程思政的理念如何融入课堂教学的全过程，是值得当代护理教育者深思的问题。当前课程思政建设的推进还没有落实到课程目标设计、教学大纲（syllabus）修订、教材编审选用、教案课件编写等各方面，在课堂设计、教学研讨、实验实训、作业论文等各环节中贯彻还不到位。

第二节　院校人文护理教育课程设置与师资队伍建设

合理的人文护理教育课程设置与师资队伍建设是培养高素质护理人才的基础。

一、院校人文护理教育的课程设置

（一）课程设置现状

护理教育界越来越注重人文教育，尤其是 20 世纪 90 年代以来，各校在人文课程（humanistic curriculum）设置上虽加大了医学人文社科类课程的比重，但是在实际教学中，传统的重专业技能、轻人文素质的教育理念仍然存在。很多院校对人文教育的认知和内涵缺乏清晰的思路，容易边缘化人文教育，如在课程设置方面，护理人文教育课程多以选修课的形式存在。虽然现在很多护理院校开设了与人文相关的课程，如护理礼仪、护理心理学、人际沟通等，但这些课程都存在顶层设计不足、有较大的随意性等问题。我国护理院校的专业课程的学时设置偏重较大，人文课程的学时安排相对较少。此外，各个学校在人文课程设置上的不平衡，以及护生对护理人文素质（humanistic quality）课程的自由选择性导致了培养效果不尽如人意。现将我国现阶段的人文护理课程设置主要存在的问题总结如下：

1. 护理专业人文课程占比少，各院校人文课程设置差异大　我国本科护理人文课程的平均教学时间为 200~300 学时。思想政治教育课程和公共人文课程是其中所占比重最大的人文课程，而护理专业人文课程则较少。一些学者对 30 所护理学院的课程设置进行了调查，发现以学科为中心的传统课程模式较为常见。这种模式过分强调了学科的完整性，忽略了学科之间的内在联系和完整性，不利于护生牢固掌握和应用相关知识。在我国的护理教育课程中,基础医学课程和理论课程所占比例较大,而护理专业课程基本上遵循医学的分科系统(内科、外科、妇产科、儿科护理)。护理人文课程非常少见,不能完全以促进健康和维护为己任来充分体现护理的特点。可以看出,缺少人文学科课程,忽视对人的心理、社会、行为等因素的影响,并不能反映护理中"人"基本概念的内涵。这使护生对护理服务对象的认知停留在生物学层面,与现阶段社会对护士更高的人文素质要求不符。

政治理论和思想品德是我国护埋专业人文课程内容的基础,而护生职业素质,涉及护理道德和情感方面的则较少。随着世界高等教育的改革带动,我国护理院校的人文和社会科学课程所占比例有所增加。但是,不同院校之间在课程设置方面并没有统一的规定,存在很大程度的不平衡性。不同学校培养出的护生人文和社会科学的知识储备有较大差异,这导致护生的人文和社会科学素质水平也参差不齐。

2. 人文课程种类单一   目前,我国护理人文课程的内容还比较单一。除了政治理论、英语和体育教育外,各院校开设较多的是心理学、伦理学、管理学、人际沟通、法律基础和美学课程。人文课程多样性不足,选修课数量少、内容单一,忽视了学生的兴趣和个性化发展的需要,这在一定程度上制约了护生综合能力的培养和个性化发展。

3. 人文课程授课以课堂教学为主,缺乏社会实践   我国护理专业的人文课程注重课堂教学,缺乏一定的社会实践,这导致护理人才的人文实践能力不足。调查和研究表明,随着服务对象健康意识、权利意识、法律意识的日益增强和卫生行政部门、大众新闻媒体、医疗保险公司多方的参与,护士的交流沟通能力、伦理决策能力和临床应变能力难以有效解决医患矛盾和缓解护理纠纷。执行注射、发放药物和生命体征监测等医嘱占用了护士大部分时间,他们未在意一些患者的负性情绪如患者对疾病的恐惧、和家人分离和知识缺乏导致的焦虑,也难以注意到医护人员给予患者的情感照顾和心理上的支持鼓励对疾病恢复的辅助。

(二)人文关怀理念在课程设置中的渗透

1. 合理规划课程体系,渗透人文关怀理念   我国护理院校大多在医学类高校中开设,且护理专业开设历史较短,相对综合性大学人文教育资源缺乏,更加重视医学科学类课程设置。护理学院目前开设的人文课程仍然存在严重问题,例如与专业课程的协调性差、课程结构不合理、课时数不够、课程体系不完善等。面对这种现状,要充分结合医学院校的特点和护理专业的特色,充分利用人文教育资源规划护理专业人文课程,注重将人文课程与原有的医学专业课程有机结合,加强学科间在逻辑和结构上的有机联系,构建一个统一的跨学科的课程体系。

早在 20 世纪 60 年代,人文社科教育在美国已经受到了重视。1998 年,美国高等护理教育学会明确把人文科学教育纳入护理的职业教育中。把"培养利他精神,落实护理关爱"的教育思想始终贯穿在教学过程中,将人类学、社会学等人文社会科学课程设置为必修课。英国、加拿大等国家的护理高等院校在护理教育的各个环节都贯穿了人文关怀的理念,并把护理专业价值和护理人文精神作为第一培养目标。

为了积极推动人文社会科学教育的发展及顺应世界护理高等教育的发展趋势,在 1995 年,国家教委发布了《高等教育面临 21 世纪教学内容和课程体系改革计划》,开始逐渐重视人文社科的教育。2018 年,教育部颁布的《护理学类专业教学质量国家标准》中强调在新时代护理本科教育新理念中要更加重视培养学生的专业人文精神和专业价值观,重视学生思想价值观的培养,体现立德树人的根本任务,强调课程思政和专业教育的紧密结合,各院校积极地进行了人文护理教育改革,开始探讨开设有护理专业特色的人文社科相关课程。我国的护理人文课程体系可以分为三个层次:①以文化知识课程为基础的课程:大学语文、美术、护士美学鉴赏、护理实践写作等。②以人文与医学交叉学科为中心的课程:护理人际交往、护理社会学、护理伦理学、护理心理学、护理礼仪、护士人文修养、护理专业化、护理与多元文化等。③以马克思主义理论课和思想政治课为核心的哲学和德育课程。护理人文关怀课程可以培养护生的人文关怀品质,但要全面提高护生的人文关怀品质还需要每个教育环节发挥协同作用,每门护理专业课程的教学都要渗透“护理的本质是关怀”的理念。护理教师要尽量挖掘出每门课程教学内容中关怀的内涵,营造具有人文关怀特色的课堂教学环境,把护生人文关怀的美好情感激发出来,引导护生体验和理解人文关怀。总体来说,培养人文精神需要潜移默化,想要单靠几门人文相关课程就提高护生整体人文素质是很难达到的。重视人文精神的培养,不仅需要在人才培养计划中增加人文课程和比重,还需要系统地学习人文的相关学科知识;重要的是教师要在教学活动中多渗透人文精神的教育理念,从而提高护生的人文关怀品质。

2. 借鉴西方先进理念,结合我国现状设置人文课程　西方发达国家在人文课程设置方面具有很强的连贯性,从护生入学开始接触人文课程,毕业后还会延续人文课程,人文教育贯穿整个教育过程的始终。另外,人文课程设置要根据护生的年龄、知识水平进行,在教学初期,以基础性、通识性课程为主,到三、四年级以专业性课程和人文的融合为主。我国的文化背景和护理教育有着自己独有的特点,护理人文教育课程可以在充分考虑我国护理教育实际的前提下,借鉴西方人文教育的优点,形成具有特色的本土化护理人文教育课程体系。如可以针对我国目前护理人文教育重理论、轻实践,课程趣味性不足的现状,在课程体系设置时增加人文实践的比例,开设名师名家人文讲座内容,让学生在实践中理解、感悟并内化人文。

3. 挖掘人文情感,在专业教学中融入人文关怀　在护理教育的实践中,需要深入挖掘专业课程所包含的人文情感,将人文教学融入专业教学的各个环节。首先,必须先从课程的具体内容开始着手,在讲授专业护理知识时,教育者可在专业发展过程中选择一些有重要意义和具有标志性的例子,以及名人的先进事迹(例如南丁格尔奖章获得者)和其他典型的有教育意义的先进故事,可以有效地与护生共情,在这些事迹的耳濡目染中,使护生勇于追求生活中的真善美,树立正确的护理专业价值观和道德观。此外,在人文实践的过程中,需要恰当地引导护生体验人文情感,并且进行反思总结,以达到内化人文素质为最终目标。

(三) 加强人文护理第二课堂建设

1. 重视第二课堂(second classroom),形成良好的护理学人文氛围　第二课堂在人文教育里不仅仅是简单地传授技能与知识,它有着润物细无声的作用,与正规教育不同的是它传授着日常生活中获取的“黏滞知识”。第二课堂处处可见,高校教师和管理层以身作则,将为师与为人统一起来,生活中言传身教,起到模范表率作用,让校园生活成为护生的人文课堂。近年来,各院校实施了很多有效的举措,例如通过开设人文讲坛、人文讲座展播、人文对话等第二课堂来丰富人文护理教育形式。在开展人文护理教育活动中,各院校要以国家各项指南和标准为指导,坚持“综合、融合、结合、配合”的课程体系设置原则,培养具有终身学习能力和良好职业素质的护理人才。

2. 强化校园文化建设工作,营造良好的人文氛围 营造浓厚的人文氛围对培养护生的人文情感有积极的促进作用。学校可以加强校园文化建设,营造和谐的人文学习氛围。高校可以通过以下方式加强校园文化的同时营造更良好的人文氛围:积极开展人文知识演讲、相关比赛、主题周等一系列丰富多彩的实践活动,提高大学生的人文素质;在校园文化网络建设的基础上,利用互联网来策划丰富多彩的在线教育活动,在其中融入人文情感和人文故事;通过建设校园文化景观,例如护理(院校)历史展览馆、生命科学意义馆以及医学名言墙,营造有深厚的文化氛围的教育环境,在这里学生可以互相学习,互相借鉴;与拥有完整人力资源和丰富经验的高校开展深入合作,汲取经验。

二、人文护理师资团队的建设

人文教育专家 Marla Salmon 曾呼吁:人文护理教育关系到未来的护士能否担负起照顾这个世界的重大责任,必须积极关注全球健康,紧跟时代发展。以这一理念为指导,我国目前的高校人文护理教育应在把握人文护理核心内容的前提下,通过人文护理课程的教学、周围环境的熏陶、加强实践的融入等多种方式潜移默化人文关怀精神来建设人文护理教学团队,培养护生人文护理素质,真正实现护理实践的人性化。

(一) 转变师资传统的观念认识

观念认识往往决定行动的方向,对人文护理的观念认知往往也决定了护理师资实施人文护理教育的效果。我国人文护理学刚刚起步,相当一部分护理师资对护理学的认识还停留在护理是对疾病的预防、护理及保健的科学,没有充分认识护理学是科学与人文的统一。护理的研究对象包括人、人的生命和人的健康,人与他们现有的社会和自然因素之间,以及与他们现有的自然和社会因素之间存在直接或间接的联系。护理教育者的相关认识具有重要的意义和价值。转变护理师资传统的重护理、轻人文的观念已经成为亟待解决和关注的主要问题。

(二) 提高护理教师的人文关怀能力

美国教育学家诺丁斯提出榜样在道德教育过程中的重要意义,其关键因素是关爱教育,教师可以起模范作用——示范关怀行为从而带动提高学生关怀能力。护理教育者们只有在教育的过程中,不断地学习护理人文知识,不断提高自己的护理人文观,才能培养出在实际工作中以人为本、践行人文护理的高水平人才。此外,诺丁斯认为:教师是护生的成长需求的关怀者。在学习过程中感到关爱会鼓励护生学会关爱他人,互相支持和认可,并发展他们的个人兴趣和专业知识,使护生觉得自己有价值,这将有助于在未来的工作中形成良好的护患关系。

在我国,当前一部分护理院校的教师所接受的教育以医学专业和护理专业知识为主,缺乏人文护理相关理念、知识、方法和技能教育,这就需要护理教师终身自主学习,不断提高自身人文关怀能力。护理学院可以运用讲座、培训、继续教育等多种方式,方便人文课程与专业课程教师之间的交流和相互学习,促进不同学科间的融合,加强教师的人文关怀能力,从而营造良好的人文氛围。值得注意的是,临床是护生实践的重要场所。临床带教教师的人文素质会对护生产生深远影响,临床教师对患者的人文关怀程度会直接影响护生对人文关怀概念的理解,护理院校还必须注意提高临床教师的人文素质。在临床护理的实践教学中,教师的言行常常对护生的行为和情感产生一定的影响。如果带教教师和临床护士喜爱自己的专业、关爱患者和关心护生,爱与支持感会增强护生的专业态度和关爱行为,从而起到积极的榜样作用。

第三节　院校人文护理教育的教学方法与效果测评

人文护理教育有多种教学方法可以选择并加以有效利用,注意根据人文护理教学规律,尝试不同的教学方法,如问题教学法、案例教学法、日志法等,积极探索适合所授课程的教学方法,起到潜移默化、润物细无声的教育作用。

一、教学方法的选择与应用

(一)教学方法的选择

1. 叙事教学法(narrative pedagogy method)　在1990年,美国护理教育家狄克曼首次将叙事教育方法引入护理教育。狄克曼认为叙事教学法是一种可以用对话和交流来帮助学生实现批判性思考和理解的教学法。叙事教学法包含了很多教学策略,它被用作主要教学方法或辅助传统教学的方法。叙事教学法有其独特的价值,它可以提高学生的关爱能力,并有助于他们传达关爱态度。这是一种有效的教学策略,可以帮助学生进行人文关怀概念的内化。随着叙事教育的发展,其内容形式也从师生叙事逐步扩展到电影、文学作品、艺术摄影和记日记。国内一些学者认为,护生难以快速理解关怀理论,以叙事形式进行体验式学习可以提升护生的学习能力。他们认为,叙事教学是一种有效的教学方法,它具有灵活性,可以根据不同需要进行更改。此外,情境模拟、角色扮演、关怀小组、对话与讨论、反思性日记和冥想等教学方法也很适合人文护理课程。

2. 角色模仿法(role imitation method)　人类通过观察和学习产生了社会行为,周围的人和环境将对个人行为的形成和发展产生深远的影响。在开展人文关怀教育时,学生可以模仿老师的行为或因自己的行为受到表扬或奖励而形成或进行强化,最后形成定型行为。护理教育者可以使用榜样的方法来帮助护生学习关怀,并使用自己的言行来影响护生对关怀概念的理解和对关怀行为的实际学习。除教师外,榜样还可以来自护理人员或同学。护生观察和判断他人的行为,模仿他人的关怀行为,对非关怀行为引以为戒,逐步发展到最终形成自我的关怀意识及能力。有研究表明,角色模仿法是培养人文关怀素质和人文关怀能力的有效途径。

3. 日志法(diary method)　护生进行日志撰写,日记必须详细记录当天的所有事件,并且要求真实和客观,不夹杂任何个人情感。描述事件时语言要平实、准确,要让别人看日志后表达不同的意见再反馈给作者。Schaffer和Juarez的研究发现,许多护生在日记中表示,他们的老师不公平、不关怀,建议教师应更加注意学生对其行为的看法。由此可见,通过日志,可以发现教师和学生之间的差异,培养护生的思考问题及解决问题的能力,分享彼此的感受或看法,然后加深护生对关怀的理解,并产生发自肺腑的行为或态度。

4. 对话法(dialog method)　对话是团队学习的最重要方法。对话是一种让组织成员在相互尊重、信任和平等的基础上敞开心门,说出自己的愿望,揭示自己的假设,并通过对话和倾听公开接受并表达自己的观点、意见或态度的沟通方式。对话其本质上是一个开放且互动的团队学习交流过程。在这个过程中,一个人可以畅所欲言,充分表达自己的观点,自由地交换意见,并创造性地探索和研究具有多种观点的问题。组员相互敞开心扉的时候,真诚地听取和接受其他人,在相互接受和倾听的过程中实现精神上的相遇和交流,从而实现隐性知识的外在化和整合。护理教师应注意建立民主与平等的师生关系,营造民主和谐的教学氛围。这种对话方式可以使护生意识到老师对自己的关心,同时老师也可以了解护生对某些问题的看法,及时发现护生的动态和见解,有意识地指导护生学习,从而减少冲突并提高护生的关爱意识。

5. **文艺法(literary method)**　作者对现实的情感态度通常通过诗歌、小说、美术、电影、摄影和其他文学作品来体现。其中许多是关于疾病、健康和人类生活条件的丰富资源的描述。与传统的教科书相比,艺术的吸引力通常更为生动和有力。借助出色的文学作品,可以帮助护理学生深入理解护理中的关怀。在对瑞典两所大学护生的关爱教学研究中,Wikstrom 等发现视觉艺术对话可以激发护生对专业人文关怀的认知,并提高了他们对他人行为的敏感性和对人文关怀的理解。

6. **PBL(problem-based learning)教学法**　PBL 教学法是以问题为导向的学习,它强调让学生的自主学习,学生以问题开始学习,通过阅读教科书、在互联网上查阅文献等方法讨论和解决问题,而老师则是起指导作用。目前,PBL 教学法已经在国外发展得很成熟,并且成为我国非常流行的教学方法。一些学者认为,通过案例讨论和分析,PBL 教学法的应用可以提高人文护理的综合应用能力。院校人文护理教育适合采用 PBL 教学法,在实际操作过程中,教师应先编制人文护理案例库,可以在教学实践中运用 PBL 或 PBL 结合情景模拟以及角色扮演等多样化的教学方法,这种以学生为中心的教育理念有利于提高人文课程教学的实效性。以哈佛医学院的医学伦理与专业精神必修课为示例,教师首先以课堂讲授的形式介绍课程,然后以大约 10 人为一组进行教学,并基于医学提出知情同意和利益冲突等伦理核心要素,让学生提前阅读相关材料,每周参加小组讨论,同时需要完成同主题相关的课程论文。在收集资料、分析讨论解决问题和撰写论文的过程中,学生加深了对医学专业精神的理解,其终身学习和团队合作能力也得到了提高。

一些研究指出,叙事方法、榜样角色、案例研究、反思日记、对话讨论、反馈小组、护理实践、PBL 等教学方法都有助于护生同理心的培养,使其自发地产生人文关怀的情感与行为,有助于护生胜任未来的护士角色。

(二)改善人文护理教学模式

1. **积极探索融会贯通的护理教学模式**　护理学校应规范和补充必修的人文护理课程,并鼓励建立多元化的人文护理选修课程,并在学术交流、教科书修订和教学实践中寻求专业基础课程和护理专业课程的交融。加强并促进护理专业教育与人文护理的融合。在学术交流中,鼓励人文关怀学者在护理界学术团体的活动中发声,以加强跨学科的交流并增进相互的了解。在教材修订中,通过对护理专业教材汇编的人文渗透和对护理人文教材汇编会议的专业检查,提高教材内容的多样性、包容性和可读性;在教学实践中,加强集体备课,积极探索护理专业课及临床实习中的人文教育,如在护理学基础、健康评估、临床护理的授课中渗透护理学史、生死观、护理伦理学、人际共情与沟通等内容,在模拟医院和临床见习、实习阶段进行床边的人文关怀教育,开展护理伦理查房,定期讨论解决护生在实践中遇到的人文护理相关问题,启发护生结合实践反思人文。通过以上方法,将人文护理与护理专业课程进行了整合和相互融通,打破了护理与人文教育间的壁垒,同时促进了护理专业知识的学习,实现了双赢。

2. **利用现代信息技术,推广"互联网+"的人文护理教学模式**　随着互联网信息技术的飞速发展,公众的学习方式及生活方式也逐渐改变,这影响了护理院校人文护理教育的方式与方法,同时也促进了人文护理教育的创新。通过网络化的人文护理教育,可实现学校教育主体层面、实习医院及带教教师层面、校外医学人文领域专家、社会公众等多方资源的联动和沟通。护理院校可以创设医学人文教育的公众号或 App,给教师和同学们推送人文方面的文章与视频,经常更新,保持师生互动,打造趣味性强、有自身特色的医学人文教育媒体平台。利用网络互动软件,建立班级人文护理学习平台。通过网络平台的建立,实现师生之间、线上与线下的有效互动。探索将原有的校园文化特色品牌活动融入网络教育平台,不断创新线上活动形式,鼓励护生通过朋友圈、微博等形式记录校园人文护理生活,彰显护生的人文素质风采及交流思想情感等。进行"人文护理之星"评选活动,选取在思想道德、自立自强、专业学习、科研创新、就业创业、社会实践、志愿服务、才艺特长等方面有着突出表现的护生个人和群体事迹进行传播交流,为人文护理教育创建积极的在线交流平台。

二、院校人文护理教育的实践体系

目前,我国人文课程的教学课时明显不足,缺乏社会实践,没有突出护理专业的人文特色,因此,迫切需要加强高校人文护理教育实践体系的建设。

(一) 临床人文护理实践平台

人文教育不应局限于课堂上的理论教育,需要打破课堂内外的界限,使传统课堂与临床实践紧密结合,为系统的人文教育营造良好的氛围。人文护理教师与兼职临床护理教师相互配合,共同关心护生的人文教育。人文教育应更多地放在临床护理的前沿,使护生能够更深刻地理解人文护理的真正含义。在临床实践中,临床护理教师应引导护生深入了解并满足患者的内在需求,并结合临床实践,增加法律、道德、护士的人文修养、人际沟通等教学内容,让人文护理的理论与临床实践相互融合。护生在临床实践中收集、评估患者的人文需求,并做出相应的人文护理决策。

(二) 社会实践

社会实践将人文护理教育与社会实践活动相结合,可使护理专业学生体验人文关怀和人文精神,并有效掌握解决临床实践中遇到的具体问题的技巧。开展由学校主导的实践活动,并让社会福利组织、社区等各方都参与进来。例如,通过社会志愿服务活动、到贫困地区义诊、"三下乡"(指文化下乡、科技下乡和卫生下乡)活动、卫生知识宣讲,使护生可以在实践过程中体验生活的价值和意义,了解患者的身体状况和心理健康状况。强化人文精神修养,培养护生尊重和热爱生命的意识。人文护理教育必须适应当前护理快速发展的需要,积极实现理论课堂与临床实践的融合,提高人文护理教育教师的素质,完善教学模式和教学内容,提高护生与患者互动的能力,促进医疗护理协作并确保人文护理的连续性。只有这样,才能从人文护理教育的法律、伦理和文化三个方面将人文护理教育从浅薄的被动人性化转变为深层的主动人性化。

三、院校人文护理教育的效果测评

（一）推进人文护理教育的多元评价

在美国，人文素质教育贯穿于本科护理教育之中，但是在不同时期和不同学习阶段又是不同的。学院的教育阶段将临床见习实践与社会问题，临床研究和教学有机地结合在一起，并强调培养护理学生在临床工作中理解和处理社会道德问题以及从多角度思考社会问题的能力。美国人文教育的评估主题具有鲜明而广泛的性质，将学校、社会和家庭有机地结合在一起。因此，它们的评估标准和评估方法也多样化。在评估方法上，除了学生自我评估，教师评估和学生相互评估外，非常重要的一项是父母评估和社会评估。在美国，有多种形式的人文护理考试，包括开卷考试，闭卷考试和家庭答卷。评估还包括写作论文（短期论文、期末论文、研究论文），讲座以及参与教学，研究项目等开放式考核。

人文护理教育已成为我国护理院校教育中的关键环节，但人文学科在护理教育中仍然处于不稳定状态：存在医疗技术与人的双向异化、护理技能与社会需要脱节的现状；小组实验课或临床见习以老师的讲授为主；疾病的护理主要停留在对患者的生理评估和照顾，尚未充分强调对生命的尊重和护理等专业素质的培养；考核评价也以传统学科标准为基础，以专业同行评审为主，综合能力评价基本采用理论知识、实践技能、职业态度等多种能力为目标。人文护理教育的目标是培养能够服务患者、服务社会的同时提升人文实践能力的护理人才，其评价方式可以参照国外，创新我国特色采取更加灵活、开放的多元化评价方式。

（二）开展以能力为导向的综合测评（comprehensive assessment）

构建科学有效的护生人文护理素质评估方法和手段体系是国内外护理教育研究的重要课题和难题。美国一些专家认为，只通过执照考试不能可靠地评估准从业人员的职业素质，如诚实、正直、成熟、尊重、责任等因素，尤其是医疗和护理服务中利益冲突、权力滥用、缺乏服务意识和自负等，这些内容不适合通过考试进行评估，更适合于连续考察或通过某个关键事件进行考察。因此，建立一套基于人文护理能力的更加科学、合理、有效的人文护理综合评价内容，指标和方法体系是人文护理考试改革的目标要求，也将影响人文护理教育甚至整个医学教育的规范和引领。可见，考试作为教和学的"指挥棒"，也应融入人文元素；院校在实际教学中应注重将人文内容渗透进护理专业试题和案例，强调基于关怀能力的培养，真正提升护生的人文关怀能力以满足新时期社会对护士的要求。

护理院校之间应合作，建立从理论到实践、从大学到社会的人本主义护理教育评价体系，促进大学人本主义护理教育的根本性改革。美国于1975年开始使用的客观结构化临床考试（objective structured clinical examination, OSCE）可以模拟临床情况，以测试医学生的临床实践技能。目前它已被广泛用作基于临床技能的评估，尤其是在医学本科考试中。为确保在转化医学时代职业化能力认同形成，人文护理课程也可采用类似这种基于场景的综合测评策略，以人文关怀能力考查为导向，强调个性化反应和社会批判。护理教育工作者在充分认识人文护理教育对于培养医学生的重要性和必要性的前提下，完善"以患者为中心""以学生能力培养为中心"的综合性人文护理教育测评体系，实现有效评价护理人文教育的效果。

四、院校人文护理教育的发展趋势与对策

（一）院校人文护理教育的发展趋势

课程改革是教育教学改革的核心问题。在世界教育改革的整个发展过程中，几乎所有重大教育改革都以课程改革为载体。因此，在实施人文教育的过程中，课程改革一直是人们关注的焦点。学校的课程水平直接决定学习者的素质。课程结构直接影响人们的素质结构。课程设置是否科学合理，直接关系到未来人才素质的形成。在古今中外的教育史上，课程理论虽然层出不穷，但可以概括如下：以学科为中心的学科结构课程理论，称为学科课程理论；强调社会问题的社会转型课程理论，称为核心课程理论；强调以学生为中心的课程理论，称为活动课程理论；打破传统课程的领域将两个或多个学科领域结合在一起，形成一个学科，通常称为综合课程理论。护理教育需要培养既有专业能力又有人文素质的复合性护理人才，人文精神的培养既需要人文课程，也需要在专业课程中渗透人文教育，所以可以采用综合课程理论指导人文护理课程改革。

（二）院校人文护理教育的对策

尽管在护理教育中实现人文教育与科学教育的融合有许多困难，但从社会需求的角度来看，护理教育者必须改变其教育观念，采取多种方式来实现科学教育与人文教育的协调与融合。

1. 克服功利思想，认识护理人文教育的价值 人文教育实际上是一种教育思想，其关键是教育观念的转变。人文教育是有价值的，它并不是可有可无的，"认为人文知识是无用的"只是目光短浅的体现。美国学者费利克斯纳在《无用知识的有用性》中深刻揭示了有用知识与无用知识之间的辩证关系。他认为，"智力生活和精神生活表面上是一种无用的活动，当追求这些无用的满足时常常会产生意想不到的效果"，也就是说，在许多情况下，实际上有用和无用可以互相转化。

护理学专业是直接维护人们生活和健康的专业，这是最具有人情味和人性的工作。无论是从宏观科学与人文科学的融合，还是从微观护理学科本身，加强高等护理教育中的人文素质教育已成为必然趋势。在护理教育中，尽管护理专业教育是整个教育的基础，但绝不是全部。它不能自动确定其自身的价值方向。如果护理教育缺乏人文价值取向，那么这种教育将非常危险。只有通过人文教育来完善人格，受教育的人身心才能协调发展。

2. 构建有效的护理人文教育体系，重视学生的全面发展 科学与人文的融合分为三个层次。第一个层次是学科的增加和学科的相辅相成；第二个层次是学科整合和交叉渗透；第三个层次是人文精神与科学精神的融合。护理学是一门综合了自然科学、人文科学和社会科学的应用学科。培养护生人文精神的根本途径是整合和重组学科知识体系，促进人文知识的交叉渗透，逐步形成人文主义倾向，可以从以下几个方面进行努力：①优化课程结构，开设综合课程、跨学科课程等，如护理哲学、护理社会学、护理人类学、护理法学等，同时应大力提倡将中国优良传统文化与经典的国学基础课程作为必修课，逐步找到和形成中国人文护理学的根和魂，创建有中国特色，符合中华民族原生文化特点，又能与时俱进符合人民至上和以人为本的人文护理学理论体系和实践模式；②将人文教育渗透到护理专业教育中；③注重多元化形成性评价（formative evaluation）方法的使用，以实现对护生知识、能力和综合素质的过程性考核以及学习效果的持续改进；④采用启发式、讨论式和研究式等灵活多样的教学

方法;⑤早期接触临床,把人文学习与专业实践结合起来,让护生在与患者的接触过程中获得情感的体验;⑥注重隐性课程(hidden curriculum)的开发和利用。人文教育不是主要基于课堂教学,而是巧妙无形地嵌入学校各种情景中。

3. 改善护理教师的知识结构,变革教育思维方式 教育问题是教育者问题。教师的人文性可以孵化学生的人文性。为了追求护理教育的健康发展,护理教师必须从思想观念上高度重视人文教育与科学教育的融合,并予以实施。我们应该从护理教师自身的教育入手,加强对教师的培训,树立终身学习的观念,加强自身的人文素质,丰富知识结构,明确认识现代护理教育对教育者和护生的更高要求。通过引进医学心理学专业的本科生或研究生以及医学院校其他相关专业的毕业生充实教师队伍,可以有效解决护理人文学科教师的不足。也可以为一些护理老师提供脱产培训,使他们成为医学和人文知识方面的复合型教师。同时,基础医学课程和护理专业课程的教师应改变其传统思维方式,明确护理教育的本质包含极其丰富的人文含义,使护生理解学到的理论的社会价值,并在学科发展中引入杰出的科学家奉献事业的真实而感人的事迹等,使人文教育渗透到教学的各个方面。在教学实践中,护理教师应从护生和患者的角度考虑教学,善于利用其人格力量和教学行为来表达人文关怀,这对于培养护生的人文精神和人文关怀能力起着潜移默化的作用。

综上所述,高等护理教育需要并呼唤人文关怀的回归,强调和突出重塑护理学人文关怀本质的重要性。建立一个凸显护理人文科学属性和当代人文护理学创新发展态势的高等护理教育体系势在必行。

(孙宏玉 范宇莹)

第二十二章

智慧护理与人文

进入 21 世纪以来,以大数据和人工智能为标志的信息技术作为高新技术的先导,已在医疗卫生领域引领了颠覆性变革。2018 年 7 月,国家卫生健康委员会、国家发展和改革委员会等 11 部门联合发布了《关于促进护理服务业改革与发展的指导意见》(以下简称意见),意见第四部分指出要充分利用大数据、云计算、物联网和移动通信等信息技术大力推进护理信息化建设,积极优化护理流程,努力创新护理服务模式,以提高护理效率和管理效能,尤其强调医院要积极开展"智慧护理"(smart care),利用信息技术为患者提供全流程、无缝隙、专业便利的护理服务。

智慧护理的发展是一把双刃剑,一方面为医护人员和患者带来便利,另一方面技术依赖、技术恐惧等问题也日渐严峻。在这一时代新背景下,人文关怀呈现了新的现实意义和社会价值。正如爱因斯坦所说,人类精神必须凌驾于技术之上,技术发展的最终目的就是"让健康更简单"。如何整合技术发展和人文关怀是新时代提出的新命题。本章将从人文护理角度重点阐述智慧医疗及护理,尤其是移动医疗和人工智能领域近年来的发展、应用,以及机遇和挑战,为未来智慧护理与人文护理的进一步有机融合提供参考。

第一节 智慧护理与人文护理的概述

一、智慧护理的起源和发展

(一) 智慧护理的起源与定义

1. 智慧护理的起源 "智慧"(smart)这一概念首次出现于 2008

年 11 月在纽约召开的外国关系理事会会议上,会中国际商业机器公司(IBM)提出了"智慧地球"这一概念,进而引发了"智慧城市"建设的热潮。伴随着国家《物联网"十二五"发展规划》的出台与各省市智慧城市建设的规划和推进,智慧医疗作为智慧城市的民生主线,也在物联网和智慧城市建设的热潮中得到大力发展。智慧医疗利用最先进的物联网技术,打造健康档案区域医疗信息平台,实现患者与医务人员、医疗机构、医疗设备之间的互动,最终逐步实现医疗领域的信息化。智慧医疗具有互联性、协作性、预防性、普及性、创新性和可靠性等特点,可在一定程度上缓解医疗成本高、渠道少、覆盖面低等现实问题。随着智慧医疗概念的普及和落实,"智慧护理"也应运而生。目前学者们就智慧护理与智慧医疗间是并列还是从属关系的争论尚未达成一致,本章节在介绍智慧护理相关概念时更倾向于将其界定在护理学科范畴内。

2. 智慧护理的定义　目前对于智慧护理尚未有统一且被广泛认可的概念界定,不同护理专家和机构也针对这一概念提出了不同的解释。比较认可的观点有以下几种,一是,智慧护理是智慧医疗建设的一部分,是基于现代护理学理念,以患者为中心,围绕临床护理、护理管理、延续护理等业务场景,利用云计算、大数据、物联网、移动互联网、人工智能等新一代信息技术的标准化、系统化、智能化、平台化等特点打造的新一代护理信息系统;二是,智慧护理是指以信息系统为依托,使用移动互联设备或信息交互传输载体,将医院各种信息管理系统通过无线网络与信息终端连接,实现护理人员在病床边实时输入、查询、修改患者的基本信息、医嘱信息、生命体征等功能;三是,智慧护理是指通过现代信息技术,在健康促进、疾病照护领域实现患者与护理人员、医疗机构、医疗设备之间的互动。

几种定义的共同点都是:智慧护理的核心理念是"以患者为中心";最终目的是借助现代科学技术提供快捷、安全、科学、专业的护理;应用场景不仅仅局限于医院,还拓展为疾病健康宣教、慢性病患者院外远程症状监测、智能管理和院内外智能护理决策推荐等。

综合上述观点,本章节作者认为,智慧护理是通过护理专业知识、实践与信息技术、计算机科学及物联网技术的结合,实现以人为中心的健康促进与疾病照护的一门应用科学。

(二)智慧护理的发展和应用

1. 智慧护理的起源与发展　尽管智慧护理这一概念于近些年才被正式提出,但其最早的探索和实践可追溯到 20 世纪 50 年代的信息革命,即医院信息系统(hospital information system,HIS)的出现及初次应用于临床管理。随后的 60 年代,大量研究开始关注计算机在护理领域的适用性,护士开始使用电子工具作为监测设备以评估患者状态。70 年代,HIS 系统已经可以用于处理医嘱以及结果报告。同期,护理领域出现了计算机应用程序等相关文献的大量报道。随后,移动手机和个人计算机的出现加速了信息化的发展,互联网的出现打破了沟通和信息传播的时间、空间限制,奠定了智慧护理发展的基础。计算机目前已经成为健康照护领域不可或缺的工具,极大程度简化了护士的工作,提高了工作效率,增强了护理措施的安全性。进入 21 世纪后,个人计算机和移动通信设备的使用更日常化,护士可以利用电子药物记录(electronic medication records,EMR)协助管理用药,使用电子健康记录(electronic health records,EHR)进行护理记录并评价护理质量,充分利用移动设备和互联网获取即时数据和相关信息。近年来,随着互联网及信息技术爆发式增长,护理学家的目光开始聚焦于移动医疗、护理大数据、护理人工智能等,如已有护士应用远程健康(tele-health)技术为偏远地区的患者提供护理等,进一步拓展了智慧护理的应用范畴。

2. 护理新兴技术的发展与应用

(1) 移动医疗(m-health):移动医疗是指通过移动设备,如移动电话、个人数字助手(personal digital assistant,PDA)、患者监护设备及其他移动无线设备为医疗和公共卫生实践提供支持,包括远程患者监测、视频会议、在线咨询、个人医疗护理、无线访问、电子病历和处方等多种服务内容。基于其便捷性、可及性、高效性和低成本等特点,移动医疗被认为是21世纪医疗领域最具潜力的创新性技术,是医学研究和商业投资的重点领域。移动医疗在疾病筛查、信息支持及症状管理等方面广泛应用,如智能手机应用 Health Weaver Mobile 程序可帮助癌症患者随时随地获取健康相关知识,在临床医生随访时与其进行针对性的交流。针对症状管理,Weaver 等学者研制了癌症化疗期不良反应症状管理智能手机应用程序。患者通过手机可以随时记录自己的症状及感受,医务人员从后台获取相关数据。当患者出现紧急症状时,医护人员能及时对患者进行针对性干预。以移动智能手机软件作为载体的护理干预,在疾病预防、健康教育以及评估患者症状等情境中可部分代替护士的工作,有效提高护理效率,节约医疗资源,帮助实现个性化和延续性护理,尤其对院外患者及慢性病患者的追踪随访有重要意义。目前护理领域在移动医疗技术应用方面已积累了较多经验,具体内容将在本章第二节做详细介绍。

(2) 人工智能(artificial intelligence,AI):人工智能是研究、开发用于模拟、延伸和扩展人类智能的理论、方法、技术及应用系统的一门新的应用科学。IBM 公司与美国安德森癌症中心联合研发的华生医生(Watson for oncology,WFO)是目前最广为人知且应用最广泛的医疗人工智能。青岛大学引进 WFO 并开展研究,比较 WFO 和多学科肿瘤治疗专家委员会在癌症诊断和治疗方案上的不同。结果显示,两者在卵巢癌的诊疗方案上一致性最高,达到96%;肺癌和乳腺癌次之,达到80%以上;第三为直肠癌,其一致性是74%;结肠癌和宫颈癌均为64%;然而在胃癌方面,两者治疗方案的一致性仅为12%。尽管研究结果显示,WFO 的治疗方案与专业医生的意见一致性在不同的癌症种类间差异较大,WFO 在中国的临床应用还需要经过本土化不断调试,但已显示了其巨大的发展潜力。智能护理机器人是护理领域人工智能的一大尝试,日本研发的护理型"RI-MAN"机器人不仅具有视觉、听觉、嗅觉等能力,还能承担照顾老年人的护理工作。除研发智能机器人外,还有护理专家基于大数据和机器学习(machine learning)尝试研发患者症状管理个性化推荐系统。目前人工智能在护理领域的发展仍处于起步阶段,其特点、应用及发展趋势将在本章第三节做详细介绍。

(3) 遗传与基因组学:美国2013年的一项报告指出,基因组学及相关技术作用于护理领域效果甚微。但事实上患者的症状、对护理干预的反馈以及护理干预结局等的差异均可与基因差异产生联系,使之成为确定患者评估指标、构建个性化护理干预措施的基础和依据。目前,已有研究从基因水平上解释了患者症状表现和行为差异的原因。如一项关注乳腺癌患者术后细胞因子基因突变与自我报告睡眠障碍之间关系的研究,结果显示细胞因子基因的多形态能部分解释个体间的睡眠障碍差异,预测患者的睡眠障碍类别。因此,高风险表型测定和相关分子标记或能早期识别和预测患者的睡眠障碍类型,可作为临床患者评估指标之一。遗传与基因组信息也可以成为护理数据的重要组成部分,与患者报告数据、疾病数据、生活数据融合,形成护理人工智能发展的大数据来源。

(4) 生物识别技术:生物识别技术是指通过计算机与光学、声学、生物传感器和生物统计学原理等高科技手段密切结合,利用人体固有的生理特性(如指纹、脸像、虹膜等)和行为特征(如笔迹、声音、步态等)来进行个人身份的鉴定。目前发展较为成熟的技术包括指纹识别、人脸识别、虹膜识别、字迹识别等。越来越多的医疗信息交换(health information exchange, HIE)建立在卫生系统的网络基础上,医院在电子人力资源管理(electronic human resource, EHR)和电子医嘱输入上的变革均将推动市场对医疗生物识别的需求。使用生物识别技术的目的是提升患者、医护人员信息获取和传递的便捷性、安全性、保密性和隐私性,这将成为未来医院信息系统、移动医疗及人工智能等技术保障信息安全的核心技术之一。

二、智慧护理对人文护理的机遇和挑战

(一) 智慧护理给人文护理带来的机遇

1. 促进区域联合与资源共享　通过医疗护理信息和记录的共享互联,整合并形成一个高度发达的综合医疗网络是智慧护理未来发展的趋势和目标之一。通过护理和信息的可信共享,各级医疗机构之间、业务机构之间能开展统一规划,实现医疗资源的优势互补,达到监管、评价和决策的和谐统一。如美国俄亥俄州阿克罗综合医院的骨科护理国际协作网(The International Collaboration of Orthopaedic Nursing, ICON)联合了加拿大骨科护士协会(Canadian Orthopaedic Nurses' Association, CONA)、英国皇家大学骨科及创伤护士协会(Royal College of Nursing Society of Orthopaedic and Trauma Nurses)以及美国骨科护士协会(National Association of Orthopaedic Nurses, NAON),通过互联网技术实时帮助解决全球骨科护理问题,并监管和促进相关机构发展。该协作网现已扩大至澳大利亚、新西兰、中国、丹麦等全球十几个国家,真正建立了跨组织和跨国家的联合体,为骨科领域的健康工作者提供了与全球同领域工作者学习和分享的机会,从而能在骨科共有问题上获得更广阔和先进的视角。更重要的是,这种基于互联网的模式是经济且高效的,符合成本效益。

2. 拓展护士角色与功能　新兴科技的发展催生了信息护士(informatics nurse)的诞生。事实上,在美国、加拿大等国家早已出现信息专科护士这一角色。美国医疗卫生信息与管理系统协会(Healthcare Information and Management Systems Society, HIMSS)指出,信息护士是具有丰富的临床经验,熟悉护理程序且有学习和使用信息技术经验的护士。美国学者 Staggers 等在 2001 年制订了护士信息能力评价标准,将信息护士划分为初级护士(junior nurse)、经验护士(experienced nurse)、信息护理专家(informatics nurse specialist)和护理信息创新者(informatics innovator),并针对护士的不同层次从计算机技能、信息学知识、信息技能三个方面提出了不同的护理信息能力要求。该标准进一步指出,初级护士最重要的技能为护理相关的软件和电子化设备的使用,如电子病历、监护仪、发药系统、患者信息的安全管理;对于经验护士,技能要求着重在精通信息管理和计算机技术以支持所从事的专业领域,包括根据数据进行护理决策、进行护理系统的开发;信息护理专家需具备相当的信息水平,并能进行指导和教学;护理信息创新者则要求拥有较高的信息领域造诣,能随着信息理论的变化指导信息研究。当前我国尚未开展信息护士的认证,且多数护士的信息技术能力尚处于初级阶段。针对当前现状应尽快制订符合我国国情的信息能力评价标准,并对不同能力阶段的护士开展针对性培训。

3. 变革护理模式与实践　近年来,“共享护士”这一新名词正在悄然兴起。共享护士的工作模式是患者使用网上预约选择需要的护理服务,通过审核后专业护士即可上门为其提供专业照护。“共享护士”是“互联网+护理”模式的创新和尝试,也是护士多点执业的网

络化尝试,它使得患者在家就可得到优质护理服务,减少路途奔波。这有利于解决居家养老常见的护理问题,同时也是出院患者延伸护理服务的具体体现。然而"共享护士"在实施过程中存在诸多问题,如患者和护士的安全保障、规范性及制度合法性等,均需进一步完善相关规范制度。但不可否认的是,在群众健康护理服务需求日益增多、优质护理资源亟需优化整合的现实背景下,这种基于互联网的创新护理模式仍不失为一种积极的尝试。除了上述以互联网为媒介的线下服务模式,线上护理也是探索的另一大方向。线上护理模式是指借助移动医疗、可穿戴设备及人工智能等技术,以促进症状监测、患者健康教育以及自我管理为主,为患者提供准确的健康信息和指导的护理模式。如患者通过可穿戴设备和症状自我报告,以智能手机应用程序为载体输入健康数据,程序则基于健康数据库和专家意见库进行智能分析测算,最终为患者提供准确的、个性化的健康指导。

（二）智慧护理对人文护理的挑战

1. 人与科技的平衡　目前大部分医院的病房,尤其是重症监护室都配备了工作计算机。美国 M.D 安德森癌症中心对此展开了一项研究,将患者分为"面对面组"和"计算机组",面对面组的患者通过面对面交流的形式与医生沟通,计算机组则在诊室里配一台工作计算机,医生在与患者沟通的同时在计算机上进行记录,随后询问患者对于医生同理心、沟通技巧以及专业性的想法,同时询问患者的选择偏好。结果显示,患者认为面对面交流的医生更富同情心、更专业、更富有沟通技巧。可能的解释是面对面组的患者能在就诊期间获得医生全部的注意力,而当医生需要在计算机上做记录时,往往容易被分心,从而导致患者觉得自己不受重视,继而影响其对医生专业性的判断。这是一个非常典型的人与科技如何平衡的案例。现代医学的发展离不开科技的应用,但科技应用给临床实践带来的负面影响亦日益增加。前述的研究就提示了只追求科技应用而忽视以患者为中心的问题。

科技的发展和应用为现代医学带来很大便利的同时,也带来了人与科技如何平衡发展的挑战,例如:①不符合人机工效学原则的设计;②不合适的技术界面;③不合适的临床实施计划;④不合适的维护计划。目前临床应用科技的目的仅仅是帮助医务人员更好地实现疾病诊疗和照护,未在科技的设计、实施和维护等环节真正考虑患者的需求和感受,没有做到以患者中心。

此外,随着人工智能等技术的出现,亦逐渐引发了"科技取代人类"的担忧,尤其是华生医生的面世在一段时间内引起了广泛的关注和争议。但医疗和护理作为以人为中心的专业实践科学,在可预见的未来将永远无法被取代。我们需要思考的不是护士这一角色是否会被取代,而是在科技日渐与护理密不可分的当下,护士如何更好地适应科技带来的便捷,如何更好地将护理实践与现代技术相结合,在创新护理模式下实现角色和工作模式的转变。

2. 对伦理的挑战

（1）公平性:据统计,世界 80% 的卫生资源用于不到 10% 的人口上,主要的卫生资源被大量昂贵的医疗高新技术项目所占用,而不少国家和地区,尤其是第三世界国家,人民基本的卫生保健无法保障。即便在发达国家,被医疗高新技术占据的大部分卫生资源也仅用于少数人群。高新技术设备在发达地区的过于集中势必造成资源分布不均,而资源分配不均又可能引起经济上、道德上的冲突。智慧护理的成本较高,患者可能因经济能力较差而无法接受智慧护理,这就导致了医疗权利在某种意义上的不平等,这也是所有创新设备和药物都可能面临的问题。

(2) 隐私性:智慧护理模式下,患者诊疗数据、实验室数据、护理数据及生活数据等源源不断地产生并传输至网络系统。一般而言,数据尤其是隐私数据采集得越多,其泄露的风险也随之增高。如智能护理机器人一般用于护理对象的私人空间,这意味着采集到的数据多为隐私数据,一定程度上增大了泄露风险以及泄露后的伴随风险。以护理机器人的视频监护为例,智能监护、慢病管理和养老监护系统产品的应用需要全时段、无盲区地监控患者和老年人日常起居,而视频数据的实时采集、传输、分析等会给人们带来不安和恐慌,人们担心隐私是否会被泄露。事实上,信息安全是智能护理发展道路上需要时刻警惕的问题,也正因如此,越来越多的科技工作者致力于生物识别技术的探索,通过指纹、虹膜等技术保障信息安全。尽管这在医疗领域的应用仍处于探索阶段,但信息安全的发展和应用将在一定程度缓解患者和医务人员对隐私泄露的担忧。

目前电子医疗记录、可穿戴设备、健康监测手机应用程序、人工智能、3D 打印和远程医疗等技术已经日渐融入临床环境及整个健康照护领域,护理是其中不可或缺的重要组成部分,智慧护理的时代即将全面到来,我们应从技术发展、技术应用、技术平衡等多角度做好全方位的准备,保障和提升智慧护理的可及性、可行性、有效性和安全性。

(袁长蓉　吴傅蕾)

第二节　移动医疗与人文护理

中国正处于老龄化和慢性病高发阶段,而医疗需求持续增加和医疗资源不足且分布不均的矛盾短期内难以解决,加之患者健康意识日渐增强,对实时、个性化医疗护理服务的需求也显著增加,移动医疗的出现恰恰是满足这一需求的最佳形式。文献显示,自 2010 年至 2016 年,全球移动医疗市场的期望增长达近 273 亿美元,覆盖了基础护理、公共卫生研究、急救护理、慢病管理及自助医疗服务等多个领域。我国也相继出台《物联网“十二五”发展规划》《医疗器械科技产业“十二五”专项规划》等文件,为移动医疗的发展提供了良好的外部环境。

随着基因学、基于可穿戴设备等传感器的数据收集、智能手机应用程序及社会健康网络等医学信息技术在近十年的迅速发展,传统护理的时间和空间限制被打破,使描绘护理数字化人体成为可能。也就是说,每个人得以充分地在个体层面被定义和表达,从而真正实现对患者实施个性化评估、干预和预测,而这恰恰是对护理人文关怀“以患者为中心,充分满足患者的个性化需求”核心内涵的最佳诠释。下文将从现阶段移动医疗在护理领域的应用展开,分析其中的人文关怀体现,并着重介绍如何以人为中心进行移动医疗产品或服务的设计,实现人文与科技的融合。

一、移动医疗发展现状

(一) 移动医疗实现院前健康促进

移动医疗通过改变人们的饮食、运动及健康方面的危险行为,提高人群健康意识以达到促进健康的目的。如 Free 等学者开展了移动手机短信戒烟的研究项目,结果显示通过短信干预 6 个月后,干预组吸烟者自我报告戒烟率显著提高,这一结果也与多个系统评价一致,证实了短信服务对戒烟是有效的。短信服务在促进健康人群疾病意识、提高筛查率方面也有明显的积极作用。美国自 2014 年始由各地卫生部门负责,定期为群众发送癌症相关信息,宣传健康的生活方式,从而提高专业健康知识的可及性,并由专人负责定点咨询。数据统计显示,经由短信宣传宫颈癌预防及早期宫颈癌涂片检查的作用后,韩裔美籍妇女宫颈癌初筛参与率显著提升。得益于通信数据传输技术带来的颠覆性变革,针对公众的健康促进宣传方式日渐丰富,逐渐由单一的短信服务向智能手机应用程序拓展。手机应用程序商店,健康门类下的相关应用程序数以千计,涵盖饮食管理、运动锻炼、睡眠分析、女性经期管理等多个领域。分析以上应用程序不难发现,其均为用户提供了合理、便捷的记录方式,极大简化了公众健康自我管理的步骤和所需时间。另外,应用程序通过算法描绘并推测用户个人健康习惯,基于此进行针对性的推荐,使公众自我健康管理的成本下降,而信心显著提升。合理的用户界面设计和功能实现方式以及个性化的推荐均是人文关怀通过移动医疗在健康促进领域的呈现。

(二) 移动医疗促进院内智慧管理

使用移动设备支持医疗和护理工作正日渐普及。从最初的医院管理信息系统的推广应用到该系统移动端的研发和使用,医护人员获取患者医疗护理信息方式更加便利。解放军某医院设计并实现了国内第一套适用于 iPad 设备的移动医护工作站,它在集中管理的无线网络环境基础上整合医疗信息系统资源,将 HIS、LIS(实验室信息管理系统)、PACS(影像归档和通信系统)等数据库作为直接数据源,将患者的入院情况、病程、手术情况等通过软件集成方式融合在移动医疗系统中,从而实现医护人员能随时随地获取患者信息。近年来配合 PDA 的移动护士工作站的应用也为临床护理工作带来便利。PDA 护理终端是护士站在患者床边的扩展和延伸,使护理工作更方便快捷,极大提高了临床护理工作质量和效率,改变了传统的护理管理模式。护士得以从繁杂的文书和重复的系统录入工作中解脱,从而将精力更多地放在患者身上,达到"将护士还给患者",而这也是护理人文关怀的体现之一。更重要的是,通过智能化核对和转录,查对的精准性和患者诊疗安全得到了进一步保证和提升。

(三) 移动医疗提升院外健康结局

患者疾病自我管理是移动医疗项目的一大热点,近 5 年的相关研究较前 5 年已然翻倍,国内外各大基金(如国家自然科学基金、美国国立卫生研究院基金等)也对相关研究呈优先资助的趋势。其中慢性疾病(如糖尿病、肥胖、高血压)及部分癌症的自我管理是该领域的研究重点,其功能主要包括症状监测、健康教育、个性化干预和实时医护沟通等,大大提升了患者医疗资源可及性和针对性,这也是移动医疗满足患者个性化需求的人文关怀表达。如 Weaver 等人研制了针对癌症化疗期不良反应症状管理的智能手机应用程序 AsyMS,AsyMS 可监测恶心、呕吐、黏膜炎、腹泻、手足综合征和体温 6 方面,患者每日进行 2 次常规症状自评,并可在感到不适时随时填写,在评估达到临界值时将触发警报并传输至医务人员处。适用性检验结果显示,患者症状管理良好且感到更有安全感,自我管理更有成效。目前,AsyMS 研发团队与加拿大公主玛格丽特医院(Princess Margaret Hospital)合作进行临床应用,由医院医务人员作为应用程序的后台支撑,对患者的症状警报做出实时反馈。结果显示,患者对应用程序的使用意愿较高,且疾病体验和满意度得到显著改善,而与医务人员的实时沟通更极大增强了患者疾病自我管理的效能感。除关注如症状管理、健康教育等单一功能的应用程序外,也有研究团队试图构建整体疾病管理方案,将病程记录、症状评估、信息支持、社会支持和运动管理分模块整合,形成基于手机应用程序的智能管理模式。如适用于乳腺癌患者的某智能管理模式,由研究者通过纳入多方利益相关人群,包括患者、照护者及医护人员等,梳理 8 条乳腺癌诊疗路径,并基于此对知识库进行分类,依据患者治疗阶段和浏览偏好,个性化推送相关信息支持。在运动管理模块,则智能读取患者运动信息,基于患者的运动特性给出相关运动处方并进行信息推送。

移动医疗的生命力在于发现患者的真实感受,满足患者的个性化需求。这也体现了人文关怀始终是移动医疗服务的本质。科技的发展尽管有可能取代一部分医护人员和患者之间面对面的交流,但其核心是为了突破传统交流时间和空间的限制,使得医护人员与患者的交流更及时、更便捷、更紧密。

二、移动医疗中的"以人为中心"理念与实现

以智能手机为载体的移动医疗项目正大力开展且具有良好的发展前景,但也存在后劲不足的问题。在各大应用程序商店应用程序不断增多之时,其使用率仅在下载初始呈现单高峰,随后显著下降,用户黏度不容乐观。这使得高成本开发的应用程序失去了生命力,难以达到预期的科研和临床价值。究其原因,导致移动医疗服务生命力不持久的原因主要有以下几点:①移动医疗项目构建缺乏理论指导,且构建过程未能做到以目标用户为中心,未充分了解目标用户的需求和喜好,导致对目标用户缺乏吸引力;②项目构建完成后未进行充分的可用性评价,导致用户体验较差;③项目构建团队背景良莠不齐,缺乏专业支撑,用户的需求和期望难以被满足等。总体来说移动医疗项目在构建过程中未充分考虑患者需求,而这本质上是人文关怀在移动医疗服务中的缺失。近年来,以人为中心的设计(human-centered design,HCD)是人因工效学(human factor and ergonomics,HFE)领域的热点,也是解决人文关怀在移动医疗服务中缺失这一问题的首要手段。人因工效学作为刚刚兴起的交叉学科,是关注人和系统中其他要素的交互,以及应用理论、规律、数据和方法进行设计以达到人和整个系统最优化的学科。可用性是指特定用户在特定情境下使用某一产品完成特定目标的有效性、效率和满意的程度,具体指完成某一任务的准确性和完整性,所需要的资源以及舒适程度。随着移动医疗在医药卫生领域的蓬勃发展,越来越多从事移动医疗相关研究的机构如美国公共与卫生服务部、美国国立癌症中心、美国食品药品监督局等都成立了人因实验室(human factors laboratory)或可用性实验室(usability laboratory),以保证用户即人类本身在移动医疗项目中的核心地位。下文将简要介绍相关的核心概念以及 HCD 的移动医疗设计流程。

(一) 以人为中心的设计理念

移动医疗项目的研发过程是一个系统开发生命周期(system development life circle,SDLC),是指计划、构建、检验及应用推广一个信息系统(information system)的过程,包括需求分析、设计、实施、检验、改进五大过程,如图 22-1 所示。SDLC 可分为瀑布式开发和敏捷式开发,其中瀑布式 SDLC 遵循系统及软件需求、分析、设计、编程、测试、运行等步骤,敏捷式开发则是将项目分为几个子项目,以用户的需求进化为核心,采用迭代、循序渐进的方法,进行多次瀑布式开发。

HCD 是近年来 SDLC 的核心理念,指通过关注目标用户的需求,应用人体工效学、可用

性等知识和技术,使系统可用且有用的交互式系统构建方法。这一过程加强了系统的效力和效能,提高了用户的舒适度、满意度、可及性和持续性,避免了系统使用可能导致的对人体健康、安全和性能的不良影响。HCD 包含了解用户需求、工作流程和环境,用户参与,设定性能目标,设计,测试和评价五大要素(图 22-2)。贯穿全程的迭代可用性检验(iterative usability evaluation,IUE)则是实现以人为中心的设计的主要手段和保障。也就是说,可用性评价不应在移动医疗项目开发完成后才进行,而是从设计之初就展开,其目的是在设计阶段就充分围绕目标用户的需求特征并满足目标用户需求的变化。

(二) 以人为中心的设计实现

可用性评价可分为形成性可用性评价(formative usability evaluation)和总结性可用性评价(summative usability evaluation)。形成性可用性评价一般通过小样本质性研究方法进行,目的是发现可能导致可用性问题的原因;总结性可用性评价则采用大样本量性研究,以获取整体评价指标和校准性能。一般来说,形成性可用性评价在设计、形成模型阶段进行,总结性可用性评价在项目总体完成后进行(图 22-3)。

1. 可用性评价的阶段　和大多数行为研究一样,可用性评价可分为计划、数据收集、分析和报告 4 个阶段。在计划阶段,应充分了解这一移动医疗项目的内容,包括该产品或服务的主要功能、信息体系结构和目标用户,然后从多方利益相关人群中获取需求,包括对目标人群来说他们认为最重要的功能是什么,最主要的顾

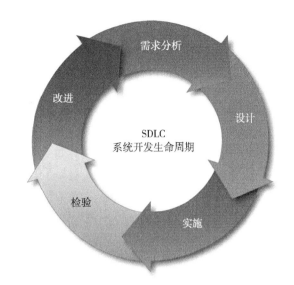

图 22-1　软件 / 系统开发生命周期

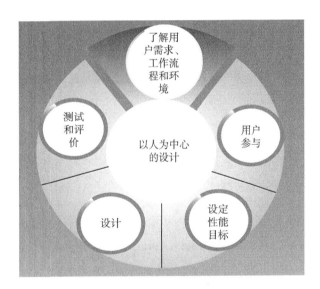

图 22-2　以人为中心的设计

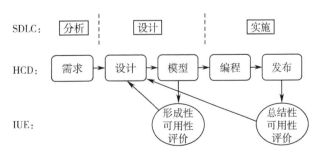

图 22-3　可用性检验:形成性和总结性

虑是什么,以及对产品性能的要求等,最终形成评价计划。需要注意的是,尽管越来越多的移动医疗项目如智能手机应用程序等,在设计阶段纳入了患者、照护者、医护人员等多方群体的需求,但信息获取方式多为焦点小组访谈等较为单一的方式,且一般以具有医疗专业背景的研究者为访谈的主导者。这种方式可以在一定程度上获得用户需求,但可能会更多地关注医疗需求,对应用程序的界面设计、功能实现方式等的关注不足,而这恰恰是影响应用程序可用性的重要因素。因此在设计阶段,研究者即应与来自人因工效学背景的专业人员密切合作,可采用创造目标人群的任务角色和旅程地图等设计工具帮助进一步理解患者的需求和期望。在进行下一阶段前,研究者还需要设置测试环境,如模拟该移动医疗项目使用的真实场景、设定测试所需的设备等。

2. 可用性评价的方法　可用性评价的方法主要包括任务分析(task analysis)、被动观察(passive observation)、实时思维出声(concurrent think aloud)、回顾性调查(retrospective probing)和眼动追踪(eye track)等。测试往往需要全程录音录像,以便研究者反复观察分析。

任务分析是指分析被试(participant)如何将某一任务拆分成多个小任务完成,通常采用关键路径分析(critical pathway analysis),关注完成任务所需的所有活动、完成各个活动所需的时间、活动之间的从属性及逻辑结束点等。

被动观察即研究者对被试完成任务的全程进行观察和记录,研究者在开始观察前需充分熟悉该移动医疗项目以及当前测试任务的完成流程及可能存在的问题,也可提前准备好最佳导向路径,用于和被试的行为进行比较。研究者可记录被试某一动作出现的频率、持续时间、错误更正时间和错误点击按键次数等以判断可能存在的问题,分析可能导致任务失败的原因。

实时出声思维即要求被试对完成某一任务的思维过程声音化,包括所有的思想、行动和感觉,测试过程中研究者需作为观察者亲身体验被试完成任务的过程,测试中的研究者客观记录被试所说的每一句话,但不试图解释其行动和言辞。

回顾性调查是指被试在完成任务后,回顾过程中的问题和感受等,其中截屏回顾是一种非常有效的方法。目前也存在一些专门用来评价可用性的量表问卷,以供评价者更客观、直接地获得可用性评价的结果,国外常用的问卷主要是以下3个:软件可用性评价量表(software usability measurement inventory,SUMI)、系统可用性量表和研究后系统可用性问卷(post-study system usability questionnaire,PSSUQ),但目前尚无中文版可用性评价相关量表。

眼动追踪是指通过测量眼睛的注视点的位置或眼球相对头部的运动而实现对眼球运动的追踪。通过眼动追踪,研究者可完整还原被试在各个页面的注视轨迹,还可通过划分兴趣区分析被试在各个区域内容的关注度,能真正反映人脑的信息处理过程。眼动追踪的主要作用包括获悉被试的浏览行为和习惯,帮助研究人员分析与澄清问题,如来回注视可能代表被试存在困惑或在寻找某一信息。眼动追踪的结果可通过热点图(heat map)实现可视化,即通过颜色呈现被试的视线热点,颜色越红的区域表示聚焦越多。

3. 案例介绍　可用性评价是一个科学的、系统的研究过程。研究者在前期研究中通过患者访谈、问卷调查、专家咨询等方法确定了乳腺癌患者基于智能手机应用程序自我管理的核心需求,后通过与软件工程师的通力合作,研发了某乳腺癌智能手机自我管理应用程序。随后,通过可用性评价探求目标用户,即乳腺癌患者在使用该程序进行自我管理时遇到的可用性相关问题,如患者对软件界面的感受、能否在合理的时间内完成程序可实现的功能、在试用该功能时患者的感受及遇到的问题等。因此,研究者需要明确参与测试的研究对象、评价流程以及各个阶段所采用的评价指标、资料的收集和分析方法等。

首先,在研究对象选择方面,研究者希望能尽可能广泛地代表目标用户,因此在研究对象纳入的过程中应考虑多个影响因素,包括年龄、受教育程度、对自我管理的认知和对智能设备的使用偏好等。当然我们还要考虑研究对象的身体情况以及参与研究的意愿。在评价指标的选择方面,采用国际标准化组织 ISO9241-11 中对可用性定义的评价标准:①有效性,指能否完成评价任务及数据输入准确性;②高效性,即完成评价任务时间与最佳路径的偏移程度;③满意度,即被试对程序的满意程度。以上述指标为基础,在确立评价流程中对各个指标进行可操作的细化,以此形成最终评价指标。针对该案例可以采用规定任务的完成人数和完成率评价有效性,采用研究对象完成每个任务的平均时长、最短时长和最长时长、出错次数等评价高效性,任务结束后使用测试后系统可用性问卷评价满意度。

其次,需要确定评价流程,包括构建评价任务、准备评价环境和设备、角色准备、设置预测试、正式测试前准备、正式测试、测试任务结束、形成可用性评价报告几大部分。以程序所能实现的核心功能为基础,结合乳腺癌患者在院外进行自我管理时典型的、必要的操作项目,联合人因工程学专家共同设计核心任务测试。设置任务时必须明确任务的情景描述以及观察要点,如“圈子互动”任务的情景描述为“请在软件的圈子互动中发表一条动态”,此时的观察要点为研究对象是否顺利点击软件首页中的圈子按钮,输入发布内容,点击发布按钮。环境的准备上应尽可能地贴近软件的实际应用场景,因此针对该案例,研究者将病区的医 - 患谈话室安排成居家客厅的样式。此外,为方便测试人员进行观察和记录,任务卡片、评估问卷、用于测试的手机、录音笔、录像机均应提前准备并设置好参数,还需配备智能手机的辅助记录工具。在测试开始前还需进行研究对象、主持人和记录员的角色准备,即进一步明确各个人员在测试过程的角色和任务,如告知研究对象如何配合测试,在测试过程中随时表达自身使用体会和疑问;主持人需把握好整体测试流程;记录员需要准确记录测试全程研究对象的表情、语言、肢体动作等。为保证正式测试能高效、顺利地进行,我们往往还会进行预测试,提早排除测试过程中可能出现的问题、流程设置的漏洞等。

测试正式开始前,还需进行研究过程告知、知情同意签署,确保研究对象没有疑问后即可开始正式测试。主持人先朗读测试任务操作说明,然后下达指令启动正式测试。研究对象开始操作后,记录员开始观察测试全过程,并记录研究对象完成任务的时间、出错情况、表情和动作等。主持人和记录员不得以任何形式干扰研究对象的操作,而仅仅进行仔细的观察,认真聆听用户的建议,识别被试的情绪,必要时可选择停止任务。研究对象遇到困难时尽量不要提供帮助,可给予适当鼓励。测试任务结束后,研究人员和研究对象一起完成回顾性分析。回顾性分析的基本访谈提纲主要包括:“刚才您有没有觉得使用上不方便的地方?(如有)哪些地方不方便? 还有别的不方便的地方吗? (如没有)您能不能告诉我,您能用这个功能模块做什么事? 您刚才为什么要这么操作? ”然后由研究对象独立完成满意度调查问卷,研究人员关闭并保存音像记录。

最后,对测试过程中所获取的所有资料进行总结分析,形成可用性评价报告。测试过程中的资料包含量性资料和质性资料两部分。该案例中基于被试表现的客观记录如任务完成时间、出错次数,以及任务完成后的问卷调查结果形成量性资料;基于被试在测试过程中的出声思维和任务完成后的回顾性分析内容形成质性资料。量性资料的分析遵照一般量性资料的分析原则进行,即以计数资料、计量资料的描述性分析等形式呈现;质性资料的分析以发现软件的可用性问题为主要目标,多采用内容分析法进行分析。针对撰写可用性测试的报告,美国国家标准化与技术研究所推出了电子健康记录可用性评价报告的通用格式。该案例以上述通用格式为基础,多次进行适用于当前研究的调试后形成最终可用性评价报告。一般来说,可用性评价报告需包含总结、介绍、方法、结果和附录五大部分。其中测试方法的部分应尽可能详尽地记录研究对象、研究设计、任务设置、任务过程、测试地点、环境、形式和工具等,还要附上研究对象的招募过程、一般人口学资料、知情同意书、主持人指导语样本等。

信息时代的到来使得移动医疗的应用日趋广泛,移动医疗应用程序的开发工作也得到迅速发展。移动医疗应用程序开发成功与否的关键因素是以人为中心。可用性检验作为结合以人为中心的设计与移动医疗项目开发的主要方式,目前仍迫切需要构建移动医疗应用程序可用性评价相关规范或指南及高质量可用性评价工具,以不断规范可用性评价的实施和结果分析,从而提高移动医疗应用程序的可用性,提升移动医疗和护理中的人文关怀,为患者提供切实有效的移动健康解决方案,达到以人为本、提高患者生活质量、降低医疗成本的最终目标。

(袁长蓉　吴傅蕾)

第三节　人工智能与人文护理

一、人工智能护理概述

(一) 人工智能及其发展历程

1. 人工智能　人的智能涉及信息描述和信息处理的复杂过程,主要体现为认识和理解世界环境的能力、推理决策能力、学习能力和自我适应能力。人工智能即是用计算机模拟实现上述人的智能的科学,是计算机科学、控制论、信息论、神经生理学、心理学和语言学等多种学科相互渗透而发展起来的一门新兴学科。它是研究如何制造人工智能机器或智能系统来模拟人类智能活动的能力,以延伸人的智能的科学。

人工智能能够完成通常需要人类智能的任务的计算机系统的理论和发展,如视觉感知、语音识别、决策和/或语言翻译。简单来说,它是机器模仿人类智能行为的能力,是机器学习、计算机视觉和自然语言处理(natural language processing)的总称。广义的人工智能不仅包括基于大型数据集的人工智能,还包括应用程序或传感器。这些能力或技术可以单独使用或组合使用,使应用程序智能化。

人工智能语言是专门应用于人工智能研究及人工智能系统开发的计算机语言,其特征是有较好的符号处理功能和较灵活的控制结构。表处理语言(list processing language,LISP)和 PRO-LOG 是最基本、最常用的人工智能语言,LISP 是一种表处理语言,而 PRO-LOG 是基于一阶谓词逻辑的逻辑型语言,具有自动推理等功能。

2. 人工智能的发展历程

(1) 兴起阶段:1950 年,艾伦·图灵(Alan Turing)发表了一篇划时代的文章,预言了创造具有真正智能机器的可能性。随着社会和技术的不断发展,计算机人工智能的概念被进一步明确,诸多学者均加强了对人工智能技术的研究,并取得了较好的研究成果。编写 LISP 以及机器定理等相关内容是此阶段的标志性成果。然而,在该技术实际研究过程中需要融合多种相关领域的知识内容,由于其他相关技术发展仍不够成熟,导致该技术在涉及其他相关领域时受到局限。

(2) 应用阶段:20 世纪 70 年代,有专家提出知识工程概念,对形成商品化专家系统以及智能系统具有良好的促进作用,并为其在其他相关领域的发展奠定了基础。但到了 80 年代末至 90 年代初,专家系统所存在的应用领域狭窄、知识获取困难、维护费用居高不下等问题逐渐暴露出来,人工智能技术的发展仍然缓慢。

(3) 集成阶段:90 年代中期至今,随着计算机性能的高速发展、大数据的不断积累以及人工智能研究者的不懈努力,人工智能在许多领域不断取得突破性成果,掀起新一轮发展热潮。在此基础上专家系统也日益完善,与其他相关功能之间实现了有效融合,如知识表示及智能语言发展等。近几年来,专家协同系统的发展也呈现明显的加快趋势。互联网和大数据分析的应用,以及机器学习的发展,人工智能还从理论方法及技术操作等相关层面进行了剖析及改进,产品研发周期也越来越短。各人工智能应用范围日趋广泛,并充分渗透到了医疗和护理领域。

(二) 人工智能在护理工作中的应用及发展

人工智能目前被视为处理复杂医疗护理数据大量增长的潜在解决方案,但与其他领域相比,人工智能应用于医疗保健领域相对较晚。1985 年,第一台机器人才被用于医疗保健作为神经外科活检的辅助设备。而新一代人工智能已经在医疗保健领域发挥出重大作用。利用人工智能技术进行个性化和基于人群特征的护理应用越来越广泛,特别是随着全球人口老龄化的到来,人工智能在机构护理和居家护理的应用逐渐广泛和深入,在老年护理领域发挥着日益重要的作用。

一般来说,医学人工智能可分为三个分支,即虚拟、实体和两者的结合(虚拟和机器人之间的整合),三者均有出优势和 / 或潜力。机器学习是虚拟人工智能的典型代表,指通过测试和适应场景以及使用趋势和模式以改进决策,从而实现计算进步。如基于高通量测序(high-throughput sequencing)的 DNA 和蛋白质以及分子间相互作用的大规模信息,可以通过交互算法发现诊断生物标志物和治疗靶点,通过把电子病历记录的表型数据和来自基因组等组学数据整合深度表型分析来促进个性化医疗。基于大数据的临床决策系统,可为医师或护士作出临床决策(clinical decision)提供积极指导,可用于提高不同级别机构,特别是基层医疗机构的诊疗护理水平。实体人工智能最典型的代表是机器人。随着护理机器人技术的发展,应用机器人系统已涵盖不同领域的护理工作。不仅是用于物理护理的辅助机器人,用于心理护理的社会辅助机器人(socially assistive robots)也已取得进展。该护理机器人在擅长完成一系列复杂的物理任务的同时添加了一个社交界面,为用户提供社交互动伙伴。

人工智能通过三种分析类型参与临床诊疗和护理工作,具体包括:①临床分析:产生洞察力(insight)并改善治疗和护理结果,包括临床路径预测、疾病进展预测、健康风险保护、预测风险评分和嵌入临床系统工作流改进的虚拟助手。人工智能还可用于疾病管理,协助对医学图像进行鉴别诊断,并将患者数据与学术证据和监管指南结合起来,使治疗和护理计划个性化。②操作分析:促进护理流程供应和管理系统的效率和有效性。如预测操作的问题和跟踪安全指标、维护设备、监控供应链和识别欺诈行为的能力;文档编码以处理索赔,以及在收入周期管理中自动调整索赔以进行报销的新平台接口。③行为分析:检查消费者的行为模式以提供医疗护理服务,利用人工智能促进患者参与治疗、康复和健康。

目前在护理领域,人工智能的应用主要体现在以下几个方面:

1. 个性化护理　通过应用大数据,使得个体成长过程的相关数据得以储存和浏览,患者就诊的各项健康指数、病史、家庭史、生活史甚至兴趣、爱好都可在允许的情况下被调阅和采集。通过人工智能算法,结合长期临床护理经验,对个体成长过程中所提供的数据进行分析,从而提出个性化的诊断治疗、护理、健康指导、心理疏导等措施,真正实现个性化护理。同时患者与护理团队共同参与医疗护理,并利用循证护理提升护理质量,让患者获得更好的疗效。

某科技公司开发的一款慢性病患者虚拟助理软件,专为特定疾病、药物和治疗设计配置,可与用户的闹钟同步,来触发例如"睡得怎么样"等问题,提示用户按时服药,还可收集医生可用的可行动化数据以方便医生与患者对接。这款软件主要服务于患有慢性疾病的人群,其基于可穿戴设备、智能手机、电子病历等多渠道数据的整合,根据收集的用户生理数据,综合评估患者的病情和身体状况,提供个性化的健康管理方案,对用户的生活习惯和用药习惯等进行健康干预和指导,从而针对性提高用户的健康水平。

2. 专科护理　人工智能在专科护理领域适用范围也较广,针对各临床专科不同的病症特点,从人文关怀的角度出发,利用人工智能部分代替护理专业技术工作,能有效减轻患者的痛苦,同时也能减少护理负担。例如,胰岛素泵作为糖尿病强化治疗的一种手段,已在世界范围内得到广泛应用。胰岛素泵通过人工智能控制,以可调节的脉冲皮下输注方式模拟体内基础胰岛素分泌;在进餐时,还能根据食物种类和总量设定餐前胰岛素及输注模式,以达到控制餐后血糖的目的。研究证实,使用胰岛素泵的患者免去了每日皮下注射胰岛素的麻烦及痛苦,简化了治疗程序,在有效控制血糖的同时还能延缓糖尿病并发症的发生。

2011 年美国公司研发了一个分析平台,通过挖掘用户智能手机数据来发现用户精神健康的微弱波动,以推测用户生活习惯是否发生变化。当用户情况变化时,会自动推送报告给身边的亲友或医生,能及时发现用户精神健康的潜在风险并做好记录。该平台如果能广泛应用于精神专科领域,不但能节省监护患者的人力和时间成本,而且监护人或亲友可以将更多的时间用于患者的心理照护,体现人文关怀。

3. 慢病管理和远程监护　人工智能设备在慢病管理和远程监护中有广泛的应用前景。此外,人工智能设备可以实时监控使用者的生理信息,有助于了解患者和老年人的护理需求。心率、血压、血糖等生理数据及其动态变化通过佩戴在使用者身体上的传感器进行采集,能及时了解患者的病情变化,对老年人突发的疾病也能起到有效的监控与预警。有的智能软件,将手机摄像头和人工智能相结合,自动监控患者服药情况以提高用药依从性。

4. 养老护理　人工智能在康复和养老护理方面的优势在当今老龄化社会日益凸显。智能机器人应用于老年护理主要有三种方式:一是协助老年人完成日常事务;二是监测老年人的行为与健康状况;三是提供陪伴。智能护理机器人可以为老年人提供三方面的支持,即协助移动性、自我护理和人际交往。

德国莱尔克斯机器人研究院为德国某养老院提供了一种护理机器人,这种机器人有检测老人的健康状况、带领老人去卫生间、抱起老人从床上移入座位、从另外一个房间取药、记录老人用药情况、送餐和整理床单等功能。对于那些不希望麻烦别人而自己进食的老年人,护理机器人还能用小勺把食物送到老年人的口中。澳大利亚有养老院引进护理机器人"佐拉",它具有运动、跳舞、读书和讲笑话等功能,并基于语音识别技术可以与老年人进行言语交流。英国的研究人员开发了 Care-O-bot 3 机器人,用于照顾那些行走不便以及孤单的老年人。这款机器人不仅会做多种家务,而且能当"贴心朋友",为独居老人提供一定的情感慰藉。日本某公司的 Resyone 看护机器人可以从一张床变成一个电动轮椅,能够独立完成多个护理人员的任务;另一款人形机器人 Robear 能将老人从床上抱到轮椅上。为帮助下肢瘫痪的患者重获行动能力,日本某公司推出了一款机械腿支架 Welwalk,相比传统的治疗,Welwalk 装置能够帮助患者更快地康复。美国某公司的 SAM 看门机器人能够通过自动导航、远程监控和摔跤风险检测系统,为住户长期提供频繁的查房以及非药物类的护理服务。我国也有多家科研院机构和公司积极投入智能老年护理的研发,已有多款智能护理机器人问世。

二、人工智能医疗护理应用的优势和挑战

人工智能在数字革命的基础上对护理领域进行变革。通过人工智能技术可以收集大量的个人健康数据,反过来广泛应用于个人健康促进、疾病治疗、护理干预和护理研究等,有效提高护理工作和研究效率。除此之外,人工智能的护理优势还凸显在以下几个方面:

首先,与其他行业类似,"机器人革命"有望解决日益严重的护理人员短缺问题。在护理工作中使用人工智能的主要优势在于:①智能机器人白天和晚上都能持续使用,服务质量始终如一;②能节约护理人员在技术护理方面的时间,把护理人员从繁重的技术护理工作中解放出来;③对于一些身体功能受限的人群,智能轮椅的应用能减少截瘫患者的活动受限度,机器人肢体重新定义了截肢者的能力,人工智能给这类人群提供回归社会的机会。

其次,人工智能也帮助护理人员解决对于人类而言困难、疑难或复杂的问题。如为有效预防或避免人为的虐待等不良或恶性护理行为使用远程监控智能系统,从而保障或促进人文关怀。如机器人护理助理(RoNA)专为体重高达 226 公斤的患者设计;运载机器人的研发,其本质是一种多功能护理床,可容纳多种姿势,如坐和躺等,还可以支持患者站立,只需按一下按钮就可以轻松地转换成轮椅等。这些人工智能的应用都将增强医疗和家居环境中护理的可操作性,减少了所需人力。

最后,社会辅助人工智能可以用于情感治疗、认知训练、社会促进、陪伴和生理治疗。如用于陪伴患有阿尔茨海默病(Alzheimer's disease)的老年患者,帮助患者进行认知能力训练,有助于缓解不良情绪,提高使用者的幸福感。辅助机器人和社会情感(陪伴)机器人的合理应用,有助于改善老年人的健康状态,减轻子女和社会的负担。应用社会情感机器人结合远程智慧护理,有助于加强老年人与子女的交流互动,满足老年人的情感需求。在老年护理中社会情感(陪伴)机器人很受欢迎,尤其是在养老院应用时效果更明显。如新加坡开发的用于老年护理的同伴机器人——拥抱器,其拥抱模式就得到了老年人的积极反应和接受。

任何科学技术的发展都具有双面性,人工智能在人文护理方面既有优势,但同样也会带来一些挑战和问题。《韦氏词典》(*Merriam Webster Dictionary*)将"机器人"定义为"一个看起来像机器一样自动工作但缺乏正常感觉或情感的人",而这个定义曾误导"研发机器人的目的是通过以更系统但不敏感的方式执行相同的任务来取代人类",因此诞生了阿西莫夫

的机器人三定律(Asimov's three laws of robotics)以防止机器人通过行动或不行动伤害人类。这些是从人工智能对人类整体福祉考虑的挑战。人工智能在护理领域的应用还需要考虑人工智能的颠覆性技术及其功能和特点,以及由此引发的伦理挑战。人文护理宽泛而美好。遵守法律规范是人文护理的最低要求,伦理规范提升人文护理,关怀(caring)是人文护理的具体体现。

人文护理实践应符合医学伦理学原则和要求。经典生物医学伦理原则除了有益和不伤害原则、尊重原则、公正原则等基本伦理原则外,还有同理心、同情、诚实、正直等美德。随着诊疗方法的日渐丰富,伦理学不断细化以满足实践需求。如解决知情同意无法取代患者偏好及其选择,现代临床伦理学讨论的主题主要是重视精神和品质的"医疗适应性""患者偏好""生活品质和质量"和"情境特征"。

人文护理实践还需要考虑:①人文护理公平性。虽然人工智能和技术可以增强服务的获取和交付,但同样也会增大贫富差距。医学领域的重点在于确保技术支持的医疗服务能用于最需要的人群,并且能公平获得,包括农村和边远地区。②人仍然是第一位的。护理是全身心的,不仅仅是躯体的护理。人工智能将改变传统的互动方式,解放护理人员,为患者提供更个性化的人文护理。人工智能仅仅是一种手段、一个工具,能帮助医护人员提升护理诊断和提供优质护理服务的能力,但人工智能不能完全取代护士角色。人工智能技术上的巨大进步,将使医疗机构中医疗服务提供者的协作环境和工作形式发生重大变化,使原有的人与人间单纯的关系演变为患者、人工智能或机器人和医疗保健提供者等之间的复杂关系,进而引发隐私、合法性和医疗护理伦理等问题。

目前争议较多的是以下4点内容:

(1) 人工智能技术尚未成熟:新的技术不断涌现且处于不断变化的状态,因而缺乏成熟的数据积累来作为人工智能策略的基础。并非所有在数字健康人工智能生态系统中使用的工具都经过严格的测试,且没有成熟的风险评估工具或标准,这将使被护理者面临暴露于未经测试和可能存在缺陷的技术的风险。另外,感染控制和安全也是重要问题,机器人必须遵守当前的健康和安全指南。

(2) 向人工智能模式的转变首先需要医护人员进行技能转换:先进的医疗机构为适应快速的技术创新速度,必须研发能够使用人工智能的配套设施,允许将人工智能纳入医护人员权限内现有的应用程序中,并以此为基础重新定义业务和临床流程。人工智能必须通过流程和程序整合到每个员工的工作流程中,以增强组织内的所有功能。护理从业人员应在整个实施过程中获得授权。

(3) 用户保护:人工智能视频监控系统或作为"监控"患者和医疗及社会护理提供者的方法,保护用户的自主性和控制的技术是必不可少的。

(4) 享有成果的公平性:从人工智能研发到临床实际应用,其高成本也是目前难以解决的重要问题,因价格和产品产量问题,初期很难确保个人之间享有该成果的公平性,可能出现需要的人群却无法享受高性能人工智能服务的问题。

在人工智能的临床应用上,多数人赞同将其用于对人类来说过于危险或复杂的情况。但是针对人工智能用于老年人照护则存在伦理争议。智能机器人并不能完全满足老年人或残疾人的需求,还导致社会不利影响。另外,老年人可能在技术方面经验有限,需要专业护理人员帮助其了解如何使用机器人。

上述现象也反映了人们对机器人的态度和偏好受文化的影响。文化是群体的共同生活方式,包括信仰、价值观、思想、语言、交流、规范,以及明显表达的形式,如习俗、艺术、音乐、服装、食物和礼仪等。文化差异主要存在于以下方面:价值观、观念和态度;有关自我护理实践的决策任务,如仪式、惯例和关系的状态,以及对生活事件和挑战的反应和管理。文化除了影响人们对机器人的态度外,也会影响人们对机器人信任或喜欢的程度等。例如,有的人关注机器人的实用性,有的人关心机器人在家帮助老人时能做什么和应该做什么。此外还需要关注仿人机器人的应用会产生挑战文化能力的问题,例如:如何为仿人机器人概念化文化能力? 机器人能识别文化线索吗? 因此,人文护理应考虑文化差异的存在,并进行有效沟通和干预,创造能考虑社会和文化影响的工作环境以提供文化胜任的护理。在人工智能参与或主导的护理模式下,更多的护理工作由机器替代,这对护理人员和被护理者的身心都会产生极大的影响。

三、人工智能助力人文护理的展望

人工智能无疑会对医疗卫生领域产生巨大影响和推动,在促进基于大数据的个性化护理、治疗方案优化、医疗花费缩减等方面显现出的潜力和优势。此外,人工智能在发展和应用的过程中通过数据的进一步积累、迭代、优化,将逐渐改变护理实践、研究和教育模式,从而推动护理学科的发展。

我国正面临巨大的人口老龄化压力,导致慢性病护理和养老护理压力剧增,传统护理手段及养护体系已难以满足。人工智能技术引入我国慢病管理、监护和养老事业,发展以智能护理和陪伴为核心的人工智能,将成为缓解我国养老问题的有效手段。人工智能用于协助或辅助、部分替代护理工作,减轻护理人员负荷,提高服务效率。智能机器人可以监测生命体征、充当与家人沟通的媒介、提醒患者服药,还能发出警报和提供社交互动的功能。因此,人工智能会成为护理工作的得力助手,提高护理服务质量,促进人文护理服务的开展。不过,即使智能机器人具备了一定的人类表情、思维和语言能力,但仍然无法取代人类护理的触感和温度,无法代替护理人员的人文关怀。在临床工作中还应加强护理人员的人文精神培养,倡导护理人员在以包容心态迎接医疗人工智能的同时,不应忘记加强对患者心理和精神的护理。

随着人口增长和老龄化现象日渐严峻,人工智能在护理领域的需求不断增长,应用场景不断拓展,尤其在临床慢性病护理、急重症监测及养老护理等领域发挥越来越重要的作用。如何使人工智能成为互联实践中的合作伙伴,处理好人与人、人与科技之间的关系,体现护理人文精神和人文关怀,是未来护理模式发展需要重点关注的问题。而重中之重是要建构护理人员与人工智能之间的科学协作关系,在充分发挥和利用人工智能优势的同时,把更多的时间和精力用于加强对患者的心理护理,满足患者的精神需求,让人工智能设备或智能机器人成为人文护理的良好辅助。人工智能生态系统的所有研发参与者都应履行相应职责,确保技术的设计和科学测试符合公认的伦理原则,充分考虑隐私、有效性、可访问性和实用性等特点,让人工智能真正为人文护理服务。

(关　健　袁　杨)

附录

中国护士伦理准则

依据我国《护士条例》的宗旨,参照国际护士会《护士伦理守则》的内容,结合我国卫生健康事业发展需要,中华护理学会和中国生命关怀协会人文护理专业委员会于2020年共同制定了《中国护士伦理准则》。该伦理准则明确了护士职责和应遵循的伦理原则,旨在指导护士在专业行为、专业实践中作出符合伦理的决策,促进专业品格和人文素养的全面提升。

第一章　总　　则

第一条　护理宗旨:保护生命、减轻痛苦、预防疾病、促进健康。

第二条　护理对象:个体、家庭、人群、社区。

第三条　护士职责:为护理对象提供专业的关怀照护、病情观察、专科护理,协同医师实施诊疗计划,及时与医疗团队沟通,开展健康教育、心理护理、康复指导,协调社会资源,提供全方位、全生命周期的身心整体护理。

第四条　伦理原则:尊重、关爱、不伤害、公正。

第二章　护士与护理对象

第五条　尊重权益:敬畏护理对象的生命权、健康权、身体权,维护生命尊严;尊重知情同意权、自主权、隐私权,维护个体尊严;理解护理对象的原生文化、生活习俗、个性特征,维护人格尊严。

第六条　关爱生命:悲悯仁爱、感同身受,将救护理对象的生命安全放在第一位,护佑生命、守卫健康。为护理对象提供具有个性化的生理、心理、精神、社会、文化的人文关怀和多元文化的整体护理。

第七条　安全优质:恪尽职守、审慎无误、坚守良知,避免因不当的护理行为造成的不适、疼痛、痛苦、残疾、死亡等身心伤害和经济负担;在实施有创护理措施时,最大限度做到受益大于伤害。为护理对象提供安全、规范、高效、低耗、优质的专业护理。

第八条　公正合理:不论护理对象的性别、年龄、肤色、外貌、地域、国籍、种族、宗教、信仰、贫富、社会地位等一律平等对待;在卫生资源紧缺或其他极端特殊情况时,应遵循基于国家利益、医学标准、社会价值、家庭角色、余年寿命、个人意愿等综合权衡作出伦理决策。为护理对象提供公平正义、一视同仁的专业护理。

第九条　和谐共赢:全面掌握护患沟通技能,认真倾听护理对象主诉、深入分析、及时判断、合理解释,有效化解护患矛盾,在良性互动中分享职业荣誉感和执业动力,护士思想及人格得到升华,实现护患双赢,建立相互理解、信任、合作、愉悦和谐的护患关系。

第三章　护士与合作者

第十条　平等互尊:护士与护士、医师、药技、工勤人员以及卫生行政管理人员之间相互尊重,保持人格平等、专业价值平等。

第十一条　团结合作:围绕护理宗旨和目标,相互学习、相互支持、理解宽容;共建诚信、团结、合作、高效、和谐的医护患命运共同体。

第四章　护士与专业

第十二条　依法行护:遵守国家法律、法规;遵守各级医疗行政机构颁发的法规和管理规范;遵守护理规章制度、诊疗护理技术规范和疾病护理指南,合法开展护理工作。

第十三条　以德施护:忠诚护理事业,爱岗敬业;加强人文社会科学知识学习,全面提升人文素养,提高人文关怀能力;将护理职业精神、护士伦理准则内化于心,外化于行,落实在每一个护理实践行为中。

第十四条　科教兴护:尊师重教、关爱学生、为人师表,重视传统文化,弘扬中华文明;促进学术交流,善于循证、勇于创新、拓展和深化专科护理实践;开展科学研究,坚守学术诚信,遵循科研与技术伦理规范,抵制学术不端,以科研和教学助力护理学理论体系和实践模式的创新与持续发展。

第十五条　学习强护:坚持终身学习,刻苦钻研,与时俱进,注重知识更新,强化专业素养,仁心仁术,精益求精,增强岗位胜任能力,始终确保为护理对象提供高质量的护理实践。

第五章　护士与社会

第十六条　国家使命:投身健康中国战略的国计民生工程,以"健康教育、个案管理、延续护理、护理服务＋互联网"等多种形式推进全民健康及社会发展,不忘初心,奉行国家使命。

第十七条　社会责任:在面对突发公共卫生事件时,以履行保护生命、维护公众健康为己任,以人民至上、生命至上,不计报酬、不论生死;主动请缨,勇敢担当,积极参加救护,承担社会赋予的责任。

第十八条　专业价值:积极参与医疗护理改革和社会公益活动,勇于开拓创新,敢于建言献策,促进医疗护理公平,展现专业内涵,维护职业尊严,彰显专业价值。

第六章　护士与环境

第十九条　患者环境:建立护理安全文化和持续护理质量改进机制,防范医源性损害和医疗废物污染,营造和提供安全、安静、整洁、舒适、舒心的物理环境与人文服务环境。

第二十条　执业环境:维护护士合法权益,坚守职业生涯持续发展目标,促进有利于护理事业发展的法律、法规、政策和制度的出台,有效预防职业危害、防范工作场所暴力,创建和维护健康、公平、诚信、和谐的执业环境。

第二十一条　网络环境:自觉遵守和维护国家、相关部门关于网络信息管理的法律、法规、制度;关注网络环境对人类健康的影响,制定相关护理对策;在医疗护理专业领域应用互联网时,注意个人隐私保密,共同维护健康、安全的网络环境。

第七章　护士自身修养

第二十二条　以德修身:坚守社会公德,善良正直,胸怀宽广;仪表端庄,言行优雅;自尊自爱,自信自强;严谨慎独,求真务实,至善尽美,陶冶良好的专业品质和人格特质。

第二十三条　身心健康:注意自身保健,保持良好的形象和身体状态;情绪稳定,精神饱满,直面困难,化解压力;积极进取,修炼良好的自控能力和社会适应能力,维护身心健康。

第二十四条　家国情怀:心怀天下,爱国爱家,以业报国,以情护家。维系亲情,尊老爱幼,互敬互爱,提升个人与家庭成员幸福感,平衡工作与家庭关系,促进事业与家庭的和谐发展。

中英文名词对照索引

D

F

G

H

J

T

参考文献

上　篇

［1］陈向明 . 质的研究方法与社会科学研究［M］. 北京：教育科学出版社，2000.

［2］程之范 . 中外医学史［M］. 北京：北京医科大学、中国协和医科大学联合出版社，1997.

［3］崔香淑，翟晓梅 . 护理伦理学［M］. 北京：人民卫生出版社，2018.

［4］风笑天 . 社会研究方法［M］. 5 版 . 北京：中国人民大学出版社，2018.

［5］高雪清，姚洁 . 中医护理学［M］. 北京：人民卫生出版社，2014.

［6］冠东亮 . 人文关怀论［M］. 北京：中国社会科学出版社，2015.

［7］霍苗 . 护理人员文化照护能力测评工具的研制及现状调查与分析［D］. 沈阳：中国医科大学，2009.

［8］姜安丽 . 护理理论［M］. 北京：人民卫生出版社，2009.

［9］阿尔图罗·卡斯蒂廖尼 . 医学史［M］. 南京：译林出版社，2014.

［10］李惠玲 . 护理人文关怀［M］. 北京：北京大学医学出版社，2015.

［11］李惠玲 . 现代护理人文关怀之原理与实践方向研究——以儒道生命哲学为论域［D］. 苏州大学，2016.

［12］李惠玲，张秀伟 . 护理人文修养［M］. 北京：人民卫生出版社，2014.

［13］李小寒，马晓璐，陈金宝 . 护理中的人际沟通学［M］. 2 版 . 上海：上海科学技术出版社，2017.

［14］刘华平 . 中华医学百科全书护理学（三）［M］. 北京：中国协和医科大学出版社，2019.

［15］刘义兰，赵光红 . 护理法律与病人安全［M］. 北京：人民卫生出版社，2009.

［16］马克思，恩格斯 . 马克思恩格斯选集（第 4 卷）［M］. 北京：人民出版社，1998.

［17］马斯洛 . 马斯洛人本哲学［M］. 成明编译 . 北京：九州出版社，2017.

［18］史瑞芬，刘义兰 . 护士人文修养［M］. 2 版 . 北京：人民卫生出版社，2017.

［19］史瑞芬 . 护理人际学［M］. 北京：科学出版社，2016.

［20］孙宏玉 . 护理美学［M］. 北京：北京大学医学出版社，2010.

［21］王锦帆,尹梅.医患沟通.［M］.2 版.北京:人民卫生出版社,2018.

［22］王雯.护理社会学［M］.北京:北京大学医学出版社,2011.

［23］韦尔海姆·狄尔泰.人文科学导论［M］.赵稀方,译.北京:华夏出版社,2004.

［24］吴欣娟,王艳梅.护理管理学［M］.4 版.北京:人民卫生出版社,2017.

［25］严谨.社会心理护理学［M］.北京:人民卫生出版社,2018.

［26］袁长蓉,蒋晓莲.护理理论［M］.2 版.北京:人民卫生出版社,2018.

［27］张大庆.医学人文［M］.北京:人民卫生出版社,2016.

［28］张新庆.护理伦理学:理论构建与应用［M］.北京:学苑出版社,2014.

［29］郑杭生.社会学概论新修［M］.北京:中国人民大学出版社,2017.

［30］周嘉,信彬.卫生法规［M］.北京:人民卫生出版社,2015.

［31］庄孔韶.人类学概论［M］.北京:中国人民大学出版社,2006.

［32］杜治政.人文医学学科建设之我见［J］.医学与哲学.2017(7):4-8,42.

［33］段志光.大健康人文:医学人文与健康人文的未来［J］.医学与哲学,2017(6):6-9.

［34］何小箐.基于文献计量学的人文医学与医学人文论文分析［J］.医学与哲学,2015,36(6A):16-20,27.

［35］胡德英,刘义兰,许娟,等.护士对医院护理柔性管理评价的实证研究［J］.护理学杂志,2013,28(2):16-18.

［36］郎红娟,杜艳玲.基于 Watson 关怀理论的人文关怀体系创建及实施效果评价［J］.护理学杂志,2017,32(6):4-7.

［37］黎红雷."恭宽信敏惠":儒家治国理政思想的现代启示［J］.孔子研究,2015(3):18-27.

［38］李惠玲,刘璐.中国文化视野下的安宁照护［J］.中华现代护理杂志,2015(33):4002-4006.

［39］李惠玲,周可真.中国哲学视角的"同情心"与护理人文精神之耦合［J］.中华现代护理杂志,2015,21(3):269-271.

［40］李峥,刘华平,康晓凤,等.传统文化视角下和谐护理理论的构建［J］.中华护理杂志,2016,51(9):1034-1038.

［41］刘成媛,卢根娣,罗梦丹.基于中国知网的我国人文护理学文献计量学研究［J］.护理研究,2017,31(25):3159-3162.

［42］柳琴,徐莎莎,刘娜,等.中美护士伦理守则的比较与启示［J］.护士进修杂志,2017,32(13):1209-1211.

［43］刘义兰,段征征,喻姣花,等.人文关怀护理模式的构建与实践［J］.中国护理管理,2013,13(3):111-112.

［44］卢志兰,戴洁萍,汪海慧.跨文化护理理论在临床肿瘤护理的应用［J］.实用临床护理学杂志,2016,1(5):138.

［45］倪梁康.胡塞尔与舍勒:人格现象学的两种可能性［J］.哲学动态,2015(8):60-66.

［46］潘绍山,张金钟,张新庆,等.《护士伦理准则》内容解读.中国医学伦理学,2014,27(4):468-470.

［47］石亚军.论人文素质教育的"332 架构"［J］.中国高等教育,2006(19):28-31.

［48］田秀云.当代中国责任伦理研究的回顾与展望［J］.伦理学研究,2010,4(3):130-135.

［49］辛霞,周光霞,温绣蔺,等.我国护士权利保护存在的问题及对策研究［J］.中国医学伦理学,2019,32(4):502-506.

［50］杨同卫,张新庆.生命价值论及其在医疗决策中的运用——兼论有待澄清的几个理论误区［J］.科学与社会,2017,7(4):60-70.

［51］叶盈,杨可,周霜,等.国内外专科护士培养与职责及相关立法现状［J］.护理学报,2017,24(19):29-33.

［52］张新庆.护理伦理学研究之沿革与进展［J］.中国实用护理杂志,2016,32(36):2801-2805.

［53］PATERSON J G,ZDERAD L T.Humanistic nursing［M］.New York:Wiley,1976.

［54］RISJORD M.Nursing knowledge:science,practice and philosophy［M］.Oxford:Wiley-Blackwell,2010.

［55］SCHERER K.Legal implications of standards of nursing care［M］.Berlin,Heidelberg:Springer-Verlag,

1985.

［56］KROEBER，A. L.KLUCKHOHN C. Culture：a critical review of definitions. Papers of the Peabody Museum of American Archaeology and Ethnology ［M］.Cambridge：Harvard University press，1952.

［57］CHOI M，GAGNE J. Autonomy of nurse practitioners in primary care：an integrative review ［J］.Journal of the American Association of Nurse Practitioners，2016，28（3）：170-174.

［58］CRAIG S L . Theory development and Its relevance for nursing［J］. Journal of Advanced Nursing，2010，5（4）：349-355.

［59］Decker V B，Hamilton R M . The nursing knowledge pyramid：a theory of the structure of nursing knowledge ［J］.Advances in Nursing Science，2018，41（3）：293-302.

［60］WATSON J . Nursing's global covenant with humanity-unitary caring science as sacred activism ［J］. Journal of Advanced Nursing，2020，76（2）：699-704.

［61］KOLCABA K，TILTON C，DROUIN C. Comfort theory：a unifying framework to enhance the practice environment ［J］. J Nurs Adm，2006，36（11）：538-544.

［62］ARCHIBALD M M，BARNARD A. Futurism in nursing：technology，robotics and the fundamentals of care ［J］. Journal of Clinical Nursing，2018，27（11/12）：2473-2480.

［63］Tripp-Reimer D T . The interface of nursing and anthropology ［J］. Annual Review of Anthropology，1985，14：219-241.

［64］PINIKAHANA J. Role of sociology within the nursing enterprise：some reflections on the unfinished debate ［J］. Nursing & Health Sciences，2010，5（2）：175-180.

［65］SILVA R，OLIVEIRA D，PEREIRA E R . The discursive production of professionals about humanizing health：singularity，rights and ethics ［J］.Revista Latino-Americana de Enfermagem，2015，23（5）：936-944.

［66］SILVA T N. Paterson and Zderad's humanistic theory：entering the between through being when called upon ［J］. Nursing Science Quarterly，2013，26（2）：132-135.

［67］KOCH T F，LEAL V J，AYALA R A . Let's talk about society：a critical discourse analysis of sociology courses in pre-registration nursing ［J］. Nurse Education Today，2016，36：139-144.

［68］STERN E . Nurse reinvestment act ［J］. American Journal of Nursing，2003，103（4）：15-16.

［69］WU H L，VOLKER D L . Humanistic nursing theory：application to hospice and palliative care ［J］. Journal of Advanced Nursing，2012，68（2）：471-479.

下　篇

［1］潘绍山，孙方敏，黄始振 . 现代护理管理学［M］. 北京：科学技术文献出版社，2004.

［2］史瑞芬，刘义兰 . 护士人文修养［M］.2 版 . 北京：人民卫生出版社，2017.

［3］刘义兰，杨和平，许娟 . 关怀性护理技术［M］. 武汉：湖北科学技术出版社，2018.

［4］史瑞芬 . 护理人际学［M］.5 版 . 北京：科学出版社，2016.

［5］李小寒，马晓璐，陈金宝 . 护理中的人际沟通学［M］.2 版 . 上海：上海科学技术出版社，2017.

［6］李小妹 . 护理学导论［M］. 北京：人民卫生出版社，2013.

［7］刘义兰，胡德英，杨春 . 护理人文关怀理论与实践［M］. 北京：北京大学医学出版社，2017.

［8］洛伊斯·A. 考尔斯（美）. 医疗社会工作：保健的视角［M］. 刘梦，王献蜜，译 . 北京：中国人民大学出版社，2011.

［9］秦银河 . 研究型医院管理学［M］. 北京：人民军医出版社，2014.

［10］史柏年 . 逝者善终留者善别：癌末患者宁养社会工作理论与实践［M］. 北京：北京大学出版社，2017.

［11］胡慧 . 护理伦理学［M］. 北京：中国中医药出版社，2012.

［12］王明丽，傅伟韬 . 护理伦理学［M］. 北京：科学出版社，2015.

［13］谢培豪,卢柳霞.实用老年沟通技能［M］.北京:科学出版社,2018.

［14］徐翠萍.人文护理——礼仪与规范［M］.北京:人民卫生出版社,2017.

［15］徐桂华,张先庚.中医临床护理学［M］.2版.北京:人民卫生出版社,2017.

［16］张翠娣.护理人文修养与沟通技术［M］.北京:人民卫生出版社,2016.

［17］潘绍山.关于人文护理理论和实践的思考与探索［J］.中国医学伦理学,2019,32(7):854-858.

［18］柏晓玲,江智霞,张咏梅,等.护理人文关怀与儒家思想内在联系的质性研究［J］.护理研究,2011,25
(12B):3302-3303.

［19］陈婧,胡颖辉.专业志愿护理队伍在居家养老服务活动中存在问题的质性研究［J］.护理管理杂志,
2017,17(6):402-404.

［20］谌永毅,成琴琴,刘翔宇,等.护士在安宁疗护中的角色和地位［J］.中国护理管理,2018,18(3):311-
315.

［21］丁永霞,郭文俊,王斌全.跨文化背景下"医疗小丑"护理志愿服务模式的实践探讨［J］.护理研究,
2018,32(19):3041-3045.

［22］范宇莹,孙宏玉,常广明.高等护理教育呼唤人文关怀的回归——人文关怀护理教育的国内外研究进
展［J］.护士进修杂志,2019,34(14):1257-1266.

［23］郭巧红.尊严疗法在安宁疗护实践中的应用［J］.中国护理管理,2018,18(3):316-319.

［24］何雪梅,翟惠敏,颜海萍.广东省三级甲等综合医院护士人文执业能力测评量表常模的研制［J］.中华
护理杂志,2018,53(8):978-982.

［25］黄皓莲,钱瑞莲,张燕红,等.叙事教学在本科精神科护理学课程中的应用［J］.护理学杂志,2020,35
(08):74-76.

［26］栗英,韩娜,刘延锦,等.不同塑形方法在输液港蝶翼无损伤针固定中的应用效果研究［J］.中国实用
护理杂志,2016,32(16):1252-1255.

［27］林秀娇,万琼红,胡荣,等.肘关节约束带的制作及在未置管躁动患者中的应用［J］.中华护理杂志,
2017,52(11):1379-1381.

［28］刘双,李峥.阅读疗法在抑郁患者中的应用进展［J］.中华护理杂志,2015,50(1):101-105.

［29］刘秀娜,蒋艺,周娟,等.护理本科生对护理关怀行为的认知及其影响因素［J］.解放军护理杂志,
2010,27(5B):723-726.

［30］刘义兰,官春燕,胡德英,等.医院护理人文关怀规范化管理及成效［J］.中华医院管理杂志,2016,32
(3):226-229.

［31］马语莲,杨秀木.护理人文关怀能力研究进展［J］.蚌埠医学院学报,2011,36(9):1039-1041.

［32］钱艳,章雅青,吴觉敏,等.护士组织创新氛围量表的初步构建及信效度检验［J］.中华护理杂志,
2016,51(2):243-247.

［33］全国人大内务司法委员会调研组.关于应对人口老龄化与发展养老服务的调研报告［J］.社会保障评
论,2017,1(1):8-23.

［34］尚星辰,金晓欢,林征,等.医院人文护理实践现状的全国多中心调查［J］.中国医院管理,2018,38(5):
61-63.

［35］申咏秋,鲁兆麟.《黄帝内经》的医学人文精神探析［J］.中国医学伦理学,2006,19(6):108-109.

［36］史金玉.社会工作介入临终关怀的本土化路径初探［J］.中国医学伦理学,2013,26(1):33-35.

［37］王庆华,刘化侠,杨新芳,等.华生人性照护论［J］.护理研究,2014,18(12):2069-2071.

［38］王彧.护士创新效能感与工作绩效的相关性研究［J］.护理研究,2017,31(35):4533-4536.

［39］魏小飞,陈璇.加拿大医院志愿者及对我国医疗护理工作的启示［J］.护理研究,2013,27(26):2943-
2944.

［40］吴茵,李惠玲.护士人文修养课程中培养护生职业情感的实践与研究［J］.护理研究,2013,7(2):3063-
3064.

［41］向御婷,熊莉娟.变革型领导与护士创新行为关系的研究现状［J］.护理研究,2018,32(14):2179-2182.

［42］颜海萍,翟惠敏.护士人文执业能力的概念与结构要素研究［J］.中国实用护理杂志,2016,32(15):1133-1138.

［43］杨艳,姜安丽.叙事护理临床实践的国内外研究现状［J］.中国实用护理杂志,2017,33(24):1917-1919.

［44］杨莹,毛靖,李节.大数据在护理学领域中的应用［J］.齐鲁护理杂志,2016,22(12):55-57.

［45］易先桥.浅析医疗高新技术应用的伦理问题［J］.医学与社会,2002,15(2):26-27.

［46］许娟,邓群,刘义兰.护士关怀能力培养的质性研究［J］.解放军护理杂志,2013,30(8):25-27.

［47］张雨晨,冯先琼,郑娥.美国信息护士认证管理进展与启示［J］.中国护理管理,2015,15(3):354-356,357.

［48］朱瑞芳,曹妍,李思思,等.大数据视角下老年人延续性人文护理的研究进展［J］.全科护理,2017,15(27):3353-3360.

［49］WATSON J. Human caring science:a theory of nursing ［M］.Sudbury:Jones &Bartlett Publishers,2011.

［50］WATSON J.Nursing:human science and human care-a theory of nursing ［M］.New York:National League of Nursing Press,1985.

［51］ALSPACH J G,Harnessing the therapeutic power of volunteering ［J］.Crit Care Nurse,2014.34(6):11-14.

［52］BIRKELIEN N L.A strategic framework for improving the patient experience in hospitals ［J］.Journal of Healthcare Management,2017,62(4):250-259.

［53］FERRELL B R,TEMP S,Et A L.Integration of palliative care into standard oncology care:American society of clinical practice guideline update ［J］.Journal of Clinical Oncology,2017,35(1):96-112.

［54］JELEC K,SUKALIC S,FRIGANOVIC A . Nursing and implementation of modern technology ［J］. Signa Vitae,2016,12(1):23-27.

［55］HAIDER A,TANCO K,EPNER M,et al. Physicians' compassion,communication skills,and Professionalism with and without physicians'use of an examination room computer:a randomized clinical trial ［J］. JAMA oncology,2018,4(6):879-881.

［56］HUANG Q S. A review on problems of China's hospice care and analysis of possible solutions ［J］.Chinese Medical Journal,2015,128(2):279-281.

［57］JUN ZHANG J,ZHOU F,GE X X,et al.Reliability and validity of an indicator system used to evaluate outpatient and inpatient satisfaction in chinese hospital ［J］.Patient Preference and Adherence,2018,12:2527-2536.

［58］MEEHAN A J,MAHER A B,HOMMEL A. The international collaboration of orthopaedic nursing:advancing nursing through technology ［J］. International nursing review,2015,62(2):203-206.

［59］MILLIER A,SCHMIDT U,ANGERMEYER M C,et al.Humanistic burden in schizophrenia:a literature review ［J］.Journal of Psychiatric Research,2014,54:85-93.

［60］PAJNKIHAR M,STIGLIC G,VRBNJAK D. The concept of Watson's carative factors in nursing and their(dis) harmony with patient satisfaction ［J］.Peer J,2017,5(2):e2940.

［61］STEAD W W. Clinical implications and challenges of artificial intelligence and deep learning ［J］. JAMA, 2018,320(11):1107-1108.

［62］STELZER E M,LANG F R.Motivations of German hospice volunteers:how do they compare to nonhospice volunteers and US hospice volunteers? ［J］. Am J Hosp Palliat Care,2016,33(2):154-63.

［63］WYSOCKI A,BUTLER M,KANE R L,et al.Long-term services and supports for older adults:A Review of home and community-based services versus institutional care ［J］.Journal of Aging & Social Policy, 2015,27(3):255-279.

［64］ZHOU N,ZHANG C T,LV H Y,et al. Concordance study between IBM watson for oncology and clinical practice for patients with cancer in China ［J］. Oncologist,2019,24(6):812-819.

后　记

　　历时五年的《人文护理学》一书的创作终于接近尾声,感慨万千。从最初参与学科框架构思、文献检索、遴选编者、承担并撰写章节的初稿、与合作者切磋、修改原稿,到后来初审、终审、查重、修改,直至全书定稿,个中历程至今仍历历在目。

　　在构思这本论著之初,编委会首先要探寻这个新兴学科的属性、核心观点和主要内容。为此,编委们难免会受学科视角、从业体验及写作思路等诸多因素的影响,而在认识上不一致,以及随之而来的友善的学术争论。除了这些决定着本书总体轮廓和走向的大问题外,几乎每一章节也会碰到观点阐述、语言风格选择、逻辑论证等需要反复斟酌的问题。仅仅对比一下本书开篇的第一、二章的初稿、修改稿和终稿,就会发现从这些章节的三级标题命名、内容选择、术语界定到观点陈述,均发生了较大的变化。这对编者的人文知识和素养,概念解析和语言运用均有较高的要求。

　　当然,有付出,就会有回报。数十位国内优秀的护理专家、人文学者辛勤劳动换来的是一个新兴学科的理论框架的初步形成,以及一系列人文护理实践场景的呈现。这将必然会指引新时代人文护理实践的方向,丰富和发展现代护理学科体系。细细品味一下这些章节的修改痕迹,隐约可见编委们对人文护理思想演进的清晰脉络,也能体会到诸多观点从认识模糊到准确把握的全过程。显然,这些编写过程中的"衍生产品"也弥足珍贵。

　　纵有千言万语,也难以一一言表。从护理学的历史发展视角,简述一下人文护理学形成发展的必然性和紧迫性。护理与人文本是并蒂而生。从古代医学萌芽开始,医护不分家,照看患者的实践活动建立在人类本能、自然关爱之上。自南丁格尔创立了护理学科,护士的职业身份才得到当时主流社会的认可，"提灯女神"体现出来的专业素养和精神风貌成为日后护理职业操守的价值引领。21世纪的今天，护理研究的疆域得到拓展，人性化护理实践也得到全面推行，科学、技术和人文之间呈现出彼此交叉、深度融合的新形态。

纵观护理学科发展的思想脉络，人文与科学、技术一道构成了拱卫护理学科大厦的基石。人文护理并不是脱离了基础护理、专科护理的抽象概念，而是把人文知识、理念、价值和精神整合到护理服务体系之中，淬炼为一种内生的动力。从专业内涵上讲，人文护理是跨越了朴素护理、宗教护理、基础护理、专科化护理之后的护理实践发展的新阶段。

当今人文护理实践方兴未艾，与之相匹配的理论研究则不可偏废。为此，本书参编人员不遗余力地投身于这项宏大的知识创新工程，朝着构建人文护理学的学科体系艰难前行。李白在《蜀道难》中感叹道："蜀道之难，难于上青天。"诚然，在两旁峡谷高耸的断崖峭壁上凿开蜿蜒古道，必然是工程艰巨、路途险恶。同样，人文护理学的构建也是一个从酝酿、萌发到开花、结果的艰辛过程，而非一蹴而就。尽管人文护理思想源远流长，当代护理理论也包含了丰富的人文理念、概念和观点，但这些相对分散的知识、理念尚且不足以支撑起一个体系完整、逻辑自洽的学科体系。犹如古人负重行进在蜿蜒蜀道上，整个编写队伍在创作过程中也深感不易，领略了不一样的学术风景。

子曰："三人行，必有我师焉；择其善者而从之，其不善者而改之。"为了共同的目标，不同学科背景的专家之间、承担不同章节编写的作者之间能够做到认真听取不同意见，相互拜师，取长补短，优势互补。与此同时，在探索未知的道路上，初期的认知和判断未必就解释了真相或揭示了规律，为此既要从善如流，还要"其不善者而改之"。

《人文护理学》一书从最初酝酿、框架结构的构想和成行，离不开专家队伍的组织协调。潘绍山主编为之殚精竭虑。她是本书第二章的主笔，兼职全书各章节内容的审读和修改，为编写团队营造了一种自由争鸣的学术氛围，锤炼了人文护理学研究队伍。本人主笔了本书的绪论，组织设计了理论篇的章节内容，参与了全书的文字修改工作。孙宏玉教授在书稿初始目录研讨会上，面对质疑声果断表态，困难再大也要探索前行，并促成了《人文护理学》的出版立项。天津中医药大学张金钟教授指导厘清了人文护理的概念与学科性质，北京大学张大庆教授审修了全书的初始目录，并在编写全程中为编者解惑释疑。三位副主编面对专著全流程中不断出现的新问题，出谋划策，无怨无悔，甘当配角。各章节的领衔专家，均为各自学术领域研究的翘楚，以敬畏之心攻坚克难，开创性地把人文学科知识和理念及内涵丰富的护理实践有机融合，引领各分支学科领域的疆域拓展。

除了编委外，参与本书编写的专家及研究生还有：北京协和医学院的袁杨、孙齐蕊；中国医科大学护理学院的马晓璐、宋冰；苏州大学护理学院的王方星、王亚玲、崔恒梅、廖颖、朵冉、吴燕铭；华中科技大学同济医学院附属协和医院的张纹、陈倩、许娟；湖南省肿瘤医院的刘翔宇、许湘华；国家卫健委医患体验研究基地学术中心的刘洋、钟鸣、冉旭、王政；复旦大学护理学院的吴傅蕾、张雯；遵义医科大学护理学院的何琼、穆青清；第二军医大学护理学院的王婧婷；河南中医药大学护理学院的井晓磊；中南大学湘雅医院的卢敬梅；长江大学医学部护理系的彭笑；郑州大学护理学院的李洪峰；石河子大学医学院的李新辉；南京中医药大学护理学院的金胜姬；广州医科大学护理学院的柳家贤、谢培豪；广州医科大学附属脑科医院的黎丽燕。

　　人文护理学的学科体系、概念体系和学术体系的构建与形成,顺应了新时代全人、全生命周期对健康人文的要求。《"健康中国"2030规划纲要》的实施,为人文护理学理论发展和实践应用提供了新机遇,我们唯有"不忘初心,砥砺前行",方能臻善致远。

张新庆

2022 年 7 月